U0236872

国家出版基金项目
NATIONAL PUBLICATION FOUNDATION

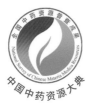
中国中药资源大典
National Survey of Chinese Materia Medica Resources

"十三五"国家重点图书出版规划项目
国家新闻出版改革发展项目
国家出版基金项目
中央本级重大增减支项目
科技基础性工作专项
全国中药资源普查项目

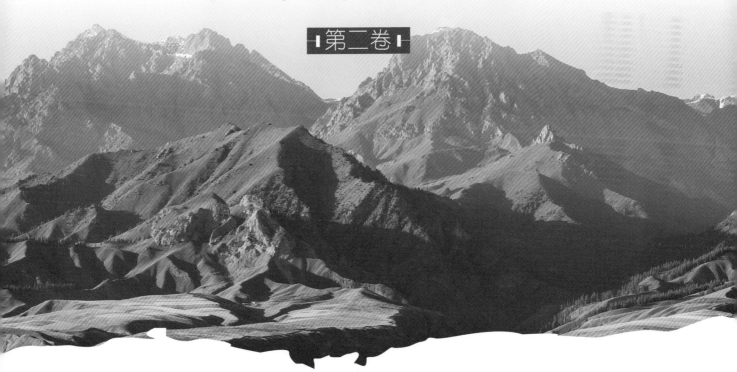

祁连山
中药资源图志

第二卷

|主 编|

张 勇 晋 玲
李 鹏 黄璐琦

 海峡出版发行集团　福建科学技术出版社
THE STRAITS PUBLISHING & DISTRIBUTING GROUP | FUJIAN SCIENCE & TECHNOLOGY PUBLISHING HOUSE

目录

蒺藜科

小果白刺

西伯利亚白刺、卡密

Nitraria sibirica Pall.

资源量：常见

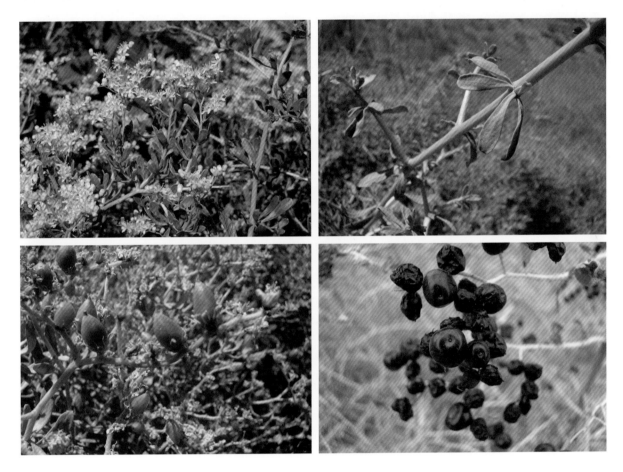

【形态特征】灌木，高 0.5~1.5m。多分枝，枝铺散，少直立；小枝灰白色，不孕枝先端刺针状。叶近无柄，在嫩枝上 4~6 片簇生，倒披针形，长 6~15mm，宽 2~5mm，先端锐尖或钝，基部渐窄成楔形，无毛或幼时被柔毛。聚伞花序长 1~3cm，被疏柔毛；萼片 5，绿色；花瓣黄绿色或近白色，矩圆形，长 2~3mm。果椭圆形或近球形，两端钝圆，长 6~8mm，熟时暗红色，果汁暗蓝色，带紫色，味甜而微咸；果核卵形，先端尖，长 4~5mm。花期 5~6 月，果期 7~8 月。

【生境分布】在祁连山分布于山前海拔 1850~3700m 沙地、戈壁。我国西北各省区有分布。

■ 中药 卡密

【别　　名】西伯利亚白刺果、酸胖、哈莫儿。

【入药部位】果实。

【采收加工】秋季果实成熟时采收，晒干。

【性味归经】味甘、酸、微咸，性温。归脾、胃经。

【功能主治】健脾胃，益气血，调月经。主治脾虚食少，消化不良，气血两亏，身体瘦弱，月经不调。

【用法用量】内服：9~15g，或入丸、散。

■ 蒙药 哈日莫格

【别　　名】哈蟆儿、斯日扎—布和。

【入药部位】果实。

【采收加工】秋季果实成熟时采收，除去杂质，晒干。

【药　　性】味甘、酸，性温。

【功能主治】补肾，强壮，消食，明目。主治肾虚体弱，消化不良，老年视弱，月经不调。

【用法用量】内服：配方或单用。

白 刺 甘青白刺、唐古特白刺
Nitraria tangutorum Bobr.

资源量：常见

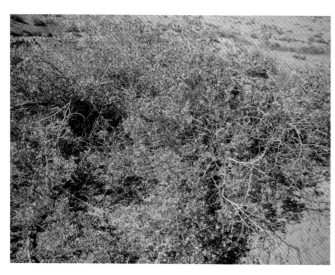
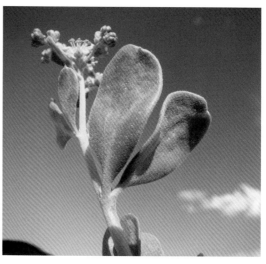

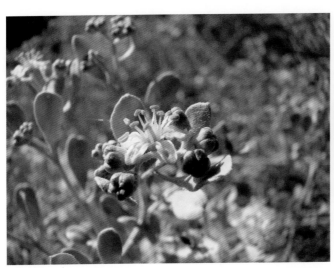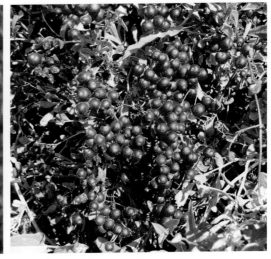

【形态特征】灌木，高 1~2m。多分枝，枝弯、平卧或开展，不孕枝先端刺针状。叶在嫩枝上 2~3 片簇生，宽倒披针形，长 18~30mm，宽 6~8mm，先端圆钝，基部渐窄成楔形，全缘，稀先端齿裂。花排列较密集。核果卵形，有时椭圆形，熟时深红色，果汁玫瑰色，长 8~12mm，直径 6~9mm；果核狭卵形，长 5~6mm，先端短渐尖。花期 5~6 月，果期 7~8 月。

【生境分布】在祁连山分布于海拔 2000m 以下荒漠和半荒漠的砾石地、河流阶地、山前平原积沙地、有风积沙的黏土地。陕西、内蒙古、宁夏、甘肃、青海、新疆、西藏有分布。

■ 中药　白刺

【别　　名】酸胖、哈尔马格。

【入药部位】果实。

【采收加工】秋季果实成熟时采收，晒干。

【性味归经】味甘、酸，性温。

【功能主治】健脾胃，助消化，安神，解表，下乳。主治脾胃虚弱，消化不良，神经衰弱，乳汁不下。

【用法用量】内服：50~100g，或研末泡酒服。

■ 蒙药　哈日莫格

同"小果白刺"条。

骆驼蓬 臭古都、沙蓬豆豆
Peganum harmala L.

资源量：常见

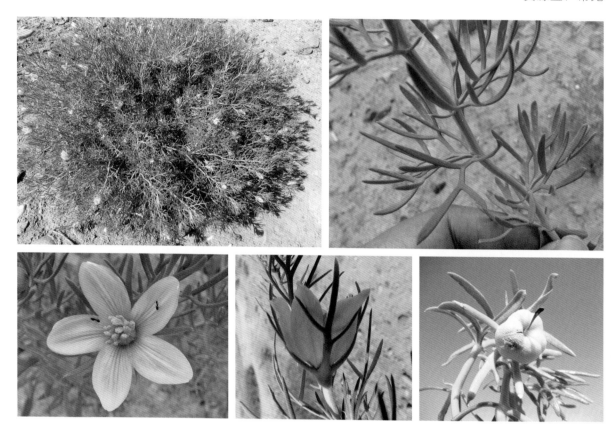

【形态特征】多年生草本，高 30~70cm，无毛。根多数。茎直立或开展，由基部多分枝。叶互生，卵形，全裂为 3~5 条形或披针状条形裂片，裂片长 1~3.5cm，宽 1.5~3mm。花单生枝端，与叶对生；萼片 5，裂片条形，长 1.5~2cm，有时仅顶端分裂；花瓣黄白色，倒卵状矩圆形，长 1.5~2cm，宽 6~9mm；雄蕊 15，花丝近基部宽展；子房 3 室，花柱 3。蒴果近球形。种子三棱形，稍弯，黑褐色，表面被小瘤状突起。花期 5~6 月，果期 7~9 月。

【生境分布】在祁连山分布于海拔 2600m 以下阳坡、滩地、绿洲边缘轻盐渍化沙地。宁夏、内蒙古、甘肃、新疆、西藏有分布。

■ 中药　骆驼蓬

【别　　名】苦苦菜、臭草、臭牡丹。

【入药部位】全草。

【采收加工】夏、秋季采收全草，鲜用或切段，晒干。

【性味归经】味辛、苦，性平。有毒。归心、肝、肺经。

【功能主治】止咳平喘，祛风湿，消肿毒。主治咳嗽气喘，风湿痹痛，无名肿毒，皮肤瘙痒。

【用法用量】内服：3~6g。外用：适量，鲜品煎水洗，或捣烂敷。

【各家论述】①祛湿解毒，止咳定喘。治急性风湿性关节炎，无名肿毒。（《新疆中草药手册》）②祛风止痒，解毒。治皮肤瘙痒症。（《陕西中草药》）③宣肺止咳，通经活络，解毒除湿。治月经不调，风湿性关节炎，气管炎，无名肿毒。（《陕甘宁青中草药选》）

■ **中药** 骆驼蓬子

【入药部位】种子。

【采收加工】秋季果实成熟时采收，搓下种子，去净杂质，晒干。

【性味归经】味苦，性温。归肺、肝经。

【功能主治】止咳平喘，祛风湿，解郁。主治咳嗽气喘，小便不利，关节酸痛，四肢麻木，精神郁闷，癔病。

【用法用量】内服：1.5~3g；或研末，0.6~1.2 g；或榨油。外用：榨油涂。

■ **藏药** 阿格豆林

【入药部位】种子及全草。

【采收加工】开花盛期，采割地上部分，去净杂质，切段，晒干。或将鲜草洗净，切碎，熬膏。果实成熟时，割取地上部分，晒干，打取种子，除净杂质。

【药　　性】味苦、涩，性温。

【功能主治】通经活络，祛湿止痛。主治风湿痹证，心悸气促，头痛头晕，月经不调，闭经，痛经。外用主治疮疖红肿，无名肿毒。

【用法用量】内服：配伍用，干品每次 6~9g，鲜品每次 12~15g，浸膏每次 2~3g。外用：取鲜草适量，捣烂，敷患处。

多裂骆驼蓬

臭牡丹、沙蓬豆豆、臭古都
Peganum multisectum（Maxim.）Bobr.

资源量：常见

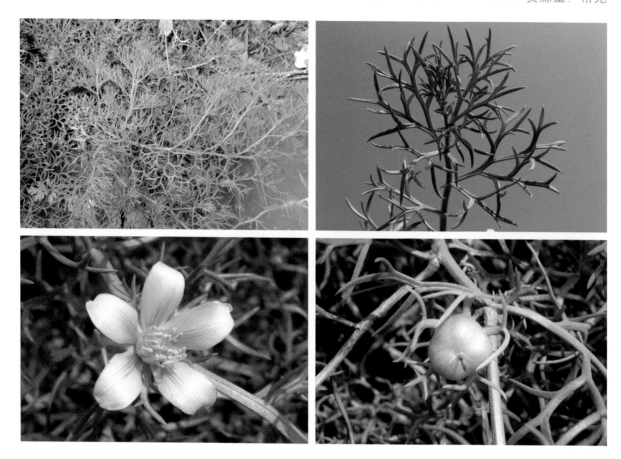

【形态特征】多年生草本，嫩时被毛。茎平卧，长 30~80cm。叶二至三回深裂，基部裂片与叶轴近垂直，裂片长 6~12mm，宽 1~1.5mm。萼片 3~5 深裂；花瓣淡黄色，倒卵状矩圆形，长 10~15mm，宽 5~6mm；雄蕊 15，短于花瓣，基部宽展。蒴果近球形，顶部稍平扁。种子多数，略成三角形，长 2~3mm，稍弯，黑褐色，表面有小瘤状突起。花期 5~7 月，果期 6~9 月。

【生境分布】在祁连山分布于沿山荒漠、戈壁。陕西北部、内蒙古西部、宁夏、甘肃、青海有分布。

■ 中药　骆驼蓬

同"骆驼蓬"条。

■ **中药** 骆驼蓬子

同"骆驼蓬"条。

■ **藏药** 阿格豆林

同"骆驼蓬"条。

蒺 藜 白蒺藜、蒺藜狗、三角蒺藜
Tribulus terrestris Linnaeus

资源量：常见

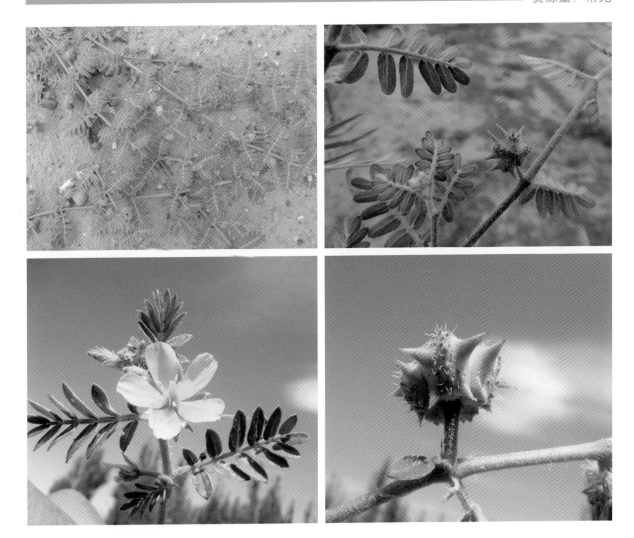

【形态特征】一年生草本。茎平卧，枝长 20~60cm，被长柔毛或长硬毛。偶数羽状复叶，长 1.5~5cm；小叶对生，3~8 对，矩圆形或斜短圆形，长 5~10mm，宽 2~5mm，先端锐尖或钝，基部稍偏科，被柔毛，全缘。花腋生，花梗短于叶，花黄色；萼片 5，宿存；花瓣 5；雄蕊 10，生于花盘基部，基部有鳞片状腺体，子房 5 棱，柱头 5 裂，每室 3~4 胚珠。果有分果瓣 5，硬，长 4~6mm，中部边缘有锐刺 2 枚，下部常有小锐刺 2 枚，其余部位常有小瘤体。花期 5~8 月，果期 6~9 月。

【生境分布】在祁连山分布于山前荒地、山坡、居民点附近。河南、河北、山东、安徽、江苏、四川、山西、陕西、甘肃、新疆等地有分布。

■ 中药 刺蒺藜

【别　　名】蒺藜。

【入药部位】果实。

【采收加工】秋季果实成熟时采割植株，晒干，打下果实，除去杂质。

【性味归经】味苦、辛，性平。归肝、肺经。

【功能主治】平肝，解郁，祛风明目。主治头痛，眩晕，胸胁胀痛，乳房胀痛，乳闭不通，经闭，目赤翳障，风疹瘙痒，白癜风，疮疽，瘰疬。

【用法用量】内服：6~9g，或入丸、散。外用：适量，水煎洗，或研末调敷。

【各家论述】①主恶血，破癥结积聚，喉痹，乳难。（《神农本草经》）②主身体风痒，头痛、咳逆伤肺，肺痿，止烦，下气，小儿头疮，痈肿，阴癀，可作摩粉。（《名医别录》）③治诸风疬疡，破宿血，疗吐脓，主难产，去燥热。（《药性论》）

■ 中药 蒺藜根

【入药部位】根。

【采收加工】秋季挖根，洗净泥土，晒干。

【性味归经】味苦，性平。归肝经。

【功能主治】行气破血。主治牙齿外伤动摇。

【用法用量】外用：适量，研末搽。

【各家论述】蒺藜根，烧灰贴，动牙即牢。（《瑞竹堂经验方》）

■ 中药　蒺藜苗

【别　　名】蒺藜蔓。

【入药部位】茎叶。

【采收加工】夏季采收，鲜用或晒干。

【性味归经】味辛，性平。归脾、肺、肝经。

【功能主治】祛风，除湿，止痒，消痈。主治暑湿伤中，呕吐泄泻，鼻塞流涕，皮肤风痒，疥癣，痈肿。

【用法用量】内服：5~10g，或入丸、散，或捣汁服。外用：适量，煎水洗，或捣烂敷，或熬膏搽。

【各家论述】①主风痒，可煮以浴。（《名医别录》）②煮汤，洗疥癣风疮作痒。（《本草纲目》）

■ 中药　蒺藜花

【入药部位】花。

【采收加工】5~8月采收，阴干或烘干。

【性味归经】味辛，性温。归肝经。

【功能主治】祛风和血。主治白癜风。

【用法用量】内服：研末，3~5g。

【各家论述】刺蒺藜花，阴干为末，每服三二钱，饭后以温酒调服。（《本草衍义》）

■ 藏药　塞玛

【别　　名】智甘达、苦旦达、阿杂西热。

【入药部位】全草、果实和种子。

【采收加工】花期采地上部分，果期采果实，晒干去刺。

【药　　性】味甘、涩，性热。

【功能主治】利水祛湿。主治肾炎，尿闭，营养不良性水肿，风湿性关节炎，淋病等。

【用法用量】内服：6~9g。

■ **蒙药** 亚蔓章古

【别　　名】色玛、色玛拉高。

【入药部位】果实。

【采收加工】秋季果实成熟，将全株割下，晒干，打下果实，簸净杂质。

【药　　性】味甘、微苦，性温。效轻、锐、稀。

【功能主治】祛肾寒，镇赫依，利尿，消肿，强身，止痒。主治尿频，尿闭，肾赫依，赫如虎，腰腿痛，赫依滞症，阳痿遗精，水肿，头痛。

【用法用量】内服：煮散剂，3~5g，或入丸、散。

驼蹄瓣 骆驼蹄瓣、豆型霸王
Zygophyllum fabago L.

资源量：常见

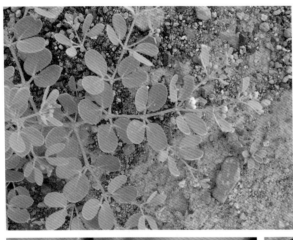
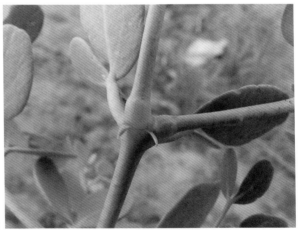
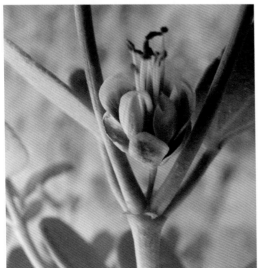
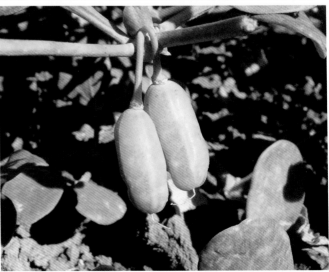

【形态特征】多年生草本，高 30~80cm。根粗壮。茎多分枝，枝条开展或铺散，光滑，基部木质化。托叶革质，卵形或椭圆形，长 4~10mm，绿色，茎中部以下托叶合生，上部托叶较小，披针形，分离；叶柄显著短于小叶；小叶 1 对，倒卵形、矩圆状倒卵形，长 15~33mm，宽 6~20cm，质厚，先端圆形。花腋生；花梗长 4~10mm；萼片卵形或椭圆形，长 6~8mm，宽 3~4mm，先端钝，边缘为白色膜质；花瓣倒卵形，与萼片近等长，先端近白色，下部橘红色；雄蕊长于花瓣，长 11~12mm，鳞片矩圆形，长为雄蕊之半。蒴果矩圆形或圆柱形，长 2~3.5cm，宽 4~5mm，5 棱，下垂。种子多数，长约 3mm，宽约 2mm，表面有斑点。花期 5~6 月，果期 6~9 月。

【生境分布】在祁连山分布于海拔 2000m 上下沙地、荒地。内蒙古西部、甘肃河西、青海、新疆有分布。

■ 中药　骆驼蹄瓣根

【别　　名】蹄瓣根。

【入药部位】根。

【采收加工】夏、秋季采挖，晒干或蜜炙。

【性味归经】味辛，性凉。

【功能主治】止咳祛痰，止痛消炎。主治支气管炎，感冒，牙痛，顽固性头痛。

【用法用量】内服：15~25g。

霸　王

木霸王
Zygophyllum xanthoxylon (Bunge) Maximowicz

资源量：常见

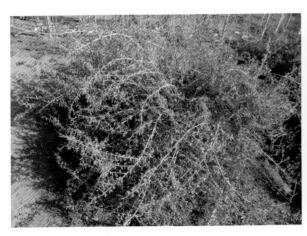 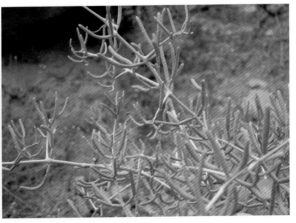

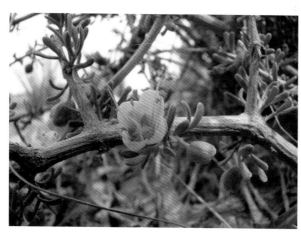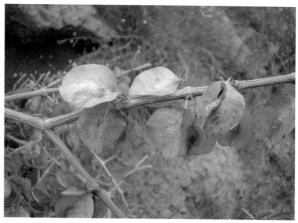

【**形态特征**】灌木，高 50~100cm。枝弯曲，开展，皮淡灰色，木质部黄色，先端具刺尖，坚硬。叶在老枝上簇生，幼枝上对生；叶柄长 8~25mm；小叶 1 对，长匙形，狭矩圆形或条形，长 8~24mm，宽 2~5mm，先端圆钝，基部渐狭，肉质。花生于老枝叶腋；萼片 4，倒卵形，绿色，长 4~7mm；花瓣 4，倒卵形或近圆形，淡黄色，长 8~11mm；雄蕊 8，长于花瓣。蒴果近球形，长 18~40mm，翅宽 5~9mm，常 3 室，每室有 1 种子。种子肾形，长 6~7mm，宽约 2.5mm。花期 4~5 月，果期 7~8 月。

【**生境分布**】在祁连山分布于荒漠和半荒漠沙砾质河流阶地、低山山坡、碎石低丘和山前平原。内蒙古西部、甘肃西部、宁夏西部、新疆、青海有分布。

■ **中药** 霸王根

【**入药部位**】根。

【**采收加工**】春、秋季采挖，晒干，用时切段。

【**性味归经**】味辛，性温。归胃经。

【**功能主治**】行气宽中。主治气滞腹胀。

【**用法用量**】内服：3~6g。

远志科

远志科

西伯利亚远志

卵叶远志、小叶远志、大远志
Polygala sibirica L.

资源量：常见

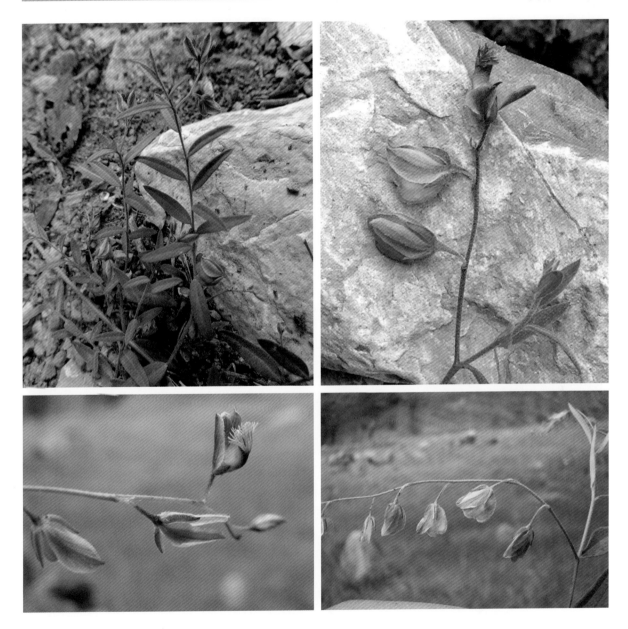

【形态特征】多年生草本，高 10~30cm。根圆柱形。茎多分枝，被短柔毛。单叶互生，具短柄；叶纸质至近革质，下部叶小，卵形，先端钝，具短尖头；上部叶大，披针形或椭圆状披针形，被短柔毛，先端钝，具骨质短尖头，基部楔形，全缘。总状花序腋外生或假顶生，具少数花，被短柔毛；小苞片 3 枚，钻状披针形，被短柔毛；萼片 5，宿存，外面 3 枚小，披针形，里面 2 枚大，花瓣状；花瓣 3，蓝紫色，侧生花瓣倒卵形，基部与龙骨瓣合生，龙骨瓣较侧生花瓣长，背面被柔毛，先端背部具流苏状、鸡冠状附属物；雄蕊 8，花丝 2/3 以下合生成鞘，鞘具缘毛，花药卵形，顶孔开裂；子房倒卵形，柱头 2。蒴果近倒心形，具狭翅，疏被短柔毛。种子黑色，除种阜外，被白色柔毛。花期 4~7 月，果期 5~8 月。

【生境分布】在祁连山分布于海拔 2100m 上下山坡草地。我国东北、华北、西北，以及山东、江苏、安徽、江西等地有分布。

■ 中药　远志

【别　　名】棘菀、细草、小草根。

【入药部位】根。

【采收加工】春、秋季采挖，除去须根和泥沙，晒干或抽取木心晒干。

【性味归经】味苦、辛，性温。归心、肾、肺经。

【功能主治】安神益智，交通心肾，祛痰，消肿。主治心肾不交引起的失眠多梦、健忘惊悸、神志恍惚，咳痰不爽，疮疡肿毒，乳房肿痛。

【用法用量】内服：3~10g。

【各家论述】①主咳逆伤中，补不足，除邪气，利九窍，益智慧，耳目聪明，不忘，强志倍力。（《神农本草经》）②杀天雄、附子毒。（《本草经集注》）③定心气，止惊悸，益精，去心下膈气、皮肤中热、面目黄。（《名医别录》）

■ 蒙药　朱日很—其其格

【别　　名】朱日合讷、乌那干—苏勒、巴雅格萨瓦。

【入药部位】根。

【采收加工】春季出苗前或秋季地上部分枯萎后挖取根部，除去残茎及泥土，阴干或晒干。

【药　　性】味甘、苦、辛，性平。效软、柔、浮。

【功能主治】排脓，祛痰，润肺，锁脉，消肿，愈伤。主治肺脓肿，胸伤，咳痰，咯血。

【用法用量】内服：煮散剂，3~5g，或入丸、散。

远志

细叶远志

Polygala tenuifolia Willd

资源量：较常见

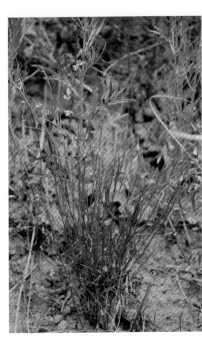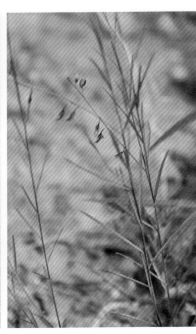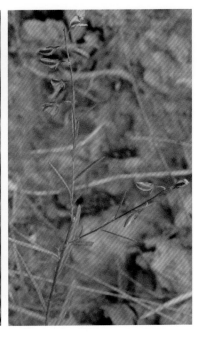

【形态特征】多年生草本，高 20~40cm。根圆柱形，肥厚，淡黄白色，具少数侧根。茎直立或斜上，丛生，上部多分枝。叶互生，狭线形或线状披针形，全缘。总状花序偏侧生于小枝顶端，细弱，通常稍弯曲；花淡蓝紫色；苞片 3，极小，易脱落；萼片的外轮 3 片比较小，线状披针形，内轮 2 片呈花瓣状，成稍弯些的长圆状倒卵形；花瓣的 2 侧瓣倒卵形，中央花瓣较大，呈龙骨瓣状，背面顶端有撕裂成条的鸡冠状附属物；雄蕊 8，花丝连合成鞘状；子房倒卵形，扁平，花柱线形，弯垂，柱头 2 裂。蒴果扁平，卵圆形，边有狭翅，绿色，光滑无睫毛。种子卵形，微扁，棕黑色，密被白色细绒毛，上端有发达的种阜。花期 5~7 月，果期 7~9 月。

【生境分布】在祁连山分布于海拔 2400m 上下草原、山坡草地、灌丛。我国东北、华北、西北、华中，以及四川有分布。

■ 中药 远志

同"西伯利亚远志"条。

■ 藏药　齐乌萨玛

【入药部位】根和花。

【采收加工】6~7月采花，用温水洗净，晒干。秋后挖根，除去杂质，洗净，晾干。

【药　　性】味甘，性凉。

【功能主治】主治小便不通，疮伤和狂犬病。

【用法用量】内服：配方或单用。

■ 蒙药　朱日很—其其格

同"西伯利亚远志"条。

大戟科

泽 漆 五凤草、五灯草、五朵云
Euphorbia helioscopia L.

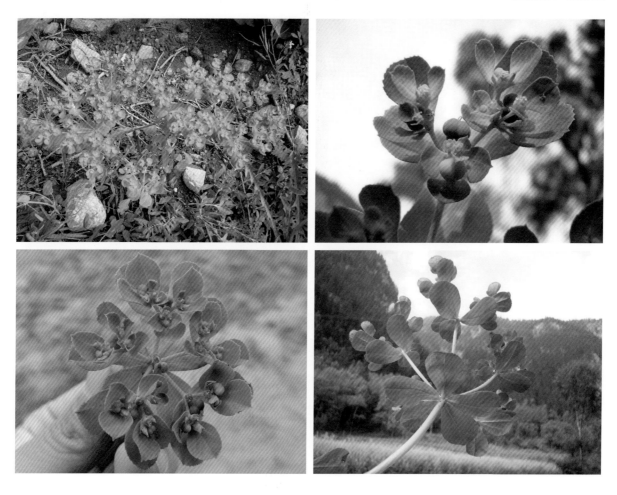

【形态特征】一年生草本。根纤细，下部分枝。茎直立，单一或自基部多分枝，分枝斜展向上，光滑无毛。叶互生，倒卵形或匙形，先端具牙齿，中部以下渐狭或呈楔形；总苞叶5枚，倒卵状长圆形，先端具牙齿，基部略渐狭，无柄；总伞幅5枚；苞叶2枚，卵圆形，先端具牙齿，基部呈圆形。花序单生，有柄或近无柄；总苞钟状，边缘5裂，裂片半圆形，边缘和内侧具柔毛；腺体4，盘状；雄花数枚，明显伸出总苞外；雌花1枚，子房柄略伸出总苞边缘。蒴果三棱状阔圆形，光滑，无毛，具明显的三纵沟，成熟时分裂为3个分果爿。种子卵状，暗褐色，具明显的脊网；种阜扁平状，无柄。花期5~8月，果期6~9月。

【生境分布】在祁连山分布于海拔 2500m 上下山沟、河滩、田埂。全国多数省区有分布。

■ 中药　泽漆

【别　　名】漆茎、猫儿眼草、乳浆草。

【入药部位】全草。

【采收加工】开花时采收，除去根及泥沙，晒干。

【性味归经】味苦、辛，性微寒。有毒。归肺、小肠、大肠经。

【功能主治】行水消肿，化痰止咳，解毒杀虫。主治水气肿满，痰饮喘咳，疟疾，菌痢，瘰疬，结
核性瘘管，骨髓炎。

【用法用量】内服：3~9g，或熬膏，或入丸、散用。外用：适量，煎水洗，或熬膏涂，或研末
调敷。

【各家论述】①主皮肤热，大腹水气，四肢面目浮肿，丈夫阴气不足。（《神农本草经》）②利大
小肠，明目。（《名医别录》）③治人肌热，利小便。（《药性论》）

地　锦　地锦草、铺地锦、草血竭
Parthenocissus tricuspidata (Siebold & Zucc.) Planch.

资源量：常见

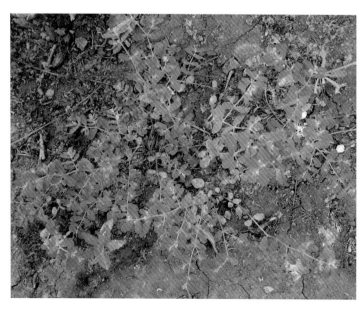
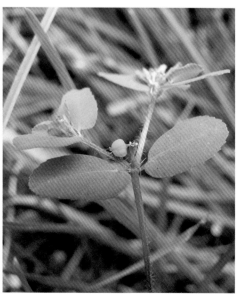

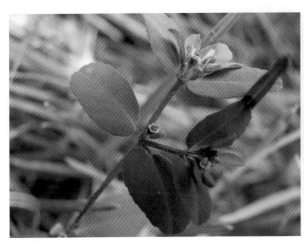 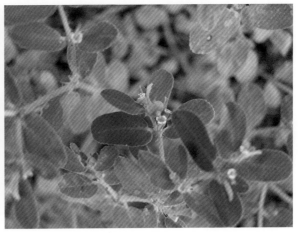

【形态特征】一年生匍匐草本。茎纤细，近基部分枝，带紫红色，无毛。叶对生；叶柄极短；托叶线形，通常3裂；叶片长圆形，长4~10mm，宽4~6mm，先端钝圆，基部偏狭，边缘有细齿，两面无毛或疏生柔毛，绿色或淡红色。杯状花序单生于叶腋；总苞倒圆锥形，浅红色，顶端4裂，裂片长三角形；腺体4，长圆形，有白色花瓣状附属物；子房3室；花柱3，2裂。蒴果三棱状球形，光滑无毛。种子卵形，黑褐色，外被白色蜡粉，长约1.2mm，宽约0.7mm。花期6~10月，果期7月。

【生境分布】在祁连山分布于海拔1900~2400m荒地、路旁、田间、沙丘、山坡等地。除海南外，全国各地均有分布。

■ 中药 地锦草

【别　　名】血见愁、奶汁草、酱瓣草。

【入药部位】全草。

【采收加工】夏、秋季采收，除去杂质，晒干。

【性味归经】味辛，性平。归肝、大肠经。

【功能主治】清热解毒，利湿退黄，活血止血。主治痢疾，泄泻，黄疸，咯血，吐血，尿血，便血，崩漏，乳汁不下，跌打肿痛，热毒疮疡。

【用法用量】内服：10~15g，鲜品可用15~30g，或入散剂。外用：适量，鲜品捣敷，或研末撒。

【各家论述】①主通流血脉，亦可用治气。（《嘉祐本草》）②主调气和血。（《品汇精要》）③主痈肿恶疮，金刃扑损出血，血痢，下血，崩中，能散血止血，利小便。（《本草纲目》）

■ **蒙药** 马拉干—札拉—乌布斯

【别　　名】毕日达萨金、乌兰—乌塔素—乌布斯、特尔根—札拉。

【入药部位】全草。

【采收加工】夏、秋季采收，去净泥土及杂质，晒干。

【药　　性】味苦，性平。效钝、浮。

【功能主治】止血，燥协日乌素，愈伤，清脉热。主治鼻衄，外伤出血，吐血，咯血，月经淋漓，便血，皮肉伤，脉伤，筋伤，骨伤，中风，白脉病，协日乌素症。

【用法用量】内服：煮散剂，3~5g，或入丸、散。

甘青大戟 疣果大戟
Euphorbia micractina Boiss.

资源量：较常见

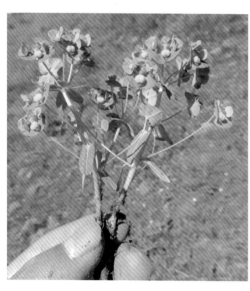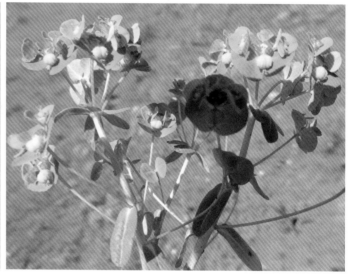

【形态特征】多年生草本。根圆柱状。茎自基部 3~4 分枝，每个分枝向上不再分枝，高 20~50cm。叶互生，长椭圆形至卵状长椭圆形，先端钝，中部以下略宽或渐狭，变异较大，基部楔形或近楔形，两面无毛，全缘；总苞叶 5~8 枚，与茎生叶同形；伞幅 5~8；苞叶常 3 枚，卵圆形，先端圆，基部渐狭。花序单生于二歧分枝顶端，基部近无柄；总苞杯状，边缘 4 裂，裂片三角形或近舌状三角形；腺体 4，半圆形，淡黄褐色；雄花多枚，伸出总苞；雌花 1 枚，明显伸出总苞之外；子房被稀疏的刺状或瘤状突起，变异幅度较大；花柱 3，基部合生；柱头微 2 裂。蒴果球状，果脊上被稀疏的刺状或瘤状突起；花柱宿存，成熟时分裂为 3 个分果片。种子卵状，灰褐色，腹面具淡白色条纹；种阜盾状，具极短的柄。花期 6~7 月，果期 7~9 月。

【生境分布】在祁连山分布于海拔 2400~2700m 山坡、草甸、林缘、沙石砾地。河南、四川、山西、陕西、甘肃、宁夏、青海、新疆、西藏有分布。

■ 中药　甘青大戟

【入药部位】根。

【采收加工】夏、秋季采挖，去净泥土及杂质，晒干。

【性味归经】味苦，性寒。有毒。

【功能主治】逐水通便，消肿散结。主治肾炎水肿，结核性腹膜炎引起的腹水，胸腔积液，痰饮积聚。外用主治疔疮疔肿。

【用法用量】内服：配方或单用。

■ 藏药　塔奴

【别　　名】嘎木捏、吾玛咱、奴秀咱。

【入药部位】块根及全株。

【采收加工】秋后挖根，洗净，除去须根，晒干，备用。

【药　　性】味辛，性温。效糙。

【功能主治】主治疮，癣，皮肤炭疽，时疫等。

【用法用量】内服：常配方用，6~9g。

卫矛科

白 杜
明开夜合、丝棉木
Euonymus maackii Rupr.

资源量：栽培

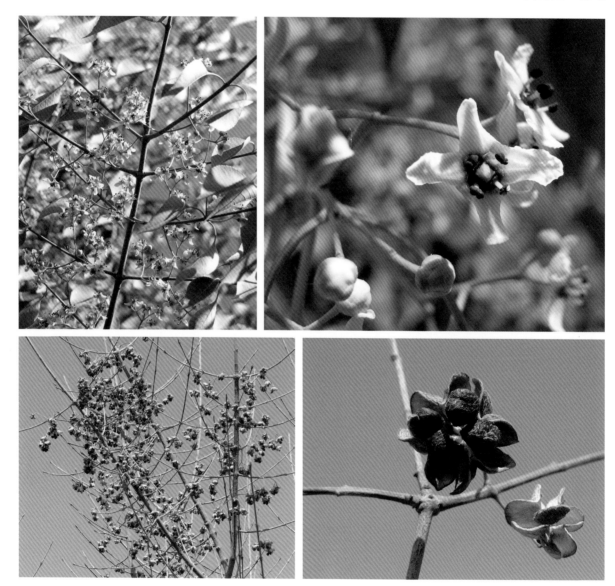

【形态特征】小乔木，高可达 6m。叶卵状椭圆形、卵圆形或窄椭圆形，长 4~8cm，宽 2~5cm，先端长渐尖，基部阔楔形或近圆形，边缘具细锯齿；叶柄通常细长，常为叶片的 1/4~1/3。聚伞花序 3 至多花，长 1~2cm；花 4 数，淡白绿色或黄绿色，直径约 8mm；小花梗长 2.5~4mm；雄蕊花药紫红色，花丝细长，长 1~2mm。蒴果倒圆心状，4 浅裂，长 6~8mm，直径 9~10mm，成熟后果皮粉红色。种子长椭圆状，长 5~6mm，直径约 4mm，种皮棕黄色，假种皮橙红色，全包种子，成熟后顶端常有小口。花期 5~6 月，果期 9 月。

【生境分布】在祁连山沿山地区常有种植。全国多数省区有分布。

▨ 中药　丝棉木

【别　　名】鸡血兰、白桃树、野杜仲。

【入药部位】根、茎皮。

【采收加工】全年均可采，洗净，切片，晒干。

【性味归经】味苦、辛，性凉。归肝、脾、肾经。

【功能主治】祛风除湿，活血通络，解毒止血。主治风湿性关节炎，腰痛，跌打肿伤，血栓闭塞性脉管炎，肺痈，衄血，疮疖肿毒。

【用法用量】内服：15~30g，鲜品加倍，或浸酒，或入散剂。外用：适量，捣敷，或煎汤熏洗。

【各家论述】①止血，泻热。（《贵州民间药物》）②消炎解毒，祛风湿，活血，补肾。（《浙江民间常用草药》）

▨ 中药　丝棉木叶

【入药部位】叶。

【采收加工】春季采收，晒干。

【性味归经】味苦，性寒。

【功能主治】清热解毒。主治漆疮，痈肿。

【用法用量】外用：适量，煎汤熏洗。

紫花卫矛 *Euonymus porphyreus* Loes.

资源量：较常见

【形态特征】灌木，高 1.5~3m，稍四棱形。老枝褐红色，圆柱形。叶片狭卵形或卵形，长 3~7cm，先端长渐尖，基部宽楔形，边缘具密锐细锯齿；叶柄长 3~7mm。聚伞花序腋生，稍疏松，

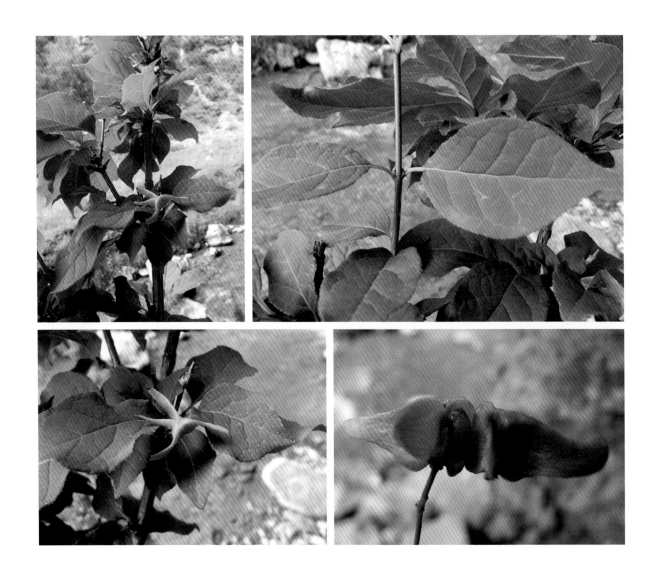

具 3~7 花；总花梗纤细，长 2~4cm；花深紫色，直径 4~6mm；花梗长 4~10mm，细弱；萼片 4，半圆形；花瓣 4，卵形，长约 2.5mm；花盘紫色，4 浅裂；雄蕊着生于花盘上，花药 1 室，顶端开裂。蒴果有四翅，直径 2~3.5cm，翅长约 1cm，宽 3~4mm，顶端钝渐尖。种子扁卵形，长约 5mm，假种皮橘红色。花期 5~6 月，果期 7~9 月。

【生境分布】在祁连山分布于东段海拔 2700m 上下山谷杂木林。陕西、湖北、贵州、青海、西藏、云南、甘肃、四川等地有分布。

■ **中药** 紫花卫矛

【入药部位】根。

【采收加工】秋后采收，洗净，切片，晒干。

【性味归经】味辛，性凉。

【功能主治】祛瘀止痛，解毒消肿。主治跌打损伤，痈肿疮毒。

【用法用量】内服：6~9g。外用：适量，捣敷，或煎汤熏洗。

【各家论述】枝条有活血、破瘀的功能。（《青海中草药名录》）

中亚卫矛 八宝茶
Euonymus semenovii Regel et Herd.

资源量：较常见

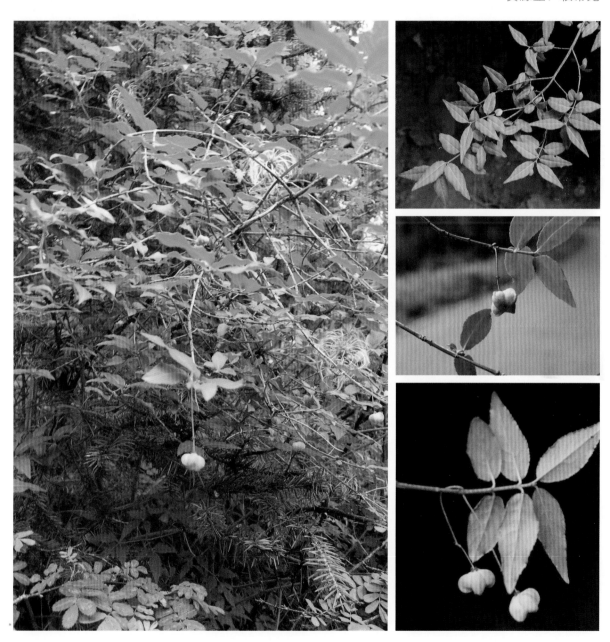

【形态特征】小灌木，高 1~5m。茎枝常具 4 棱栓翅，小枝具 4 窄棱。叶窄卵形、窄倒卵形或长方披针形，长 1~4cm，宽 5~15mm，先端急尖，基部楔形或近圆形，边缘有细密浅锯齿，侧脉 3~5 对；叶柄短，长 1~3mm。聚伞花序，3 花或达 7 花；花序梗细长丝状，长 1.5~2.5cm；小花梗长 5~6mm，中央花小花梗与两侧小花梗等长；苞片与小苞片披针形，多脱落；花深紫色，偶带绿色，直径 5~8mm；萼片近圆形；花瓣卵圆形；花盘微 4 裂；雄蕊着生花盘四角的突起上，无花丝；子房无花柱，柱头稍圆，胚珠通常每室 2~6。蒴果紫色，扁圆倒锥状或近球状，顶端 4 浅裂，长 5~7mm，最宽直径 5~7mm；果序梗及小果梗均细长。种子黑紫色，橙色假种皮包围种子基部，可达中部。

【生境分布】在祁连山分布于海拔 2200~2500m 沟谷、灌丛。河北、山西、甘肃、新疆、四川、云南、西藏等地有分布。

■ 中药　八宝茶

【别　　名】甘青卫矛。

【入药部位】枝。

【采收加工】全年均可剪取，切段，晒干。

【性味归经】味苦、辛，性微寒。归肝经。

【功能主治】祛瘀调经，通络止痛。主治月经不调，产后瘀阻腹痛，跌打肿痛，半身不遂。

【用法用量】内服：3~9g，或浸酒。外用：适量，煎汤熏洗。

凤仙花科

水金凤
辉菜花
Impatiens noli-tangere L.

资源量：较常见

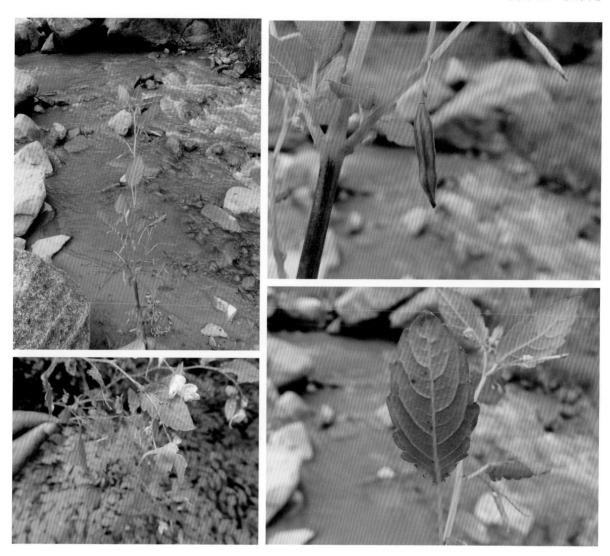

【形态特征】一年生草本植物，高可达70cm。茎肉质，直立。叶互生，叶片卵形或卵状椭圆形，
长4~8cm，宽1.5~3.5cm，边缘有粗圆齿状齿，先端短尖，基部渐狭；下部叶具长柄，
上部叶近无柄。聚伞花序2~3花；花梗纤细，下垂；萼片2，宽卵形，先端急尖；
花黄色；旗瓣圆形，先端有小喙，背面中脉有龙骨状突起；翼瓣2裂，基部裂片长
圆形，上部裂片大，常有红色斑点；唇瓣宽漏斗形，基部延伸成内弯的长距；雄蕊5，

花丝扁平，花药黏合。线形，花药卵球形，顶端尖；子房纺锤形，蒴果线状圆柱形，种子多数。花期 4~7 月，果期 8~9 月。

【生境分布】在祁连山分布于海拔 2300~2800m 山坡、灌丛。我国多数省区有分布。

▥ **中药** 水金凤

【别　　名】野凤仙、白辣草、水凤仙。

【入药部位】根或全草。

【采收加工】夏、秋季采收，洗净，鲜用或晒干。

【性味归经】味甘，性温。归肺、肝经。

【功能主治】活血调经，祛风除湿。主治月经不调，痛经，经闭，跌打损伤，风湿痹痛，脚气肿痛，阴囊湿疹，癣疮，癫疮。

【用法用量】内服：9~15g。外用：适量，煎汤洗，或鲜品捣敷。

▥ **蒙药** 札乃—哈玛尔—其其格

【别　　名】郎那莫德格、赫日音—浩木森—宝道格—其其格。

【入药部位】全草。

【采收加工】7~8 月采收带花全草，除净杂质，阴干。

【药　　性】味甘，性凉。效钝、轻、柔、燥。

【功能主治】利尿，愈伤，燥协日乌素。主治水肿，尿闭，膀胱热，协日乌素症。

【用法用量】内服：煮散剂，3~5g，或入丸、散。

鼠李科

小叶鼠李
驴子刺、鼠李子
Rhamnus parvifolia Bunge

资源量：较常见

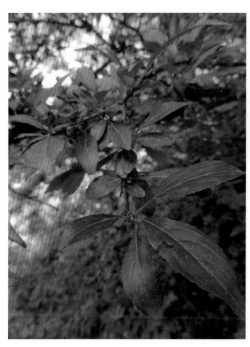 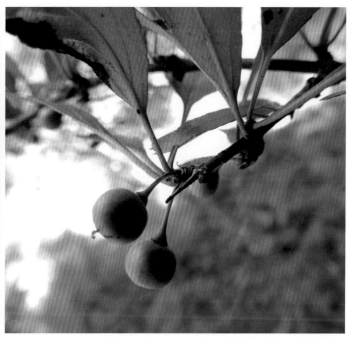

【形态特征】灌木，高 1.5~2m。小枝对生或近对生，紫褐色，初时被短柔毛，后变无毛，枝端及分叉处有针刺；芽卵形，鳞片数个，黄褐色。叶纸质，对生或近对生，稀兼互生，或在短枝上簇生，菱状倒卵形或菱状椭圆形，稀倒卵状圆形或近圆形，侧脉每边 2~4 条，两面凸起，网脉不明显；叶柄长 4~15mm，上面沟内有细柔毛；托叶钻状，有微毛。花单性，雌雄异株，黄绿色，4 基数，有花瓣，通常数个簇生于短枝上；花梗长 4~6mm，无毛；雌花花柱 2 裂。核果倒卵状球形，直径 4~5mm，成熟时黑色，具 2 分核，基部有宿存的萼筒。种子矩圆状倒卵圆形，褐色，背侧有长为种子 4/5 的纵沟。花期 4~5 月，果期 6~9 月。

【生境分布】在祁连山东段连城林区分布于海拔 2200~2480m 河滩、草坡。我国东北、华北，以及陕西、山东、河南有分布。

■ **中药** 琉璃枝

【别　　名】挠胡子、鼠李子、黑格令。

【入药部位】果实。

【采收加工】果熟后采收，鲜用或晒干。

【性味归经】味苦，性凉。有小毒。

【功能主治】清热泻下，解毒消瘰。主治热结便秘，瘰疬，疥癣，疮毒。

【用法用量】内服：1.5~3g。外用：适量，捣敷。

■ **藏药** 桑当赛保

【入药部位】枝干。

【采收加工】夏季砍取树干，除去细枝叶，截段，晒干，备用。

【药　　性】味涩，性凉。

【功能主治】燥血，干黄水。主治骨节病，麻风。

【用法用量】内服：常配方用，6~9g。

锦葵科

冬 葵　皱叶锦葵、冬葵菜、马蹄菜
Malva verticillata L. var. *crispa* L.

资源量：常见

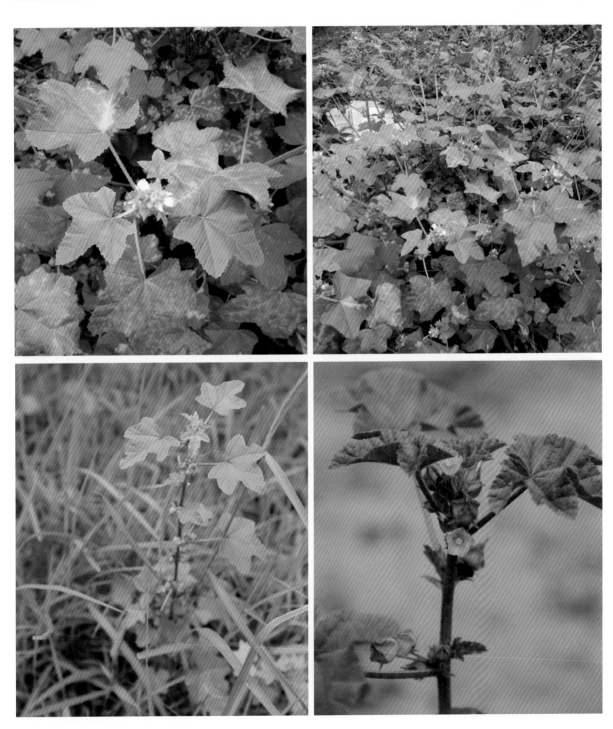

【形态特征】一年生草本，高 1m；不分枝，茎被柔毛。叶圆形，常 5~7 裂或角裂，直径 5~8cm，基部心形，裂片三角状圆形，边缘具细锯齿，并极皱缩扭曲，两面无毛至疏被糙伏毛或星状毛，在脉上尤为明显；叶柄长 4~7cm，疏被柔毛。花小，白色，直径约 6mm，单生或几个簇生于叶腋，近无花梗至具极短梗；小苞片 3，披针形，长 4~5mm，宽 1mm，疏被糙伏毛；萼浅杯状，5 裂，长 8~10mm，裂片三角形，疏被星状柔毛；花瓣 5，较萼片略长。果扁球形，直径约 8mm，分果片 11，网状，具细柔毛。种子肾形，直径约 1mm，暗黑色。花期 6~9 月，果期 7~9 月。

【生境分布】在祁连山分布于海拔 2100~2300m 荒地、田埂。湖南、四川、贵州、云南、江西、甘肃等地有分布。

■ 中药　冬葵根

【别　　名】葵根、土黄耆。

【入药部位】根。

【采收加工】夏、秋季采挖，洗净，鲜用或晒干。

【性味归经】味甘，性寒。归脾、膀胱经。

【功能主治】清热利水，解毒。主治水肿，热淋，带下病，乳痈，疳疮，蛇虫咬伤。

【用法用量】内服：15~30g，或捣汁。外用：适量，研末调敷。

【各家论述】①葵根汁解防葵毒。（《本草经集注》）②主恶疮，疗淋，利小便，解蜀椒毒。（《名医别录》）③主疳疮生身面上，汁黄者，取根作灰，和猪脂涂。（《食疗本草》）④破结气，下中气，止气疼，散瘀血，消瘿瘤，生吃令人泻，用蜜炒。（《滇南本草》）⑤利窍滑胎，止消渴，散恶毒气。（《本草纲目》）

■ 中药　冬葵叶

【别　　名】冬葵苗叶、冬苋菜、芪菜巴巴叶。

【入药部位】嫩苗或叶。

【采收加工】夏、秋季采收，鲜用。

【性味归经】味甘，性寒。归肺、大肠、小肠经。

【功能主治】清热，利湿，滑肠，通乳。主治肺热咳嗽，咽喉肿痛，热毒下痢，湿热黄疸，二便不通，乳汁不下，疮疖痈肿，丹毒。

【用法用量】内服：10~30g，鲜品可用至 60g，或捣汁。

【各家论述】①叶烧灰及捣干叶末，治金疮。煮汁，能滑小肠，单煮汁，主治时行黄病。（《药性论》）②食之补肝胆气，明目。主治内热消渴，酒客热不解。（《食经》）

▥ 中药　冬葵子

【别　　名】葵子、葵菜子。

【入药部位】果实。

【采收加工】夏、秋季种子成熟时采收，鲜用。

【性味归经】味甘，性寒。归大肠、小肠、膀胱经。

【性味归经】利水通淋，滑肠通便，下乳。主治淋病，水肿，大便不通，乳汁不行。

【用法用量】内服：6~15g，或入散剂。

【各家论述】①主五脏六腑寒热羸瘦，五癃，利小便。（《本草经集注》）②疗妇人乳难内（内一作血）闭。（《名医别录》）③治五淋，主奶肿，下乳汁。（《药性论》）

▥ 藏药　加木巴

【入药部位】花和果实。

【采收加工】夏季采花，阴干，秋季采摘果实，晒干。

【药　　性】味微苦、涩，性寒。

【功能主治】花：调经活血。主治月经过多，衄血。果：消渴，利尿止泻。主治小便不利，水肿，口渴，腹泻。

【用法用量】内服：配方或单用，每次 6~15g。

▥ 蒙药　萨日木格—占巴

【别　　名】玛宁占巴、尼嘎。

【入药部位】果实。

【采收加工】秋季果实成熟时采收，除去杂质，晒干。

【药　　性】味甘、涩，性凉。效锐、重、燥。

【功能主治】清热，利尿消肿，祛协日，燥脓，止泻，止渴。主治肾热，膀胱热，尿闭，膀胱结石，浮肿，水肿，渴症，疮病。

【用法用量】内服：煮散剂，3~5g，或入丸、散。

【各家论述】祛肾热，止泻，止渴，通尿。（《认药白晶鉴》）

野 葵
冬苋菜、棋盘菜、旅葵
Malva verticillata L.

资源量：常见

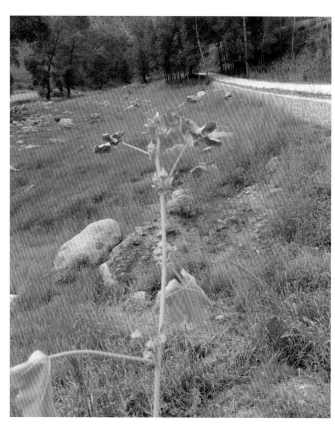
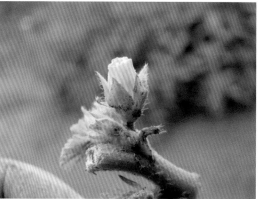
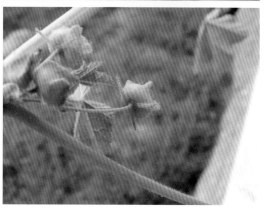

【形态特征】二年生草本，高 50~100cm。茎干被星状长柔毛。叶肾形或圆形，直径 5~11cm，通常为掌状 5~7 裂，裂片三角形，具钝尖头，边缘具钝齿，两面疏被糙伏毛或近无毛；叶柄长 2~8cm，近无毛，上面槽内被绒毛；托叶卵状披针形，被星状柔毛。花 3 至多朵簇生于叶腋，具极短柄至近无柄；小苞片 3，线状披针形，长 5~6mm，被纤毛；萼杯状，直径 5~8mm，萼裂 5，广三角形，疏被星状长硬毛；花冠长稍超过萼片，淡白色至淡红色，花瓣 5，长 6~8mm，先端凹入，爪无毛或具少数细毛；雄蕊花柱长约 4mm，被毛；花柱分枝 10~11。果扁球形，直径 5~7mm；分果爿 10~11，背面平滑，厚 1mm，两侧具网纹。种子肾形，直径约 1.5mm，无毛，紫褐色。花期 5~8 月，果期 7~9 月。

【生境分布】在祁连山分布于海拔 2100~2300m 荒地、田埂。全国多数省区有分布。

▥ **中药** 冬葵根

同"冬葵"条。

▥ **中药** 冬葵叶

同"冬葵"条。

▥ **中药** 冬葵子

同"冬葵"条。

▥ **藏药** 玛能尖木巴

【别　　名】冬葵果、尼嘎、阿杂嘎。

【入药部位】花和果。

【采收加工】花期将花采回，以纸遮蔽，晒干。9~11 月采果，晒干，备用。

【药　　性】味甘、涩，性凉。效锐。

【功能主治】利小便，止泻，强肾。主治尿涩，尿闭，肾病，淋病。

【用法用量】内服：配方或单用，每次 6~15g。

▥ **蒙药** 萨日木格—占巴

同"冬葵"条。

藤黄科

突脉金丝桃
老君茶、大花金丝桃、大对经草
Hypericum przewalskii Maxim.

资源量：较常见

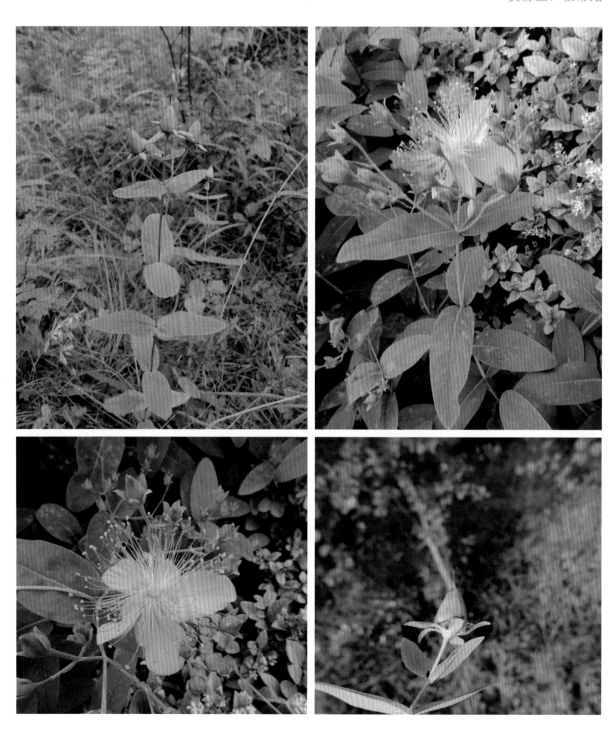

【形态特征】多年生草本，高约 40cm。茎直立，圆柱形，少分枝。单叶对生；叶无柄；叶片倒卵圆形、卵圆形或卵状椭圆形，长 2~5cm，宽 1~3cm，先端圆钝，基部心形，抱茎，全缘，上面绿色，下面白绿色，散布淡色腺点，侧脉约 4 对，与中脉在上面凹陷，下面隆起。单花或数朵成聚伞花序，顶生；花直径约 2cm；萼片 5，黄色，稍弯曲；花瓣 5，黄色；雄蕊多数，合生成 5 束；子房上位，1 室，花柱长约 5mm，先端 5 裂。蒴果圆锥形，长约 1.3cm。花期 6~8 月，果期 8~9 月。

【生境分布】在祁连山分布于东段海拔 2300m 山坡、林边草丛。青海、甘肃、陕西、河南、湖北、四川等地有分布。

▓ **中药** 大对经草

【别　　名】大花金丝桃、大叶刘寄奴、老君茶。

【入药部位】全草。

【采收加工】夏季采集，洗净，切碎，晒干。

【性味归经】味苦、微辛，性平。归肺、心、肾经。

【功能主治】活血调经，祛风湿，水肿。主治月经不调，跌打损伤，外伤出血，骨折，风湿疼痛，水肿，小便不利，夏令伤暑。

【用法用量】内服：9~15g。外用：适量，研末撒。

【各家论述】①活血调经，止血止痛，利水消肿，除风湿。治月经不调，跌打损伤，骨折，出血，小便不利，蛇咬伤。（《陕西中草药》）②消暑，解渴。治夏令伤暑。（《陕西草药》）

柽柳科

红 砂
琵琶柴、枇杷柴
Reaumuria soongarica (pallas) Maximowicz

资源量：常见

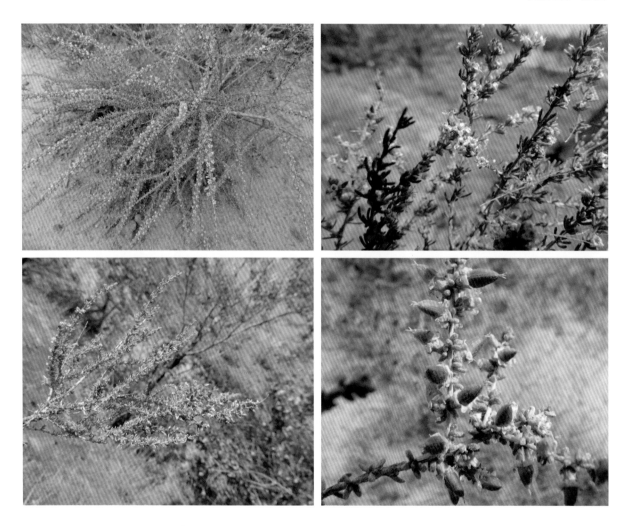

【形态特征】多分枝小灌木，植株仰卧，高 10~30（~70）cm。树皮不规则波状剥裂；老枝灰棕色，小枝多拐曲，皮灰白色，纵裂。叶常 4~6 枚簇生在缩短的枝上，肉质，短圆柱形，鳞片状，长 1~5mm，宽约 1mm，浅灰蓝绿色，花期有时变紫红色，具点状泌盐腺体。花两性；花单生叶腋或在幼枝上端成少花的总状花序，无梗，直径约 4mm；苞片 3；花萼基部合生，上部 5 裂；花瓣 5，张开，白色略带淡红，长圆形，内面有 2 个倒披针形附属物；雄蕊 6~8（~12）；花柱 3。蒴果纺锤形，具 3 棱，长 4~6mm，3 瓣裂。种子 3~4 颗，被黑褐色毛。花期 7~8 月，果期 8~9 月。

【**生境分布**】在祁连山分布于沿山海拔1800~2500m干旱低山区，是荒漠区域的重要建群种。我国西北各省区均有分布。

■ 中药　红沙

【**别　　名**】红虱、杉柳、琵琶柴。

【**入药部位**】枝叶。

【**采收加工**】夏、秋季采收，剪取枝叶，晒干。

【**性味归经**】味辛、甘，性平。

【**功能主治**】祛湿止痒。主治湿疹，皮炎。

【**用法用量**】外用：适量，煎水洗。

甘蒙柽柳 *Tamarix austromongolica* Nakai

资源量：常见

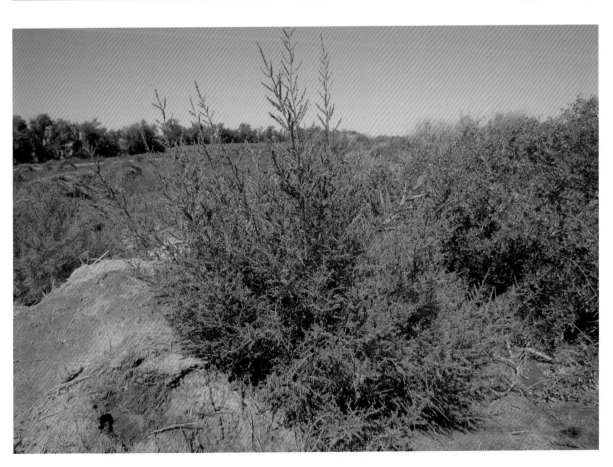

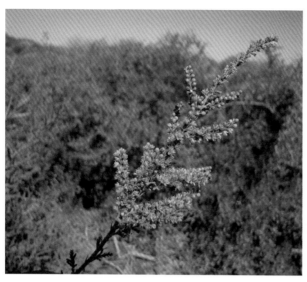 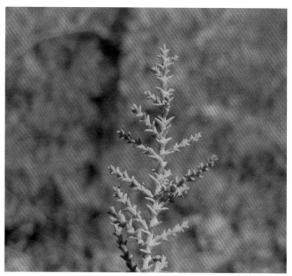

【形态特征】灌木或乔木，高 1.5~4（~6）m。树干和老枝栗红色，枝直立；幼枝及嫩枝质硬直伸而不下垂。叶灰蓝绿色，生长枝基部的叶阔卵形，绿色嫩枝上的叶长圆形或长圆状披针形，渐尖，基部亦向外鼓胀。春、夏和秋季均开花，春季开花总状花序自去年生的木质化的枝上发出，侧生，花序轴质硬而直伸，着花较密，有短总花梗或无梗；有苞叶或无，苞叶蓝绿色，宽卵形；苞片线状披针形，浅白或带紫蓝绿色。夏、秋季开花，总状花序较春季的狭细，组成顶生大型圆锥花序；花 5 数，萼片 5，卵形，边缘膜质透明；花瓣 5，倒卵状长圆形，淡紫红色，顶端向外反折，花后宿存；花盘 5 裂，顶端微缺，紫红色；雄蕊 5，伸出花瓣之外，花丝丝状，着生于花盘裂片间，花药红色；子房三棱状卵圆形，红色，花柱与子房等长，柱头 3，下弯。蒴果长圆锥形。花期 5~9 月，果期 6~10 月。

【生境分布】在祁连山分布于前山冲积扇盐渍化河漫滩、盐碱沙荒地、灌溉盐碱地。青海、甘肃、宁夏、内蒙古、陕西、山西、河北、河南等地有分布。

■ 中药 甘蒙柽柳

【入药部位】细嫩枝叶。

【采收加工】6~8 月花未开放时采收嫩枝叶，阴干。

【性味归经】味甘、辛，性平。归心、肺、胃经。

【功能主治】散风除湿，解表透疹。主治感冒，发热，头痛，风湿痹痛，痞症。

【用法用量】内服：9~15g，或入散剂。外用：适量，煎汤擦洗。

多枝柽柳
Tamarix ramosissima Ledeb.

资源量：常见

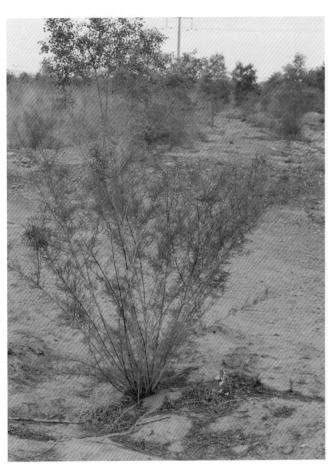

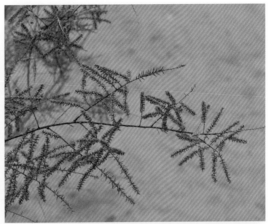

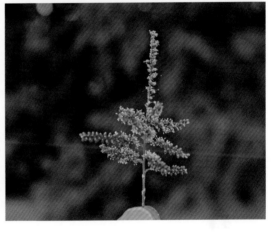

【形态特征】灌木或小乔木状，高 1~3（~6）m，有分枝，第二年生枝则颜色渐变淡。生长枝上的叶披针形，基部短，半抱茎，微下延；绿色营养枝上的叶短卵圆形或三角状心脏形，几抱茎，下延。总状花序生在当年生枝顶，集成顶生圆锥花序；苞片披针形、卵状披针形、条状钻形或卵状长圆形，与花萼等长或超过花萼（包括花梗）；花 5 数；萼片广椭圆状卵形或卵形，无龙骨；花瓣粉红色或紫色，倒卵形至阔椭圆状倒卵形，比花萼长 1/3，形成闭合的酒杯状花冠，果时宿存；花盘 5 裂，裂片顶端有或大或小的凹缺；雄蕊 5，与花冠等长；子房锥形瓶状，具三棱，花柱 3，棍棒状，为子房长的 1/4~1/3。蒴果三棱圆锥形瓶状，长 3~5mm，比花萼长 3~4 倍。花期 5~9 月，果期 6~9 月。

【生境分布】在祁连山分布于浅山区河滩碱地。新疆、甘肃、青海、宁夏、内蒙古、河北、陕西、山东等地有分布。

■ **中药** 甘蒙柽柳

同"甘蒙柽柳"条。

匍匐水柏枝 *Myricaria prostrata* Hook. f. et Thoms. ex Benth. et Hook. f.

资源量：较常见

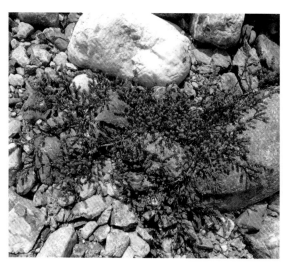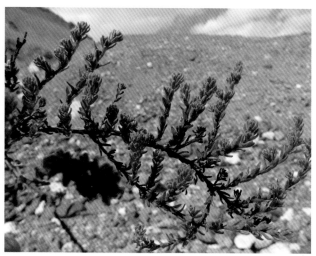

【形态特征】匍匐矮灌木，高 5~14cm。老枝灰褐色或暗紫色，平滑，去年生枝纤细，红棕色，枝上常生不定根。叶在当年生枝上密集，长圆形、狭椭圆形或卵形，长 2~5mm，宽 1~1.5mm，先端钝，基部略狭缩，有狭膜质边。总状花序圆球形，侧生于去年生枝上，密集，常由 1~3 花，少为 4 花组成；花梗极短，长 1~2mm，基部被卵形或长圆形鳞片，鳞片覆瓦状排列；苞片卵形或椭圆形，长 3~5mm，宽 1.5~3mm，长于花梗，先端钝，有狭膜质边；萼片卵状披针形或长圆形，长 3~4mm，宽 1~2mm，先端钝，有狭膜质边；花瓣倒卵形或倒卵状长圆形，长 4~6mm，宽 2~4mm，淡紫色至粉红色；雄蕊花丝合生部分达 2/3 左右，稀在最基部合生，几分离；子房卵形，柱头头状，无柄。蒴果圆锥形，长 8~10mm。种子长圆形，长 1.5mm，顶端具芒柱，芒柱粗壮，全部被白色长柔毛。花期 6~8 月，果期 7~9 月。

【生境分布】在祁连山分布于西段海拔 3500~4700m 高山河谷沙砾地、湖边沙地、砾石质山坡及冰川雪线下雪水融化后所形成的水沟边。西藏、青海、新疆、甘肃有分布。

■ 中药　水柏枝

【别　　名】砂柳、臭红柳。

【入药部位】嫩枝。

【采收加工】春、夏季采收，剪取嫩枝晒干。

【性味归经】味辛、甘，性微温。

【功能主治】解表透疹，祛风止痒。主治麻疹不透，风湿痹痛，癣症。

【用法用量】内服：3~9g。外用：适量，煎水洗。

■ 藏药　奥木吾

【入药部位】嫩枝。

【采收加工】春、夏季采收，剪取嫩枝晒干。

【药　　性】味涩、甘，性凉。

【功能主治】清热解毒。主治中毒症，黄水病，血热病，瘟病时疫，脏腑毒热。

【用法用量】内服：常配方用，3~10g。

■ 蒙药　巴勒古纳

【别　　名】敖思布、敖恩市—莫都克兴玛尔、楚兴—敖恩布。

【入药部位】嫩枝叶。

【采收加工】夏季花开时采带花嫩枝，阴干。

【药　　性】味涩、甘，性凉。效钝、重、固。

【功能主治】清热，燥协日乌素，透疹，敛毒。主治毒热，陈热，伏热，热症扩散，肉毒症，协日乌素，血热，麻疹。

【用法用量】内服：煮散剂，3~5g，或入丸、散。

具鳞水柏枝 *Myricaria squamosa* Desv.

资源量：常见

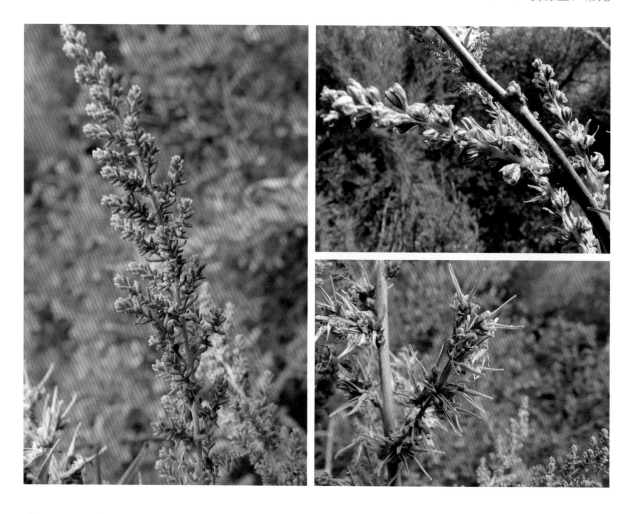

【形态特征】灌木，高达 5m。老枝紫褐色或灰褐色，常有灰白色皮膜，薄片剥落。叶披针形、卵状披针形或长圆形，长 1.5~5（~10）mm。总状花序侧生于老枝，单生或数个花序簇生枝腋，花序基部被多数覆瓦状排列的鳞片；鳞片宽卵形或椭圆形，近膜质；苞片椭圆形或卵状长圆形，长 4~6mm；花梗长 2~3mm；萼片卵状披针形或长圆形，长 2~4mm；花瓣倒卵形、倒卵状披针形或长椭圆形，长 4~5mm，常内曲，紫红或粉红色；雄蕊 10，花丝约 2/3 连合。蒴果窄圆锥形，长约 1cm。种子长约 1mm，顶端芒柱上半部具白色长柔毛。花期 5~7 月，果期 7~8 月。

【生境分布】在祁连山分布于海拔 2400~4600m 山地、河滩、沙地。西藏、新疆、青海、甘肃、四川等地有分布。

■ **中药** 具鳞水柏枝

【**入药部位**】嫩枝、叶。

【**采收加工**】夏季采集嫩枝、叶阴干，备用。

【**性味归经**】味甘、微苦、涩，性平。

【**功能主治**】发散解毒。主治水肿，风热咳嗽，咽喉肿痛，黄水病，乌头中毒。外用主治疥癣。

【**用法用量**】内服：配方或单用。

董菜科

裂叶董菜 深裂叶董菜
Viola dissecta Ledeb.

资源量：稀少

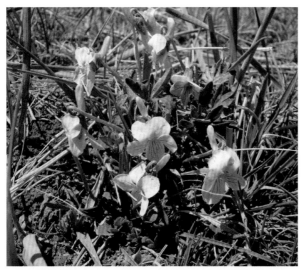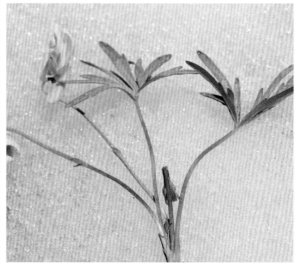

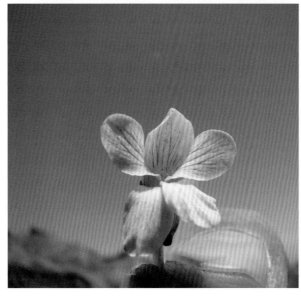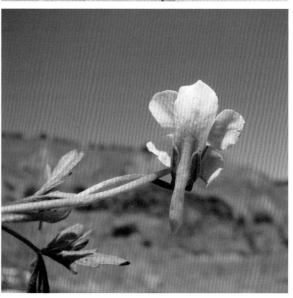

【形态特征】多年生草本，植株高度变化大，花期高 3~17cm，果期高 4~34cm。根茎垂直，缩短，
　　　　　生数条黄白色较粗的须状根。叶基生；托叶披针形，约 2/3 以上与叶柄合生，边缘疏
　　　　　生细齿；叶片圆形、肾形或宽卵形，通常掌状 3 全裂，稀 5 全裂，两侧裂片具短柄，
　　　　　常 2 裂，中裂片 3 深裂，裂片线形，长圆形或狭卵状披针形，最终裂片全缘。花较大，

淡紫色至紫堇色；在花梗中部以下有 2 枚线形小苞片；萼片卵形、长圆状卵形或披针形，先端渐尖，边缘狭膜质，具 3 脉，基部附属物短；花瓣 5，不等大，距明显，圆筒形；花柱棍棒状，柱头前方具短喙，喙端具明显的柱头孔。蒴果长圆形或椭圆形，先端尖；果皮坚硬，无毛。花期 4~9 月，果期 5~10 月。

【生境分布】在祁连山分布于海拔 2200~2300m 山坡草地、杂木林缘、灌丛下、田边、路旁。吉林、辽宁、内蒙古、河北、山西、陕西、甘肃、山东、浙江、四川、西藏有分布。

▥ 中药　疗毒草

【入药部位】全草或根、根茎。

【采收加工】夏、秋季采挖，洗净，鲜用或晒干。

【性味归经】味苦，性寒。归心、胆、脾、肝经。

【功能主治】清热解毒，利湿消肿。主治疗疮肿毒，麻疹热毒，肺炎，胸膜炎，淋浊，白带异常，肾炎。

【用法用量】内服：9~15g，或捣汁。外用：适量，捣敷。

【各家论述】①治麻疹热毒。（《全国中草药汇编》）②清热解毒，消痈肿。治无名肿毒，疮疖。（《吉林中草药》）

早开堇菜　光瓣堇菜
Viola prionantha Bunge

资源量：常见

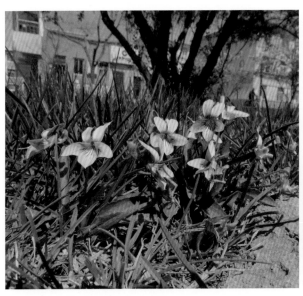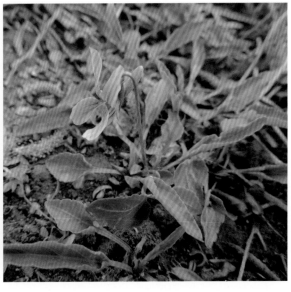

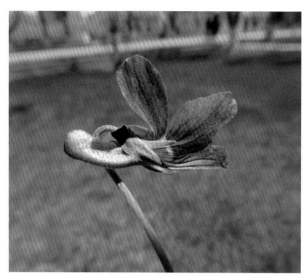 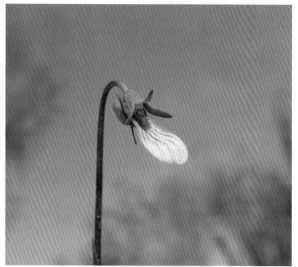

【形态特征】多年生草本，无地上茎，高达 10（~20）cm。根状茎垂直。叶多数，均基生，叶在花期长圆状卵形、卵状披针形或窄卵形；叶柄较粗，上部有窄翅，托叶苍白色或淡绿色，干后呈膜质，2/3 与叶柄合生，离生部分线状披针形，疏生细齿。花紫堇色或紫色，喉部色淡有紫色条纹；花梗高于叶，近中部有 2 线形小苞片；萼片披针形或卵状披针形，具白色膜质缘，基部附属物末端具不整齐牙齿或近全缘；上方花瓣倒卵形，无须毛，向上反曲，侧瓣长圆状倒卵形，内面基部常有须毛或近无毛，下瓣连距长 1.4~2.1cm，距粗管状，末端微向上弯；柱头顶部平或微凹，两侧及后方圆或具窄缘边，前方具不明显短喙，喙端具较窄的柱头孔。蒴果长椭圆形，无毛。花期 4~6 月，果期 6~8 月。

【生境分布】在祁连山分布于海拔 3000m 以下草坡。我国多数省区有分布。

■ 中药 紫花地丁

【别　　名】堇堇菜、箭头草、地丁。

【入药部位】全草。

【采收加工】5~8 月果实成熟时采收带根全草，去净泥土，晒干。

【性味归经】味苦、微辛，性寒。归心、肝经。

【功能主治】清热利湿，解毒消肿。主治疔疮，痈肿，瘰疬，黄疸，痢疾，腹泻，目赤肿痛，毒蛇咬伤。

【用法用量】内服：20~50g，鲜品 50~150g，捣汁或研末。外用：适量，捣敷，或熬膏摊贴。

双花堇菜

短距黄堇、孪生堇菜

Viola biflora L.

资源量：常见

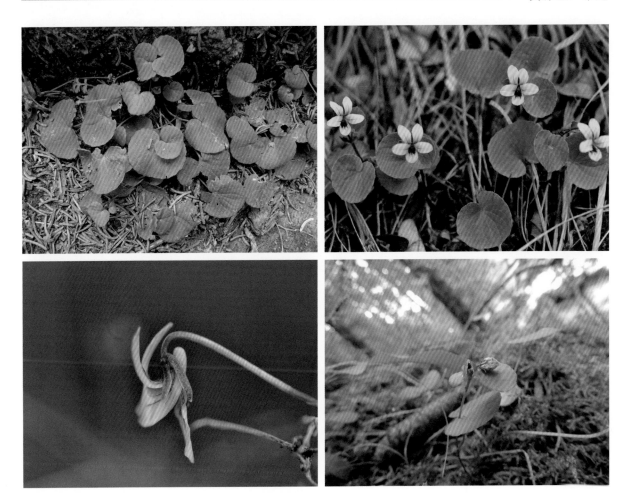

【形态特征】多年生草本。根状茎细或稍粗壮，垂直或斜生，具结节，有多数细根；地上茎较细弱，高 10~25cm，2 或数条簇生，直立或斜升，具 3（~5）节，通常无毛或幼茎上被疏柔毛。基生叶 2 至数枚，具长 4~8cm 的长柄，叶片肾形、宽卵形或近圆形，长 1~3cm，宽 1~4.5cm，先端钝圆，基部深心形或心形，边缘具钝齿，上面散生短毛，下面无毛，有时两面被柔毛；茎生叶具短柄，叶柄无毛至被短毛，叶片较小；托叶与叶柄离生，卵形或卵状披针形，长 3~6mm，先端尖，全缘或疏生细齿。花黄色或淡黄色；花梗细弱，长 1~6cm，上部有 2 枚披针形小苞片；萼片线状披针形或披针形，长 3~4mm，先端急尖，基部附属物极短，具膜质缘，无毛或中下部具短缘毛；花瓣长圆状倒卵形，长 6~8mm，具紫色脉纹，侧方花瓣里面无须毛，下方花瓣连距长约 1cm，距短筒状，长 2~2.5mm；下方雄蕊之距呈短角状；子房无毛，花柱棍棒状，基部微膝曲，上半部

2 深裂，裂片斜展，其间具明显的柱头孔。蒴果长圆状卵形，长 4~7mm，无毛。花期 5~9 月，果期 7~10 月。

【生境分布】在祁连山分布于海拔 3000m 上下草原、灌丛、疏林。我国东北、华北、西北，以及山东、台湾、河南、四川、云南、西藏等地有分布。

▨ 中药　双花堇菜

【别　　名】谷穗补。

【入药部位】全草。

【采收加工】夏季采收全草，洗净，鲜用或晒干。

【性味归经】味辛、微酸，性平。归肺、肝经。

【功能主治】活血散瘀，止血。主治跌打损伤，吐血，急性肺炎，肺出血。

【用法用量】内服：9~15g。外用：适量，捣敷。

▨ 藏药　达木

【别　　名】达莫合、得吾莫合、洒都叉吾。

【入药部位】地上部分及花。

【采收加工】6~7 月采收全草，洗净，晾干。

【药　　性】味淡，性平。

【功能主治】益疮，止血，接骨，愈合脉管。主治骨折，创伤。

【用法用量】内服：常配方用，9~15g。

瑞香科

黄瑞香
祖师麻、祖司麻、走丝麻
Daphne giraldii Nitsche.

资源量：偶见

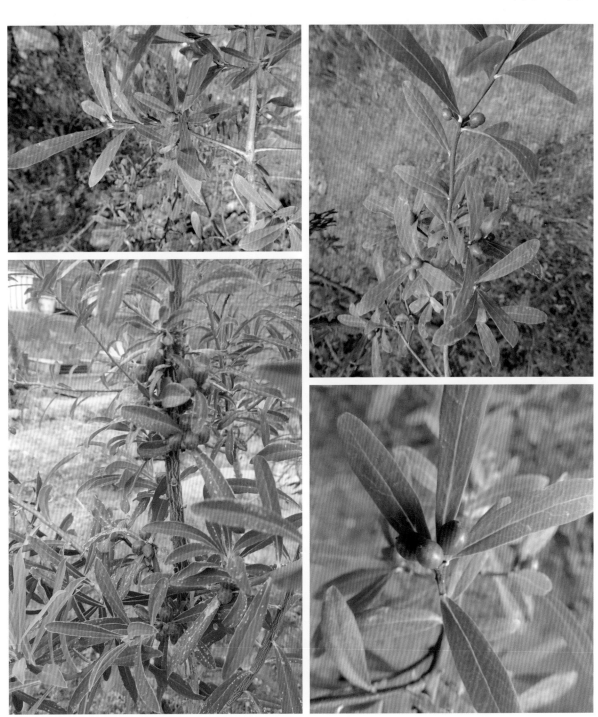

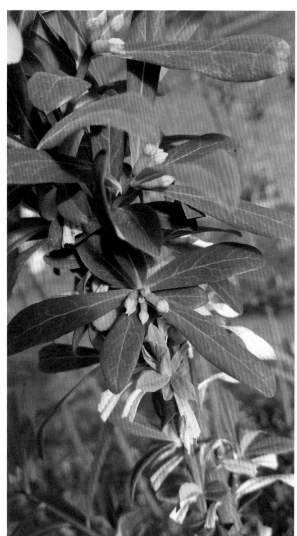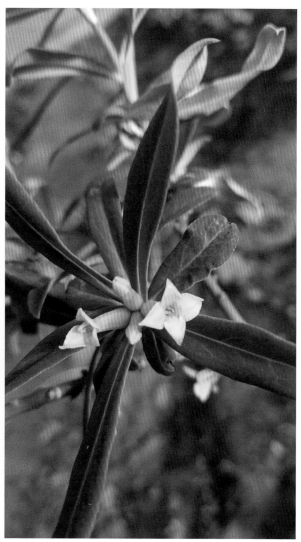

【形态特征】落叶直立灌木,高45~70cm。枝圆柱形,无毛,幼时橙黄色,有时上段紫褐色,老时灰褐色。叶互生,常密生于小枝上部,膜质,倒披针形,长3~6cm,稀更长,宽0.7~1.2cm,先端钝形或微突尖,基部狭楔形,边缘全缘,上面绿色,下面带白霜,干燥后灰绿色,两面无毛,中脉在上面微凹下,下面隆起,侧脉8~10对,在下面较上面显著;叶柄极短或无。花黄色,微芳香,常3~8朵组成顶生的头状花序;花序梗极短或无,花梗短,长不到1mm;无苞片;花萼筒圆筒状,长6~8mm,直径2mm,无毛,裂片4,卵状三角形,覆瓦状排列,相对的2片较大或另一对较小,长3~4mm,顶端开展,急尖或渐尖,无毛;雄蕊8,2轮,均着生于花萼筒中部以上,花丝长约0.5mm,花药长圆形,黄色,长约1.2mm;花盘不发达,浅盘状,边缘全缘;子房椭圆形,无毛,无花柱,柱头头状。果实卵形或近圆形,成熟时红色,长5~6mm,直径3~4mm。花期6月,果期7~8月。

【生境分布】在祁连山分布于冷龙岭、连城海拔2000m上下山坡灌丛或山地疏林。河西学院人工栽培驯化成功，在河西学院河西走廊药用植物园有栽培。陕西、甘肃、青海、四川等地有分布。

■ 中药 祖师麻

【别　　名】祖司麻、金腰带。

【入药部位】根皮及茎皮。

【采收加工】秋季采挖，洗净，剥取茎皮和根皮，切碎，晒干。

【性味归经】味辛、苦，性温。有小毒。归心、肺经。

【功能主治】祛风通络，散瘀止痛。主治风湿痹痛，四肢麻木，头痛，胃痛，跌打损伤。

【用法用量】内服：3~6g，或泡酒。

【各家论述】①止痛，散血，补血，有麻醉性。用于跌打损伤，周身疼痛，头痛，心胃病，腰腿痛。又治四肢麻木。（《陕西中药志》）②祛风除湿，温中散寒。治感冒，风湿疼痛，中风麻木，半身不遂，皮肤痒疹。（《陕西中草药》）

唐古特瑞香 陕甘瑞香、甘肃瑞香
Daphne tangutica Maxim.

资源量：常见

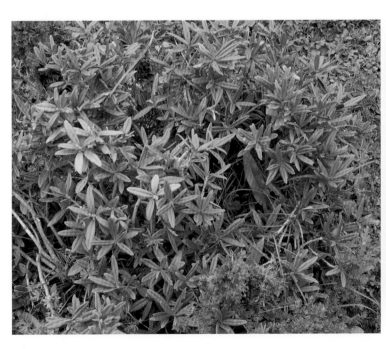
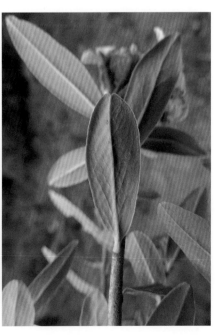

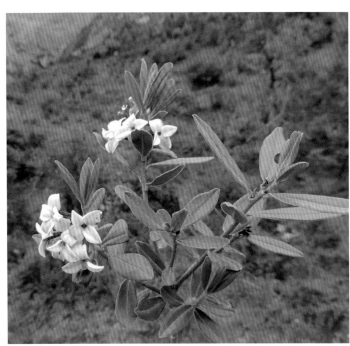 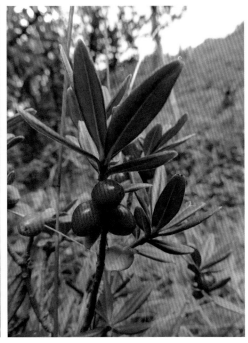

【形态特征】常绿灌木，高40~60cm。枝粗壮，小枝幼时疏生黄色短柔毛。单叶互生，革质，无柄，条状披针形或长圆状椭圆形，全缘，顶端钝形或具凹缺，基部楔形或渐狭，边缘常反卷。花外面浅紫色或紫红色，内面白色，近顶处带紫色，无梗，有芳香，常数花成顶生头状花序，具总苞，苞片边缘具纤毛，长卵形或卵状披针形；花被筒状，裂片4，卵状三角形、卵形或卵状披针形，顶端钝；雄蕊8，排列成2轮，花丝很短，分别着生于花被筒上部及中部，花药明显，藏于花被筒内；柱头头状，子房球形，无柄，环状花盘明显，边缘有不规则浅裂。核果肉质红色，果柄有毛。花期6月，果期7~10月。

【生境分布】在祁连山分布于海拔2000~3200m草坡、灌丛、林缘。河西学院人工栽培驯化成功，在河西学院河西走廊药用植物园有栽培。山西、陕西、甘肃、青海、四川、贵州、云南、西藏等地有分布。

■ 中药　祖师麻

同"黄瑞香"条。

■ 藏药　森兴那玛

【入药部位】果实。

【采收加工】9~10 月采果，晒干。

【药　　性】味辛、微苦，性寒。

【功能主治】驱虫。主治虫病。青海藏医用其花、果、皮、叶和根入药。果、叶、皮熬膏可驱虫，主治梅毒性鼻炎及下疳。花：主治肺脓肿。根、皮：主治骨痛，关节积水。

【用法用量】内服：常用配方。

狼　毒

馒头花、断肠草、火柴头花

Stellera chamaejasme L.

资源量：常见

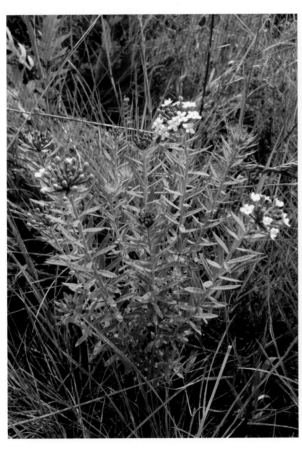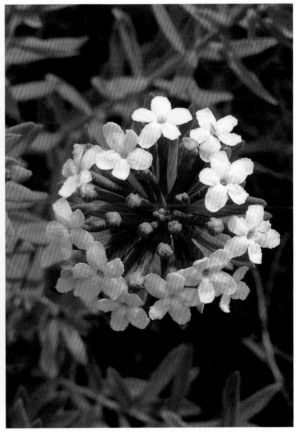

【形态特征】多年生草本，高 20~40cm。根圆柱形。茎丛生，平滑无毛，下部几木质，带褐色或淡红色。单叶互生，较密，狭卵形至线形，长 1~3cm，宽 2~10mm，全缘，两面无毛，老时略带革质；叶柄极短。头状花序顶生，直径约 2.5cm，花多数；萼常呈花冠状，白色或黄色，带紫红色，萼筒呈细管状，先端 5 裂，裂片平展，矩圆形至倒卵形；雄蕊 10，成 2 列着生于喉部；子房上位，上部密被细毛，花柱短，柱头头状。果卵形，为花被管基部所包。种子 1 枚。花期 5~6 月，果期 7~9 月。

【生境分布】在祁连山分布于海拔 2000~2800m 阳坡草原、山间阶地。我国东北、华北、西北、西南等地有分布。

■ 中药　狼毒

【别　　名】续毒、绵大戟、山萝卜。

【入药部位】根。

【采收加工】秋季采挖，洗净，切片，晒干。

【性味归经】味辛、苦，性平。有毒。归肝、脾经。

【功能主治】泻水逐饮，破积杀虫。主治水肿腹胀，痰食虫积，心腹疼痛，癥瘕积聚，结核，疥癣。

【用法用量】内服：1~3g，或入丸、散。外用：适量，研末调敷，或醋磨汁涂，或取鲜根去皮捣烂敷。

【各家论述】主咳逆上气，破积聚，饮食，寒热，水气，恶疮，鼠瘘，疽蚀，蛊毒。（《神农本草经》）

■ 藏药　热吉合巴

【别　　名】硼毒、诱新巴、塔推坚。

【入药部位】根。

【采收加工】8~9月挖根，去掉地上茎和泥沙，洗净切片，醋浸泡 1~2 日取出，晒干备用。如用鲜品时，事前用稀泥包裹烤热入剂。

【药　　性】味辛，性温。效锐。

【功能主治】清热解毒。主治瘟疫，溃疡。外用主治疔疮，各种顽癣。

【用法用量】内服：研末，0.5~1g，或入丸、散。外用：适量，研末敷。

■ 蒙药　达楞—图如

【别　　名】热扎格、少格兴。

【入药部位】根。

【**采收加工**】春、秋季采挖，去茎叶、泥沙，洗净，晒干。

【**药　　性**】味苦、辛，性平。有毒。效糙、动、轻。

【**功能主治**】杀黏，逐水，消肿，止痛，祛腐。主治肌痈，胃痛，脉痈，乳腺肿，腮肿，痘疹。

【**用法用量**】内服：研末，0.5~1g，或入丸、散。外用：适量，研末敷。

胡颓子科

沙　枣　银柳、桂香柳、刺柳
Elaeagnus angustifolia L.

资源量：常见

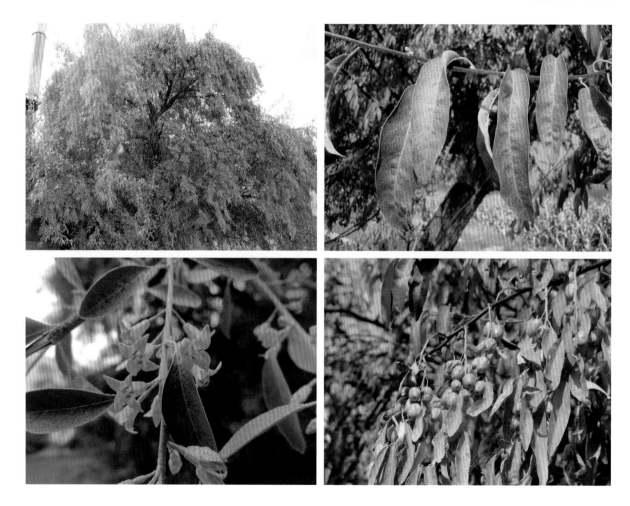

【形态特征】落叶乔木或小乔木，高 5~10m。幼枝密被银白色鳞片，老枝鳞片脱落，红棕色，光亮。叶薄纸质，矩圆状披针形至线状披针形，全缘，上面具银白色圆形鳞片，下面灰白色，密被白色鳞片。花银白色，密被银白色鳞片，芳香，常 1~3 花簇生新枝基部最初 5~6 片叶的叶腋；萼筒钟形，在裂片下面不收缩或微收缩，在子房上骤收缩，裂片宽卵形或卵状矩圆形，内面被白色星状柔毛；雄蕊几无花丝，花药淡黄色，矩圆形；花柱直立，上端甚弯曲；花盘明显，圆锥形，包围花柱的基部。果实椭圆形，粉红色，密被银白色鳞片；果肉乳白色，粉质。花期 5~6 月，果期 8~9 月。

【生境分布】在祁连山分布于浅山区，多为栽培。辽宁、河北、山西、河南、陕西、甘肃、青海、内蒙古、宁夏、新疆有分布。

■ **中药** 沙枣

【别　　名】四味果、红豆。

【入药部位】果实。

【采收加工】果实成熟时分批采摘，鲜用或烘干。

【性味归经】味酸、微甘，性凉。归肺、肝、脾、胃、肾经。

【功能主治】养肝益肾，健脾调经。主治肝虚目眩，肾虚腰痛，脾虚腹泻，消化不良，带下病，月经不调。

【用法用量】内服：15~30g。

■ **中药** 沙枣花

【入药部位】花。

【采收加工】5~6 月采花，晾干。

【性味归经】味甘、涩，性温。归肺经。

【功能主治】止咳，平喘。主治久咳，气喘。

【用法用量】内服：3~6g，或入丸、散。

■ **中药** 沙枣树皮

【入药部位】树皮和根皮。

【采收加工】夏、秋季采剥内层皮，根皮全年可采，晒干。

【性味归经】味涩、微苦，性凉。归心、肝、脾经。

【功能主治】清热止咳，利湿止痛，解毒，止血。主治慢性支气管炎，胃痛，肠炎，急性肾炎，黄疸型肝炎，白带异常，烧烫伤，外伤出血。

【用法用量】内服：9~15g。外用：适量，煎汁涂，或研末敷。

中国沙棘 醋柳、酸刺柳、酸刺
Hippophae rhamnoides L. ssp. *sinensis* Rousi

资源量：常见

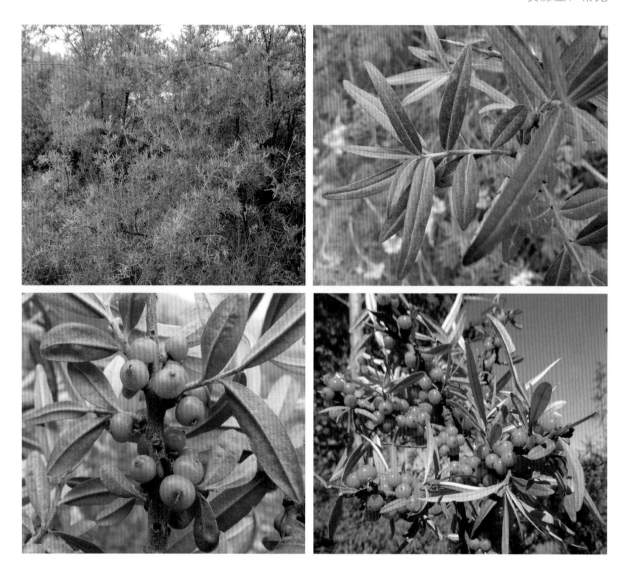

【形态特征】落叶灌木或乔木，高 5~10m，具粗壮棘刺。幼枝密被褐锈色鳞片。叶互生，线形或线状披针形，长 2~6cm，宽 0.4~1.2cm，两端钝尖，下面密被淡白色鳞片；叶柄极短。花光叶开放，雌雄异株；短总状花序腋生于头年枝上，花小，淡黄色，花被 2 裂；雄花花序轴常脱落，雄蕊 4；雌花比雄花后开放，花被筒囊状，顶端 2 裂。果为肉质花被管包围，近于球形，橙黄色，直径 0.1~1cm。花期 5~8 月，果期 9~10 月。

【生境分布】在祁连山分布于海拔 2500m 上下河边、山坡。河北、内蒙古、山西、陕西、甘肃、青海、四川西部有分布。

■ 中药 沙棘

【别　　名】达尔、醋柳果、酸刺子。

【入药部位】果实。

【采收加工】9~10月果实成熟时采收，鲜用或晒干。

【性味归经】味酸、涩，性温。归脾、胃、肺、心经。

【功能主治】止咳化痰，健胃消食，活血散瘀。主治咳嗽痰多，肺脓肿，消化不良，食积腹痛，胃痛，肠炎，闭经，跌打瘀肿。

【用法用量】内服：3~9g，或入丸、散。外用：适量，捣敷，或研末撒。

■ 藏药 达布

【入药部位】果实。

【采收加工】冬季果实冻硬时采收，除去杂质，干燥。

【药　　性】味酸，性凉。效锐、轻。

【功能主治】利痰，消食活血。主治肺病，咽喉病，培根病，肺和肠肿瘤，消化不良等。

【用法用量】内服：常配方用，3~6g。

■ 蒙药 其察日嘎纳

【别　　名】达日布、拉刺尔。

【入药部位】果实。

【采收加工】秋末、初冬果实成熟后采下果实，晒干或烘干。

【药　　性】味酸、涩，性温。效燥、腻、锐、固。

【功能主治】止咳，祛痰，稀释血液，抑巴达干包如，助消化。主治咳嗽，痰多，气喘，肺痨，肺脓肿，肺脉痞，妇女血症，血痞，闭经，包如病，消化不良。

【用法用量】内服：煮散剂，3~5g，或入丸、散。

柳叶菜科

柳 兰

火烧兰、红筷子、山麻条
Chamerion angustifolium (Linnaeus) Holub

资源量：常见

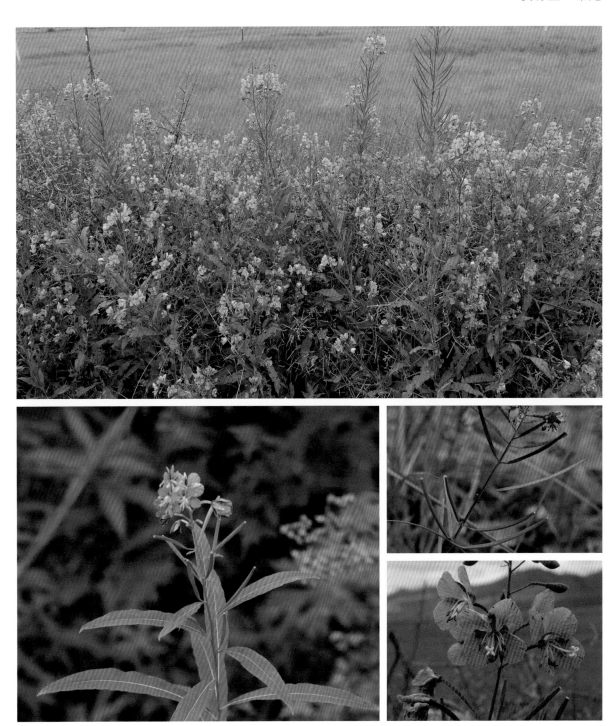

【形态特征】茎高 20~130cm，粗 2~10mm，不分枝或上部分枝，圆柱状，无毛，下部多少木质化，表皮撕裂状脱落。叶互生，披针形，无叶柄，长 7~15cm，宽 1~3cm，边缘有细锯齿，两面被微毛，具短柄。总状花序顶生，伸长，花瓣红紫色或淡红色，总状花序成密集的长穗状顶生，长 30~60cm，花多数，花序轴被短柔毛，苞片条形，长 1~2cm；花大，两性，紫红色，直径 2.5~3cm，具 1~2cm 的花梗；萼筒裂片 4 枚，条状披针形，外面被短柔毛；花瓣 4，倒卵形，长约 1.5cm，顶端钝圆，基部具爪；雄蕊 8；子房下位，柱头 4 枚。蒴果圆柱形，长 7~10cm，密被白色柔毛。种子多数，顶端具 1 簇白色种缨，长 1.5cm。花期 6~8 月，果期 9~10 月。

【生境分布】在祁连山分布于海拔 2800m 上下河岸、山谷、空地。黑龙江、吉林、内蒙古、河北、山西、宁夏、甘肃、青海、新疆、四川、云南、西藏等地有分布。

■ 中药 红筷子

【别　　名】山麻条、柳叶菜、遍山红。

【入药部位】全草。

【采收加工】夏、秋季采收，鲜用或晒干。

【性味归经】味苦，性平。

【功能主治】利水渗湿，理气消胀，活血调经。主治水肿，泄泻，食积胀满，月经不调，乳汁不通，阴囊肿大，疮疹痒痛。

【用法用量】内服：15~30g。外用：适量，捣敷。

【各家论述】①下乳，润肠。（《民间常用草药汇编》）②治气虚浮肿，肠滑泄水，食积胀满及肾囊肿大。（《四川中药志》）

毛脉柳叶菜 小柳叶菜、水泽兰
Epilobium amurense Hausskn

资源量：常见

【形态特征】多年生草本，高达 60cm。根茎细，斜升，棕黄色，密生多数细根；茎具 2 条细棱，棱上密生曲柔毛，其余近无毛。叶上部互生，无柄，下部对生，具短柄；叶片长椭圆形或卵形，长 2~6cm，宽 1~2.5cm，边缘具不规则浅细锯齿，两面脉上被短柔毛。花两性，单朵腋生，通常粉红色，长 4~6mm；花萼裂片 4，长 3~4mm，外被短毛；花瓣 4，

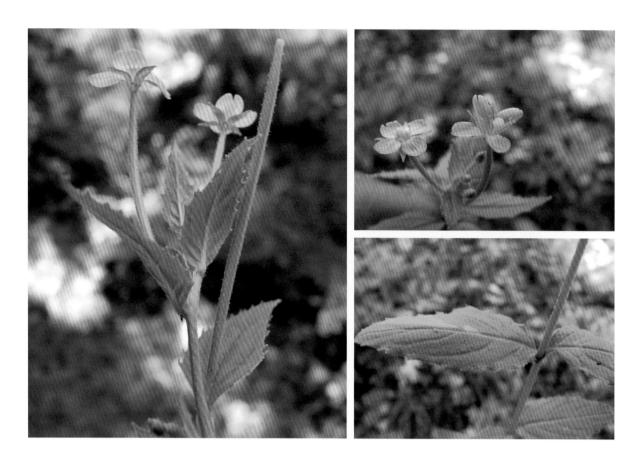

倒卵形，先端凹缺，长 4~6mm；雄蕊 8，4 长 4 短；子房下位，被曲柔毛，柱头头状，长、宽各 1~1.2mm，花柱长约 3mm。蒴果细长圆柱形，长 5~7cm，散生短柔毛。种子多数，黄褐色，近长圆形，长约 1mm，具小乳突，先端有污白色簇毛。花期 7~9 月，果期 8~9 月。

【生境分布】在祁连山分布于海拔 2000m 上下沟谷阴湿地。我国东北、华北、华中、华东、西南，以及台湾、西藏等地有分布。

■ 中药　毛脉柳叶菜

【别　　名】柳叶菜、兴安柳叶菜。

【入药部位】全草。

【采收加工】7~8 月割取全草，鲜用或晒干。

【性味归经】味苦、涩，性平。

【功能主治】收敛固脱，涩肠止泻。主治月经过多，带下赤白，久痢，久泻。

【用法用量】内服：6~15g。

沼生柳叶菜

独木牛、沼泽柳叶菜、水湿柳叶菜

Epilobium palustre L.

资源量：常见

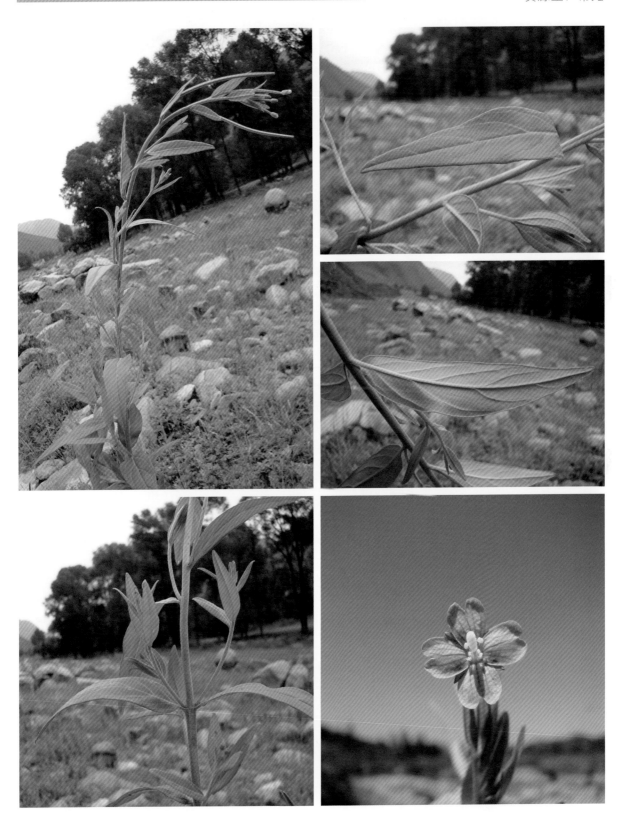

【**形态特征**】多年生草木，高 20~50cm。茎上部被曲柔毛。叶上部互生、下部对生，近无柄；叶条状披针形至近条形，长 2~4cm，宽 4~10mm，通常全缘，无毛。花两性，单生于上部叶腋，粉红色，长 4~7mm；花萼裂片 4，长 2.5~3.3mm，外被短柔毛；花瓣 4，倒卵形，先端凹缺；雄蕊 8，4 长 4 短；子房下位，柱头短棍棒状。蒴果圆柱形，长 4~6cm，被曲柔毛，具长 1~2cm 的果柄。种子近倒披针形，长 1~1.5mm，先端有一簇白色种缨。花期 7~8 月，果期 8~9 月。

【**生境分布**】在祁连山分布于海拔 2500m 上下沼泽、山坡湿润处。我国东北、华北、西北、西南，以及河南、湖北、西藏等地有分布。

■ **中药** 水湿柳叶菜

【**入药部位**】全草。

【**采收加工**】8~9 月采收，洗净，晒干。

【**性味归经**】味苦，性凉。归肺、大肠、膀胱经。

【**功能主治**】疏风清热，解毒利咽，止咳，利湿。主治风热感冒，音哑，咽喉肿痛，肺热咳嗽，水肿，淋痛，湿热泻痢，风湿热痹，疮痈，毒蛇咬伤。

【**用法用量**】内服：6~20g，或捣汁。外用：适量，捣敷，或煎汤洗。

■ **藏药** 毒毛妞

【**入药部位**】种子及全株。

【**采收加工**】果实成熟时采果，剥开取出种子晒干，除去种毛。7~8 月采集全草，洗净，晾干，切碎备用。

【**药　　性**】味苦、涩，性寒。

【**功能主治**】清热解毒。主治胆病和胆病引起的头痛，热性腹泻，发热，恶心，呕吐。

【**用法用量**】内服：配方或单用。

杉叶藻科

杉叶藻

螺旋杉叶藻、分枝杉叶藻
Hippuris vulgaris L.

资源量：常见

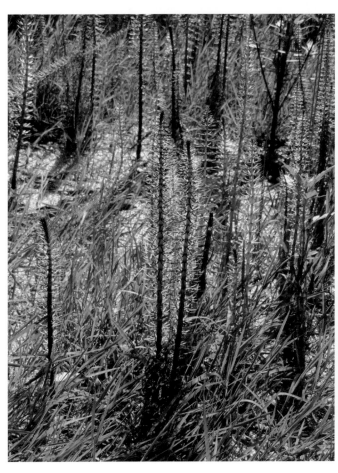
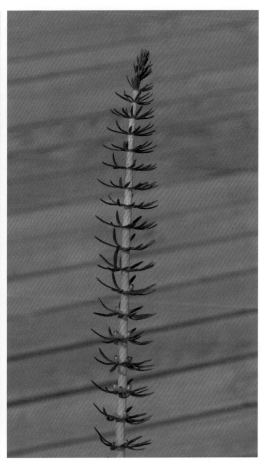

【形态特征】多年生水生草本，高 10~60cm，具根状茎，植株上部常露出水面。茎直立，不分枝。叶轮生，4~12 枚 1 轮，条形，不分裂，长 1~1.8cm，宽 0.2cm，略弯曲或伸直，生于水中的较长而脆。花小，通常两性，较少单性，无花梗，单生于叶腋；无花被；雄蕊 1，生于子房上，略偏一侧；子房下位，椭圆状。核果椭圆形。花期 4~9 月，果期 5~10 月。

【生境分布】在祁连山分布于海拔 2500m 以下浅水塘或河旁草地上。我国西北、华北有分布。

■ 中药　杉叶藻

【入药部位】全草。

【采收加工】6~9 月采收。

【性味归经】味苦，微甘，性凉。归肝、肾、胃经。

【功能主治】清热凉血，生津养液。主治肺结核咳嗽，两肋疼痛，痨热骨蒸，高热烦渴，肠胃发炎。

【用法用量】内服：10~20g。外用：研末撒。

【各家论述】①镇咳，舒肝，清血热，透骨蒸。治肺结核咳嗽，两胁疼痛，痨热骨蒸。（《西藏常用中草药》)②凉血止血，养阴生津，治高热烦渴，肠胃发炎。(《高原中草药治疗手册》)

■ 藏药　丹布嘎拉

【别　　名】当布噶日。

【入药部位】叶及带嫩枝的叶。

【采收加工】6~9 月采收，取叶及上侧枝叶部分，晾干。

【药　　性】味甘，性平。

【功能主治】清肺热，肝热，脉热。主治培根木保病。

【用法用量】内服：常配方用，3~9g。

■ 蒙药　阿木图塔—哲格斯

【别　　名】丹布嘎拉—朝克、乌布森—达吉德。

【入药部位】叶及带嫩枝的叶。

【采收加工】6~9 月采收，取叶及上部枝叶部分，晾干。

【药　　性】味苦、微甘，性凉。

【功能主治】清热，祛瘀，改善肺功能。主治肺、肝陈旧性热，浊热，肺脓痈，咳嗽，咯脓血，骨伤，骨热。

【用法用量】内服：配方或单用。

锁阳科

锁 阳
锁严、不老药、锈铁棒
Cynomorium songaricum Rupr.

资源量：常见

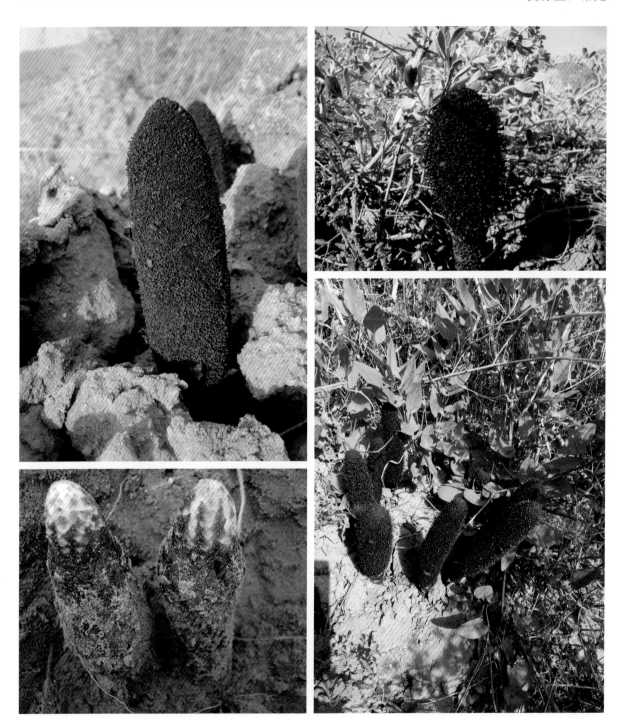

【形态特征】多年生肉质寄生草本，无叶绿素，全株红棕色，大部分埋于沙中。寄生根上具多数须根与鳞片叶，着生大小不等的锁阳芽体，初近球形，后变椭圆形或长柱形。茎圆柱状，直立，棕褐色，埋于沙中的茎具有细小须根，茎基部略增粗或膨大。茎上着生螺旋状排列脱落性鳞片叶，向上渐疏；鳞片叶卵状三角形。果为小坚果，多数，小，近球形或椭圆形；果皮白色，顶端有宿存浅黄色花柱。种子近球形，深红色；种皮坚硬而厚。花期5~7月，果期6~7月。

【生境分布】在祁连山分布于山前荒漠化草原、荒漠戈壁地带的河边、湖边，寄主为白刺、骆驼蓬、霸王、芨芨草。我国西北多数省区有分布。

▨ 中药 锁阳

【别　　名】琐阳、地毛球、黄骨狼。

【入药部位】肉质茎。

【采收加工】春季采挖，除去花序，切段，晒干。

【性味归经】味甘，性温。归肝、肾、大肠经。

【功能主治】补肾阳，益精血，润肠通便。主治肾阳不足，精血亏虚，腰膝痿软，阳痿遗精，肠燥便秘。

【用法用量】内服：5~10g。

【各家论述】①补阴气。治虚而大便燥结用。（《本草衍义补遗》）②润燥养筋。治痿弱。（《本草纲目》）③补阴血虚火，兴阳固精，强阴益髓。（《本草原始》）④治阳痿遗精，腰腿酸软，神经衰弱，老年便秘。（《内蒙古中草药》）

▨ 蒙药 乌兰—高腰

【别　　名】乌兰—高幽海。

【入药部位】全草。

【采收加工】春、秋季采收，挖出后除去花序，置沙中半埋半露，晒干即成。也可趁鲜时切片晒干，以春季采者为佳。

【药　　性】味甘、涩，性温。

【功能主治】抑协日，消食，补虚。主治协日性头痛，泛酸，胃痛，阳痿，遗精早泄，白带过多，腰腿酸痛。

【用法用量】内服：煮散剂，3~5g，或入丸、散。

葫芦科

赤 瓟
Thladiantha dubia Bge.

资源量：稀少

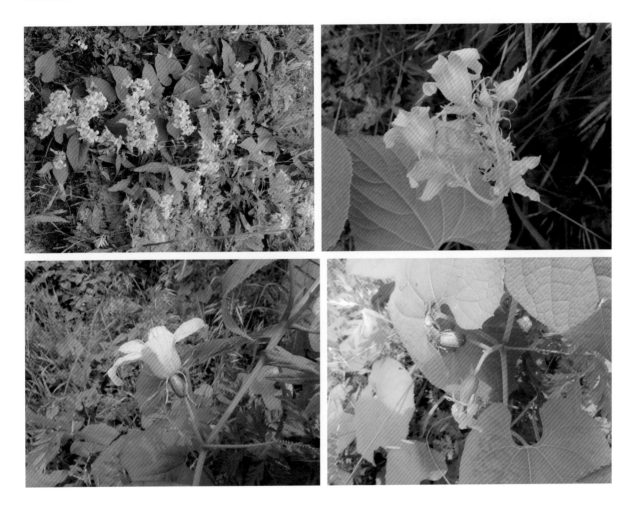

【形态特征】草质攀缘藤本，全株被黄白色长柔毛状硬毛。茎稍粗，长 2~6m。叶宽卵状心形，长 5~8cm，宽 4~9cm，卷须单一。雄花单生或聚生短枝上端成假总状花序，有时 2~3 花生于花序梗上，花梗长 1.5~3.5cm；花萼裂片披针形，外折，长 1.2~1.3cm；花冠黄色，裂片长圆形，长 2~2.5cm，上部外折；雌花单生，花梗长 1~2cm；子房密被淡黄色长柔毛。果卵圆形，长 6~7cm，直径 4~4.5cm，具 10 条纵纹。种子卵形，黑色，无毛，长 4~4.3mm，宽 2.5~3mm。花期 6~8 月，果期 8~10 月。

【生境分布】在祁连山分布于连城林区。北京、天津、河北、山西、内蒙古、辽宁、吉林、黑龙江、河南、陕西、甘肃、青海、宁夏等地有分布。

■ 中药 *赤雹*

【别　　名】赤包、气包、王瓜。

【入药部位】果实及块根。

【采收加工】秋季果实成熟时采果，晒干。秋季采挖根，洗净，晒干。

【性味归经】果：味酸、苦，性平。块根：味苦，性寒。

【功能主治】果：理气，活血，祛痰，利湿。主治跌打损伤，嗳气吐酸，黄疸，肠炎，痢疾，肺结核咯血。块根：通乳。主治乳汁不下，乳房胀痛。

【用法用量】内服：果 3~9g，或 2~5 个，块根粉 3~6g。

五加科

红毛五加

纪氏五加、川加皮
Eleutherococcus giraldii (Harms) Nakai

资源量：稀少

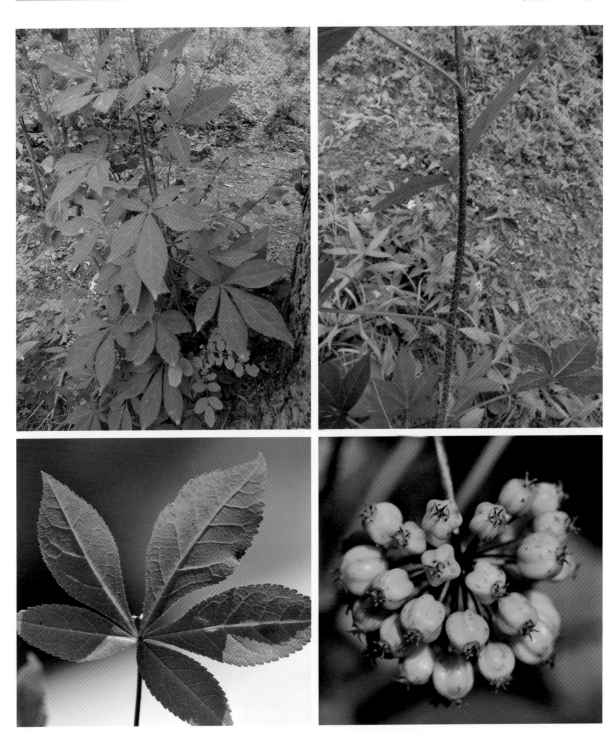

【形态特征】灌木，高 1~3m。枝灰色，小枝灰棕色，密生直刺，稀无刺，刺下向，细长针状。叶有小叶 5，稀 3；小叶片薄纸质，倒卵状长圆形，稀卵形，先端尖或短渐尖，基部狭楔形，两面均无毛，边缘有不整齐细重锯齿；无小叶柄或几无小叶柄。伞形花序单个顶生，直径 1.5~2cm，有花多数；总花梗粗短，长 5~7mm，稀长至 2cm，有时几无总花梗，花梗长 5~7mm，无毛；花白色；萼长约 2mm，边缘近全缘，无毛；花瓣 5，卵形，长约 2mm；雄蕊 5，花丝长约 2mm；子房 5 室；花柱 5，基部合生。果实球形，有 5 棱，黑色，直径 8mm。花期 6~7 月，果期 8~10 月。

【生境分布】在祁连山分布于连城林区、冷龙岭浅山区海拔 2200m 上下灌丛、林下。青海、甘肃、宁夏、四川、陕西、湖北、河南有分布。

中药　红毛五加皮

【别　　名】五爪刺、五加皮、蜀五加。

【入药部位】茎皮或根皮。

【采收加工】6~7 月砍下茎枝，用木棒敲打，使木部与皮部分离，剥取茎皮，晒干。全年均可采根，洗净，剥取根皮，晒干。

【性味归经】味辛、微苦，性温。归肝、肾经。

【功能主治】祛风湿，强筋骨，活血利水。主治风寒湿痹，拘挛疼痛，筋骨痿软，足膝无力，心腹疼痛，疝气，跌打损伤，骨折，体虚浮肿。

【用法用量】内服：3~15g，或泡酒。外用：适量，研末调敷。

糙叶五加 亨利五加
Eleutherococcus henryi Oliver

资源量：稀少

【形态特征】灌木，高 1~3m。枝疏生下曲粗刺，小枝密生短柔毛，后毛渐脱落。叶有小叶 5，稀 3；叶柄长 4~7cm，密生粗短毛；小叶片纸质，椭圆形或卵状披针形，稀倒卵形，先端尖或渐尖，基部狭楔形，长 8~12cm，宽 3~5cm，上面深绿色，粗糙，下面灰绿色，脉上有短柔毛，边缘仅中部以上有细锯齿，侧脉 6~8 对，两面隆起而明显，网脉不明显；小叶柄长 3~6mm，有粗短毛，有时几无小叶柄。伞形花序数个组成短圆锥花序，直径 1.5~2.5cm，有花多数；总花梗粗壮，长 2~3.5cm，有粗短毛，后毛渐脱落，花梗长

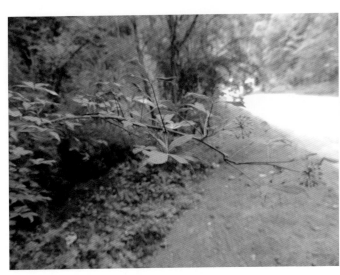
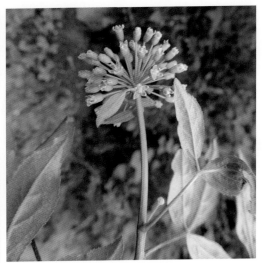

0.8~1.5cm，无毛或疏生短柔毛；萼长 3mm，无毛或疏生短柔毛，边缘近全缘；花瓣 5，长卵形，长约 2mm，开花时反曲，无毛或外面稍有毛；雄蕊 5；花丝细长，长约 2.5mm；子房 5 室，花柱全部合生成柱状。果实椭圆球形，有 5 浅棱，长约 8mm，黑色，宿存花柱长约 2mm。花期 7~9 月，果期 8~10 月。

【生境分布】在祁连山分布于连城林区、浅山区海拔 2200m 上下灌丛、林下。甘肃、河北、湖南、安徽等地有分布。

■ 中药　糙叶五加皮

【别　　名】糙叶五加。

【入药部位】根皮。

【采收加工】秋季挖根，洗净，除去须根，趁鲜用木槌敲击，使木心和皮部分离，抽去木心，切段，晒干。

【性味归经】味辛，性温。归肝、肾经。

【功能主治】祛风利湿，活血舒筋，理气止痛。主治风湿痹痛，拘挛麻木，筋骨痿软，水肿，跌打损伤，疝气腹痛。

【用法用量】内服：6~15g，或泡酒。外用：适量，研末调敷。

伞形科

白 芷
芷、白茝、香白芷
Angelica dahurica (Fisch. et Hoffm.) Benth. et Hook. f.

资源量：栽培

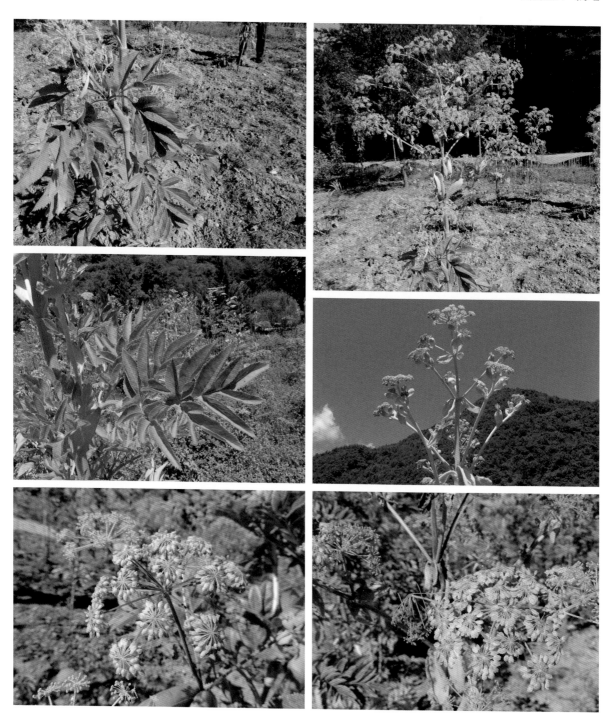

【形态特征】多年生高大草本，高 1~1.5m。根长圆锥形，表面灰棕色，有多数较大的皮孔样横向突起，略排列成数纵行，质硬，断面白色，粉性大。茎及叶鞘多为黄绿色。基生叶一回羽状分裂，有长柄，叶柄下部管状抱茎；叶鞘边缘膜质；茎上部叶二至三回羽状分裂，叶片轮廓卵形至三角形，长 15~30cm，宽 10~25cm；叶柄下部为囊状膨大的膜质叶鞘，无毛或稀有毛，常带紫色；末回裂片长圆形、卵形或线状披针形，多无柄，长 2.5~6cm，宽 1~2.5cm，急尖，边缘有不规则的白色软骨质粗锯齿，具短尖头，基部两侧常不等大，沿叶轴下延成翅状；花序下方的叶简化成显著膨大的囊状叶鞘，外面无毛。复伞形花序顶生或腋生，直径 10~30cm，花序梗长 5~20cm，花序梗、伞辐和花柄均有短糙毛；伞辐 18~40；总苞片 1~2，通常缺；小总苞片 5~10 枚，线状披针形，膜质；花白色；花瓣倒卵形，先端内曲成凹头状；花柱比短圆锥状的花柱基长 2 倍。果实长圆形至卵圆形，黄棕色，有时带紫色，长 4~7mm，宽 4~6mm，无毛，背棱扁，厚而钝圆，棱槽中有油管 1，合生面有油管 2。花期 7~8 月，果期 8~9 月。

【生境分布】在祁连山区部分县区有栽培。我国东北地区有分布。

■ 中药 白芷

【别　　名】苻蓠、泽芬、䖂。

【入药部位】根。

【采收加工】夏、秋季间叶黄时采挖，除去须根和泥沙，晒干或低温干燥。

【性味归经】味辛，性温。归肺、大肠、胃经。

【功能主治】解表散寒，祛风止痛，宣通鼻窍，燥湿止带，消肿排脓。主治感冒头痛，眉棱骨痛，鼻塞流涕，鼻衄，鼻渊，牙痛，带下病，疮疡肿痛。

【用法用量】内服：3~10g。

【各家论述】①疗风邪久渴（久渴或疑作久泻），呕吐，两胁满，风痛头眩，目痒。（《名医别录》）②治心腹血刺痛，除风邪，主女人血崩及呕逆，明目，止泪出，疗妇人沥血腰痛，能蚀脓。（《药性论》）③治目赤胬肉，及补胎漏滑落，破宿血，补新血，乳痈，发背，瘰疬，肠风，痔瘘，排脓，疮痍，疥癣，止痛，生肌，去面皯疵瘢。（《日华子本草》）

当归

干归、马尾当归、马尾归

Angelica sinensis (Oliv.) Diels

资源量：栽培

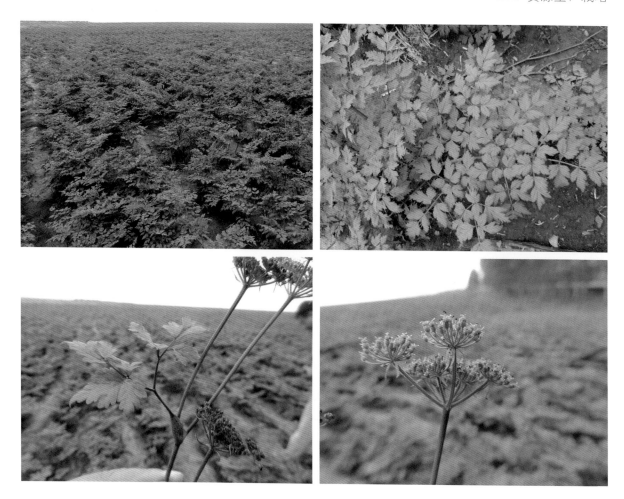

【形态特征】多年生草本，高 0.4~1m。茎直立，带紫色，有明显的纵直槽纹，光滑无毛。叶二至三回羽状分裂，叶柄长 3~11cm，基部叶鞘膨大；叶片卵形；小叶 3 对，近叶柄的 1 对小叶柄长 0.5~1.5cm，近顶端的一对无柄，呈一至二回分裂，裂片边缘有缺刻。复伞形花序，顶生，伞梗 10~14 个，长短不等，基部有 2 枚线状总苞片，或无；小总苞片 2~4 枚，线形；小伞形花序有花 12~36 朵，小伞梗长 0.3~1.5cm，密被细柔毛；萼齿 5，细卵形；花瓣 5，白色，呈长卵形，先端狭尖，略向内折，无毛；雄蕊 5，花丝向内弯；子房下位，花柱短，花柱基部圆锥形。双悬果椭圆形，长 4~6mm，宽 3~4mm，成熟后易从合生面分开；分果有果棱 5 条，背棱线形隆起，侧棱发展成宽而薄的翅，翅边缘淡紫色；横切面背部扁平，每棱槽中有油管 1 个，接合面有油管 2 个。花期 6~7 月，果期 7~8 月。

【生境分布】在祁连山民乐、永昌、天祝等地有种植。甘肃、四川、云南、陕西、贵州、湖北等地有分布。

▨ **中药** 当归

【别　　名】云归、西当归、岷当归。

【入药部位】根。

【采收加工】秋末采挖，除去须根和泥沙，待水分稍蒸发后，捆成小把，上棚，用烟火慢慢熏干。

【性味归经】味甘、辛，性温。归肝、心、脾经。

【功能主治】补气活血，调经止痛，润肠通便。主治血虚萎黄，眩晕心悸，月经不调，经闭痛经，虚寒腹痛，风湿痹痛，跌扑损伤，痈疽疮疡，肠燥便秘。酒当归活血通经。主治经闭痛经，风湿痹痛，跌扑损伤。

【用法用量】内服：6~12g。

【各家论述】①温中止痛，除客血内塞，中风痉、汗不出，湿痹，中恶客气、虚冷，补五脏，生肌肉。（《名医别录》）②治一切风，一切血，补一切劳，破恶血，养新血及主癥癖。（《日华子本草》）

▨ **藏药** 当更

【别　　名】尺悄加布、斋毒、加归。

【入药部位】根。

【采收加工】秋末采挖生长 2 年的当归，去净泥土，放置，待水分稍蒸发后根变软时，捆成小把，架于棚顶上，先以湿木材火猛烘上色，再以文火熏干，经过翻棚，以使色泽均匀，全部干度达到 70% ~80% 时，可以停火，干后下棚。

【药　　性】味辛，性凉。

【功能主治】清心热，解毒。主治陈热病，心热病，中毒症，培根。

【用法用量】内服：常配方用，4.5~9g。

▨ **蒙药** 当棍

【别　　名】查干当棍、额目当根。

【入药部位】根。

【采收加工】一般培育 3 年采收。秋末挖取其根，除净茎叶、泥土，置通风处阴干，按大小分别扎成小把，用微火熏干令透即得。本品带油性，易霉败、虫蛀，必须贮存干燥处，逢雨季节，须用硫黄熏过或适当烘透。

【药　　性】味甘、辛，性温。效重、钝、燥。

【功能主治】清心热，解毒，调经，止痛，平赫依。主治心热炽盛刺痛，气血相搏胸胁作痛，气喘，失眠，神志模糊，烦躁不安，食欲不振，闭经，主脉赫依，心慌不安，头晕，心跳，腰胯酸痛，体虚等赫依性疾病。

【用法用量】内服：煮散剂，3~5g，或入丸、散。

柴 胡　北柴胡、韭叶柴胡、硬苗柴胡
Bupleurum chinense DC.

资源量：常见

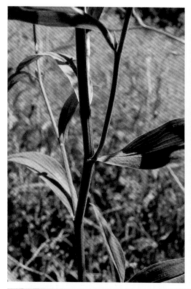
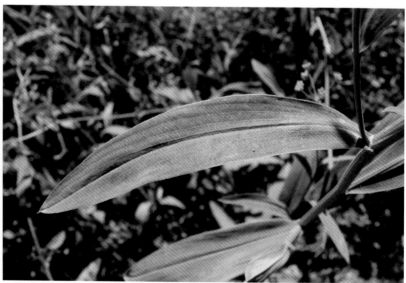
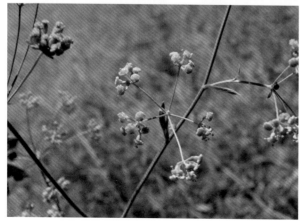
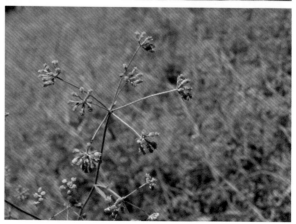

【形态特征】多年生草本，高 45~70cm。根直生，分歧或不分歧。茎直立，丛生，上部多分枝，并略作之字形弯曲。叶互生，广线状披针形，长 3~9cm，宽 0.6~1.3cm，先端渐尖，最终呈短芒状，全缘，有平行脉 7~9 条。复伞形花序腋生兼顶生；伞梗 4~10，长 1~4cm，不等长；总苞片缺，或有 1~2 片；小伞梗 5~10，长约 2mm；小总苞片 5；花小，黄色，直径约 1.5mm；萼齿不明显；花瓣 5，先端向内折曲成 2 齿状；雄蕊 5，花药卵形；雌蕊 1，子房下位，光滑无毛，花柱 2，极短。双悬果长圆状椭圆形，左右扁平，长约 3mm，分果有 5 条明显主棱，棱槽中通常有油管 3 个，接合面有油管 4 个。花期 8~9 月，果期 9~10 月。

【生境分布】在祁连山分布于干燥荒山坡、田野、路旁。我国东北、华北、西北、华东，以及湖北、四川等地有分布。

▓ 中药　柴胡

【别　　名】地熏、山菜、茹草。

【入药部位】根。

【采收加工】春、秋季采挖，除去茎叶及泥沙，干燥。

【性味归经】味辛、苦，性微寒。归肝、胆、肺经。

【功能主治】疏散退热，疏肝解郁，升举阳气。主治感冒发热，寒热往来，胸胁胀痛，月经不调，子宫脱垂，脱肛。

【用法用量】内服：3~10g。

【各家论述】①主心腹，去肠胃中结气，饮食积聚，寒热邪气，推陈致新。（《神农本草经》）②除伤寒心下烦热，诸痰热结实，胸中邪逆，五脏间游气，大肠停积，水胀，及湿痹拘挛。亦可作浴汤。（《名医别录》）③治热劳骨节烦疼，热气，肩背疼痛，宣畅血气，劳乏羸瘦，主下气消食，主时疾内外热不解，单煮服。（《药性论》）④苗汁治耳聋，灌耳中。（《千金方》）⑤补五劳七伤，除烦止惊，益气力，消痰止嗽，润心肺，添精补髓，天行温疾，热狂乏绝，胸胁气满，健忘。（《日华子本草》）

红柴胡 南柴胡、狭叶柴胡、软柴胡
Bupleurum scorzonerifolium Willd.

资源量：常见

【形态特征】多年生草本，高 30~60cm。主根发达，圆锥形，深红棕色，表面略皱缩，上端有横环纹，

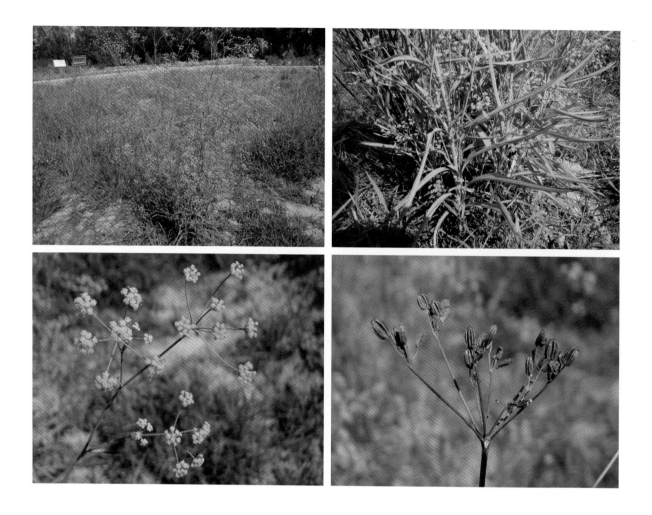

下部有纵纹，质疏松而脆。茎单一或 2~3，基部密覆叶柄残余纤维，细圆，有细纵槽纹，茎上部有多回分枝，略呈之字形弯曲，并成圆锥状。叶细线形，基生叶下部略收缩成叶柄，其他均无柄，叶基部稍变窄抱茎，3~5 脉。伞形花序自叶腋间抽出，花序多，形成较疏松的圆锥花序；总苞片 1~3，针形；小伞形花序有小总苞片 5，紧贴小伞，线状披针形；小伞形花序有花（6~）9~11（~15）；花瓣黄色，舌片几与花瓣的对半等长，顶端 2 浅裂；花柱基厚垫状，宽于子房，深黄色，柱头向两侧弯曲；子房主棱明显。果广椭圆形，深褐色，棱浅褐色，粗钝凸出，油管每棱槽中 5~6，合生面 4~6。花期 7~8 月，果期 8~9 月。

【生境分布】在祁连山分布于海拔 2500~3000m 干燥山坡、草地。黑龙江、吉林、辽宁、内蒙古、河北、山东、江苏、安徽、甘肃、青海、新疆、四川、湖北等地有分布。

▨ 中药 柴胡

同"柴胡"条。

小叶黑柴胡
Bupleurum smithii var. *parvifolium* Shan et Y. Li

资源量：常见

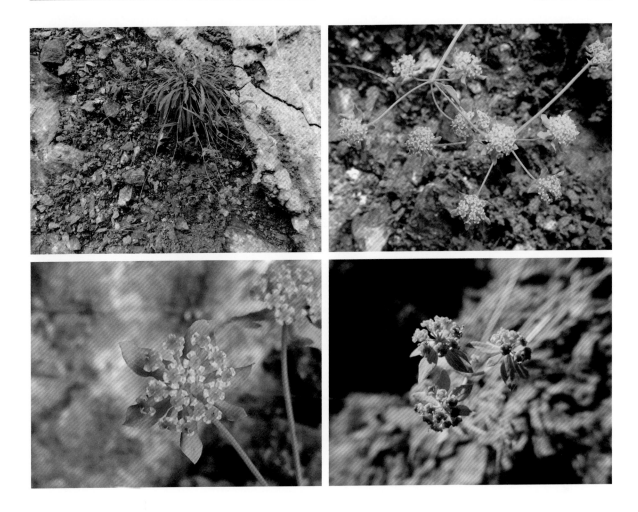

【形态特征】多年生草本，高 15~40cm，密丛生。茎细而微弯成弧形，下部微触地。根黑褐色，质松，多分枝。植株变异较大。数茎直立或斜升，粗壮，有显著的纵槽纹，上部有时有少数短分枝。叶质较厚，基部叶丛生，狭长圆形或长圆状披针形或倒披针形，叶基带紫红色，扩大抱茎，叶脉 7~9，叶缘白色，膜质；中部的茎生叶狭长圆形或倒披针形，基部抱茎；总苞片 1~2 或无；伞辐 4~9；小总苞片 5，卵形至阔卵形，5~7 脉，黄绿色，稍稍长过小伞形花序；小伞花序直径 8~11mm，花柄长 1.5~2.5mm；花瓣黄色，有时背面带淡紫红色；花柱基干燥时紫褐色。果棕色，卵形，长 3.5~4mm，宽 2~2.5mm，棱薄，狭翼状；每棱槽内油管 3，合生面 3~4。花期 7~8 月，果期 8~9 月。

【生境分布】在祁连山分布于连城林区海拔 2500m 上下山坡草地，偶见于林下。内蒙古、甘肃、宁夏、青海等地有分布。

■ **中药** *小叶黑柴胡*

【入药部位】根或全草。

【采收加工】将挖出的根割去茎干，晒干，捆成小捆即成。

【性味归经】味苦、辛，性微寒。归肺、心、肝、胆经。

【功能主治】退热，疏肝解郁。主治伤寒邪在少阳，寒热往来，胸胁苦满，口苦，咽干，目眩，肝气郁结，胁肋胀痛，月经不调，痛经等。

【用法用量】内服：3~10g，或入丸、散。外用：适量，煎水洗，或研末调敷。

田葛缕子 田贡蒿
Carum buriaticum Turcz.

资源量：常见

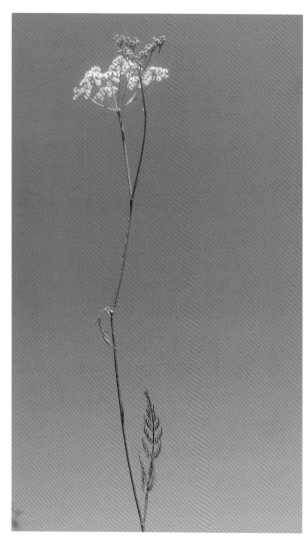
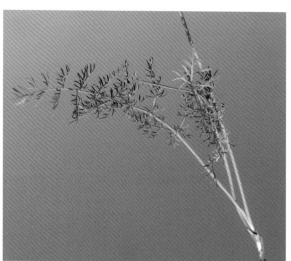
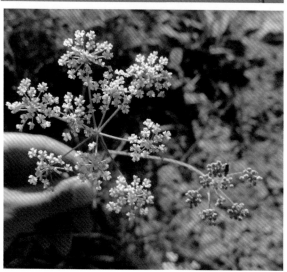

【形态特征】多年生草本，高 50~80cm。根圆柱形。茎通常单生，稀 2~5，基部有叶鞘纤维残留物，自茎中、下部以上分枝。基生叶及茎下部叶有柄，长 6~10cm，叶片轮廓长圆状卵形或披针形，长 8~15cm，宽 5~10cm，三至四回羽状分裂，末回裂片线形，长 2~5mm，宽 0.5~1mm；茎上部叶通常二回羽状分裂，末回裂片细线形，长 5~10mm，宽约 0.5mm。总苞片 2~4，线形或线状披针形；伞辐 10~15，长 2~5cm；小总苞片 5~8，披针形；小伞形花序有花 10~30，无萼齿；花瓣白色。果实长卵形，长 3~4mm，宽 1.5~2mm，每棱槽内油管 1，合生面油管 2。花期 5~9 月，果期 7~10 月。

【生境分布】在祁连山分布于海拔 2400~2800m 田边、路旁、河岸、林下、山地草丛。我国东北、华北、西北，以及西藏、四川西部有分布。

■ 中药　田蒿蒿

【别　　名】小防风。

【入药部位】根。

【采收加工】除去茎基，用水略洗，捞出，稍润，切段，晒干。

【性味归经】味苦，性微寒。归肝经。

【功能主治】散风清热，降气化痰。主治感冒头痛，肺热咳嗽，痰多色黄。

【用法用量】内服：3~6g，或入丸、散。外用：适量，研末调敷，或炒热温熨。

葛缕子
马缨子、藏茴香、郭乌
Carum carvi L.

资源量：常见

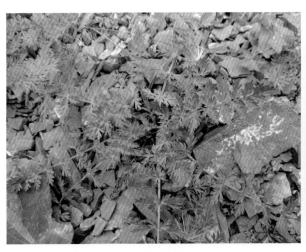
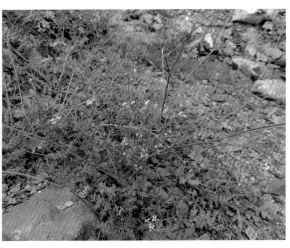

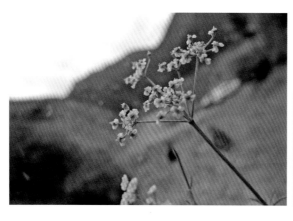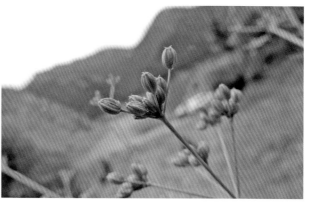

【形态特征】多年生草本，高 30~70cm。根圆柱形，长 4~25cm，直径 5~10mm，表皮棕褐色。茎通常单生，稀 2~8。基生叶及茎下部叶的叶柄与叶片近等长，或略短于叶片，叶片轮廓长圆状披针形，长 5~10cm，宽 2~3cm，二至三回羽状分裂，末回裂片线形或线状披针形，长 3~5mm，宽约 1mm，茎中、上部叶与基生叶同形，较小，无柄或有短柄。无总苞片，稀 1~3，线形；伞辐 5~10，极不等长，长 1~4cm；无小总苞或偶有 1~3 片，线形；小伞形花序有花 5~15，花杂性，无萼齿；花瓣白色，或带淡红色，花柄不等长，花柱长约为花柱基的 2 倍。果实长卵形，长 4~5mm，宽约 2mm，成熟后黄褐色，果棱明显，每棱槽内油管 1，合生面油管 2。花期 5~8 月，果期 6~9 月。

【生境分布】在祁连山分布于河滩草丛、林下、高山草甸。我国东北、华北、西北，以及西藏、四川西部有分布。

■ 中药　藏茴香

【入药部位】果实。

【采收加工】7~8 月割取将成熟果实的全株，晒干，打下种子，去其杂质，备用。

【性味归经】味辛、甘，性温。

【功能主治】理中开胃，散寒止痛。主治脘腹冷痛，呕逆，消化不良，疝气痛，寒滞腰痛。

【用法用量】内服：3~6g。

【各家论述】芳香健胃，驱风理气。治胃痛，腹痛，小肠疝气。（《西藏常用中草药》）

■ 藏药　郭牛

【别　　名】果鸟、米几宁、江子。

【入药部位】果实。

【采收加工】秋季采收，除去杂质，打下种子，备用。

【药　　性】味甘、辛，性温。效轻。

【功能主治】清热解毒，消肿利湿，健脾开胃。主治龙热病，中毒症，眼病，培根病，食积不化。

【用法用量】内服：常配方用，6~9g。

野胡萝卜 鹤虱草
Daucus carota L.

资源量：常见

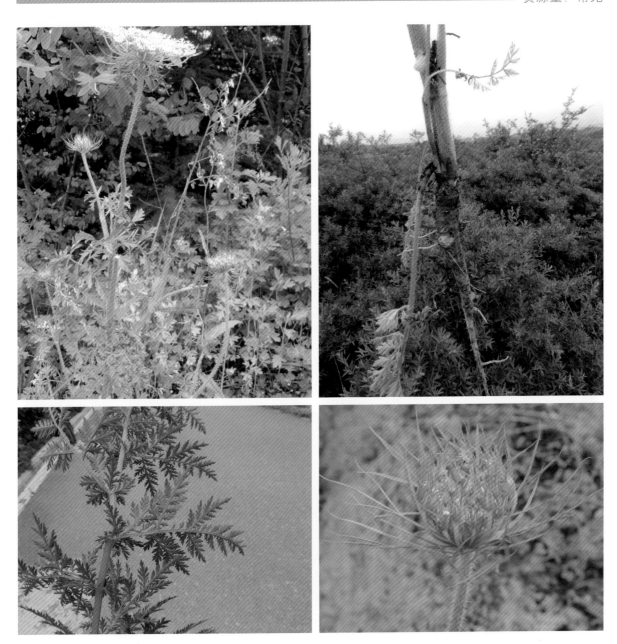

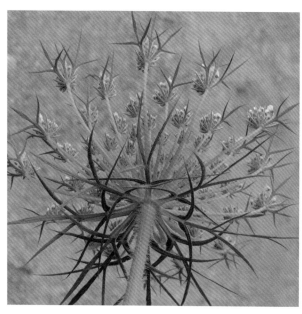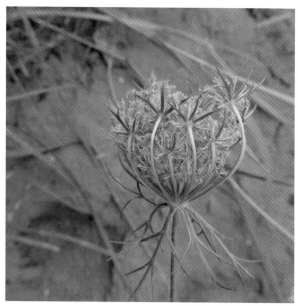

【形态特征】二年生草本，高 15~120cm。茎单生，全体有白色粗硬毛。基生叶薄膜质，长圆形，二至三回羽状全裂，末回裂片线形或披针形，长 2~15mm，宽 0.5~4mm，顶端尖锐，有小尖头，光滑或有糙硬毛；叶柄长 3~12cm；茎生叶近无柄，有叶鞘，末回裂片小或细长。复伞形花序，花序梗长 10~55cm，有糙硬毛；总苞有多数苞片，呈叶状，羽状分裂，少有不裂的，裂片线形，长 3~30mm；伞辐多数，长 2~7.5cm，结果时外缘的伞辐向内弯曲；小总苞片 5~7，线形，不分裂或 2~3 裂，边缘膜质，具纤毛；花通常白色，有时带淡红色；花柄不等长，长 3~10mm。果实圆卵形，长 3~4mm，宽 2mm，棱上有白色刺毛。花期 5~7 月，果期 7~9 月。

【生境分布】在祁连山分布于东段海拔 2400~2700m 路边、旷野、田间。四川、贵州、湖北、江西、安徽、江苏、浙江、甘肃、青海等地有分布。

■ 中药　野胡萝卜根

【别　　名】鹤虱风根。

【入药部位】根。

【采收加工】春季未开花前采挖，去其茎叶，洗净，鲜用或晒干。

【性味归经】味甘、微辛，性凉。归脾、胃、肝经。

【功能主治】健脾化滞，凉肝止血，清热解毒。主治脾虚食少，腹泻，惊风，逆血，血淋，咽喉肿痛。

【用法用量】内服：15~30g。外用：适量，捣汁涂。

■ 中药　南鹤虱

【别　　名】野胡萝卜子、窃衣子、鹤虱。

【入药部位】果实。

【采收加工】采集成熟果实，晒干。

【性味归经】味苦、辛，性平。有小毒。归脾、胃、大肠经。

【功能主治】杀虫，消积，止痒。主治蛔虫、蛲虫、绦虫、钩虫病，虫积腹痛，小儿疳积，阴痒。

【用法用量】内服：6~9g，或入丸、散。外用：适量，煎水熏洗。

■ 藏药　加永

【入药部位】根。

【采收加工】秋季采挖当年的主根，洗净，晒干，备用。

【药　　性】味辛、苦而甘，性温。效重。

【功能主治】祛肾寒，敛黄水。主治痹证，肾寒，黄水病。

【用法用量】内服：配方或单用。

硬阿魏
沙茴香、赛防风、假防风
Ferula bungeana Kitagawa

资源量：常见

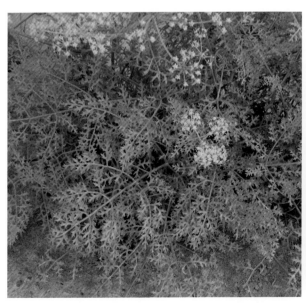
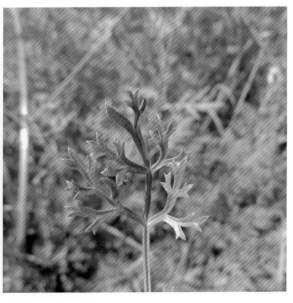

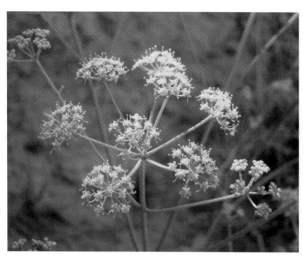 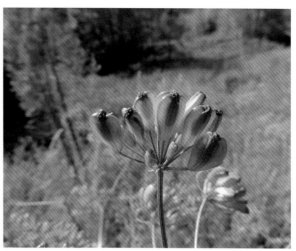

【形态特征】多年生草本，高 30~100cm。植株密被短柔毛。根圆柱形，粗约 8mm，根颈残存枯萎的棕黄色叶鞘纤维。茎单一，有分枝，苍白色。基生叶莲座形，叶柄基部扩展成鞘；叶片轮廓广卵形至三角形，二至三回羽状全裂，末回裂片长椭圆形或广椭圆形，再羽状深裂，小裂片楔形至倒卵形，常 3 裂，被密集短柔毛，灰蓝色；茎生叶少，一至二回羽状全裂；上部叶片简化成披针形叶鞘。复伞形花序生于茎、枝顶端；总苞片缺或 1~3，锥形；伞辐 4~15；小伞形花序有花 5~12；小总苞片 3~5，线状披针形；萼齿卵形；花瓣黄色，广椭圆形；花柱基扁圆锥形，柱头增粗。双悬果广椭圆形，果棱突起，每棱槽中有油管 1，合生面油管 2。花期 6~8 月，果期 7~9 月。

【生境分布】在祁连山分布于海拔 2400m 以下沙丘、沙地、戈壁、旱田、路边、砾石质山坡。黑龙江、吉林、辽宁、内蒙古、河北、河南、山西、陕西、甘肃、宁夏等地有分布。

■ 中药　沙茴香

【别　　名】刚前胡、牛叫磨、沙前胡。

【入药部位】带根全草。

【采收加工】夏、秋季采挖，晒干。

【性味归经】味甘、微苦，性凉。归肺经。

【功能主治】清热宣肺，祛痰散结，消肿止痛。主治发热，咽喉肿痛，咳喘，骨痨，瘰疬，疮疡，腰扭伤。

【用法用量】内服：6~20g。

■ 中药　沙茴香子

【别　　名】沙前胡籽、砂茴香子。

【入药部位】种子。

【采收加工】8~9月果实成熟时采收，晒干。

【性味归经】味辛、甘，性平。

【功能主治】理气健胃。主治脘腹胀痛，消化不良。

【用法用量】内服：研末，1~3g。

白亮独活　白羌活、独活、香白芷
Heracleum candicans Wall. ex DC.

资源量：较常见

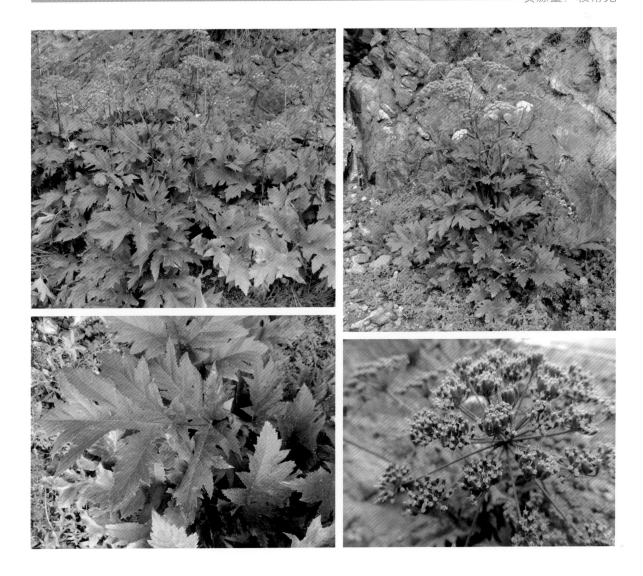

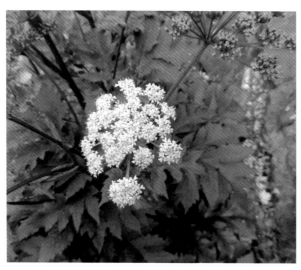 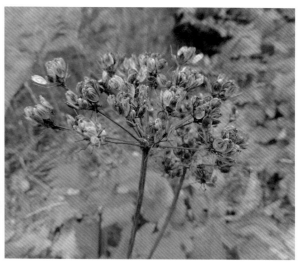

【形态特征】多年生草本，高达 1m。植物体被有白色柔毛或绒毛。根圆柱形，下部分枝。茎直立，圆筒形，中空，有棱槽，上部多分枝。茎下部叶的叶柄长 10~15cm，叶片轮廓为宽卵形或长椭圆形，长 20~30cm，羽状分裂，末回裂片长卵形，长 5~7cm，呈不规则羽状浅裂，裂片先端钝圆，下表面密被灰白色软毛或绒毛；茎上部叶有宽展的叶鞘。复伞形花序顶生或侧生，花序梗长 15~30cm，有柔毛；总苞片 1~3，线形；伞辐 17~23cm，不等长，长 3~7cm，具有白色柔毛；小总苞片少数，线形，长约 4mm；每小伞形花序有花约 25 朵，花白色；花瓣 2 型；萼齿线形细小；花柱基短圆锥形。果实倒卵形，背部极扁平，长 5~6mm，未成熟时被有柔毛，成熟时光滑；分生果的棱槽中各具 1 条油管，其长度为分生果长度的 2/3，合生面油管 2；胚乳腹面平直。花期 6~9 月，果期 8~10 月。

【生境分布】在祁连山分布于海拔 2000~4200m 山坡、林下、灌丛边。西藏、青海、四川、云南等地有分布。

■ 中药 白独活

【别　　名】藏当归、朱噶尔、法洛海。

【入药部位】根。

【采收加工】4~10 月采挖，去其茎叶及杂质，晒干。

【性味归经】味辛、苦，性温。

【功能主治】散风止咳，除湿止痛。主治感冒，咳嗽，头痛，牙痛，风湿痹痛，麻风。

【用法用量】内服：3~9g，或入丸、散，或泡酒。

■ 藏药　志甲

【别　　名】珠娃、帕珠嘎布、珠加。

【入药部位】根。

【采收加工】秋后挖根，洗净，晒干。

【药　　性】味苦、辛，性平。

【功能主治】杀虫，止血，愈疮疡。主治麻风。

【用法用量】内服：常配方用，6~9g。

宽叶羌活　大头羌
Notopterygium franchetii H. de Boiss.

资源量：常见

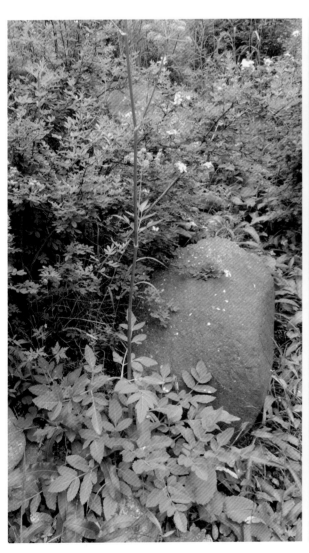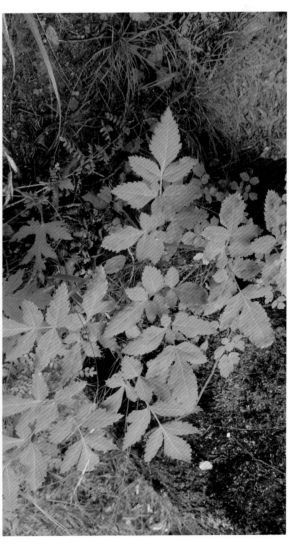

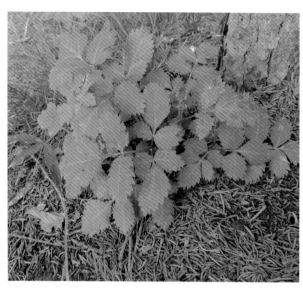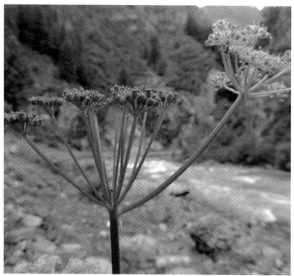

【形态特征】多年生草本，高 80~180cm。根茎发达，基部多残留叶鞘。茎直立，少分枝，圆柱形，中空，有纵直细条纹，带紫色。基生叶及茎下部叶有柄，下部有抱茎的叶鞘；叶大，三出式二至三回羽状复叶，一回羽片 2~3 对，末回裂片长圆状卵形至卵状披针形；茎上部叶少数，叶片简化，仅有 3 小叶，叶鞘发达，膜质。复伞形花序顶生和腋生；总苞片 1~3，线状披针形；伞辐 10~17（~23）；小伞形花序有多数花；小总苞片 4~5，线形；萼齿卵状三角形；花瓣淡黄色，倒卵形；雄蕊的花丝内弯，花药椭圆形，黄色；花柱 2，短，花柱基隆起，略呈平压状。分生果近圆形；油管明显，每棱槽 3~4，合生面 4；胚乳内凹。花期 7~8 月，果期 8~9 月。

【生境分布】在祁连山分布于海拔 2400~2600m 林缘、灌丛。山西、陕西、湖北、四川、内蒙古、甘肃、青海等地有分布。

■ 中药 羌活

【别　　名】羌青、护羌使者、羌滑。

【入药部位】根茎和根。

【采收加工】春、秋季采挖，除去须根及泥沙，晒干。

【性味归经】味辛、苦，性温。归膀胱、肾经。

【功能主治】解表散寒，祛风除湿，止痛。主治风寒感冒，头痛项强，风湿痹痛，肩背酸痛。

【用法用量】内服：3~10g。

【各家论述】①疗风宜用独活，兼水宜用羌活。（《新修本草》）②羌活，治肢节疼痛，手足太阳本经风药也。加川芎治足太阳、少阴头痛、透关利节，又治风湿。《主治秘诀》云：其用有五：手足太阳引经，一也；风湿相兼，二也；去肢节痛，三也；除痈疽败血，四也；治风湿头痛，五也。（《医学启源》）③羌活、独活，皆能逐风胜湿，透关利节，但气有刚劣不同尔。（《本草纲目》）

羌 活

竹节羌活、蚕羌

Notopterygium incisum Ting ex H. T. Chang

资源量：较常见

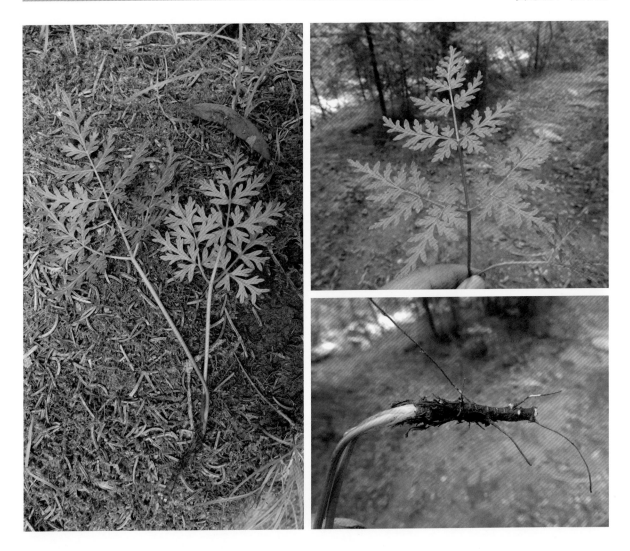

【形态特征】多年生草本，高 60~120cm。根茎粗壮，伸长呈竹节状，根颈部有枯萎叶鞘。茎直立，圆柱形，中空，有纵直细条纹，带紫色。基生叶及茎下部叶有柄，下部具膜质叶鞘；叶为三出式三回羽状复叶，末回裂片长圆状卵形至披针形，边缘缺刻状浅裂至羽状深裂；茎上部叶常简化，无柄，叶鞘膜质，长而抱茎。复伞形花序，侧生者常不育；总苞片 3~6，线形；伞辐 7~18（~39）；小总苞片 6~10，线形；花多数；萼齿卵状三角形；花瓣白色，卵形至长圆状卵形；雄蕊的花丝内弯，花药黄色，椭圆形；花柱 2，短，花柱基平压稍隆起。双悬果长圆状；油管明显，每棱槽 3，合生面 6；胚乳腹面内凹成沟槽。花期 7~8 月，果期 8~9 月。

【生境分布】在祁连山分布于海拔 2800m 上下云杉林、林缘及灌丛阴湿处。陕西、四川、甘肃、青海、西藏等地有分布。

■ 中药　羌活

同"宽叶羌活"条。

■ 藏药　珠那

【别　　名】珠娃那布、毒嘎间、珠马。

【入药部位】根及根茎。

【采收加工】味微苦、辛，消化后味苦，性温。

【功能主治】消炎祛寒，除风镇痛，止血杀虫，利尿通便。主治瘟疫，牙虫、蛲虫等虫病，出血，便秘，麻风。

【用法用量】内服：4g，或入丸、散。

变豆菜　蓝布正、山芹、山芹菜
Sanicula chinensis Bunge

资源量：常见

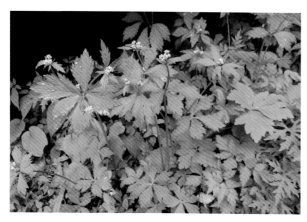 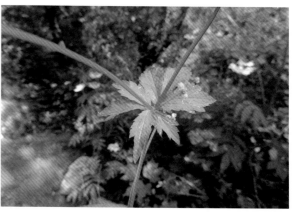

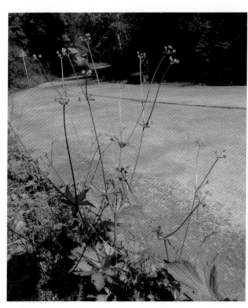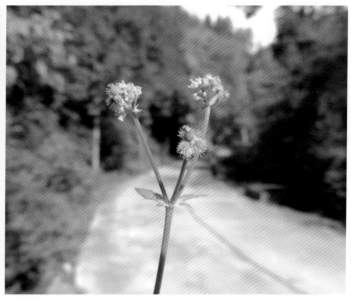

【形态特征】多年生草本，高 40~100cm，全株无毛。根茎粗短，有许多细长支根，茎直立，有纵沟纹，下部不分枝，上部几次叉状分枝。基生叶叶柄长 10~30cm，基部有透明的膜质鞘；叶片近圆形至圆心形，常 3 全裂，少至 5 裂，中裂片楔状倒卵形，两侧裂片各有 1 深裂，边缘有大小不等的尖锐重锯齿；茎生叶逐渐变小，通常 3 裂，裂片边缘有大小不等的尖锐重锯齿。伞形花序二至三回叉式分枝；总苞片叶状，3 裂或近羽状分裂；伞辐 2~3；小总苞片 8~10，卵状披针形；小伞形花序有花 6~10；萼齿窄线形；花瓣倒卵形，白色或绿白色；花柱与萼齿近等长。双悬果球状圆卵形，皮刺直立，顶端钩状，基部膨大；果实的横剖面近圆形，胚乳腹面略凹陷，油管 5，合生面通常 2，大而显著。花期 6~8 月，果期 7~9 月。

【生境分布】在祁连山分布于大通河流域及连城林区海拔 2700m 上下阔叶林。我国东北、华东、中南、西北和西南各省区有分布。

■ 中药　变豆菜

【别　　名】五指疳、鸭脚板。

【入药部位】全草。

【采收加工】夏、秋季采收，鲜用或晒干。

【性味归经】味辛、微甘，性凉。

【功能主治】解毒，止血。主治咽痛，咳嗽，月经过多，尿血，外伤出血，疮痈肿毒。

【用法用量】内服：6~15g。外用：适量，捣敷。

防风 _{北防风}
Saposhnikovia divaricata (Trucz.) Schischk.

资源量：较常见

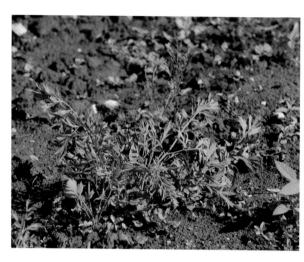 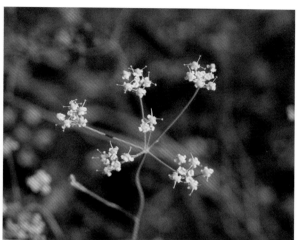

【形态特征】多年生草本，高 30~80cm。根粗壮，长圆柱形，有分枝，淡黄色，有细棱。基生叶丛生，有扁长的叶柄，基部有宽叶鞘，稍抱茎；叶片卵形或长圆形，二至三回羽状分裂，第一回裂片卵形或长圆形，末回裂片狭楔形；顶生叶简化，有宽叶鞘。复伞形花序多数，生于茎和分枝顶端；伞辐 5~7，无总苞片；小伞形花序有花 4~10，小总苞片 4~6，线形或披针形；萼齿三角状卵形；花瓣倒卵形，白色，先端微凹，具内折小舌片。双悬果狭圆形或椭圆形，长 4~5mm，宽 2~3mm，幼时有疣状突起，成熟时渐平滑；每棱槽内有油管 1，合生面有油管 2。花期 8~9 月，果期 9~10 月。

【生境分布】在祁连山分布于中东段海拔 2400m 上下山坡、草原、沟滩谷底。我国东北，以及河北、宁夏、甘肃、陕西、山西、山东等地有分布。

▨ 中药 防风

【别　　名】铜芸、回云、百枝。

【入药部位】根。

【采收加工】春、秋季采挖未抽花茎植株的根，除去须根和泥沙，晒干。

【性味归经】味辛、甘，性微温。归膀胱、脾、肝经。

【功能主治】祛风解表，胜湿止痛，止痉。主治感冒头痛，风湿痹痛，风疹瘙痒，破伤风。

【用法用量】内服：5~10g。

【各家论述】①主大风头眩痛，恶风，风邪，目盲无所见，风行周身，骨节疼痹，烦满。（《神农本草经》）②胁痛胁风，头面去来，四肢挛急，字乳金疮内痉。（《名医别录》）③治三十六般风，男子一切劳劣，补中益神，风赤眼，止泪及瘫缓，通利五脏关脉，五劳七伤，羸损盗汗，心烦体重，能安神定志，匀气脉。（《日华子本草》）

中药　防风花

【入药部位】花。

【采收加工】8~9月花开时采收，阴干。

【性味归经】味辛，性微温。归脾、胃、肝经。

【功能主治】理气通络，止痛。主治脘腹痛，四肢拘挛，骨节疼痛。

【用法用量】内服：3~6g。

【各家论述】主心腹痛，四肢拘急，行履不得，经脉虚羸，骨节间疼痛。（《药性论》）

迷果芹　小叶山红萝卜、黄参
Sphallerocarpus gracilis (Bess.) K. -Pol.

资源量：常见

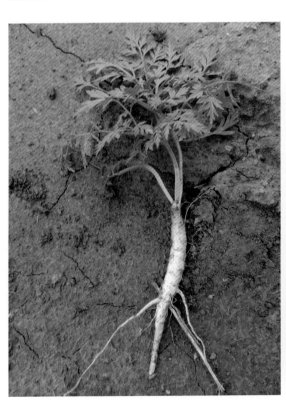
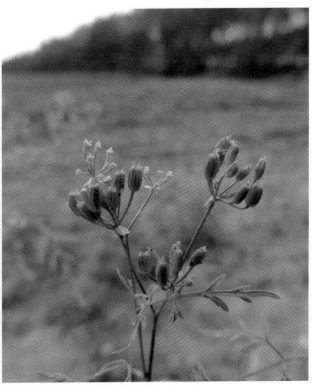

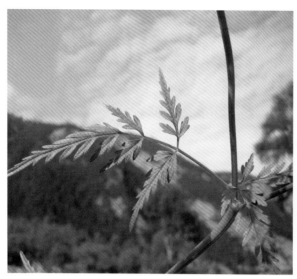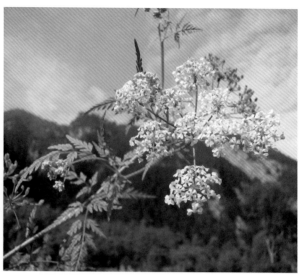

【形态特征】多年生草本,高50~120cm。根圆锥形。茎圆形,多分枝,有细条纹,下部密被或疏生白毛,上部无毛或近无毛。基生叶早落或凋存;茎生叶二至三回羽状分裂,二回羽片卵形或卵状披针形;叶柄基部有阔叶鞘,鞘棕褐色,边缘膜质,被白色柔毛,脉7~11条。复伞形花序顶生和侧生;伞辐6~13,不等长;小总苞片通常5,长卵形至广披针形,常向下反曲,边缘膜质;小伞形花序有花15~25;萼齿细小;花瓣白色,倒卵形,顶端有内折的小舌片;花丝与花瓣同长或稍超出,花药卵圆形,长约0.5mm。果实椭圆状长圆形,长4~7mm,宽1.5~2mm,两侧微扁,背部有5条突起的棱,棱略呈波状,棱槽内油管2~3,合生面4~6;胚乳腹面内凹。花期7~8月,果期8~10月。

【生境分布】在祁连山分布于海拔2800m上下山坡、路边、荒草地。黑龙江、吉林、辽宁、河北、山西、内蒙古、甘肃、新疆、青海等地有分布。

■ 中药 迷果芹

【入药部位】根及根茎。

【采收加工】秋季挖取根部,洗净泥土,晒干,备用。

【性味归经】味甘,性温。

【功能主治】补气养血,滋阴壮阳,通经活络,健胃舒肝。主治风湿,破伤风,溃疡等。

【用法用量】内服:每次5g,每日2~3次,或入散剂。

■ **藏药** 加果

【入药部位】根及根茎。

【采收加工】秋季挖取根部，洗净泥土，晒干，备用。

【药　　性】味辛、苦而甘，性温。效重。

【功能主治】祛肾寒，敛黄水。主治痹证，肾寒，黄水病。

【用法用量】内服：配方或单用。

峨　参 小叶山水芹
Anthriscus sylvestris (L.) Hoffm.

资源量：较常见

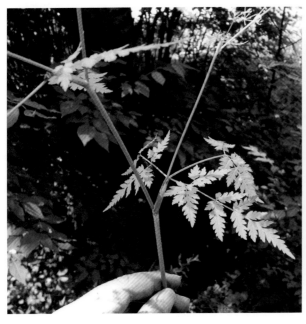 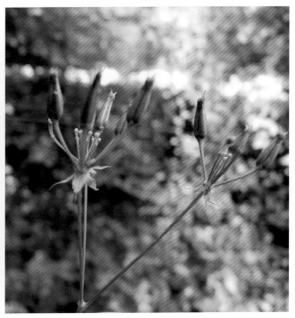

【形态特征】二年生或多年生草本。主根粗大，长圆锥形，有时有分枝。茎粗壮，中空。叶互生，有长叶柄；二至三回羽状复叶，末回裂片披针状卵形，边缘羽状缺裂或齿裂，下面疏生柔毛。花白色，复伞形花序顶生或腋生，无总苞；伞梗不等长；小总苞片5~8，宽披针形至椭圆形，反折；小伞梗6~13；花杂性，雄花常较多；萼齿不显，花瓣5，先端钝或突尖。双悬果卵状锥形，顶端渐窄成喙，分果有5条不明显棱，断面近圆形。花期6~7月，果期7~8月。

【生境分布】在祁连山分布于东段小三峡林区、连城林区海拔2400m上下山坡草丛、林下湿地。吉林、辽宁、河北、陕西、四川、内蒙古、甘肃、新疆、西藏等地有分布。

■ 中药 峨参

【别　　名】土白芷、水田七、广三七。

【入药部位】根。

【采收加工】春、秋季挖取根，剪去须尾，刮去外皮，用沸水烫后，晒干，或微火炕干。

【性味归经】味甘、辛，性微温。归脾、胃、肺经。

【功能主治】益气健脾，活血止痛。主治脾虚腹胀，乏力食少，肺虚咳嗽，体虚自汗，老人夜尿频数，气虚水肿，劳伤腰痛，头痛，痛经，跌打瘀肿。

【用法用量】内服：9~15g，或泡酒。外用：适量，研末调敷。

【各家论述】补中益气。治脾虚食胀，四肢乏力，肺虚咳喘，老人夜尿，水肿等症。（《四川常用中草药》）

■ 藏药 加哇

【入药部位】全草和根。

【采收加工】花期采全草，9~10月挖根，洗净，晾干。

【药　　性】味辛、涩，性温。

【功能主治】主治黄水病，肾病，腰病，肿痛，培根病，木布病，龙病，感冒，胃病，消化不良，腹寒。

【用法用量】内服：配方或单用。

鹿蹄草科

鹿蹄草　大肺筋草、红肺筋草、鹿安茶
Pyrola calliantha H. Andr.

资源量：较常见

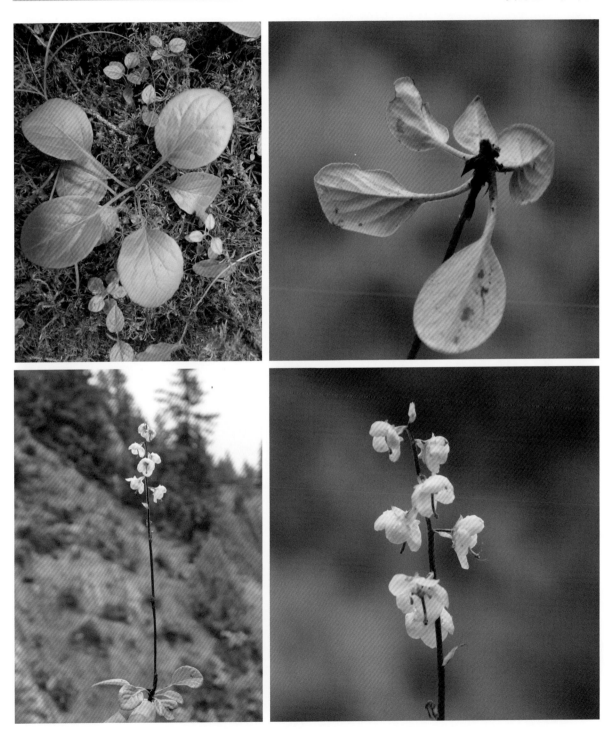

【形态特征】多年生常绿草本，高 10~30cm。根茎细长，有分枝。叶 4~7，基生，革质，椭圆形或圆卵形，稀近圆形，长 2.5~5.2cm，宽 2~3.5cm，先端钝头或圆钝头，基部阔楔形或近圆形，边缘近全缘或有疏齿，上面绿色，下面常有白霜，有时带紫色；叶柄长 2~5.5cm，有时带紫色。花葶有 1~2(~4)枚鳞片状叶，卵状披针形或披针形，长 7.5~8mm，宽 4~4.5mm，先端渐尖或短渐尖，基部稍抱花葶；总状花序长 12~16cm，有 9~13 花，密生，花倾斜，稍下垂；花冠张开，直径 1.5~2cm，白色，有时稍带淡红色；花梗长 5~8（~10）mm，腋间有长舌形苞片，长 6~7.5mm，宽 1.6~2mm，先端急尖；萼片舌形，长（3~）5~7.5mm，宽（1.5~）2~3mm，先端急尖或钝尖，边缘近全缘；花瓣倒卵状椭圆形或倒卵形，长 6~10mm，宽 5~8mm；雄蕊 10，花丝无毛，花药长圆柱形，长（2~）2.5~4mm，宽 1~1.4mm，有小角，黄色；花柱长 6~8（~10）mm，常带淡红色，倾斜，近直立或上部稍向上弯曲，伸出或稍伸出花冠，顶端增粗，有不明显的环状突起，柱头 5 圆裂。蒴果扁球形，高 5~5.5mm，直径 7.5~9mm。花期 6~8 月，果期 8~9 月。

【生境分布】在祁连山分布于大黄山、互助、门源林区海拔 3000m 上下阴坡林下。陕西、青海、甘肃、山西、山东、河北、河南、安徽、江苏、浙江、福建、湖北、湖南、江西、四川、贵州、云南、西藏等地有分布。

■ 中药　鹿衔草

【别　　名】鹿含草、鹿寿茶、鹿蹄草。

【入药部位】全草。

【采收加工】全年均可采挖，除去杂质，晒至叶片较软时，堆置至叶片变紫褐色，晒干。

【性味归经】味甘、苦，性平。归肝、肾经。

【功能主治】补虚，益肾，祛风除湿，活血调经。主治虚弱咳嗽，劳伤吐血，风湿关节痛，崩漏，白带异常，外伤出血。

【用法用量】内服：15~30g；或研末，6~9g。外用：适量，捣敷，或研撒，或煎水洗。

杜鹃花科

烈香杜鹃 白香柴、黄花杜鹃、小叶枇杷
Rhododendron anthopogonoides Maxim.

资源量：常见

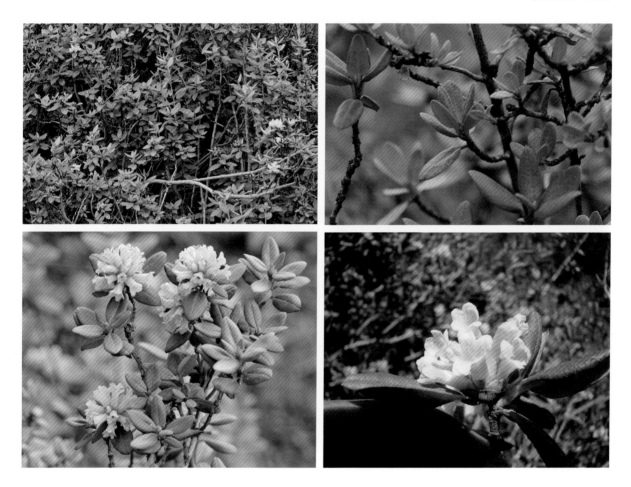

【形态特征】常绿灌木，高 1~2m，直立。枝条粗壮而坚挺，幼时密生鳞片或疏柔毛；叶芽鳞早落。叶芳香，革质，卵状椭圆形、宽椭圆形至卵形，下面黄褐色或灰褐色，被密而重叠成层的暗褐色和带红棕色的鳞片；叶柄被疏鳞片，上面有沟槽并被白色柔毛。花序头状顶生，有花 10~20 朵，花密集；花萼发达，长 3~4mm，淡黄红色或淡绿色，裂片长圆状倒卵形或椭圆状卵形，边缘蚀痕状，具少数鳞片或睫毛；花冠狭筒状漏斗形，淡黄绿或绿白色，有浓烈的芳香，花管内面特别在喉部密被髯毛，裂片开展；雄蕊 5，内藏于花冠；子房被鳞片，花柱短，约与子房等长，光滑。蒴果卵形，长 3~4.5mm，具鳞片，被包于宿萼内。花期 6~7 月，果期 8~9 月。

【生境分布】在祁连山分布于冷龙岭以东海拔 2800m 以上阴坡、山地林下、灌丛，常为灌丛优势种。甘肃、青海、四川西北部有分布。

■ 中药　白香柴

【别　　名】小叶枇杷。

【入药部位】叶及嫩枝。

【采收加工】6~8 月采其叶及嫩枝，将枝除去粗皮切段，切段的枝和叶分别用纸遮盖晒干。

【性味归经】味辛、苦，性微温。

【功能主治】祛痰，止咳，平喘。主治咳嗽，气喘，痰多。

【用法用量】内服：15~30g，或研末服，每次 1~5g。

■ 藏药　塔丽

【别　　名】都孜达里、巴鲁苏尔、尕尔。

【入药部位】花、叶或带叶嫩枝。

【采收加工】开花盛期采摘，分别采摘花和叶，晾干。

【药　　性】叶：味苦、涩，性温。花：味辛，性温。效轻。

【功能主治】叶：祛寒，解毒。主治培根寒性病，热病。花：滋补益肾。主治滋补益寿，培根寒性病，肺病，呃逆，龙病，赤巴病。

【用法用量】内服：每次 1~5g，每日 3 次。

■ 蒙药　哈日布日

【别　　名】达丽、阿拉坦—哈拉布尔苏日嘎日、瓦鲁嘎日。

【入药部位】花及枝叶。

【采收加工】花盛开时采收，阴干。

【药　　性】味苦，性寒。有小毒。

【功能主治】清热消炎，止咳，平喘。主治止咳祛痰，气喘，消化不良，肺气肿，水土不服所致气喘。

【用法用量】内服：配方或单用。

头花杜鹃
黑香柴、小叶杜鹃
Rhododendron capitatum Maxim.

资源量：常见

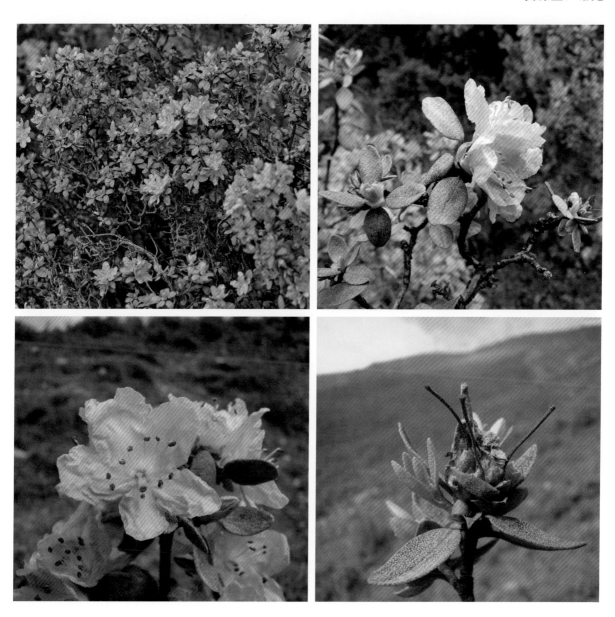

【形态特征】常绿小灌木，高50~100cm。茎直立，多分枝，微弯曲，节间短，幼枝淡绿色，密生鳞片，老枝深褐色，皮剥落。叶小，互生，近革质，密集于幼枝顶端；叶片长椭圆形，长1.5~2cm，宽6~8mm，先端圆钝，具短尖头，基部楔形，下延至叶柄，两面密被鳞片。顶生伞形花序，排成头状，有花5~8朵，花梗极短，有鳞片；花萼5深裂，裂片长圆形，不等大；花冠钟状，蓝紫色，长约1.5cm，上部5裂，裂片圆形，开展；雄蕊10，伸出花冠外，花丝下部有柔毛；子房1，密被鳞片，花柱细长，柱头头状。蒴果卵形，长4~5mm，粗 3mm，被鳞片，花萼宿存。花期 6~8 月，果期 8~9 月。

【生境分布】在祁连山分布于冷龙岭及以东海拔 3300m 上下高山草地、山坡，常成灌丛，构成优势

群落。陕西、甘肃、青海、四川有分布。

■ 中药 小叶杜鹃

【别　　名】黑香柴。

【入药部位】叶或花。

【采收加工】叶全年可采，鲜用或阴干，或切段蒸馏取挥发油用。花 6~7 月采，鲜用或晒干。

【性味归经】味辛，性温。归肺经。

【功能主治】祛痰止咳，暖胃止痛。主治咳喘多痰，胃寒腹痛。

【用法用量】内服：6~9g，或浸酒，或研末，3~5g。

【各家论述】止咳平喘，祛痰。治慢性支气管炎，哮喘。（《陕甘宁青中草药选》）

■ 藏药 塔勒那保

【别　　名】塔勒那赫。

【入药部位】叶、花、嫩枝。

【采收加工】盛花期采集花、叶、枝，除净杂质（枝去外皮，切段），阴干，备用。

【药　　性】味苦，性寒、温。

【功能主治】清热消炎，止咳平喘，健胃，散肿，补肾强身，抗老。主治肺痛，咽喉炎，乳蛾等。

【用法用量】内服：单用或配方，3~6g 或 12~15g。

青海杜鹃
金背枇杷、陇蜀杜鹃
Rhododendron qinghaiense Ching et W. Y. Wang

资源量：常见

【形态特征】常绿灌木，高 1~4m。幼枝淡褐色，无毛，老枝黑灰色。叶密生枝顶，革质，长圆形，

长 6~10cm，宽 3~4cm，先端钝，具小尖头，基部圆形或略呈心形，上面暗绿色，无毛，

下面初被多少黏结、具长芒分枝的毛组成的毛被，后脱落；叶柄黄色，长 1~1.5cm。

花序顶生，伞房状伞形花序，具 10~15 花；花梗长 1~1.5cm，花萼小，长 1~1.5mm，

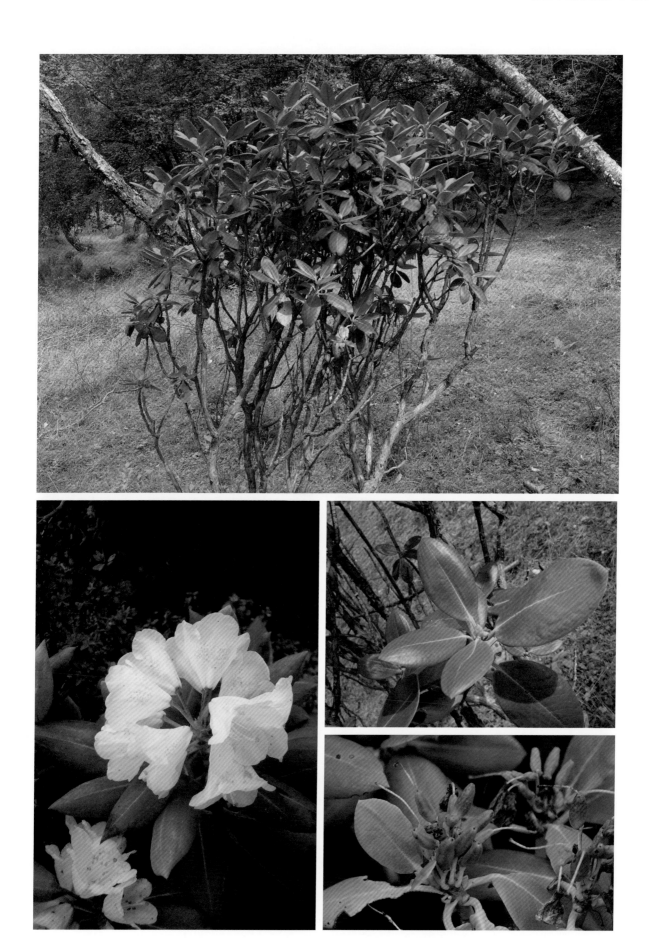

具 5 个半圆形齿裂；花冠钟形，长 2.5~3.5cm，白色至粉红色，筒部上方具紫红色斑点，裂片 5，近圆形，长约 1cm，宽约 1.5cm；雄蕊 10，不等长；子房圆柱形，具槽，无毛，长 4~5mm，柱头头状，绿色。蒴果长圆柱形，长 1.5~2cm，直径 4~5mm，光滑。花期 6~7 月，果期 8~9 月。

【生境分布】在祁连山分布于海拔 2900~4000m 高山林地。青海、甘肃有分布。

■ **中药** 金背枇杷花

【入药部位】花。

【采收加工】5~6 月花开时采收，阴干或烘干。

【性味归经】味苦、甘，性凉。

【功能主治】清肺，止咳，消痈。主治咳嗽，咯血，肺痈。

【用法用量】内服：3~6g。

■ **中药** 金背枇杷叶

【入药部位】叶。

【采收加工】全年均可采，采后刷去叶背面的绒毛，切丝生用或蜜炙用。

【性味归经】味辛、苦，性凉。

【功能主治】清肺，止咳，化痰。主治咳嗽气喘，痰多色黄。

【用法用量】内服：1~6g，或代茶饮。外用：适量，煎水洗。

【各家论述】清肺泻火，止咳化痰。治咳嗽，痰喘。（《陕西中草药》）

■ **中药** 金背枇杷果

【入药部位】果实。

【采收加工】夏、秋季果熟后采收，晒干。

【性味归经】味苦，性平。

【功能主治】清肺止咳，和胃止呕。主治肺热咳嗽，呕吐。

【用法用量】内服：6~9g。

■ 藏药　达玛

【别　　名】安钦。

【入药部位】花、叶、种子。

【采收加工】6 月采花，晾干。6~7 月采叶，晾干。9~10 月采集种子，晾干，备用。

【药　　性】味苦，性寒。叶有小毒。

【功能主治】清热凉血，拔毒干脓，止血，调经，镇咳，祛痰平喘。主治梅毒性炎症，肺脓肿，内
　　　　　　脏脓肿，培根病，寒性龙病，支气管炎，咳嗽痰喘等。外用主治皮肤瘙痒。

【用法用量】内服：配方或单用。

千里香杜鹃 *Rhododendron thymifolium* Maxim.

资源量：常见

【形态特征】常绿直立小灌木，高 0.3~1.3m。枝灰棕色，无毛，密被暗色鳞片。叶常聚生于枝顶，
　　　　　　近革质，狭矩圆状披针形，长约 8mm，宽 2.5~3mm，两端钝或圆，两面被银白色密
　　　　　　鳞。花单生枝顶或偶成双；花柄短，无毛；花萼小，环状，带红色，裂片三角形、卵
　　　　　　形至圆形；花冠宽漏斗状，鲜紫蓝色至深紫色，花管短，内面被柔毛；雄蕊 10，长
　　　　　　10~14mm，伸出花冠，花丝基部被柔毛或光滑；子房长约 1mm，密被淡黄色鳞片；
　　　　　　花柱紫色，短于雄蕊。蒴果卵球形，长 2~3mm，被鳞片，具宿存花柱。花期 5~7 月，
　　　　　　果期 9~10 月。

【生境分布】在祁连山分布于中东段海拔 2800~3800m 湿润阴坡或半阴坡、林缘、高山灌丛。甘肃、
　　　　　　青海、四川等地有分布。

■ 中药　百里香杜鹃

【入药部位】枝、叶。

【采收加工】夏季采收枝叶，洗净，鲜用或晒干。

【性味归经】味辛，性温。归肺经。

【功能主治】祛风解表，行气止痛，止咳，降压。主治感冒，咳嗽，头痛，牙痛，消化不良，急性
　　　　　　胃肠炎，高血压。

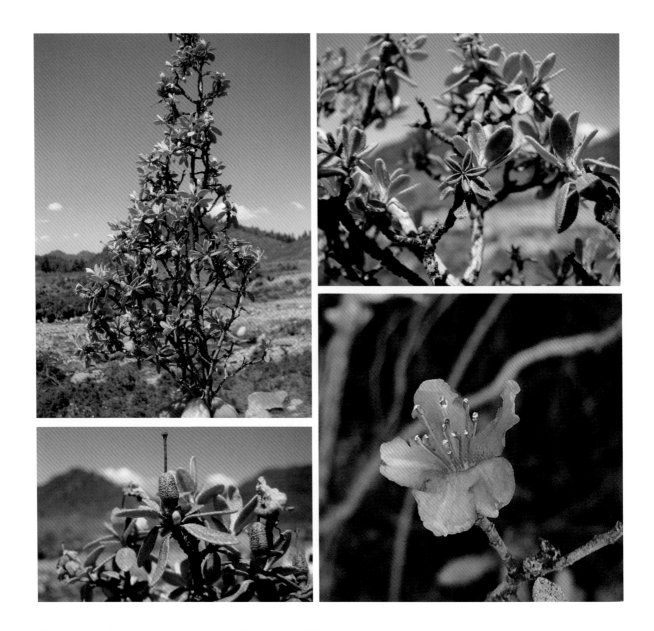

【用法用量】内服：6~9g，或浸酒服，或研末服，每次 3~5g。

【各家论述】叶或花，祛痰止咳，暖胃止痛。（《甘肃中草药资源志》）

■ 藏药　塔勒那保

同"头花杜鹃"条。

报春花科

西藏点地梅
疏丛长叶点地梅
Androsace mariae Kanitz

资源量：常见

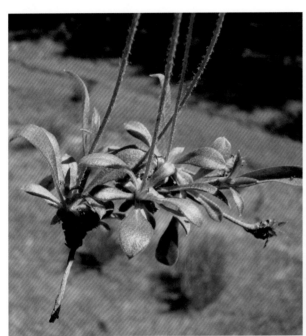

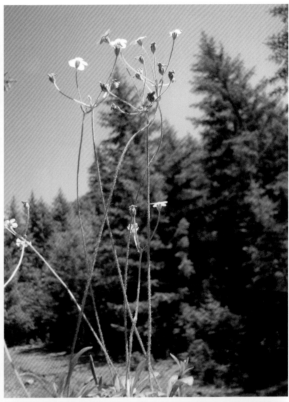

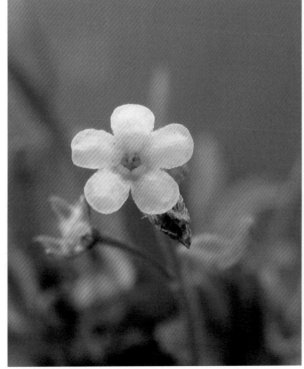

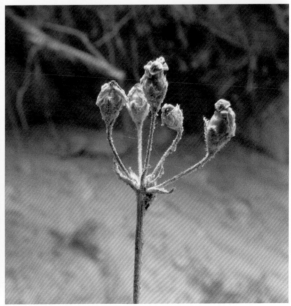

【形态特征】多年生草本。主根木质，具少数支根，根出条短，叶叠生其上，形成密丛。叶莲座状；叶两型，外层叶舌形或匙形，先端锐尖，两面无毛至被疏柔毛，边缘具白色缘毛，内层叶匙形至倒卵状椭圆形，两面无毛至密被白色多细胞柔毛，具无柄腺体，边缘软骨质，具缘毛。花葶单一，高 2~8cm，被白色开展的多细胞毛和短柄腺体；伞形花序 2~7（~10）花；苞片披针形至线形，长 3~4mm，与花梗、花萼同被白色多细胞毛；花梗在花期稍长于苞片，长 5~7mm，花后伸长，果期长可达 18mm；花萼钟状，长约 3mm，分裂达中部，裂片卵状三角形；花冠粉红色，直径 5~7mm，裂片楔状倒卵形，先端略呈波状。蒴果稍长于宿存花萼。花期 6~7 月，果期 7~8 月。

【生境分布】在祁连山分布于海拔 2300~2600m 阳坡沟谷。甘肃、内蒙古、青海、四川、西藏有分布。

■ 中药　西藏点地梅

【别　　名】藏点地梅。

【入药部位】全草。

【采收加工】6~8 月采收，洗去泥污，除去枯枝残叶及须根，晾干。

【性味归经】味苦、辛，性寒。

【功能主治】清热解毒，消炎止痛。主治咽喉炎，扁桃体炎，口腔炎，急性结膜炎，偏、正头痛，牙痛，跌打损伤。

【用法用量】内服：15~50g。

■ 蒙药　图布德—达兰—套布其

【别　　名】嘎地格—那赫布。

【入药部位】全草。

【采收加工】夏季花开时采集全草，除去杂质，阴干。

【药　　性】味苦，性寒。

【功能主治】利尿，燥协日乌素，消肿，杀黏。主治水肿，关节协日乌素病，炭疽，咽喉肿痛。

【用法用量】内服：煮散剂，3~5g，或入丸、散。

羽叶点地梅 *Pomatosace filicula* Maxim.

资源量：较常见

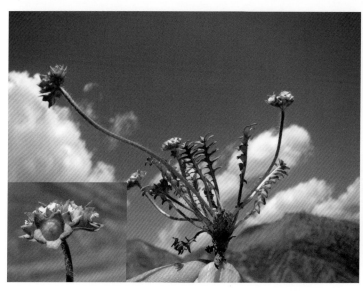
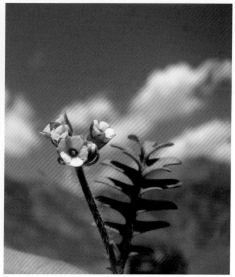

【形态特征】株高 3~9cm，具粗长的主根和少数须根。叶多数，叶片轮廓线状矩圆形，两面沿中肋被白色疏长柔毛，羽状深裂至近羽状全裂，裂片线形或窄三角状线形，全缘或具1~2 牙齿；叶柄甚短或长达叶片的 1/2，被疏长柔毛，近基部扩展，略呈鞘状。花葶通常多枚自叶丛中抽出，高 3~12cm，疏被长柔毛；伞形花序 4~12 花；苞片线形，长2~6mm，疏被柔毛；花梗长 1~12mm，无毛；花萼杯状或陀螺状，长 2.5~3mm，果时增大，长达 4~4.5mm，外面无毛，分裂略超过全长的 1/3，裂片三角形，锐尖，内面被微柔毛；花冠白色，冠筒长约 1.8mm，冠檐直径约 2mm，裂片矩圆状椭圆形，宽约 0.8mm，先端钝圆。蒴果近球形，直径约 4mm，周裂成上下两半，通常具种子 6~12 粒。花期 5~8 月，果期 6~9 月。

【生境分布】在祁连山分布于海拔 3400m 上下山坡草地、河床裸地。青海、四川、西藏、甘肃有分布。

中药 羽叶点地梅

【入药部位】全草。

【采收加工】6~8 月采收，洗去泥污，除去枯枝残叶及须根，晾干。

【性味归经】味淡、苦、辛，性微寒。

【**功能主治**】平肝，凉血，止血，止痛。主治肝炎，高血压引起的发热，子宫出血，月经不调，疝痛，关节炎等。

【**用法用量**】内服：配方或单用。

■ **藏药　热衮巴**

【**入药部位**】根及地上部分。

【**采收加工**】6~8月采全草，除去枯枝残叶及须根，洗净，晾干。

【**药　　性**】味淡、苦、辛，性微寒。

【**功能主治**】主治肝炎，高血压引起的发热，子宫出血，月经不调，疝痛，关节炎等。

【**用法用量**】内服：配方或单用。

天山报春　西伯利亚报春
Primula nutans Georgi

资源量：常见

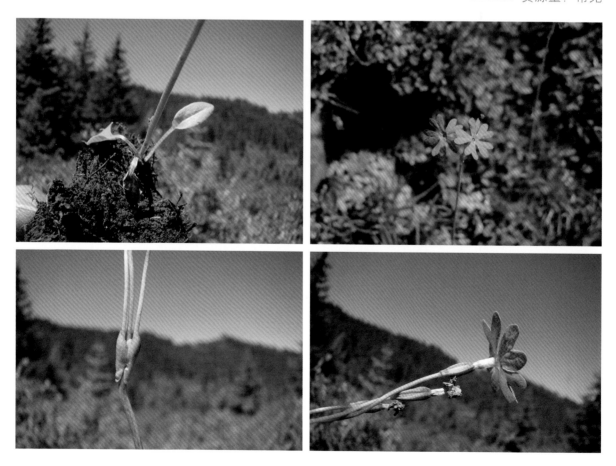

【**形态特征**】多年生草本，全株无粉。根状茎短小，具多数须根。叶丛基部通常无芽鳞及残存枯叶；叶片卵形、矩圆形或近圆形，全缘或微具浅齿，两面无毛；叶柄稍纤细，通常与叶片近等长，有时长于叶片 1~3 倍。花葶高（2~）10~25cm，无毛；伞形花序 2~6（~10）花；苞片矩圆形，边缘具小腺毛，基部下延成垂耳状；花萼狭钟状，具 5 棱，外面通常有褐色小腺点，基部稍收缩，下延成囊状，分裂深达全长的 1/3，裂片矩圆形至三角形，边缘密被小腺毛；花冠淡紫红色，冠筒口周围黄色，冠筒长 6~10mm，喉部具环状附属物，裂片倒卵形，先端 2 深裂；长花柱花雄蕊着生于冠筒中部，花柱微伸出筒口；短花柱花雄蕊着生于冠筒上部，花药顶端微露出筒口，花柱长略超过冠筒中部。蒴果筒状，顶端 5 浅裂。花期 5~6 月，果期 7~8 月。

【**生境分布**】在祁连山分布于海拔 3000m 上下高山草原、湿草地和草甸。内蒙古、甘肃、新疆、青海、四川等地有分布。

■ 中药　天山报春

【**入药部位**】全草。

【**采收加工**】夏季采收，除去杂质，洗净，鲜用或晒干。

【**性味归经**】味苦，性寒。

【**功能主治**】清热解毒，消肿止痛，止血，敛疮。主治咽喉肿痛，口疮，牙龈肿痛，痈肿疮毒，跌打损伤，外伤出血。

【**用法用量**】内服：6~12g。外用：适量，研末撒，或鲜品捣敷。

甘青报春　唐古特报春
Primula tangutica Duthie

资源量：较常见

【**形态特征**】多年生草本，全株无粉。根状茎粗短，具多数须根。叶椭圆形、椭圆状倒披针形至倒披针形，干时坚纸质，两面均有褐色小腺点，中脉稍宽，侧脉纤细，不明显；叶柄不明显或长达叶片的 1/2，很少与叶片近等长。花葶稍粗壮，通常高 20~60cm；伞形花序 1~3 轮，每轮 5~9 花；苞片线状披针形，长 6~10（~15）mm；花梗长 1~4cm，被微柔毛，开花时稍下弯；花萼筒状，长 1~1.3cm，分裂达全长的 1/3 或 1/2，裂片三角形或披针形，边缘具小缘毛；花冠朱红色，裂片线形，长 7~10mm，宽约 1mm；长花柱花：

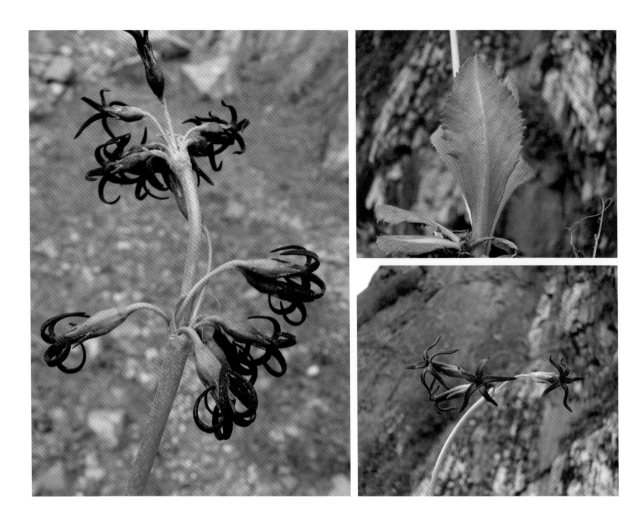

冠筒与花萼近等长，雄蕊着生处距冠筒基部约 2.5mm，花柱长约 6mm；短花柱花：冠筒长于花萼约 0.5 倍，雄蕊着生处约与花萼等高，花柱长约 2mm。蒴果筒状，长于宿存花萼 3~5mm。花期 6~7 月，果期 8 月。

【生境分布】在祁连山分布于海拔 3000~3800m 草甸、灌丛。甘肃、青海、四川有分布。

■ **中药** 唐古特报春

【别　　名】胭脂花。

【入药部位】花及种子。

【采收加工】6~7 月采花，10 月采种子，晾干或鲜用。

【性味归经】味辛、苦，性凉。

【功能主治】清热解毒，降血压。主治痈肿疮疖，烫伤，高血压。

【用法用量】内服：9~15g。外用：适量，鲜品捣敷。

■ 藏药 兴兴哲吾

【别　　名】相哲姆保、奥勒西。

【入药部位】花。

【采收加工】花期采花，晾干，备用。

【药　　性】味微苦、甘，性凉。

【功能主治】主治血病，肺病，赤痢，各种热病，黄水病。

【用法用量】内服：常配方用，3~9g。

白花丹科

黄花补血草

金匙叶草、黄花矶松、金色补血草
Limonium aureum (L.) Hill

资源量：常见

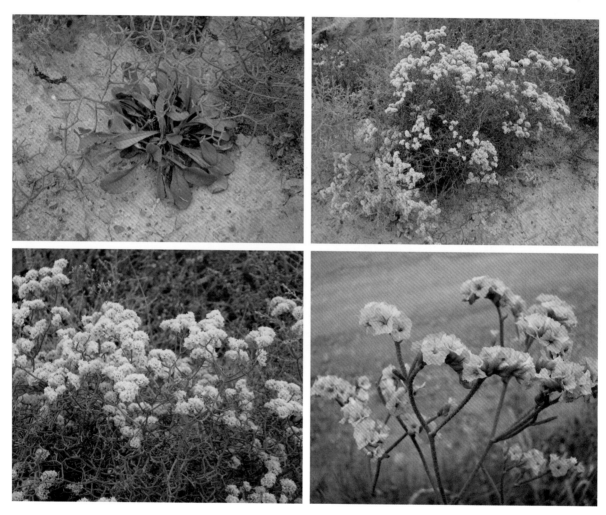

【形态特征】多年生草本，高 4~35cm，全株（除萼外）无毛。茎基常被有残存的叶柄和红褐色芽鳞。叶基生，常早凋，通常长圆状匙形至倒披针形，先端圆或钝。花序圆锥状，花序轴 2 至多数，绿色，密被疣状突起，由下部作数回叉状分枝，往往呈之字形曲折，下部的多数分枝成为不育枝，末级的不育枝短而常略弯；花序位于上部分枝顶端，由 3~5（~7）个小穗组成；小穗含 2~3 花；外苞宽卵形；萼漏斗状，萼筒直径约 1mm，基部偏斜，全部沿脉和脉间密被长毛，萼檐金黄色（干后有时变橙黄色），裂片正三角形，脉伸出裂片先端成一芒尖或短尖，沿脉常疏被微柔毛，间生裂片常不明显；花冠橙黄色。

花期6~8月，果期7~8月。

【生境分布】在祁连山分布于海拔1500~3200m土质含盐的砾石滩、沙土地。我国东北、华北、西北、西南各省区有分布。

■ 中药　金匙叶草

【别　　名】黄花苍蝇架、黄干枝梅、黄里子白。

【入药部位】花。

【采收加工】夏、秋季采收，晒干或外用。

【性味归经】味微辛，性凉。

【功能主治】散风热，解毒，止痛。主治感冒发热，头痛，牙痛，齿槽脓肿，痈肿疮疖。

【用法用量】内服：3~5g。外用：适量，煎水含漱，或煎水洗。

二色补血草　补血草、匙叶草、二色匙叶草
Limonium bicolor (Bunge) Kuntze

资源量：常见

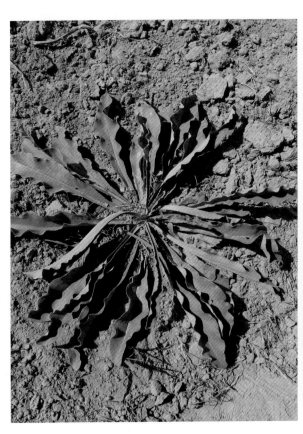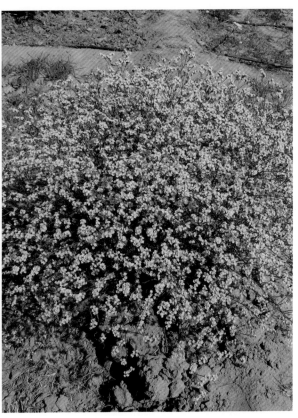

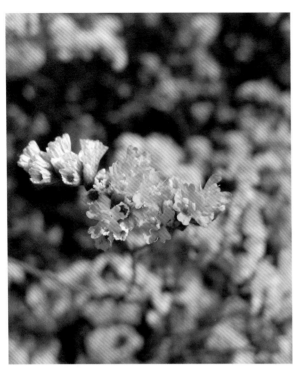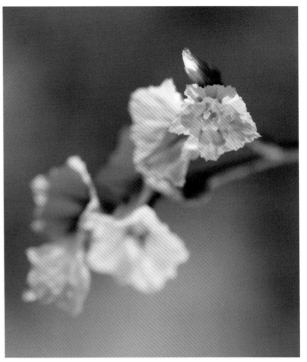

【形态特征】多年生草本，高 20~50cm，全株（除萼外）无毛。叶基生，偶在花序轴下部 1~3 节上有叶，花期叶常存在，匙形至长圆状匙形。花序圆锥状；花序轴单生，或 2~5 枚各由不同的叶丛中生出，通常有 3~4 棱角；不育枝少；穗状花序有柄至无柄，排列在花序分枝的上部至顶端，由 3~5（~9）个小穗组成；小穗含 2~5 花；外苞长圆状宽卵形；萼漏斗状，萼筒直径约 1mm，萼檐初时淡紫红或粉红色，后来变白，宽为花萼全长的一半（3~3.5mm），开张辐径与萼的长度相等，裂片宽短而先端通常圆，偶可有一易落的软尖，间生裂片明显，脉向上变为无色，沿脉被微柔毛或变无毛；花冠黄色。花期 5~7 月，果期 6~8 月。

【生境分布】在祁连山分布于海拔 2000m 上下山坡、草地，喜生于含盐的钙质土上或沙地。我国东北、黄河流域各省区和江苏北部有分布。

■ 中药　二色补血草

【别　　名】蝎子花菜、野菠菜、秃子花。

【入药部位】根或全草。

【采收加工】春、秋、冬季采挖，洗净，晒干。

【性味归经】味甘、微苦，性微温。归脾、肝、膀胱经。

【功能主治】益气血，散瘀止血。主治病后体弱，胃脘痛，消化不良，月经不调，崩漏，带下病，尿血，痔血。

【用法用量】内服：15~30g。

【各家论述】①补血益气，活血调经。治病后体弱，消化不良，月经不调。（《甘肃中草药手册》）

②止血散瘀。治子宫功能性出血，宫颈癌及其他出血。（《北方常用中草药手册》）

③止血活血。治肾盂肾炎，尿血。（《陕甘宁青中草药选》）

鸡娃草　小蓝雪花、鹅斯格莫日
Plumbagella micrantha (Ledeb.) Spach

资源量：较常见

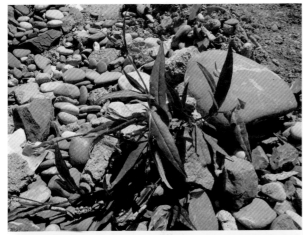

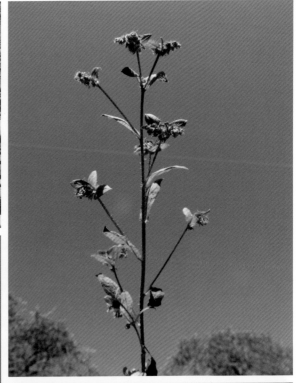

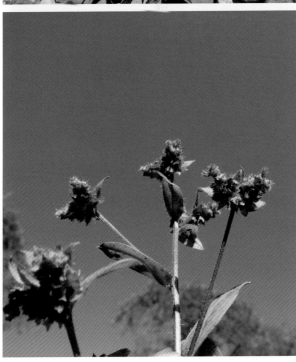

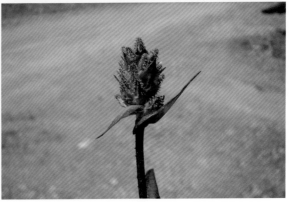

【形态特征】一年生草本，高 10~50cm，全株带红色；茎无毛，棱上疏生细小皮刺。叶卵状披针形至矩圆状披针形，长 3~7cm，宽 1~3cm，无柄，顶端渐尖，基部耳形抱茎，无毛，全缘或稀具细锯齿。花 2~3 朵成束生于苞叶内，组成长 1~2.5cm 的顶生和腋生的穗状花序；花序轴具细柔毛；苞片膜质；花萼长 4~5mm，具 5 棱，裂片 5，锐三角形，有腺毛；花冠稍长于花萼，浅蓝紫色，狭钟状，具 5 裂片；雄蕊 5；花柱 5，与花冠筒等长。蒴果浅黑褐色，环裂。花期 7~8 月，果期 7~9 月。

【生境分布】在祁连山分布于海拔 2000~3500m 田边、荒地、河滩。四川、西藏、甘肃、青海、新疆有分布。

■ 中药　鸡娃草

【入药部位】全草。

【采收加工】7~8 月采茎叶，研末备用或鲜用。

【性味归经】味苦，性寒。归心经。

【功能主治】杀虫止痒，腐蚀疣痣。主治体癣，头癣，手足癣，神经性皮炎，疣痣。

【用法用量】外用：适量，鲜草捣烂成糊状，湿敷局部，或浸酒涂，或研末制成油膏涂敷。

【各家论述】①除疣痣，蚀恶肉。(《高原中草药治疗手册》)②杀虫止痒。治神经性皮炎，牛皮癣。(《陕甘宁青中草药选》)

■ 藏药　恰泡子子

【入药部位】全草及浸膏制成品。

【采收加工】7~8 月采取全草或割取地上部分，切段，晒干备用，或熬制成流浸膏备用。

【药　　性】味涩，性平。

【功能主治】凉血，止血，调经。主治鼻衄，月经过多，淋病，高血压，跌打瘀伤，腮腺炎等。

木犀科

暴马丁香
暴马子、荷花丁香

Syringa reticulata subsp. *amurensis* (Ruprecht) P. S. Green & M. C. Chang

资源量：稀少

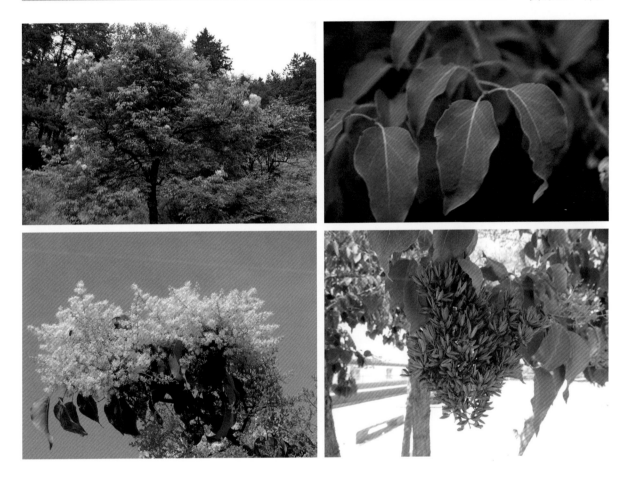

【形态特征】落叶乔木，高 6~8m。树皮灰褐色，有横纹。小枝灰褐色，有明显的椭圆形皮孔。芽小，卵圆形，紫褐色，先端疏被白纤毛。叶对生，卵圆形，先端突尖、渐尖或钝，基部通常广楔形，全缘，有光泽。圆锥花序顶生；花小，白色；萼钟状，4 裂，宿存；花冠漏斗状，不比萼长或微长；裂片 4；雄蕊 2，伸出花冠外，约为花冠 2 倍长；子房 2 室。蒴果长圆形，开裂。种子长圆形，周围有纸质的翅。花期 6~8 月，果期 8~9 月。

【生境分布】在祁连山分布于连城林区海拔 2200m 上下山坡灌丛、林边。黑龙江、吉林、辽宁有分布。

▨ **中药** 暴马子

【**别　　名**】白丁香、棒棒木。

【**入药部位**】树皮。

【**采收加工**】全年均可采，鲜用或晒干。

【**性味归经**】味苦、辛，性微温。归肺经。

【**功能主治**】宣肺化痰，止咳平喘，利水。主治慢性支气管炎，哮喘，心源性水肿。

【**用法用量**】内服：15~30g，或入丸、散。

【**各家论述**】消炎，镇咳，利水。治痰喘咳嗽，心脏性浮肿。（《吉林中草药》）

▨ **藏药** 旃檀嘎保

【**入药部位**】心材。

【**采收加工**】采伐木材后，取心材劈切成段，晾干，备用。

【**药　　性**】味辛，性凉。效缓、轻、燥。

【**功能主治**】滋补，清热。主治心肺虚热。外用主治皮肤红赤发炎。

【**用法用量**】内服：配方或单用。

龙胆科

喉毛花 猴花草
Comastoma pulmonarium (Turcz.) Toyok.

资源量：常见

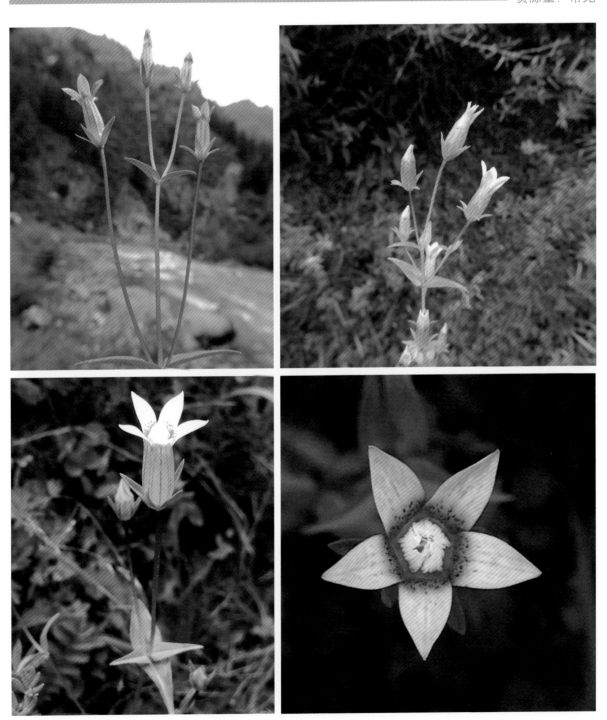

【形态特征】一年生草本，高 5~30cm。茎直立，单生，草黄色，近四棱形，具分枝，稀不分枝。基生叶少数，无柄，矩圆形或矩圆状匙形；茎生叶无柄，卵状披针形，茎上部及分枝上叶变小，叶脉 1~3 条，仅在下面明显，先端钝或急尖，基部钝，半抱茎。聚伞花序或单花，花梗不等长，花 5 数；花冠淡蓝色，具蓝色条纹，筒状，浅裂，卵状椭圆形，基部具 1 束副冠，副冠 5 束，上部流苏状条裂，裂片先端急尖，冠筒基部具 10 个小腺体；雄蕊着生于冠筒中上部，花丝白色，线形，疏被柔毛，并下延冠筒上成狭翅，花药黄色，狭矩圆形；子房无柄，狭矩圆形，无花柱，柱头 2 裂。蒴果无柄，椭圆状披针形。种子淡褐色，近圆球形或宽矩圆形，光亮。花期 7~8 月，果期 8~9 月。

【生境分布】在祁连山分布于海拔 2200~2800m 山坡草地。河北、山西、甘肃、青海、西藏、四川、云南等地有分布。

■ 藏药　哇滴

【入药部位】全草。

【采收加工】花期采收全株，洗去根部泥土，阴干。

【药　　性】味苦，性寒。

【功能主治】利湿祛痰，清热解毒，舒肝利胆。主治黄疸型肝炎等。

【用法用量】内服：配方或单用。

刺芒龙胆
尖叶龙胆
Gentiana aristata Maxim.

资源量：常见

【形态特征】一年生草本，高 3~10cm。茎黄绿色，在基部多分枝，枝铺散，斜上升。基生叶大，在花期枯萎，宿存，卵形或卵状椭圆形，叶柄膜质，连合成长 0.5mm 的筒；茎生叶对折，疏离，短于或等于节间，线状披针形，愈向茎上部叶愈长。花单生于小枝顶端；花梗黄绿色；花萼漏斗形；花冠下部黄绿色，上部蓝色、深蓝色或紫红色，喉部具蓝灰色宽条纹，倒锥形，裂片卵形或卵状椭圆形；雄蕊着生于冠筒中部，整齐，花丝丝状钻形，花药弯拱，矩圆形至肾形；子房椭圆形，花柱线形，柱头狭矩圆形。蒴果外露，稀内藏，矩圆形或倒卵状矩圆形。种子黄褐色，矩圆形或椭圆形，长 1~1.2mm，表面具致密的细网纹。花期 6~8 月，果期 7~9 月。

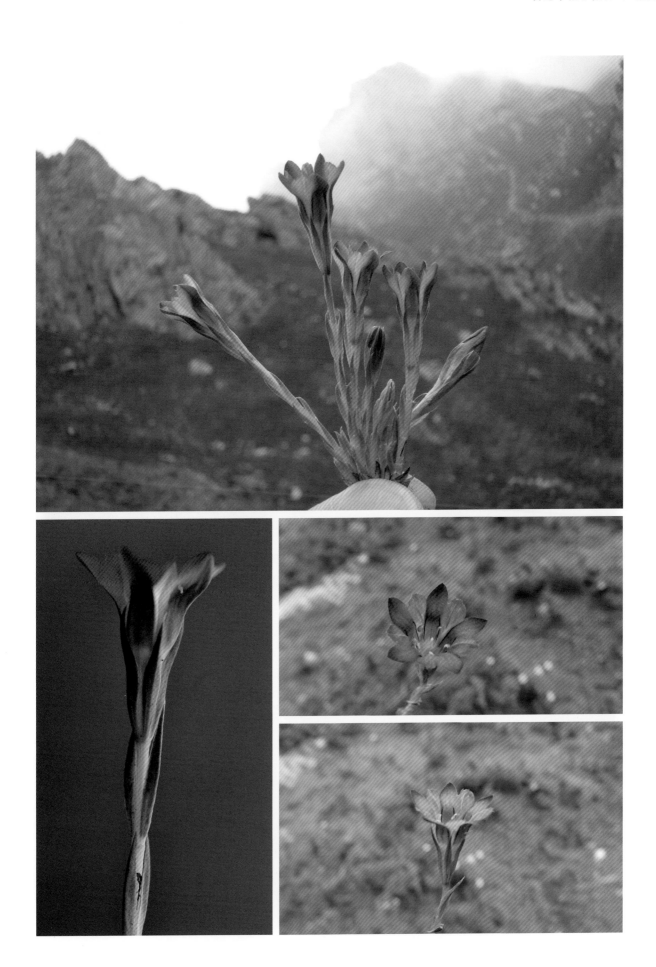

【生境分布】在祁连山分布于海拔 3500m 以下河滩草地、灌丛、草甸、林间草地。西藏、云南、四川、青海、甘肃有分布。

■ **藏药** 榜间莪保

【入药部位】花。

【采收加工】7~8 月采收花朵。拣净晒干。

【性味归经】味苦，性凉。

【功能主治】清热解毒。主治喉病，肺热，中毒热病，疫疠热病。

【用法用量】内服：常配方用，12~15g。

达乌里秦艽 辫子艽、达乌里龙胆、达氏龙胆
Gentiana dahurica Fisch.

资源量：常见

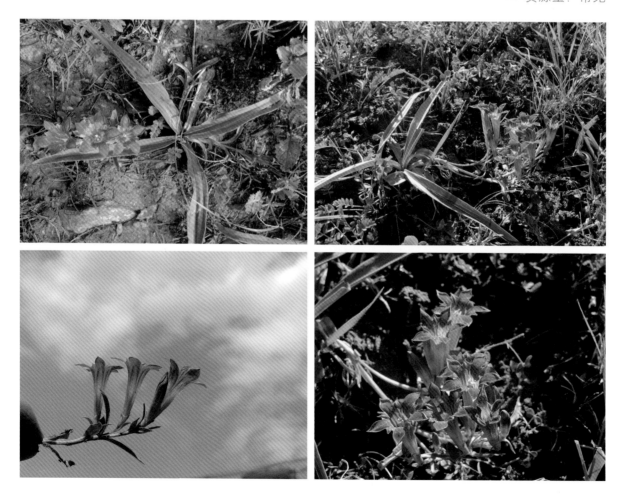

【形态特征】多年生草本，高 10~25cm。根单一或稍分枝，向左扭转，细长圆柱形，直径不及 1cm。基生叶丛生，基部有许多纤维状残存叶基；叶片长窄披针形，无柄；茎生叶较小，对生，无柄，线状披针形至线形，长 2~5cm，宽 2~4mm，全缘。花常较多或 1~3 朵，顶生，成轮伞花序；花萼管部通常不开裂，稀一侧浅裂；裂片 5，不整齐，线形，先端渐尖；花冠深蓝色；雄蕊 5，花丝线状钻形；子房长圆形，无柄，花柱线形，柱头 2 裂。蒴果椭圆形，与花冠几等长。种子淡褐色，有光泽。花期 7~8 月，果期 9~10 月。

【生境分布】在祁连山分布于海拔 2600~3200m 阳坡草地、灌丛。我国西北、华北、东北，以及四川等地有分布。

■ 中药 秦艽

【别　　名】秦胶、秦纠、秦爪。

【入药部位】根。

【采收加工】春、秋季均可采挖，但以秋季质量较好。挖出后去掉茎叶，洗去泥沙，搓去黑皮，晒至柔软时堆成堆，自然发热，至根内部变成肉红色时，晒干。也可在挖根后，直接晒干。

【性味归经】味苦、辛，性平。归胃、肝、胆经。

【功能土治】祛风湿，清湿热，止痹痛，退虚热。主治风湿痹痛，中风半身不遂，筋脉拘挛，骨节酸痛，湿热黄疸，骨蒸潮热，小儿疳积发热。

【用法用量】内服：3~10g。

【各家论述】①秦艽，手足阳明经药也，兼入肝胆，故手足不遂，黄疸烦渴之病须之，取其去阳明湿热也。（《本草纲目》）②秦艽，长于养血，故能退热舒筋。治风先治血，血行风自灭，故疗风无问新久。（《本草征要》）

■ 藏药 吉解那保

【别　　名】钩西、西当那保、江毒纳保。

【入药部位】花、全草或根。

【采收加工】花期采花，晾干。秋季挖根，洗净，除去根头、须根，晒干。

【药　　性】味苦，性凉。

【功能主治】清热，消炎，干黄水。主治喉蛾，荨麻疹，四肢关节肿胀，黄水郁热，皮肤病。

【用法用量】内服：3~4g，入丸、散。外用：适量，蒸膏涂，或研末，水调涂。

云雾龙胆
祁连龙胆、波氏龙胆
Gentiana nubigena Edgew.

资源量：较常见

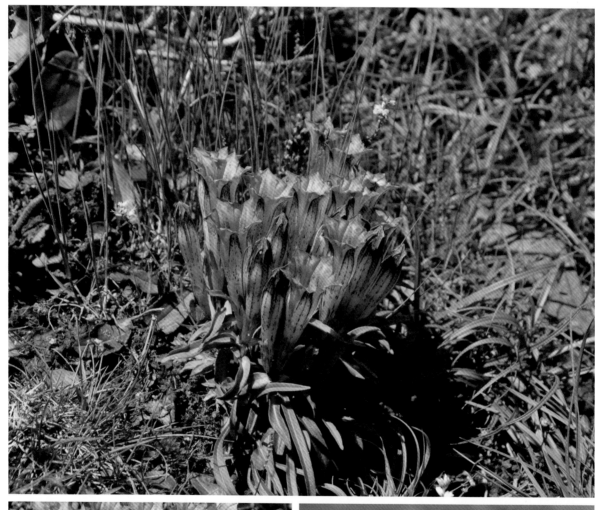

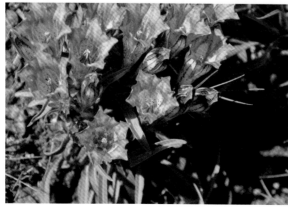
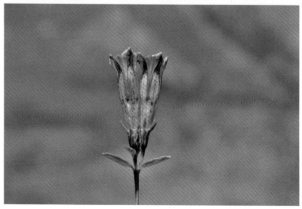

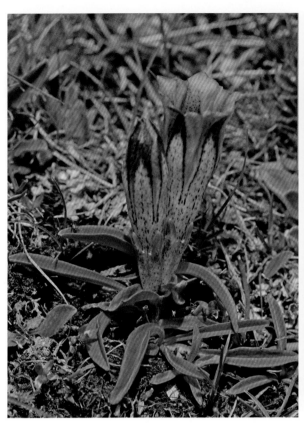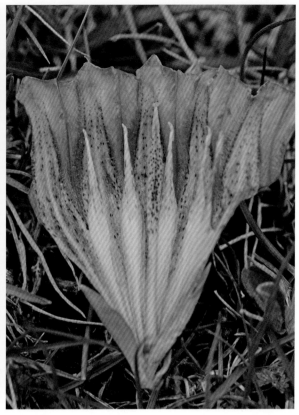

【形态特征】多年生草本，高 8~17cm，基部被黑褐色枯老膜质叶鞘包围。枝 2~5 个丛生，其中有 1~4 个营养枝和 1 个花枝；花枝直立，常带紫红色，近圆形，幼时具乳突，老时光滑。叶大部分基生，常对折，线状披针形、狭椭圆形至匙形，叶脉 1~3 条，叶柄膜质；茎生叶 1~3 对，无柄，狭椭圆形或椭圆状披针形。花 1~2（3），顶生；无花梗或具短的花梗；花萼筒状钟形或倒锥形，萼筒草质，具绿色或蓝色斑点；花冠上部蓝色，下部黄白色，具深蓝色的细长的或短的条纹，漏斗形或狭倒锥形；花丝钻形，花药狭矩圆形或线形；子房披针形，花柱明显，柱头 2 裂，裂片线形。蒴果内藏或仅先端外露，椭圆状披针形。种子黄褐色，有光泽，宽矩圆形或近圆形，长 1.6~2mm，表面具海绵状网隙。花期 7~8 月，果期 8~9 月。

【生境分布】在祁连山分布于中段海拔 3000~4000m 高山草地、流石滩。西藏、青海、甘肃、四川有分布。

■ 中药　云雾龙胆

【入药部位】全草。

【采收加工】春、秋季采挖，除去泥沙。

【**性味归经**】味苦、辛，性微寒。归胃、肝、胆经。

【**功能主治**】泻肝胆实火，清湿热，镇咳，健胃。主治感冒发热，目赤咽痛，脑膜炎，肺炎，咳嗽，
胃炎，尿痛，阴痒，阴囊湿疹等。

【**用法用量**】内服：配方或单用。

▨ 藏药　邦见那保

【**别　　名**】袞达开、日乌那间、邦见梅朵。

【**入药部位**】花。

【**采收加工**】7~9 月采花，晾干。

【**药　　性**】味苦，性寒。

【**功能主治**】清湿热，泻肝胆实火，镇痛，利喉，健胃。主治感冒发热，目赤咽痛，肺炎咳嗽，胃炎，
肺炎，支气管炎，尿道炎，阴痒及阴囊湿疹等。

【**用法用量**】内服：配方或单用。

管花秦艽
管花龙胆
Gentiana siphonantha Maxim. ex Kusnez.

资源量：常见

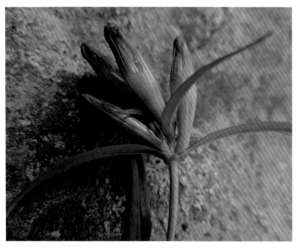
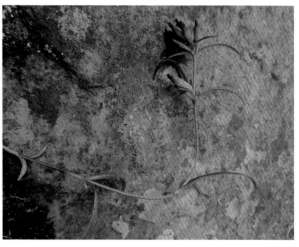

【**形态特征**】多年生草本，高 10~25cm，全株光滑无毛，基部被枯存的纤维状叶鞘包裹。须根数条，
向左扭结成一个较粗的圆柱形的根。枝少数丛生，直立，下部黄绿色，上部紫红色，
近圆形。莲座丛叶线形，稀宽线形，叶脉 3~5 条，叶柄包被于枯存的纤维状叶鞘中；

茎生叶与莲座丛叶相似而略小。花多数，无花梗，簇生枝顶及上部叶腋中呈头状；花萼小，长为花冠的 1/5~1/4，萼筒常带紫红色萼齿不整齐，丝状或钻形；花冠深蓝色，筒状钟形，裂片矩圆形；雄蕊着生于冠筒下部，整齐，花丝线状钻形，花药矩圆形；子房线形，花柱短，柱头 2 裂，裂片矩圆形。蒴果椭圆状披针形。种子褐色，矩圆形或狭矩圆形，表面具细网纹。花期 7~8 月，果期 8~9 月。

【生境分布】在祁连山分布于海拔 2900m 上下阴坡草原、草甸、灌丛、河滩地。四川西北部、青海、甘肃、宁夏西南部有分布。

■ 中药　管花秦艽

【入药部位】全草。

【采收加工】春 、秋季采挖，除去泥沙。

【性味归经】味辛、苦，性平。归胃、肝、胆经。

【功能主治】祛风湿，清湿热，止痹痛，退虚热。主治风湿痹痛，中风半身不遂，筋脉拘挛，骨节酸痛，湿热黄疸，骨蒸潮热，小儿疳积发热。

【用法用量】内服：配方或单用。

鳞叶龙胆　鳞片龙胆、石龙胆、小龙胆
Gentiana squarrosa Ledeb.

资源量· 常见

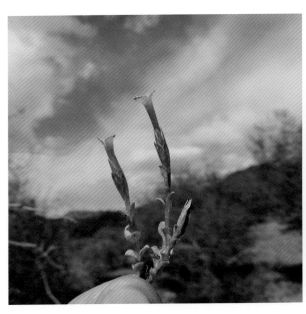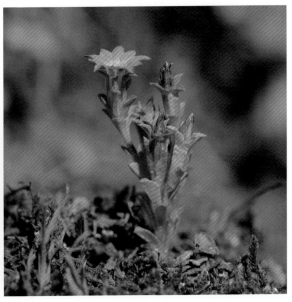

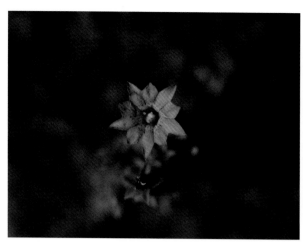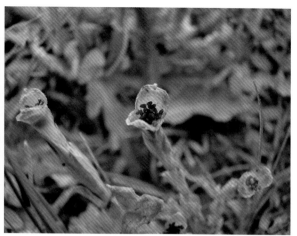

【形态特征】一年生细弱小草本，高 3~8cm。茎黄绿色或紫红色，分枝多，铺散，斜升，全株被腺毛。基生叶呈莲座状，花期枯萎，宿存，叶片倒卵形，长约 1cm，宽约 5mm；茎生叶小，外反，对生，无柄；叶片倒卵形至圆形，长约 7mm，宽约 5mm，先端急尖带短尖头，基部渐狭，两面均被白色细柔毛。花单生于分枝的顶端；花萼钟形，长约 5mm，先端 5 裂，裂片卵圆形，先端尖锐，裂齿间收缩；花冠钟形，淡蓝色或白色，长 8~10mm，5 裂，褶全缘或 2 裂，较花冠裂片短；雄蕊着生于花冠筒中部；子房宽椭圆形，花柱短，柱头 2 裂，外反。蒴果倒卵形，长 3.5~5.5mm，有柄，果先端有齿状翅，两侧边缘有狭翅，基部渐狭收缩成柄，柄长达 8mm。种子黑褐色，表面具白色光亮的细网纹。花期 6~7 月，果期 8~9 月。

【生境分布】在祁连山分布于海拔 3000m 上下山坡、山谷、干草原、河滩、荒地、路边、灌丛中、高山草甸。我国西南、西北、华北、东北等地有分布。

■ 中药　石龙胆

【别　　名】蓝花地丁、紫花地丁、鬼点灯。

【入药部位】全草。

【采收加工】春末夏初采收开花的全草，洗净，鲜用或晒干。

【性味归经】味苦、辛，性寒。归肺、肝、心经。

【功能主治】解毒消痈，清热利湿。主治疔疮疖肿，瘰疬，无名肿毒，蛇咬伤，肠痈，目赤肿痛，黄疸，白带异常。

【用法用量】内服：10~15g，鲜品 15~30g。外用：适量，鲜品捣敷，或干品研末调敷。

【各家论述】清凉解毒。治恶疮，疔肿，瘰疬，无名肿毒及火眼。（《民间常用草药汇编》）

■ **蒙药** 巴嘎—地格达

【入药部位】全草。

【采收加工】春、夏季开花时采收，洗净泥土，晒干，备用。

【药　　性】味苦，性寒。

【功能主治】清热解毒，消肿。主治疔疮痈肿，瘰疬，蛇咬伤。

【用法用量】内服：配方或单用。

麻花秦艽
白花龙胆、秦艽
Gentiana straminea Maxim.

资源量：常见

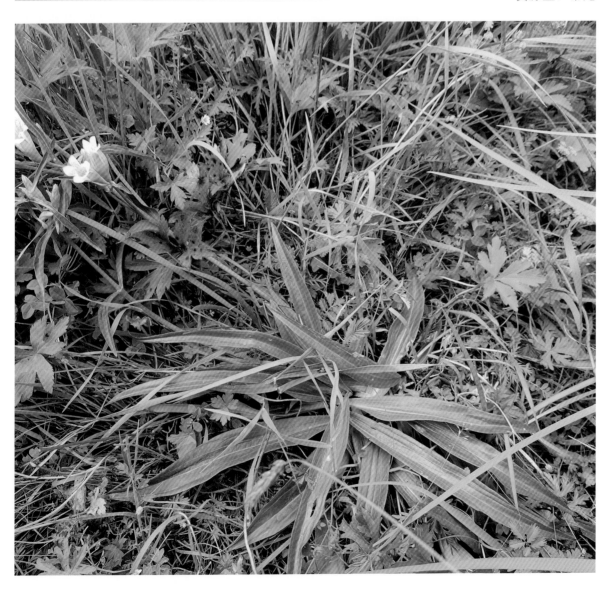

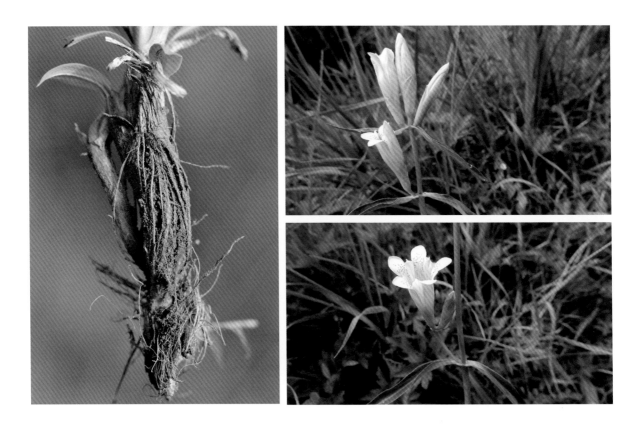

【形态特征】多年生草本，高 10~25cm。主根粗壮，圆锥形。基生叶多丛生，无柄，叶片较大，披针形，先端尖，全缘，主脉 5 条，叶背面的主脉宽阔，隆起；茎生叶对生，较小。花较少成聚伞花序，有长梗；花萼筒黄绿色，膜质，一侧开裂，萼齿 2~5，等长；花冠管状，黄色，漏斗形，喉部具多数绿色斑点，先端 5 裂，裂片卵圆形；雄蕊 5，着生于花冠管中下部；子房上位，1 室，有 2 个侧膜胎座。蒴果，开裂为 2 个果瓣，椭圆状披针形，柄长 7~12mm。种子褐色，有光泽，狭长圆形。花期 7~9 月，果期 8~10 月。

【生境分布】在祁连山分布于海拔 3200m 上下高山草原、灌丛、林下、林间空地、山沟、多石干山坡及河滩。西藏、四川、青海、甘肃、宁夏、湖北西部有分布。

■ 中药　秦艽

同"达乌里秦艽"条。

■ 藏药　吉解嘎保

【别　　名】席当嘎保、呷琅吧、交布西。

【入药部位】花。

【采收加工】花期采花或全草，或秋季挖根，洗去泥土，根切片，晾干，备用。

【药　　性】味苦，性凉、糙。

【功能主治】清热，消炎利胆。主治腹泻，肝热，胆热，乳腺热。外用消肿愈伤，主治麻风。

【用法用量】内服：5~9g，或入丸、散。

■ 蒙药　查干走力更其木格

【别　　名】查干—吉勒泽。

【入药部位】全草。

【采收加工】夏、秋季采收，晒干。

【药　　性】味苦，性平。

【功能主治】散风祛湿，利咽。主治关节痛，肺病发热，黄疸。

【用法用量】内服：煮散剂，3~5g，或入丸、散。

扁　蕾　*Gentianopsis barbata* (Froel.) Ma

资源量：常见

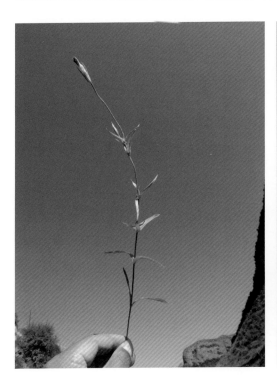 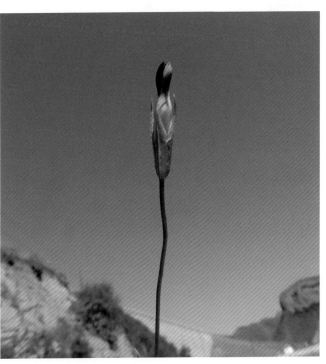

【形态特征】一年生或二年生草本，高 8~40cm。茎单生。基生叶有柄，长约 0.6cm，叶片匙形或线状披针形，长 0.7~4cm，宽 0.1~1cm，先端圆钝，基部渐狭成柄，中脉在下面明显；茎生叶 3~10 对，无柄，狭披针形至线形，长 1.5~8cm，宽 3~9mm，先端渐尖，基部钝。单花顶生；花梗长达 15cm，果时更长；花萼筒形，稍扁，稍短于花，或与花冠筒等长，萼筒长 0.6~1cm，萼裂片 4，不等长，异形，具白色膜质边缘；花冠筒状漏斗形，筒部黄白色，檐部蓝色或淡蓝色，长 2~5cm，裂片 4，下部两侧有短的细条裂齿；腺体 4 个，近球形，着生于花冠筒基部，与雄蕊互生；雄蕊 4，生于花冠筒中部；子房狭椭圆形，长 2.5~3cm，子房柄长 2~4mm，花柱短。蒴果长圆形。种子小，长约 1mm，表面有较密的突起。花期 7~8 月，果期 8~9 月。

【生境分布】在祁连山分布于海拔 2400~3200m 沟边、山坡草地、林下、灌丛。我国西南、西北、华北、东北，以及湖北西部等地有分布。

■ 中药　扁蕾

【别　　名】沼生扁蕾、泽扁蕾。

【入药部位】全草。

【采收加工】春、夏季采收，洗净，晾干。

【性味归经】味苦，性寒。归心、肝经。

【功能主治】清热解毒，消肿止痛。主治外感发热，肝炎，胆囊炎，头痛目赤，外伤肿痛，疮疖肿毒。

【用法用量】内服：6~10g，或入丸、散。外用：适量，捣敷。

■ 蒙药　铁木尔—地格达

【别　　名】乌苏图—特木日—地格达。

【入药部位】全草。

【采收加工】夏季花期采收，阴干。

【药　　性】味苦，性寒。

【功能主治】清热解毒，清肝。主治肝胆湿热，血热性传染病。

【用法用量】内服：煮散剂，3~5g，或入丸、散。

湿生扁蕾 沼生扁蕾
Gentianopsis paludosa (Hook. f.) Ma

资源量：常见

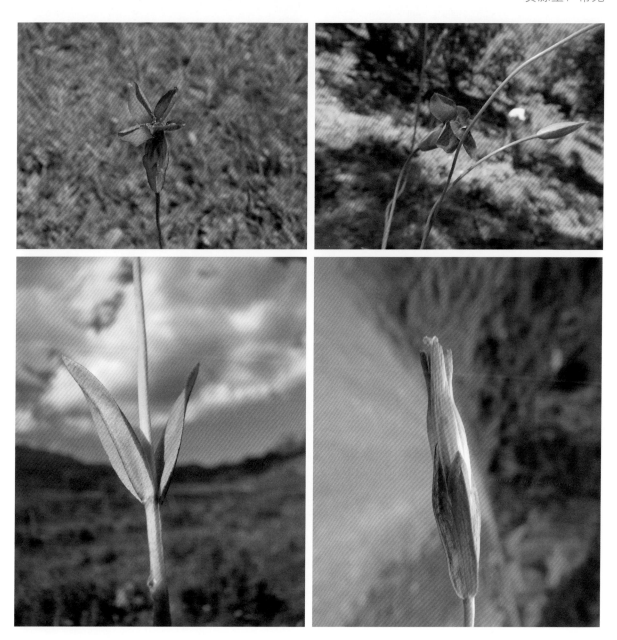

【形态特征】一年生草本，高 3.5~40cm。茎单生，基部分枝或不分枝。基生叶 3~5 对，叶柄扁平，
长达 6mm；叶片匙形，长 0.4~3cm，宽 2~9mm，先端圆形，边缘具乳突，基部狭缩成
柄；茎生叶 1~4 对，无柄；叶片长圆形或椭圆状披针形，长 0.5~5.5cm，宽 2~14mm，
先端钝，边缘具乳突，基部钝，离生。花单生茎及分枝顶端；花梗长 1.5~20cm，果期
略伸长；花萼筒形，长为花冠之半，裂片近等长，外对狭三角形，内对卵形；花冠蓝

色或下部黄白色，上部蓝色，裂片宽长圆形，先端圆形，有微齿；腺体近球形，下垂；花丝线形，花药黄色，长圆形；子房具柄，长 2~3.5cm，花柱长 3~4mm。蒴果具长柄，椭圆形。种子黑褐色。花期 7~9 月，果期 8~10 月。

【生境分布】在祁连山分布于海拔 2900m 上下高山草地。西藏、云南、四川、青海、甘肃、陕西、宁夏、内蒙古、山西、河北有分布。

■ 中药　湿生扁蕾

【别　　名】龙胆草。

【入药部位】全草。

【采收加工】夏季采收，洗净，晾干。

【性味归经】味苦，性寒。

【功能主治】清热利湿，解毒。主治感冒发热，肝炎，胆囊炎，肾盂肾炎，目赤肿痛，小儿腹泻，疮疖肿毒。

【用法用量】内服：5~10g，大剂量可用至 30g，或熬膏。

■ 藏药　机合滴

【入药部位】全草。

【采收加工】花期采收全草，洗去泥土，晾干。

【药　　性】味苦，性寒。

【功能主治】清肝利胆，清热解毒，祛湿，消炎利疮。主治急性黄疸型肝炎，急性肾盂肾炎，胆病引起的发热、疮疖痈毒。

【用法用量】内服：配方或单用。

椭圆叶花锚　卵萼花锚
Halenia elliptica D. Don

资源量：常见

【形态特征】一年生或二年生草本，高 20~50cm。茎直立，近四棱形，少分枝。基生叶椭圆形，长 2~3cm，宽 5~15mm，全缘，具宽扁的柄，柄长 1~1.5cm，叶脉 3 条；茎生叶对生，几

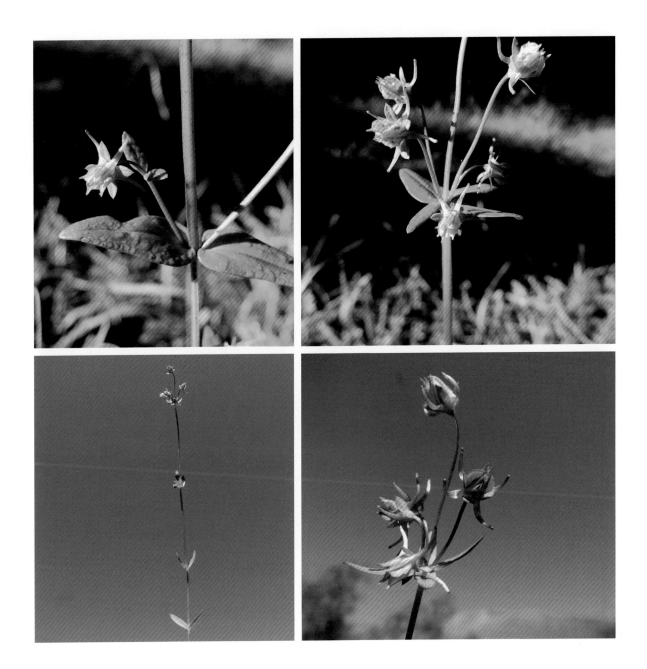

无柄，抱茎，叶片长椭圆形或卵状披针形，长 2~7cm，宽 0.5~3.5cm，先端钝或急尖，
基部圆形或阔楔形，全缘；主脉 5 条。聚伞花序顶生或腋生，花梗长短不等，长 0.5~3.5cm；
花直径 1~1.5cm；花萼 4 裂，裂片椭圆形或卵形；花冠蓝色或紫色，4 裂，裂片卵圆
形或椭圆形，裂片基部有窝孔，延伸成一长距；雄蕊 4，着生于花冠近基部；子房卵形，
长约 5mm，花柱极短，柱头 2 裂。蒴果宽卵形，长约 1cm，分裂达基部。种子褐色。
花期 7~9 月，果期 8~10 月。

【**生境分布**】在祁连山分布于海拔 2200~2900m 高山林下及林缘、山坡草地、灌丛中、山谷水沟边。
西藏、云南、四川、贵州、青海、新疆、陕西、甘肃、山西、内蒙古、辽宁、湖南、
湖北有分布。

■ 中药　黑及草

【别　　名】黑耳草、龙胆、阿小根。

【入药部位】全草。

【采收加工】6~8月采收，除去杂质，鲜用或晒干。

【性味归经】味苦，性寒。归肺经。

【功能主治】清热解毒，疏肝利胆，疏风止痛。主治急、慢性肝炎，胆囊炎，肠胃炎，流行性感冒，咽喉痛，牙痛，脉管炎，外伤感染发热，中暑腹痛，外伤出血。

【用法用量】内服：10~15g，或炖肉食。外用：适量，捣敷。

【各家论述】疏风，清暑，镇痛。治风热头晕，中暑腹痛。（《贵州草药》）

■ 藏药　机合滴

同"湿生扁蕾"条。

■ 蒙药　昭邦利格—章古图—地格达

【别　　名】札格地格—拉告。

【入药部位】带花全草。

【采收加工】秋季花盛开时摘取地上部分，除去杂质，置通风处阴干。

【药　　性】味苦，性寒。效钝、糙、轻、燥。

【功能主治】抑协日，清热，疗伤，健胃。主治协日热，感冒，肝热，疫热，脏腑热。

【用法用量】内服：煮散剂，3~5g，或入丸、散。

辐状肋柱花
辐花侧蕊
Lomatogonium rotatum (L.) Fries ex Nym.

资源量：较常见

【形态特征】一年生草本，高达40cm。茎不分枝或基部少分枝。叶窄长披针形、披针形或线形，长达4.3cm，先端尖，基部楔形，半抱茎；无柄。花5数，顶生及腋生；花萼裂片线形或线状披针形，稍不整齐，长0.8~2.2（~2.7）cm，先端尖；花冠淡蓝色，具深色脉纹，

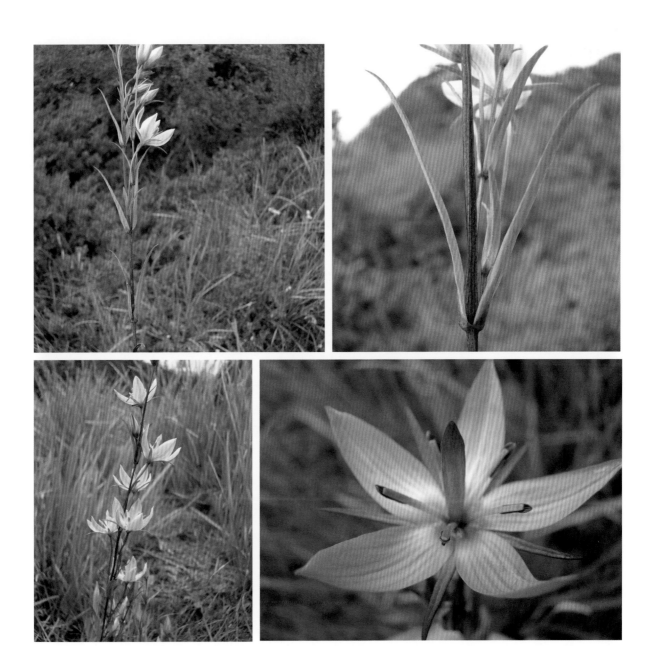

　　裂片椭圆状披针形或椭圆形，长 1.5~2.5cm，基部两侧各具 1 管形腺窝，边缘具不整
　　齐裂片状流苏；花药蓝色，窄长圆形，长 3~4.5mm。蒴果窄椭圆形或倒披针状椭圆形。
　　种子球形，光滑。花期 7~8 月，果期 7~9 月。

【生境分布】在祁连山分布于海拔 3000~3400m 坡地、草原。我国东北、华北、西北至西南等地有
　　　　　　分布。

■ 中药　肋柱花

【入药部位】全草。

【采收加工】夏、秋季采收，晒干。

【性味归经】味苦，性寒。

【功能主治】清热利湿，解毒。主治黄疸型肝炎，外感头痛发热。

【用法用量】内服：10~15g。

■ **蒙药** 哈毕日干—地格达

【别　　名】查干—持木尔—地格达、嘎希古那。

【入药部位】全草。

【采收加工】秋季开花期采收，晒干。

【药　　性】味苦，性寒。效钝、糙、轻、燥。

【功能主治】抑协日，清热，疗伤，健胃。主治胆痞，黄疸，消化不良，巴达干协日合并症，协日热，肝胆热病。

【用法用量】内服：煮散剂，3~5g，或入丸、散。

抱茎獐牙菜 抱茎西伯菜、抱茎享乐菜
Swertia franchetiana H. Smith

资源量：较常见

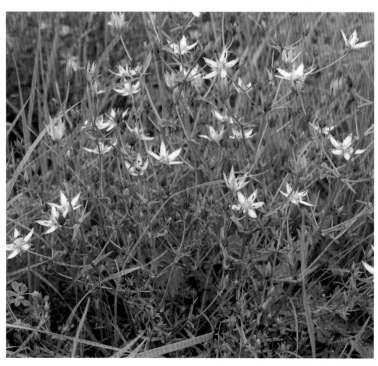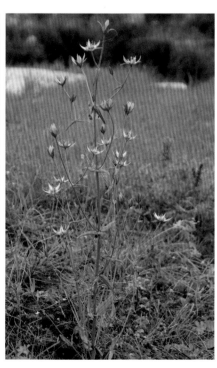

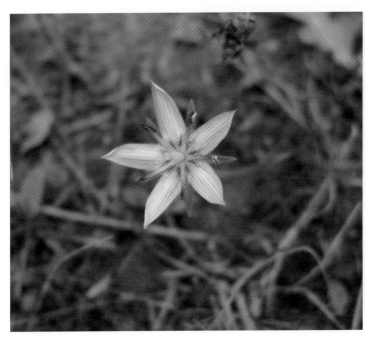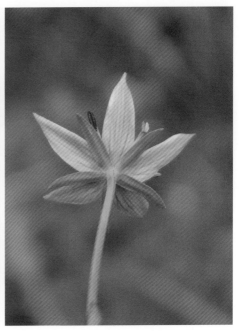

【**形态特征**】一年生草本，高 15~40cm。主根明显。茎直立，四棱形，棱上具窄翅，下部常带紫色，从基部起分枝，枝细弱，斜升。基生叶在花期枯存，具长柄，叶片匙形，长 1~1.5cm，先端钝，基部渐狭，下面具 1 脉；茎生叶无柄，披针形或卵状披针形，长至 37mm，宽 1.5~8mm，茎上部及枝上的叶较小，先端锐尖，基部耳形，半抱茎，并向茎下延成窄翅，叶脉 1~3 条，在下面较明显。圆锥状复聚伞花序几乎占据了整个植株，多花；花梗粗，直立，四棱形，长至 4cm；花 5 数，直径 1.5~2.5cm；花萼绿色，稍短于花冠，裂片线状披针形，长 7~12mm，先端锐尖，具小尖头，背面中脉突起；花冠淡蓝色，裂片披针形至卵状披针形，长 9~15mm，先端渐尖，具芒尖，基部有 2 个腺窝，腺窝囊状，矩圆形，边缘具长柔毛状流苏；花丝线形，长 5~7mm，花药深蓝灰色，线形，长 2~2.5mm；子房无柄，窄椭圆形，花柱短，不明显，柱头 2 裂，裂片半圆形。蒴果椭圆状披针形，长 1.2~1.6cm。种子近圆形，直径 0.5mm，表面具细网状突起。花期 7~8 月，果期 8~9 月。

【**生境分布**】在祁连山分布于海拔 3000m 上下沟边、山坡、林缘、灌丛。西藏、四川、青海、甘肃有分布。

■ 中药 抱茎獐牙菜

【**入药部位**】全草。

【**采收加工**】秋季采集，干燥。

【**性味归经**】味甘、苦，性寒。

【**功能主治**】清肝利胆，健胃。主治肝胆系统疾病。

【**用法用量**】内服：配方或单用。

四数獐牙菜 <small>二型腺鳞草</small>
Swertia tetraptera Maxim.

资源量：较常见

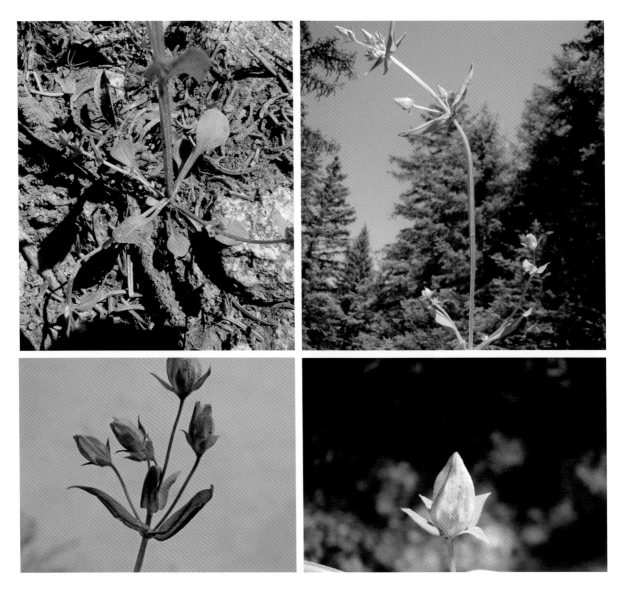

【**形态特征**】一年生草本，高 5~30cm。主根粗，黄褐色。茎直立，四棱形，棱上有宽约 1mm 的翅，下部直径 2~3.5mm，从基部起分枝，枝四棱形；基部分枝较多，长短不等，长 2~20cm，纤细，铺散或斜升；中上部分枝近等长，直立。基生叶与茎下部叶具长柄，叶片矩圆形或椭圆形，长 0.9~3cm，宽 1~1.8cm，先端钝，基部渐狭成柄，叶质薄，叶脉 3 条，在下面明显，叶柄长 1~5cm；茎中上部叶无柄，卵状披针形，长 1.5~4cm，宽达 1.5cm，先端急尖，基部近圆形，半抱茎，叶脉 3~5 条，在下面较明显；分枝的叶较小，矩圆形或卵形，长不逾 2cm，宽在 1cm 以下。圆锥状复聚伞花序或聚伞花序多花，稀单花顶生；花梗细长，长 0.5~6cm；花 4 数，大小相差甚远，主茎上部的花比主茎基部和基部分枝上的花大 2~3 倍，呈明显的大小两种类型；大花的花萼绿色，叶状，裂片披针形或卵状披针形，花时平展，长 6~8mm，先端急尖，基部稍狭缩，背面具 3 脉；花冠黄绿色，有时带蓝紫色，开展，异花授粉，裂片卵形，长 9~12mm，宽约 5mm，先端钝，啮蚀状，下部具 2 个腺窝，腺窝长圆形，邻近，沟状，仅内侧边缘具短裂片状流苏；花丝扁平，基部略扩大，长 3~3.5mm，花药黄色，矩圆形，长约 1mm；子房披针形，长 4~5mm，花柱明显，柱头裂片半圆形；蒴果卵状矩圆形，长 10~14mm，先端钝种子矩圆形，长约 1.2mm，表面平滑；小花的花萼裂片宽卵形，长 1.5~4mm，先端钝，具小尖头；花冠黄绿色，常闭合，闭花授粉，裂片卵形，长 2.5~5mm，先端钝圆，啮蚀状，腺窝常不明显。蒴果宽卵形或近圆形，长 4~5mm，先端圆形，有时略凹陷；种子较小。花期 7~9 月，果期 8~9 月。

【生境分布】在祁连山分布于连城林区海拔 2000~4000m 潮湿山坡、河滩、灌丛、疏林中。西藏、四川、青海、甘肃有分布。

■ 中药　四数獐牙菜

【入药部位】全草。

【采收加工】秋季采集，干燥。

【性味归经】味甘、苦，性寒。

【功能主治】清肝利胆。主治黄疸型肝炎、胆囊炎等肝胆疾病。

【用法用量】内服：配方或单用。

萝藦科

鹅绒藤 牛皮消、软毛牛皮消、羊奶角角
Cynanchum chinense R. Br.

资源量：常见

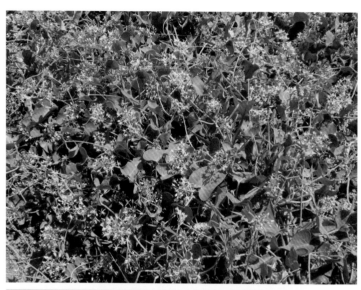
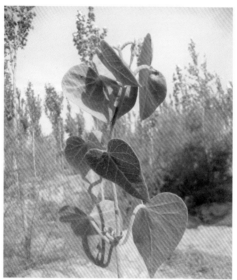
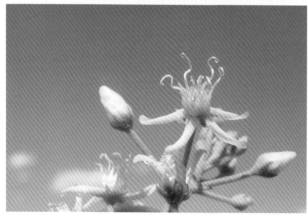
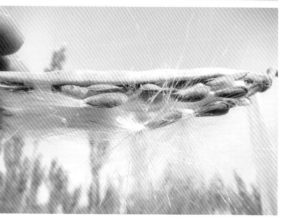

【形态特征】缠绕草本。主根圆柱状，长约 20cm，直径约 5mm，干后灰黄色，全株被短柔毛。叶对生，薄纸质，宽三角状心形，长 4~9cm，宽 4~7cm，顶端锐尖，基部心形，两面均被短柔毛，脉上较密；侧脉约 10 对，在叶背略为隆起。伞形聚伞花序腋生，两歧，着花约 20 朵；花萼外面被柔毛；花冠白色，裂片长圆状披针形；副花冠二形，杯状，上端裂成 10 个丝状体，分为两轮，外轮约与花冠裂片等长，内轮略短；花粉块每室 1 个，下垂；花柱头略为突起，顶端 2 裂。蓇葖双生或仅有 1 个发育，细圆柱状，向端部渐尖，长 11cm，直径 5mm。种子长圆形；种毛白色绢质。花期 6~8 月，果期 8~10 月。

【生境分布】在祁连山分布于海拔 2000m 上下山坡向阳灌木丛、路旁、河畔、田埂。辽宁、河北、河南、山东、山西、陕西、宁夏、甘肃、江苏、浙江等地有分布。

■ 中药　鹅绒藤

【别　　名】祖马花、祖子花。

【入药部位】茎中的白色乳汁及根。

【采收加工】夏、秋季随采乳汁随用。根挖出后洗净，晒干。

【性味归经】味苦，性寒。归肝经。

【功能主治】清热解毒，消积健胃，利水消肿。主治小儿食积，疳积，胃炎，十二指肠溃疡，肾炎水肿，寻常疣。

【用法用量】内服：3~15g。外用：取汁涂抹患处。

地梢瓜
地梢花、地瓜儿、老瓜瓢
Cynanchum thesioides (Freyn) K. Schum.

资源量：常见

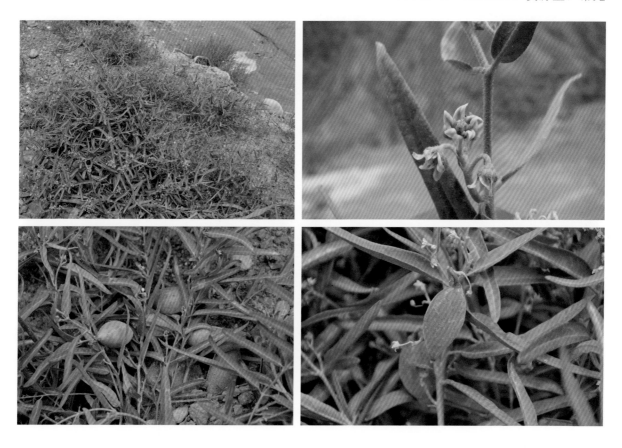

【形态特征】直立半灌木。地下茎单轴横生；茎自基部多分枝。叶对生或近对生，线形，长3~5cm，宽2~5mm，叶背中脉隆起。伞形聚伞花序腋生；花萼外面被柔毛；花冠绿白色；副花冠杯状，裂片三角状披针形，渐尖，高过药隔的膜片。蓇葖纺锤形，先端渐尖，中部膨大，长5~6cm，直径2cm。种子扁平，暗褐色，长8mm；种毛白色绢质，长2cm。花期5~8月，果期8~10月。

【生境分布】在祁连山分布于海拔2200m上下林缘、石坡、草丛、荒地、田边等。我国东北、华北、西北等地有分布。

■ **中药** 地梢瓜

【别　　名】沙奶奶、细叶牛皮消、牛梢瓜。

【入药部位】全草。

【采收加工】夏、秋季采收，洗净，晒干。

【性味归经】味甘，性凉。归肺经。

【功能主治】补肺气，清热降火，生津止渴，消炎止痛。主治虚火上升，咽喉疼痛，气阴不足，神疲健忘，虚烦口渴，头昏失眠，产后体虚，乳汁不足。

【用法用量】内服：15~30g。

■ **蒙药** 特莫恩—胡乎

【别　　名】乌市森—特莫恩—胡乎、乌布森—部格莫宁。

【入药部位】种子。

【采收加工】秋季采收成熟果实，晒干后取出种子。

【药　　性】味苦，性凉。效钝、燥、糙。

【功能主治】清协日，止泻。主治血协日性腹泻，肠刺痛，腑热等。

【用法用量】内服：配方或单用。

【各家论述】①祛协日病。（《医药月帝》）②清协日，止热性腹泻。（《论说医典》）

马钱科

互叶醉鱼草
泽当醉鱼草、小叶醉鱼草
Buddleja alternifolia Maxim.

资源量：稀少

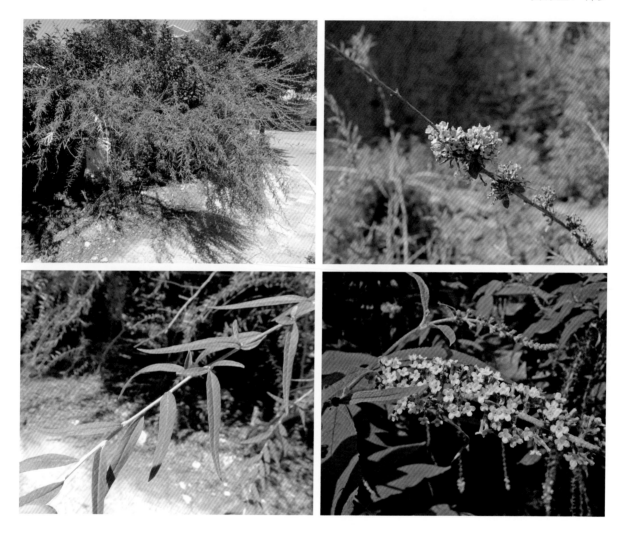

【形态特征】灌木，高达 4m。叶在长枝互生，在短枝簇生；长枝叶披针形或线状披针形，全缘或
具波状齿；短枝或花枝叶椭圆形或倒卵形，全缘兼具波状齿。花多朵组成簇生状或圆
锥状聚伞花序，花序长 1~4.5cm；花序梗短，基部常具少数小叶；花梗长 3mm；花芳
香；花萼钟状，密被灰白色星状绒毛杂有腺毛，裂片长 0.5~1.7mm；花冠紫蓝色，花
冠筒长 0.6~1cm，裂片长 1.2~3mm；雄蕊着生花冠筒内壁中部；柱头卵形。蒴果椭圆形，
长约 5mm，无毛。种子多粒，边缘具短翅。花期 5~7 月，果期 7~9 月。

【生境分布】在祁连山分布于中东段海拔 2400~2700m 山坡。内蒙古、河北、山西、陕西、宁夏、甘肃、青海、河南、四川、西藏等地有分布。

■ 中药 互叶醉鱼草

【别　　名】白芨、白芨梢、白积梢。

【入药部位】根。

【采收加工】2 月、7 月采根。

【性味归经】味苦、甘、涩，性微寒。归肺、肝、胃经。

【功能主治】收敛止血，消肿生肌。主治咯血吐血，外伤出血，疮疡肿毒，皮肤皲裂，肺结核咯血，溃疡病出血。

【用法用量】内服：6~15g，或研粉吞服 3~6g。外用：适量。不宜与乌头类药材同用。

旋花科

打碗花
小旋花、喇叭花
Calystegia hederacea Wall.

资源量：常见

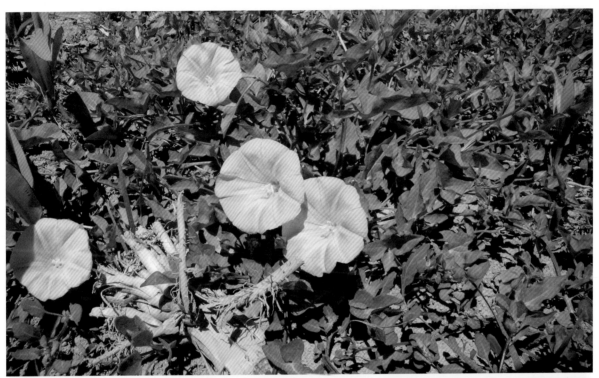

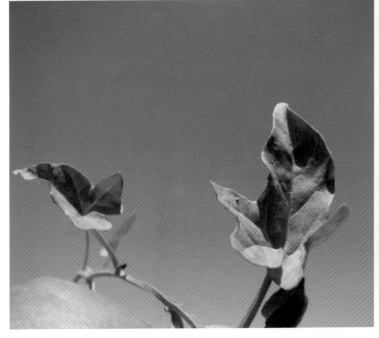

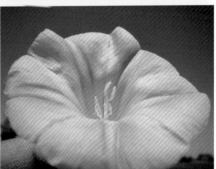

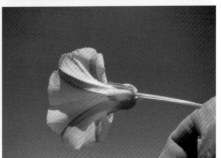

【形态特征】一年生蔓生草本，高 8~30cm，常自基部分枝，具细长白色的根。茎细，平卧，有细棱。基部叶片长圆形，长 2~5cm，宽 1~2.5cm，顶端圆，基部戟形，上部叶片 3 裂，中裂片长圆形或长圆状披针形，侧裂片近三角形，全缘或 2~3 裂，叶片基部心形或戟形；叶柄长 1~5cm。花腋生，1 朵，花梗长于叶柄，有细棱；苞片宽卵形，紧贴萼片，长 0.8~1.6cm，顶端钝或锐尖至渐尖；萼片长圆形，长 0.6~1cm，顶端钝，具小短尖头，内萼片稍短；花冠淡紫色或淡红色，钟状，长 2~4cm，冠檐近截形或微裂；雄蕊近等长，花丝基部扩大，贴生花冠管基部，被小鳞毛；子房无毛，柱头 2 裂，裂片长圆形，扁平。蒴果卵球形，长约 1cm，宿存萼片与之近等长或稍短。种子黑褐色，长 4~5mm，表面有小疣。花期 6~9 月，果期 7~9 月。

【生境分布】在祁连山分布于沿山地区，为农田、荒地、路旁常见的杂草。全国各地多有分布。

▓ 中药　面根藤

【别　　名】兔儿苗、狗儿秧、秧子根。

【入药部位】根状茎及花。

【采收加工】秋季采根状茎，洗净，鲜用或晒干。夏、秋季采集花，鲜用。

【性味归经】味甘、微苦，性平。归肝、肾经。

【功能主治】根状茎：健脾益气，利尿，调经，止带。主治脾虚消化不良，月经不调，白带异常，乳汁稀少。花：止痛。外用主治牙疼。

【用法用量】内服：10~30g。

【各家论述】①治白带，通月经并五淋，小儿呕吐乳症。（《分类草药性》）②治疳积和产后感冒。（《民间常用草药汇编》）

银灰旋花　*沙地小旋花*
Convolvulus ammannii Desr.

资源量：常见

【形态特征】多年生草本。根状茎短，木质化，茎少数或多数，高 2~15cm，平卧或上升，枝和叶密被贴生稀半贴生银灰色绢毛。叶互生，线形或狭披针形，长 1~2cm，宽 0.5~5mm，先端锐尖，基部狭，无柄。花单生枝端，具细花梗，长 0.5~7cm；萼片 5，长（3~5~）4~7mm，外萼片长圆形或长圆状椭圆形，近锐尖或稍渐尖，内萼片较宽，椭圆形，渐

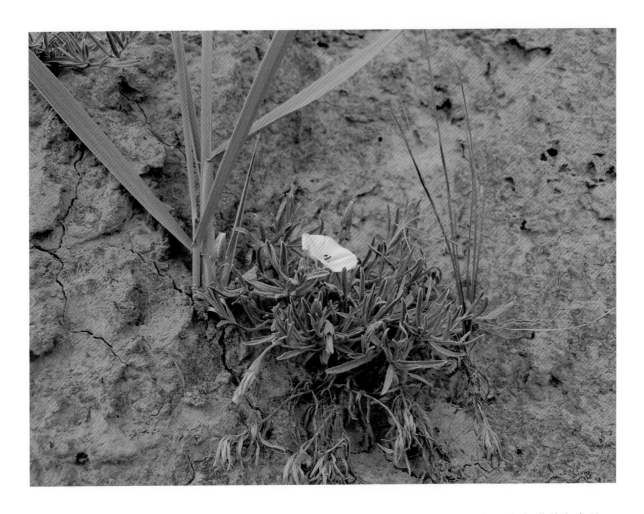

尖，密被贴生银色毛；花冠小，漏斗状，长 8~15mm，淡玫瑰色或白色带紫色条纹，有毛，5 浅裂；雄蕊 5，较花冠短一半，基部稍扩大；雌蕊无毛，较雄蕊稍长，子房 2 室，每室 2 胚珠；花柱 2 裂，柱头 2，线形。蒴果球形，2 裂，长 4~5mm。种子 2~3 枚，卵圆形，光滑，具喙，淡褐红色。花期 6~9 月，果期 8~10 月。

【生境分布】在祁连山分布于海拔 2200~2700m 干旱山坡草地、路旁。我国多数省区有分布。

中药 小旋花

【别　　名】彩木。

【入药部位】全草。

【采收加工】夏、秋季采收，切段，晒干。

【性味归经】味辛，性温。归肺经。

【功能主治】解表，止咳。主治感冒，咳嗽。

【用法用量】内服：6~10g。

田旋花 拉拉菀、野牵牛、车子蔓
Convolvulus arvensis L.

资源量：常见

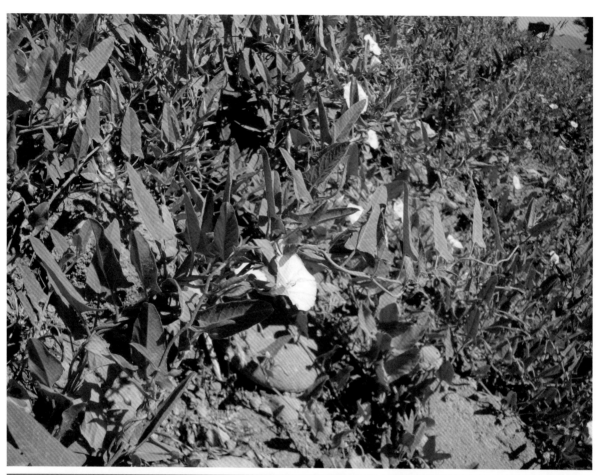

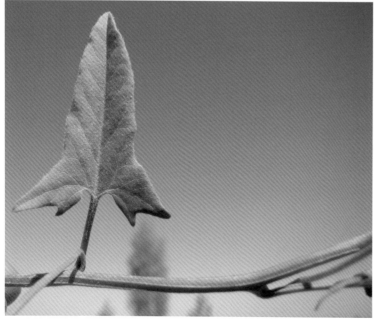

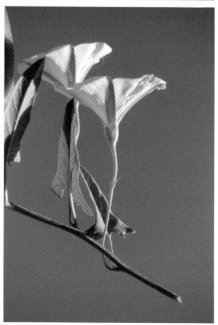

【形态特征】多年生草本。根状茎横走，茎平卧或缠绕。单叶互生，叶卵状长圆形至披针形，全缘或 3 裂；叶柄较叶片短；叶脉羽状，基部掌状。花序腋生，1 或有时 2~3 至多花，花柄比花萼长得多；苞片 2，线形，生于花梗近中部；萼片稍不等，2 个外萼片稍短，长圆状椭圆形；花冠宽漏斗形，长 15~26mm，白色或粉红色，5 浅裂；雄蕊 5，稍不等长，较花冠短一半，花丝基部扩大，具小鳞毛；雌蕊较雄蕊稍长，子房有毛，2 室，每室 2 胚珠，柱头 2，线形。蒴果卵状球形或圆锥形，无毛，长 5~8mm。种子 4，卵圆形，无毛，长 3~4mm，暗褐色或黑色。花期 6~9 月，果期 7~10 月。

【生境分布】在祁连山分布于全山系海拔 1800~2300m 田边、路旁、荒地。我国多数省区有分布。

中药　田旋花

【别　　名】曲节藤、扶秧苗、白花藤。

【入药部位】全草或花。

【采收加工】夏、秋季采收全草，洗净，鲜用或切段晒干。在 6~8 月开花时摘取花，鲜用或晾干。

【性味归经】味辛，性温。有毒。归肾经。

【功能主治】祛风，止痒，止痛。主治风湿痹痛，牙痛，神经性皮炎。

【用法用量】内服：6~10g。外用：适量，酒浸涂患处。

藏药　波日青

【入药部位】全草。

【采收加工】6~8 月采集全草，除去杂质，晾干。

【药　　性】味苦，性凉。

【功能主治】清热，止痛。主治瘟疫，陈热病，虫病。

【用法用量】内服：配方或单用。

菟丝子
龙须子、吐丝子、黄藤子
Cuscuta chinensis Lam.

资源量：常见

【形态特征】一年生寄生草本。茎缠绕，黄色，纤细，直径约 1mm，无叶。花序侧生，少花或多花

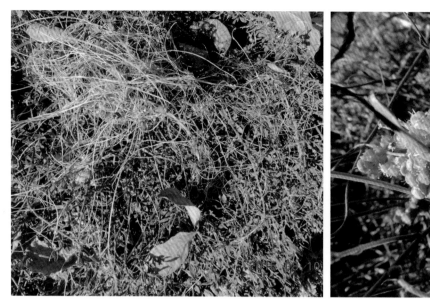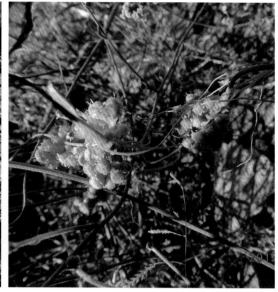

簇生成小伞形或小团伞花序，近于无总花序梗；苞片及小苞片小，鳞片状；花梗稍粗壮，长约 1mm；花萼杯状，中部以下连合，裂片三角状，长约 1.5mm，顶端钝；花冠白色，壶形，长约 3mm，裂片三角状卵形，顶端锐尖或钝，向外反折，宿存；雄蕊着生花冠裂片弯缺微下处；鳞片长圆形，边缘长流苏状；子房近球形，花柱 2，等长或不等长，柱头球形。蒴果球形，直径约 3mm，几乎全为宿存的花冠所包围，成熟时整齐的周裂。种子 2~49，淡褐色，卵形，长约 1mm，表面粗糙。花期 6~8 月，果期 7~9 月。

【生境分布】在祁连山分布于海拔 2400m 上下，通常寄生于豆科、菊科等多种植物或攀缘于灌木丛。我国多数省区有分布。

▨ **中药** 菟丝子

【别　　名】菟丝实、黄网子、黄萝子。

【入药部位】种子。

【采收加工】秋季果实成熟时采收植株，晒干，打下种子，除去杂质。

【性味归经】味辛、甘，性平。归肝、肾、脾经。

【功能主治】补益肝肾，固精缩尿，安胎，明目，止泻。外用消风祛斑。主治肝肾不足，腰膝酸软，阳痿遗精，遗尿尿频，肾虚胎漏，胎动不安，目昏耳鸣，脾肾虚泻。外用主治白癜风。

【用法用量】内服：6~12g。

【各家论述】①养肌强阴，坚筋骨，主茎中寒，精自出，溺有余沥，口苦燥渴，寒血为积。（《名医别录》）②补五劳七伤，治鬼交泄精，尿血，润心肺。（《日华子本草》）

■ **藏药　竹下巴**

【别　　名】竹其下巴、苦苦萨赞。

【入药部位】全草。

【采收加工】花期采集全草，晾干。

【药　　性】味苦、辛，性寒。

【功能主治】补肾益精，养肝明目。主治肝、肺、筋脉发热，中毒性发热，肺炎，热性头痛等。

【用法用量】内服：配方或单用。

金灯藤　日本菟丝子、大菟丝子、菟丝子
Cuscuta japonica Choisy

资源量：较常见

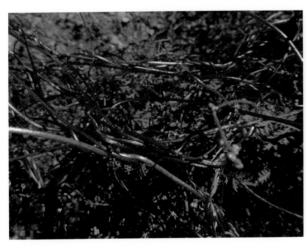 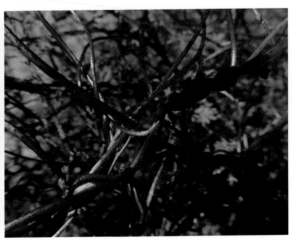

【形态特征】一年生寄生缠绕草本。茎较粗壮，肉质，直径1~2mm，黄色，常带紫红色瘤状斑点，无毛，多分枝，无叶。花无柄或几无柄，形成穗状花序，长达3cm，基部常多分枝；苞片及小苞片鳞片状，卵圆形，长约2mm，顶端尖，全缘，沿背部增厚；花萼碗状，肉质，长约2mm，5裂几达基部，裂片卵圆形或近圆形，相等或不相等，顶端尖，背面常有紫红色瘤状突起；花冠钟状，淡红色或绿白色，长3~5mm，顶端5浅裂，裂片卵状三角形，钝，直立或稍反折，短于花冠筒2~2.5倍；雄蕊5，着生于花冠喉部裂片之间，

花药卵圆形，黄色，花丝无或几无；鳞片5，长圆形，边缘流苏状，着生于花冠筒基部，伸长至冠筒中部或中部以上；子房球状，平滑，无毛，2室，花柱细长，合生为1，与子房等长或稍长，柱头2裂。蒴果卵圆形，长约5mm，近基部周裂。种子1~2个，光滑，长2~2.5mm，褐色。花期7~8月，果期8~9月。

【生境分布】在祁连山分布于海拔2200~2500m，寄生于豆科、菊科等多种植物或攀缘于灌木丛。我国多数省区有分布。

■ 中药　菟丝子

同"菟丝子"条。

■ 藏药　竹下巴

同"菟丝子"条。

花葱科

中华花葱 电灯花
Polemonium chinense (Brand) Brand

资源量：较常见

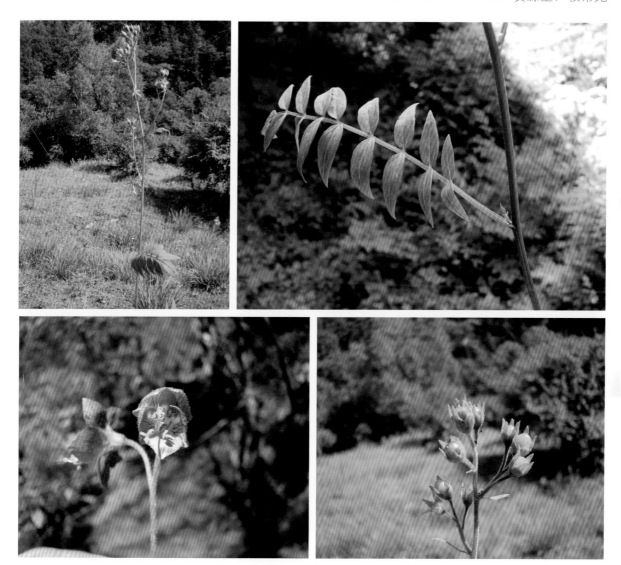

【**形态特征**】多年生草本。根匍匐，圆柱状，多纤维状须根。茎直立，高 0.5~1m，无毛或被疏柔毛。羽状复叶互生，茎下部叶长可达 20cm，茎上部叶长 7~14cm，小叶互生，11~21 片，长卵形至披针形，长 1.5~4cm，宽 0.5~1.4cm，顶端锐尖或渐尖，基部近圆形，全缘，两面有疏柔毛或近无毛，无小叶柄；叶柄长 1.5~8cm，生下部者长，上部具短叶柄或无柄，与叶轴同被疏柔毛或近无毛。聚伞圆锥花序顶生或上部叶腋生，疏生多花；花梗长

3~5（~10）mm，连同总梗密生短的或疏长腺毛；花萼钟状，长 5~8mm，被短的或疏长腺毛，裂片长卵形、长圆形或卵状披针形，顶端锐尖或钝头，稀钝圆，与萼筒近等长；花冠紫蓝色，钟状，长 1~1.5cm，裂片倒卵形，顶端圆或偶有渐狭或略尖，边缘有疏或密的缘毛或无缘毛；雄蕊着生于花冠筒基部之上，通常长于花冠，花药卵圆形，花丝基部簇生黄白色柔毛；子房球形，柱头伸出花冠之外。蒴果卵形，长 5~7mm。种子褐色，纺锤形，长 3~3.5mm；种皮具有膨胀性的黏液细胞，干后膜质似种子有翅。花期 7~8 月，果期 8~9 月。

【生境分布】在祁连山分布于中东段海拔 2500~2600m 潮湿草丛、沟边林下、山谷密林、山坡路旁杂草间。青海、甘肃、陕西、山西、湖北、四川等地有分布。

■ 中药　花荵

【别　　名】电灯花。

【入药部位】根与根茎。

【采收加工】秋季采收，洗净泥土，晒干。

【性味归经】味苦，性平。归肺、心、肝、脾、胃经。

【功能主治】化痰，安神，止血。主治咳嗽痰多，癫痫，失眠，咯血，衄血，吐血，便血，月经过多。

【用法用量】内服：3~10g。

【各家论述】①祛痰，止血，镇静。治痰多咳嗽，癫痫，失眠，月经过多。（《吉林中草药》）
②治急、慢性支气管炎，咳血，吐血，衄血，便血，子宫出血。（《黑龙江常用中草药手册》）

紫草科

黄花软紫草

假紫草、内蒙古软紫草、蒙紫草
Arnebia guttata Bge.

资源量：常见

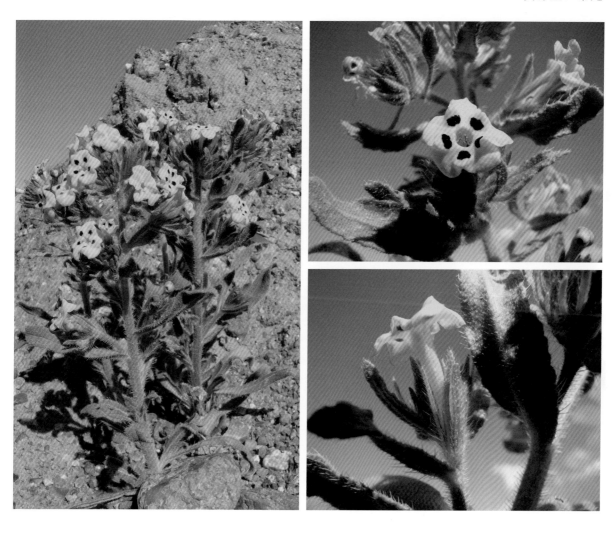

【形态特征】多年生草本，高 10~35cm。根圆锥形或圆柱形，稍扭曲，外皮紫褐色，常呈片状剥离。茎直立，通常由基部分枝，2~4 条，有时 1 条，直立，密被开展的长硬毛和短伏毛。叶无柄，互生，椭圆形、长卵状披针形或匙状线形，长 1.5~5.5cm，宽 3~11mm，先端尖或钝，基部渐狭下延，全缘或有微缺刻，两面密生具基盘的白色长硬毛。镰状聚伞花序，长 3~10cm；花多数，密集；苞片线状披针形；花萼短钟状，5 裂，裂片线状披针形，长 6~10mm；花冠鲜黄色，筒状钟形，细长，长约 1.8mm；子房 4 裂，花柱丝状，稍超过花冠筒之半，先端 2 裂，柱头球形。小坚果 4，三角状卵形，长 2~3mm，淡黄褐色，有小疣状突起。花期 6~8 月，果期 8~10 月。

【生境分布】在祁连山分布于海拔 1600~2500m 石崖石缝、石质山坡等处。西藏、新疆、甘肃西部、宁夏、内蒙古至河北北部有分布。

■ 中药　紫草

【别　　名】紫丹、地血、山紫草。

【入药部位】根。

【采收加工】春、秋季采挖，除去泥沙，晒干。

【性味归经】味苦，性寒。归心、肝经。

【功能主治】凉血活血，解毒透疹。主治斑疹，麻疹，吐血，衄血，尿血，紫癜，黄疸，痈疽，烫伤。

【用法用量】内服：3~9g，或入散剂。外用：适量，熬膏，或制油涂。

【各家论述】①主心腹邪气，五疸，补中益气，利九窍，通水道。（《神农本草经》）②疗腹肿胀满痛。以合膏疗小儿疮及面皶。（《名医别录》）③治恶疮，癣。（《药性论》）④治伤寒时疾，发疮疹不出者，以此作药，使其发出。（《本草图经》）

■ 蒙药　毕日木格

【别　　名】日崔、东日拉。

【入药部位】根。

【采收加工】春、秋季挖根，除去残茎及泥土（勿用水洗，以防褪色），晒干或微火烘干。

【药　　性】味甘、苦，性凉。

【功能主治】清肺、肾热，止血。主治肺热咳嗽，咳痰不利，扩散型肾热，震伤型肾热，各种出血症。

【用法用量】内服：配方或单用。

【各家论述】①治鼻衄，肺空洞等肺病，血热，配毒症等。（《呼和必德力亚》）②治肺病，气血相搏热。（《金光注释集》）

鹤 虱 粘珠子
Lappula myosotis Moench

资源量：常见

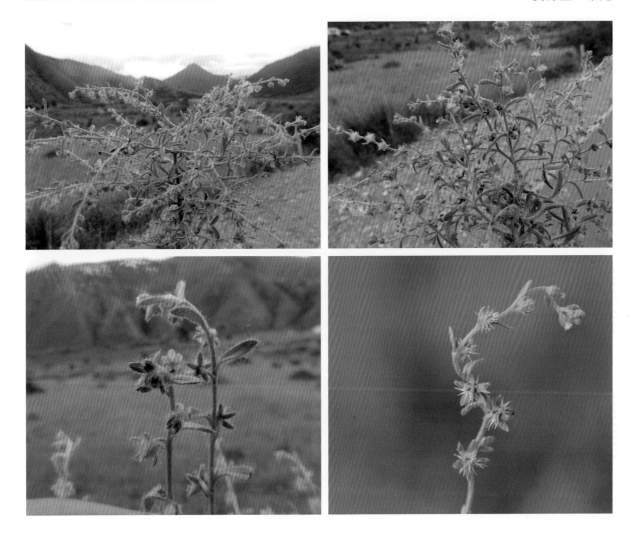

【**形态特征**】一年生草本。茎直立，高 20~40cm，上部有分枝，被开展或近贴伏的灰色柔毛。叶倒披针形或条形，长 1.5~5cm，宽 3~5mm，全缘，先端钝，基部渐狭成叶柄，两面被开展或近开展的具基盘的灰色糙毛。花序顶生，疏松，果期强烈伸长；花梗短；花萼 5 深裂，裂片卵状，果期增大；花冠淡蓝色，钟状，长 3~3.5mm，檐部直径 2~4mm，喉部白色或淡黄色，附属物梯形。小坚果卵形，长 3~3.5mm，背面长圆状披针形，有小疣状突起，边缘有 2~3 行锚状刺，小坚果腹面具疣状突起；花柱隐藏于小坚果上方锚状刺之中。花期 6~8 月，果期 7~9 月。

【**生境分布**】在祁连山分布于冷龙岭以西海拔 2800m 上下山坡草地。我国东北、华北、西北等地有分布。

▨ 中药 鹤虱

【入药部位】果实。

【采收加工】秋季果实成熟时采收，除去枝叶等杂质。

【性味归经】味苦、辛，性平。有毒。归肝经。

【功能主治】消炎杀虫。主治蛔虫、蛲虫、绦虫病，虫积腹痛。

【用法用量】内服：配方或单用。

狼紫草 野旱烟
Anchusa ovata Lehmann

资源量：常见

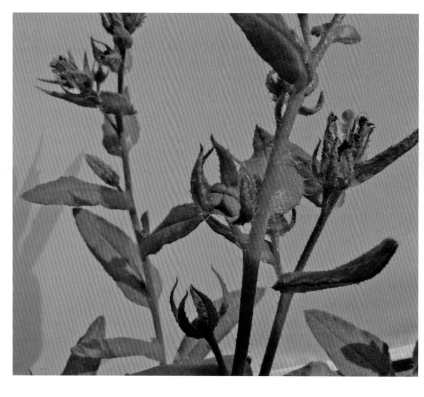
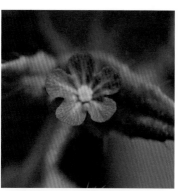
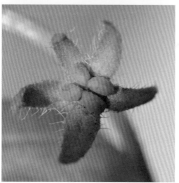

【形态特征】一年生草本。茎高 10~40cm，常自下部分枝，有开展的稀疏长硬毛。基生叶和茎下部叶有柄，其余无柄，倒披针形至线状长圆形，长 4~14cm，宽 1.2~3cm，两面疏生硬毛，边缘有微波状小牙齿。花序花期短，花后逐渐伸长达 25cm；苞片比叶小，卵形至线状披针形；花梗长约 2mm，果期伸长可达 1.5cm；花萼长约 7mm，5 裂至基部，有半贴伏的硬毛，裂片钻形，稍不等长，果期增大，星状开展；花冠蓝紫色，有时紫红色，长约 7mm，无毛，筒下部稍膝曲，裂片开展，宽度稍大于长度，附属物疣状至鳞片状，密生短毛；雄蕊着生花冠筒中部之下，花丝极短，花药长约 1mm；花柱长约 2.5mm，柱头球形，2 裂。小坚果肾形，淡褐色，长 3~3.5mm，宽约 2mm，表面有网状皱纹和小疣点，着生面碗状，边缘无齿。种子褐色。花期 6~8 月，果期 7~9 月。

【生境分布】在祁连山分布于海拔 2300~2600m 山坡、河滩、田边等处。河北、山西、河南、内蒙古、陕西、宁夏、甘肃、青海、新疆、西藏等地有分布。

■ 中药　狼紫草

【别　　名】野旱烟。

【入药部位】叶。

【采收加工】夏、秋季叶长茂盛时采收。

【性味归经】味辛、苦，性温。归肝经。

【功能主治】消炎止痛。主治疮肿。

【用法用量】外用：适量，捣烂外敷患处。

微孔草　*Microula sikkimensis* (Clarke) Hemsl

资源量：常见

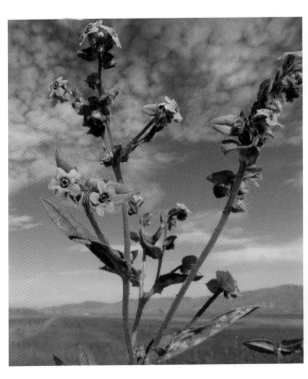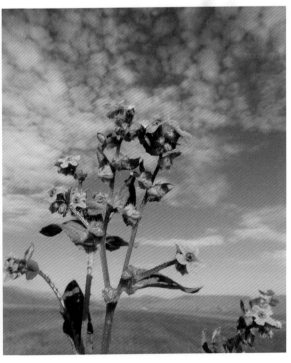

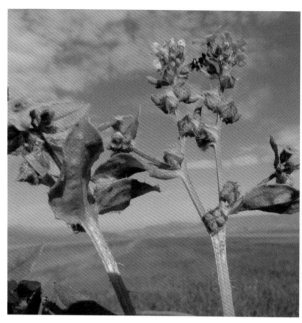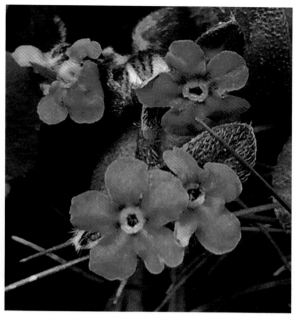

【形态特征】二年生草本。茎被刚毛,高 15~80cm,自下部有分枝,且较多。叶片长 3~10cm,宽 2~3cm,叶背和叶表具粗毛,基生叶和下部叶叶柄长 10cm,上部叶无叶柄,叶片自下而上逐渐变小。花序短而密集,苞片条状披针形,有短花梗;花萼长约 3mm,具毛,深 5 裂;花冠天蓝色,鲜艳,直径 8~12mm,筒长约 5mm,喉部有 5 个附属物;雄蕊 5 个,内藏;子房 4 裂。小坚果卵形,长 2~3mm,有瘤状突起,背面中上部有环状突起,形成小孔。花期 5~7 月,果期 6~8 月。

【生境分布】在祁连山分布于海拔 2300~2700m 山坡、草地。青海、西藏、四川、云南等地有分布。

▉ **藏药** *微孔草*

【入药部位】全草。

【采收加工】夏季采集全草,晾干。

【药　　性】味苦、辛,性寒。

【功能主治】主治眼疾,痘疹等。

【用法用量】内服:配方或单用。

附地菜 地胡椒、黄瓜香

Trigonotis peduncularis (Trev.) Benth. ex Baker et Moore

资源量：常见

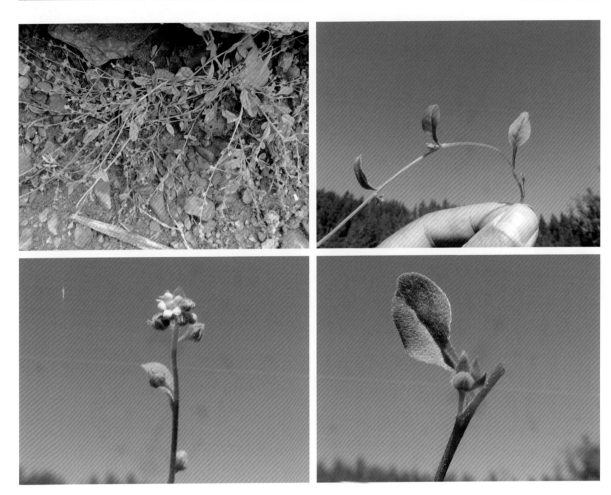

【形态特征】一年生或二年生草本。茎通常多条丛生，稀单一，密集，铺散，高 5~30cm，基部多分枝，被短糙伏毛。基生叶呈莲座状，有叶柄，叶片匙形，长 2~5cm，先端圆钝，基部楔形或渐狭，两面被糙伏毛，茎上部叶长圆形或椭圆形，无叶柄或具短柄。花序生茎顶，幼时卷曲，后渐次伸长，长 5~20cm，通常占全茎的 1/2~4/5，只在基部具 2~3 个叶状苞片，其余部分无苞片；花梗短，花后伸长，长 3~5mm，顶端与花萼连接部分变粗呈棒状；花萼裂片卵形，长 1~3mm，先端急尖；花冠淡蓝色或粉色，筒部甚短，檐部直径 1.5~2.5mm，裂片平展，倒卵形，先端圆钝，喉部附属 5，白色或带黄色；花药卵形，长 0.3mm，先端具短尖。小坚果 4，斜三棱锥状四面体形，长 0.8~1mm，有短毛或平滑无毛，背面三角状卵形，具 3 锐棱，腹面的 2 个侧面近等大而基底面略小，凸起，具短柄，柄长约 1mm，向一侧弯曲。花期 4~9 月，果期 7~9 月。

【生境分布】在祁连山分布于海拔 2000~3000m 丘陵、草地、林缘、田间、荒地。我国东北，以及西藏、云南、广西、江西、福建、新疆、甘肃、内蒙古等地有分布。

■ 中药　附地菜

【别　　名】鸡肠草、鸡肠、搓不死。

【入药部位】全草。

【采收加工】夏、秋季采集，拔取全株，除去杂质，晒干，备用。

【性味归经】味辛、苦，性平。归心、肝、脾、肾经。

【功能主治】行气止痛，解毒消肿。主治胃痛吐酸，痢疾，热毒痈肿，手脚麻木。

【用法用量】内服：15~30g，或研末服。外用：适量，捣敷，或研末擦。

【各家论述】①主毒肿，止小便利。（《名医别录》）②疗蠷螋溺。（《本草经集注》）③洗手足水烂，主遗尿。（《药性论》）④作灰和盐，疗一切疮，及风丹遍身如枣大痒痛者，捣封上，日五、六易之；亦可生食，煮作菜食益人，去脂膏毒气；又烧敷疳式；亦疗小儿赤白痢，可取汁一合，和蜜服之甚良。（《食疗本草》）⑤驱风，镇痛。（《贵州草药》）

马鞭草科

蒙古莸 兰花茶、山狼毒
Caryopteris mongholica Bunge

资源量：常见

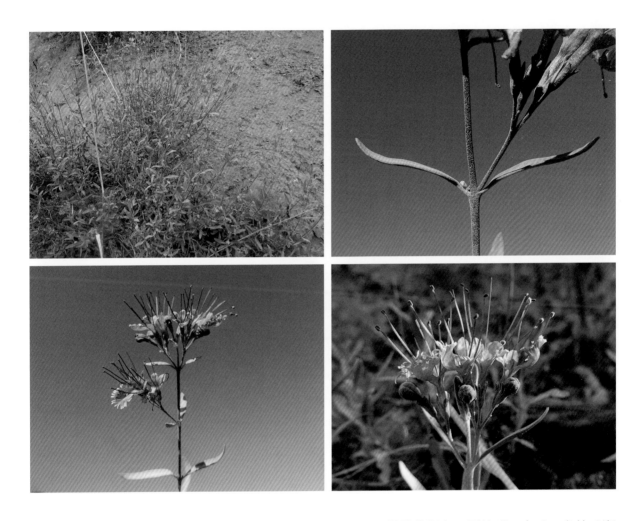

【形态特征】落叶小灌木。常自基部即分枝，高 0.3~1.5m，嫩枝紫褐色，圆柱形，有毛，老枝毛渐脱落。叶片厚纸质，线状披针形或线状长圆形，全缘，很少有稀齿，长 0.8~4cm，宽 2~7mm，表面深绿色，稍被细毛，背面密生灰白色绒毛；叶柄长约 3mm。聚伞花序腋生，无苞片和小苞片；花萼钟状，长约 3mm，外面密生灰白色绒毛，深 5 裂，裂片阔线形至线状披针形，长约 1.5mm；花冠蓝紫色，长约 1cm，外面被短毛，5 裂，下唇中裂片较长大，边缘流苏状，花冠管长约 5mm，管内喉部有细长柔毛；雄蕊 4 枚，几等长，与花柱均伸出花冠管外；子房长圆形，无毛，柱头 2 裂。蒴果椭圆状球形，无毛，果瓣具翅。花期 7~8 月，果期 8~9 月。

【生境分布】在祁连山分布于海拔 2600m 上下干旱坡地、灌丛。河北、山西、陕西、内蒙古、甘肃
等地有分布。

▨ 中药　蓝花荠

【别　　名】吃不饱草、蓝花菜、白沙蒿。

【入药部位】嫩茎叶。

【采收加工】春季采收，切碎，鲜用或晒干。

【性味归经】味辛、甘，性温。

【功能主治】理气消食，利水消肿。主治饮食不消，脘腹胀满，浮肿，小便不利，风湿腰腿疼痛。

【用法用量】内服：10~15g。外用：适量，捣敷，或煎水洗。

▨ 蒙药　道嘎日嘎那

【别　　名】依曼额布热—宝塔。

【入药部位】地上部分。

【采收加工】夏、秋季采收，除去杂质，晒干，粉碎。

【药　　性】味甘、苦、辛，性温。效软、轻。

【功能主治】祛寒，健胃，止咳，壮身。主治巴达干病，消化不良，肺寒干咳，浮肿。

【用法用量】内服：配方或单用。

光果莸　唐古特莸、白鸡婆梢
Caryopteris tangutica Maxim.

资源量：常见

【形态特征】直立灌木，高 0.5~2m。嫩枝密生灰白色绒毛。叶片披针形至卵状披针形，长
2~5.5cm，宽 0.5~2cm，顶端钝或渐尖，基部圆形或楔形，边缘常具深锯齿，锯齿深达
叶面 1/3~1/2 处，表面绿色，疏被柔毛，背面密生灰白色茸毛；叶柄长 0.4~1cm。聚伞
花序紧密呈头状，腋生和顶生；花萼长约 2.5mm，萼长约 6mm，外面密生柔毛，顶端 5 裂，
分裂达中部以下，裂片披针形，结果时花萼增大；花冠蓝紫色，二唇形，下唇中裂片

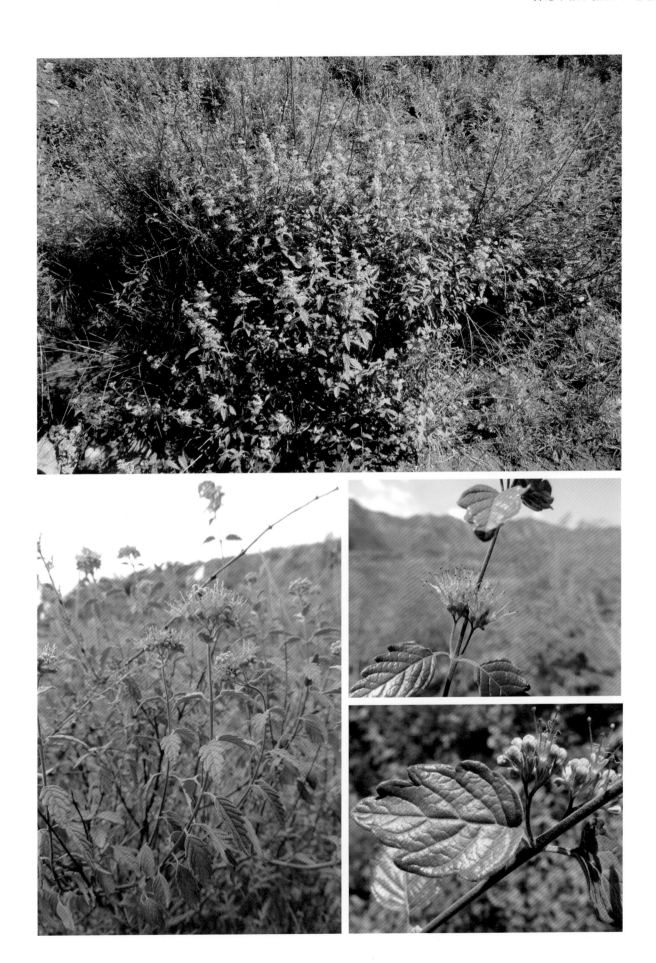

较大，边缘呈流苏状，花冠管长 5~7mm；雄蕊 4 枚，与花柱同伸出花冠管外；子房无毛，柱头 2 裂。蒴果倒卵圆状球形，无毛，长约 5mm，宽约 4mm，果瓣具宽翅。花期 7~9 月，果期 9~10 月。

【生境分布】在祁连山分布于大通河下游海拔约 2000m 干燥山坡、路边。陕西、甘肃、河南、湖北、四川、河北等地有分布。

■ 中药　小六月寒

【别　　名】白鸡婆梢。

【入药部位】根。

【采收加工】夏、秋季采挖，洗净，切片，晒干。

【性味归经】味苦、微辛，性平。

【功能主治】活血，除湿。主治血瘀崩漏，月经不调，带下病。

【用法用量】内服：5~10g。

唇形科

白苞筋骨草

甜格缩缩草

Ajuga lupulina Maxim.

资源量：较常见

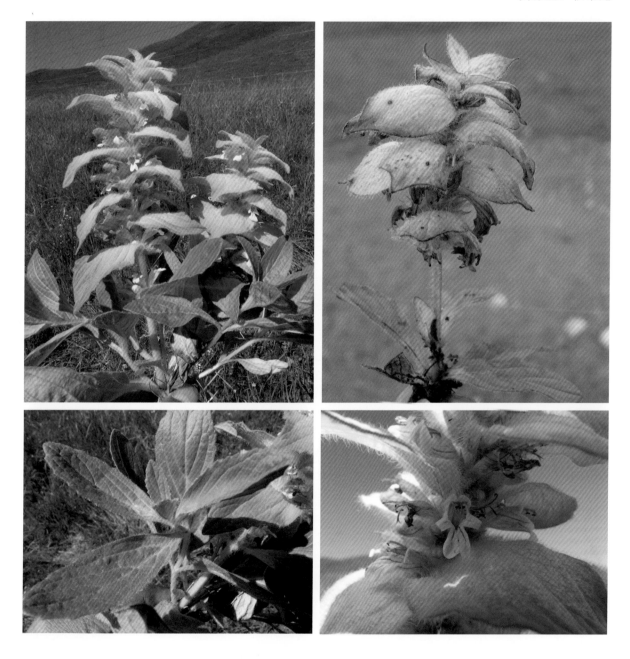

【形态特征】多年生直立草本，高 18~35cm。茎粗壮，四棱形，沿棱及节上被白色具节长柔毛。叶对生；叶柄具狭翅，基部抱茎，边缘具缘毛；叶片披针状长圆形，基部楔形，下延，两面少被疏柔毛，边缘疏生波状圆齿，具缘毛。轮伞花序6至多花，枝顶成假穗状花序；苞片大，向上渐小，白色、黄色或绿紫色；花萼钟状，具10脉，萼齿5，近相等；花冠白色、白绿色或白黄色，具紫斑，筒狭漏斗状，长1.8~2.5cm，冠檐二唇形，上唇小，2裂，下唇延伸，3裂，中裂片狭扇形；雄蕊4，二强，伸出；花盘小，环状；花柱先端2浅裂。小坚果倒卵长圆状三棱形，背部具网状皱纹，具1大果脐，几达腹面之半。花期7~9月，果期8~10月。

【生境分布】在祁连山分布于中东段海拔2700m上下山坡草地。河北、山西、甘肃、青海、四川、西藏等地有分布。

■ 中药　白苞筋骨草

【别　　名】甜格缩缩草。

【入药部位】全草。

【采收加工】7~9月采收，洗净，除去须根，晾干。

【性味归经】味苦、辛，性寒。归肺、胃、肝经。

【功能主治】清热解毒，凉血消肿。主治外感风热，高热神昏，吐衄，高血压，肺热咳喘，肺痈，泻痢腹痛，肝炎，尿路结石，肠痈，目赤肿痛，咽喉肿痛，梅毒，疮疖肿毒，跌打瘀肿，外伤出血，毒蛇咬伤。

【用法用量】内服：9~15g。外用：适量，捣敷，或研末敷。

【各家论述】①清热解毒，利水通淋，凉血降压。治外感风热，高血压，咽喉炎，支气管炎，尿路结石，疮痈肿毒。（《西藏常用中草药》）②解毒。治流行性感冒，中毒性肝脏损害及肝胃并病。（《青藏高原药物图鉴》）③解热抗菌，活血消肿。治跌损瘀凝，面瘫嘴歪，劳伤咳嗽，吐血，气痛，梅毒，炭疽。（《高原中草药治疗手册》）

水棘针　细叶山紫苏、土荆芥
Amethystea caerulea L.

资源量：较常见

【形态特征】一年生草本，高0.3~1m。茎四棱，紫色或紫灰色，被疏柔毛。叶对生；叶柄具狭翅；叶片纸质或近膜质，三角形或近卵形，3深裂，裂片披针形。聚伞花序组成圆锥花序；苞叶与茎叶同形，较小；小苞片线形；花萼钟形，外面被乳头状突起及腺毛，萼齿5，

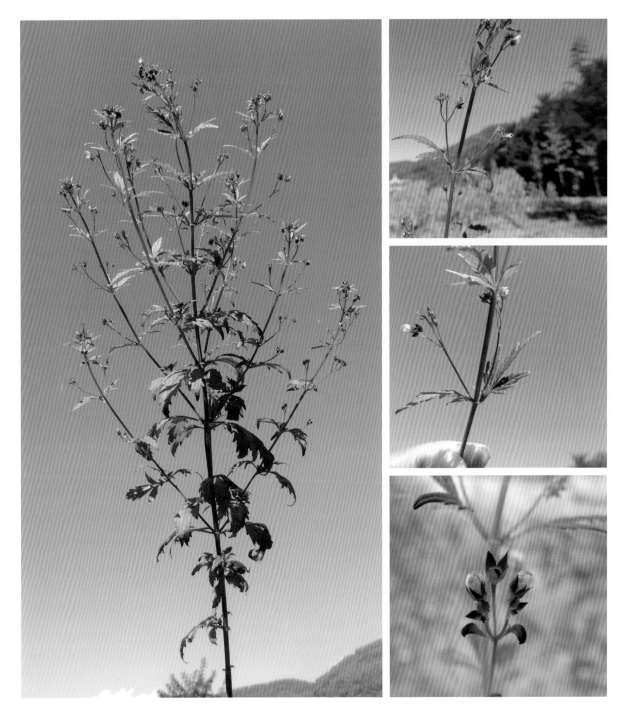

三角形，渐尖，边缘具缘毛，果时花萼增大；花冠蓝色或紫蓝色，冠筒藏于花萼内或略长出花萼，冠檐二唇形，外面被腺毛，上唇2裂，长圆状卵形或卵形，下唇略大，3裂，中裂片近圆形；雄蕊4，前对能育，后对为退化雄蕊，着生于下唇基部，花芽时内卷，花时向后伸长；花丝细弱，无毛；花药2室，成熟后贯通为1室；花柱细弱，先端不相等2浅裂；花盘环状，具相等浅裂片。小坚果呈倒卵状三棱形，背面具网纹，腹面具棱。花期8~9月，果期9~10月。

【生境分布】在祁连山分布于东段海拔 2200m 上下沟边、湿地。我国华北，以及吉林、辽宁、陕西、甘肃、新疆、山东、安徽、河南、湖北、四川、云南等地有分布。

■ 中药　水棘针

【别　　名】山油子、土荆芥、细紫苏。

【入药部位】全草。

【采收加工】夏、秋季采收，切段，晒干。

【性味归经】味辛，性平。归肺经。

【功能主治】疏风解表，宣肺平喘。主治感冒，咳嗽气喘。

【用法用量】内服：3~9g。

白花枝子花

异叶青兰、白花夏枯草、白花甜蜜蜜
Dracocephalum heterophyllum Benth.

资源量：常见

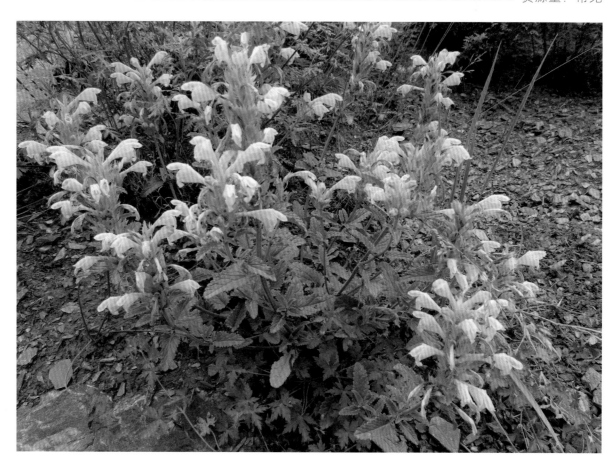

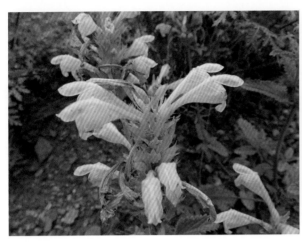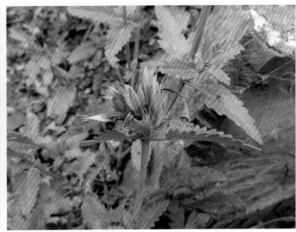

【形态特征】多年生草本，高 10~30cm。茎四棱，密生倒向的短毛，通常为紫红色。单叶对生；茎生叶柄较短；叶片宽卵形至长卵形，边缘具短睫毛及浅圆齿。轮伞花序生于茎上部，具 4~8 花；苞片较萼短或为萼 1/2 长，倒卵状匙形或倒披针形，疏被短毛及短睫毛，每侧边缘具 3~8 个长刺齿，刺长 2~4mm；花萼长 15~17mm，淡绿色，外面疏被短柔毛，上唇 3 裂齿近等大，三角状卵形，先端具刺，下唇 2 裂齿，披针形，先端具刺；花冠白色，长 2.2~3.7cm，唇形，外面密被白色或淡黄色短柔毛，上唇先端微凹，下唇 3 裂，中裂片先端有缺刻；雄蕊 4，后一对较长；花药 2 室，叉状分开，微外露；雌蕊子房 4 裂；花柱细长，柱头 2 裂。小坚果长圆形，光滑。花期 6~8 月，果期 7~9 月。

【生境分布】在祁连山分布于海拔 2400~2900m 山地阳坡草地。山西、内蒙古、宁夏、甘肃、四川、青海、西藏、新疆有分布。

■ 中药 异叶青兰

【别　　名】蜜罐罐。

【入药部位】全草。

【采收加工】6~7 月开花时采收，除去残叶败枝，用木棒将茎砸扁，晾干。

【性味归经】味苦、辛，性寒。

【功能主治】清肝，散结，止咳。主治高血压，淋巴结结核，淋巴结炎，甲状腺肿大，支气管炎，口腔溃疡，黄疸型肝炎，肝火上升的牙龈肿痛、出血、口腔溃疡。

【用法用量】内服：6~12g，或入散剂。外用：适量，煎水漱口。

■ **藏药** 吉子青保

【入药部位】全草。

【采收加工】开花盛期，采收全草，除净枯枝败叶，洗净泥土，稍揉至茎破为度，晾干。

【药　　性】味甘，性凉。

【功能主治】清热。主治火牙痛，口腔热病。

【用法用量】内服：配方或单用。

毛建草 毛尖、毛尖茶
Dracocephalum rupestre Hance

资源量：常见

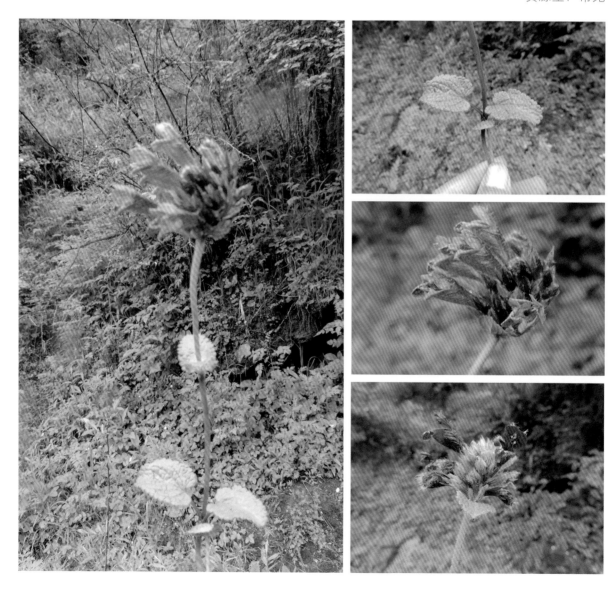

【形态特征】多年生草本，高 15~45cm。茎不分枝，四棱形，略带紫色，疏生倒向短柔毛。茎生叶对生；基生叶柄长 3~15cm，茎生叶柄短或几无，被白色长柔毛；叶片三角状卵形，长 1.4~1.5cm，宽 1.2~4.5cm，先端钝，基部心形，边缘具圆锯齿，两面疏被柔毛。轮伞花序密集，通常呈头状，或稀疏排列呈穗状；苞片倒卵形或倒披针形，每侧有 2~3 带刺小齿；花萼长 2~2.4cm，常带紫色，上唇 3 裂，中齿宽约为侧齿 2 倍，呈倒卵状椭圆形，下唇 2 裂，裂齿狭披针形，齿间有小瘤；花冠蓝色，长 3.8~4cm，唇形，上唇先端 2 裂，下唇 3 裂，中裂片最大，长圆形；雄蕊 4，后对较长；花药 2 室，叉状分开；子房 4 裂；花柱细长，柱头 2 裂。小坚果长圆形，光滑。花期 7~8 月，果期 8~9 月。

【生境分布】在祁连山分布于东段海拔 2650~3100m 高山草原、草坡、疏林下阳处。辽宁、内蒙古、河北、山西、青海、甘肃等地有分布。

■ 中药　岩青兰

【别　　名】君梅茶。

【入药部位】全草。

【采收加工】7~8 月采收，切段，晒干。

【性味归经】味辛、苦，性凉。归肺、脾经。

【功能主治】疏风清热，凉肝止血。主治风热感冒，头痛，咽喉肿痛，咳嗽，黄疸，痢疾，吐血，衄血。

【用法用量】内服：9~15g，或代茶饮。

甘青青兰　唐古特青兰、陇塞青兰
Dracocephalum tanguticum Maxim.

资源量：常见

【形态特征】多年生草本，高 10~45cm。有多数须根，表面黑褐色。茎直立，四棱形，带紫红色，被倒向柔毛。叶对生；基生叶具长柄；叶片羽状全裂，裂片线形，2~3 对，与中脉成钝角斜展，先端裂片较长，两面被白色柔毛，全缘，边缘内卷。轮伞花序生于枝上部，具 4~6 朵花，形成间断的穗状；苞片似叶，长 5~15mm，有 3~5 刺状裂片，两面被短毛及睫毛；花萼长 1~1.5cm，常带紫色，上唇 3 裂齿，下唇 2 裂齿，外面密被白色柔毛及金黄色腺点；花冠唇形，长 2~2.8cm，外面被短毛，上唇稍弯，先端 2 裂，下唇 3 裂，中央裂片最大；雄蕊 4，后一对较长；花药 2 室，叉状分开；花丝有毛；子房

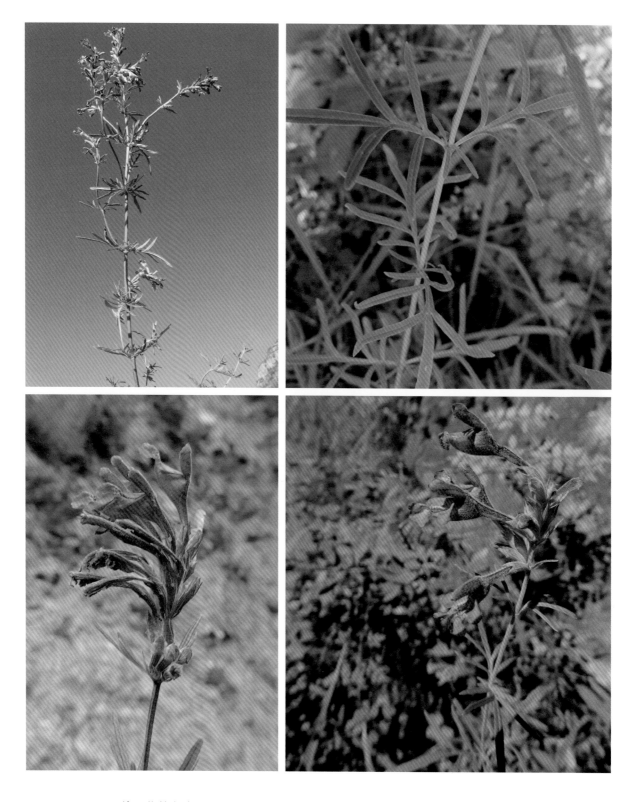

4 裂，花柱细长，柱头 2 裂，伸出花冠外。小坚果长圆形，光滑。花期 7~8 月，果期 8~9 月。

【生境分布】在祁连山分布于中东段海拔 2400~3200m 沟谷、田野、草滩。甘肃、青海、四川、西藏有分布。

■ 中药　唐古特青兰

【入药部位】带根全草。

【采收加工】7~8 月采挖全草或早春采挖嫩苗，除去泥土和残叶，阴干或切段，晒干。

【性味归经】味辛、苦，性寒。

【功能主治】清热利湿，化痰止咳。主治黄疸型肝炎，胃炎，胃溃疡，支气管炎。

【用法用量】内服：9~15g。

【各家论述】①和胃，疏肝。治胃炎，溃疡病，肝炎，肝肿大。（《西藏常用中草药》）②清肝胃
之热。治胃炎，肝炎，头晕，神疲，关节炎及疖疮。（《青藏高原药物图鉴》）

■ 藏药　知羊故

【别　　名】钦门、几乌泽、丁来钦。

【入药部位】全草或花。

【采收加工】开花盛期采集全草，洗净泥土，晒干。或采摘花，晾干。

【药　　性】味甘、苦，性凉。

【功能主治】清肝热，胃热，止血，愈疮，干黄水。主治肝热病，胃热病，黄水病，便血，疮疡不愈。
幼苗：主治腹水，浮肿。

【用法用量】内服：多入丸、散剂。

【各家论述】①本品阴阳坡皆生，叶、花蓝色，味甘、苦。功效清肝热，止血，愈疮，干黄水。（《青
藏高原植物图鉴》）②知羊故清胃热、肝热。（《晶珠本草》）

■ 蒙药　毕日阳古

【别　　名】宝德—古日古木、昂给陆莫勒—毕日阳古。

【入药部位】地上部分。

【采收加工】夏季割取地上部分，除去残叶枯枝，晒干。

【药　　性】味苦，性寒。

【功能主治】清肝、胃热。主治胃炎，肝炎，神疲，关节炎等。

【用法用量】内服：配方或单用。

密花香薷 臭香茹、时紫苏、咳嗽草
Elsholtzia densa Benth.

资源量：常见

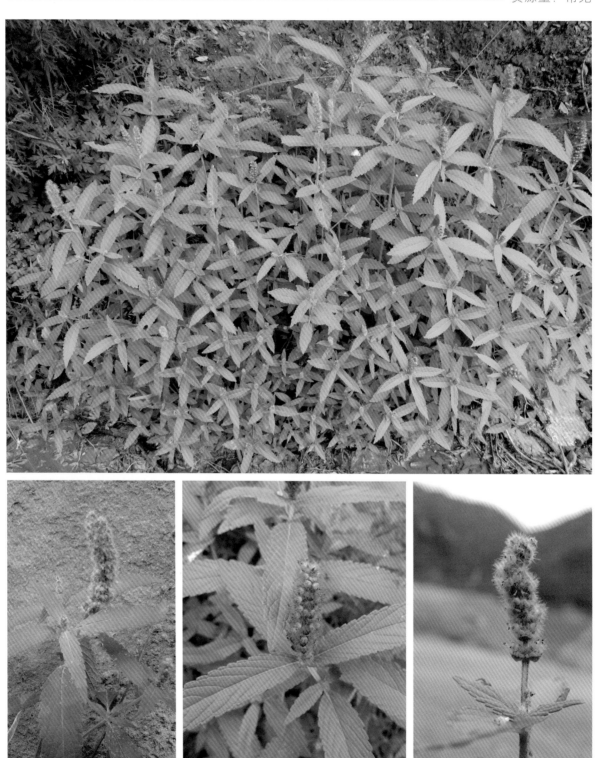

【形态特征】一年生草本，高 20~60cm。茎直立，四棱形，被短柔毛。叶对生；叶柄长 3~13mm，被毛；叶片长圆状披针形或椭圆形，长 1~4cm，宽 5~15mm，先端急尖，基部楔形，边缘具锯齿，两面被柔毛。苞片倒卵形，长约 1.5mm，被具节长柔毛；花萼钟状，长约 1mm，密被紫色串珠状长柔毛，萼齿 5，近三角形，果时花萼膨大近球形，直径 3~4mm，外被长柔毛；花冠淡紫色，长约 2.5mm，外面被串珠状长柔毛，上唇直立，先端微缺，下唇 3 裂，中裂片较大；雄蕊 4，前对较长，微露出，花药近圆形；子房 4 裂，花柱微伸出，柱头 2 裂。小坚果卵圆形，长约 2mm，暗褐色，被微柔毛，先端具小疣突起。花期 7~8 月，果期 8~9 月。

【生境分布】在祁连山分布于海拔 1800~3200m 林缘、高山草甸、林下、河边、山坡荒地。河北、山西、陕西、甘肃、青海、四川、云南、西藏、新疆等地有分布。

■ 中药　咳嗽草

【别　　名】土香薷、野香薷、野紫苏。

【入药部位】全草。

【采收加工】7~9 月采收，割取地上部分。阴干，扎把，切碎，或鲜用。

【性味归经】味辛，性微温。

【功能主治】发汗解表，化湿和中。主治暑天感冒，头痛身重，无汗恶寒，腹痛吐泻，水肿，疮痈肿毒，蛲虫病，阴道滴虫。

【用法用量】内服：3~9g，或研末。外用：适量，捣烂敷，或研末敷。

夏至草　白花益母、白花夏枯草、风轮草
Lagopsis supina (Stephan ex willd.) Ikonn. -Gal.

资源量：较常见

【形态特征】多年生草本，高 15~35cm。茎直立，四棱形，分枝，被倒生细毛。叶对生，被细毛；叶片轮廓近圆形，直径 1.5~2cm，掌状 3 深裂，裂片再 2 深裂或有钝裂齿，两面均密生细毛，下面叶脉凸起。春夏开花，花轮有花 6~10 朵，无梗或有短梗，腋生；苞片与萼筒等长，刚毛状，被细毛；花萼钟形，外面被有细毛，喉部有短毛，具 5 脉和 5 齿，齿端有尖刺，上唇 3 齿较下唇 2 齿长；花冠白色，钟状，长约 7mm，外面被短柔毛，冠筒内面无毛环，上唇较下唇长，直立，长圆形，内面有长柔毛，下唇平展，有 3 裂片；

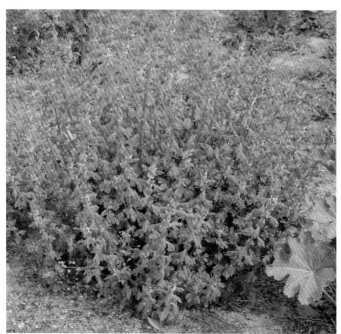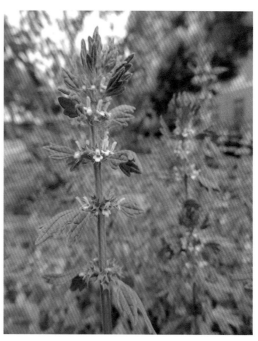

雄蕊 4，二强，不伸出；花柱先端 2 裂，裂片相等，圆形。小坚果褐色，长圆状三棱形，被鳞片。花期 5~6 月，果期 5~7 月。

【生境分布】在祁连山分布于海拔 2400m 上下路旁、旷地、田野。我国多数省区有分布。

■ **中药** 夏至草

【别　　名】小益母草、假茺蔚、假益母草。

【入药部位】全草。

【采收加工】夏至前盛花期采收，鲜用或晒干。

【性味归经】味辛、微苦，性寒。归肝经。

【功能主治】养血活血，清热利湿。主治月经不调，产后瘀滞腹痛，血虚头昏，半身不遂，跌打损伤，水肿，小便不利，目赤肿痛，疮痈，冻疮，牙痛，皮疹瘙痒。

【用法用量】内服：9~12g，或熬膏。

宝盖草

佛座草、连钱草

Lamium amplexicaule L.

资源量：较常见

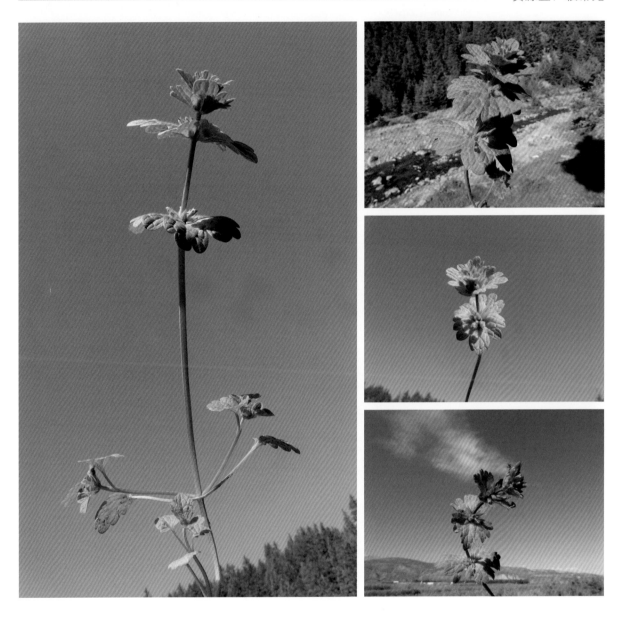

【形态特征】一年生或二年生草本，高 10~50cm。茎丛生，基部稍斜升，四棱形，常带紫色，被倒
生疏毛。叶对生，有短柄，向上渐无柄，抱茎；叶片肾形或近圆形，先端圆，基部心
形或圆形，边有圆齿或浅裂，两面被细毛。轮伞花序 6~10 花，其中常有闭花授精的花；
除基部一对叶外，其余叶腋部均有花，花外被长毛；花萼管状，裂齿 5，长而锥尖；
花冠紫红色或粉红色，管部细长，近直立，内无毛环，上唇亦近直立，长圆形，稍盔状，
下唇平展，有 3 裂片，中裂片倒心形，先端有深凹；雄蕊 4，与花柱近等长，均内藏，

花药平叉形，有毛。小坚果长圆形，具 3 棱，褐黑色，有白色鳞片状突起。花期 5~7 月，果期 7~8 月。

【生境分布】在祁连山分布于中东段海拔 2400~3200m 路旁、林缘、草地、宅旁，或为田间杂草。江苏、安徽、浙江、福建、湖南、湖北、河南、陕西、甘肃、青海、新疆、四川、贵州、云南、西藏有分布。

■ 中药　宝盖草

【别　　名】接骨草、灯笼草、佛座。

【入药部位】全草。

【采收加工】夏季采收全草，洗净，鲜用或晒干。

【性味归经】味辛、苦，性微温。

【功能主治】活血通络，解毒消肿。主治跌打损伤，筋骨疼痛，四肢麻木，半身不遂，黄疸，鼻渊，瘰疬，肿毒，黄水疮。

【用法用量】内服：10~15g，或入丸、散。外用：适量，捣敷，或研末撒。

【各家论述】①治筋骨痰火疼痛，手足麻木不仁，祛周身游走之风，散瘰疬手足痰核，治跌打损伤，接骨，止脑漏鼻渊，包痰火红肿疼痛。（《滇南本草》）②养筋活血，止遍身疼痛。（《植物名实图考》）

益母草
地母草、益母艾、艾草
Leonurus japonicus Houtt.

资源量：较常见

【形态特征】一年生或二年生草本，高 60~100cm。茎直立，四棱形，被微毛。叶对生；叶形多种；一年生植物基生叶具长柄，叶片略呈圆形，5~9 浅裂，裂片具 2~3 钝齿，基部心形；茎中部叶有短柄，3 全裂，裂片近披针形，中央裂片常再 3 裂，两侧裂片再 1~2 裂；最上部叶不分裂，线形。轮伞花序腋生，具花 8~15 朵；小苞片针刺状；花萼钟形，外面贴生微柔毛，先端 5 齿裂，具刺尖，下方 2 齿比上方 2 齿长，宿存；花冠唇形，淡红色或紫红色，外面被柔毛，上唇与下唇几等长，上唇长圆形，全缘，边缘具纤毛，下唇 3 裂，中央裂片较大，倒心形；雄蕊 4，二强，着生在花冠内面近中部，花丝疏被鳞状毛，花药 2 室；雌蕊 1，子房 4 裂，花柱丝状，略长于雄蕊，柱头 2 裂。小坚

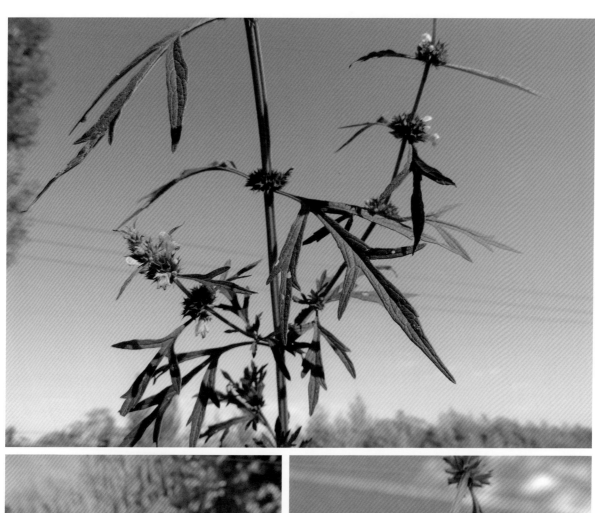

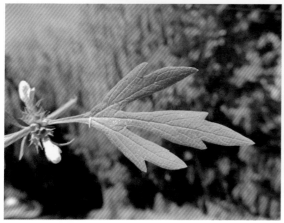
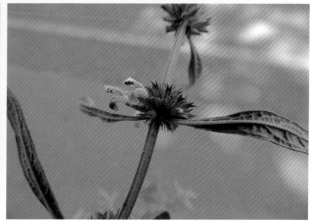

果褐色，三棱形。花期 6~9 月，果期 7~10 月。

【生境分布】在祁连山分布于海拔 2300~3400m 田边、路旁、山坡、草地。我国多数省区有分布或
　　　　　栽培。

■ 中药　益母草

【别　　名】爱母草、坤草、益母花。

【入药部位】地上部分。

【采收加工】新鲜或干燥地上部分。鲜品春季幼苗期至初夏花前期采割；干品夏季茎叶茂盛、花未开或初开时采割，晒干，或切段晒干。

【性味归经】味苦、辛，性微寒。归肝、膀胱、心包经。

【功能主治】活血调经，利尿消肿，清热解毒。主治月经不调，痛经经闭，恶露不尽，水肿尿少，疮疡肿毒。

【用法用量】内服：9~30g，鲜品 12~40g。

【各家论述】①主隐疹痒，可作浴汤。（《神农本草经》）②治产前产后诸疾，行血养血；难产作膏服。（《本草衍义补遗》）

▨ 藏药　辛木头勒

【入药部位】地上部分。

【采收加工】夏、秋季开花时，割取地上部分，除去杂质洗净、润透、切段、晒干。成熟后收集种子，晒干。

【药　　性】味微苦、微辛，性微寒。

【功能主治】清血热，肝热，祛翳，明目。主治血热，血热上行引起的目赤肿痛，翳障，虫病。

【用法用量】内服：配方或单用，每次 9~15g。全草内服。种子可放入眼内，待种子膨胀后取出，可治翳障。

▨ 蒙药　都尔布勒吉—乌布斯

【别　　名】西莫梯格勒、阿木塔图—道斯勒。

【入药部位】地上部分。

【采收加工】夏季花初开时采割，切段阴干或制膏用。

【药　　性】味苦，性凉。效锐、腻、糙。

【功能主治】促进血液循环，调经，除眼翳。主治月经不调，产后腹痛，闭经，血瘀。

【用法用量】内服：煮散剂，3~5g，或入丸、散。

【各家论述】①除眼翳。（《论说医典》）②除眼翳，且根治虫疾，月经不调，血瘀病，滴虫病等。（《蒙医传统验方》）

细叶益母草

风车草、益母草

Leonurus sibiricus L.

资源量：较常见

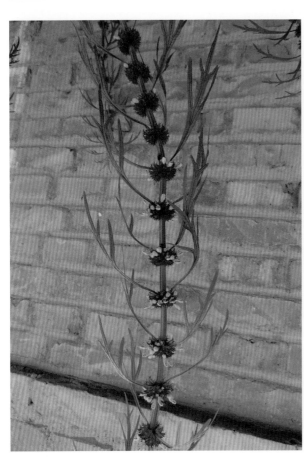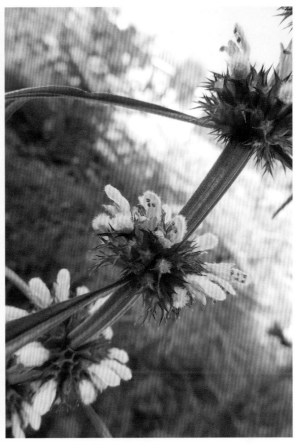

【形态特征】一年生或二年生草本，株高可达 1m。茎直立，四棱形，有糙伏毛。叶对生，叶柄长 0.5~5cm；茎最下部的叶早落，中部的叶卵形，掌状 3 全裂，长约 5cm，宽约 4cm，裂片再羽状分裂成 3 裂的线状小裂片。疏伞花序腋生，多花；无花梗；小苞片针刺状，比萼筒短，被糙伏毛；花萼钟形，外面被柔毛，先端 5 齿裂，具尖刺，上方 3 齿比下方 2 齿短，宿存；花冠唇形，淡红色或紫红色，长 15~20mm，外面密被长柔毛，上唇比下唇长 1/4 左右，全缘，下唇 3 裂，中央裂片卵形；雄蕊 4，二强，着生在花冠内面近中部，花丝疏被鳞状毛，花药 2 室；雌蕊 1，子房 4 裂，花柱丝状，略长于雄蕊，柱头 2 裂。小坚果褐色，三棱形，上端较宽而平截，基部楔形，长约 2.5mm。花期 6~9 月，果期 7~10 月。

【生境分布】在祁连山分布于海拔 1500m 上下石质及沙质草地上及松林中。内蒙古、河北北部、山西及陕西北部有分布。

■ **中药** 益母草

同"益母草"条。

■ **藏药** 辛木头勒

同"益母草"条。

■ **蒙药** 都尔布勒吉—乌布斯

同"益母草"条。

薄 荷

水薄荷、水益母、南薄荷
Mentha haplocalyx Briq.

资源量：常见

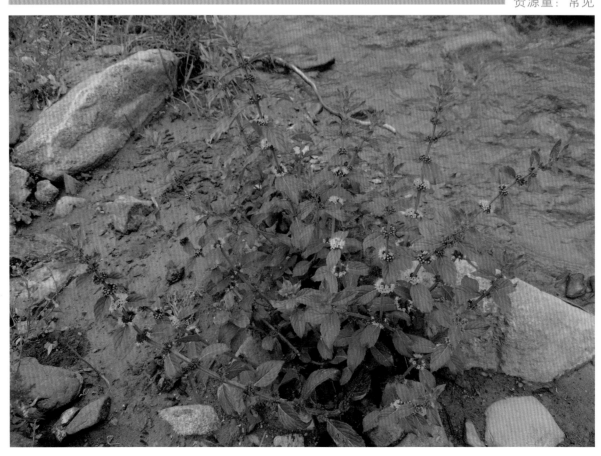

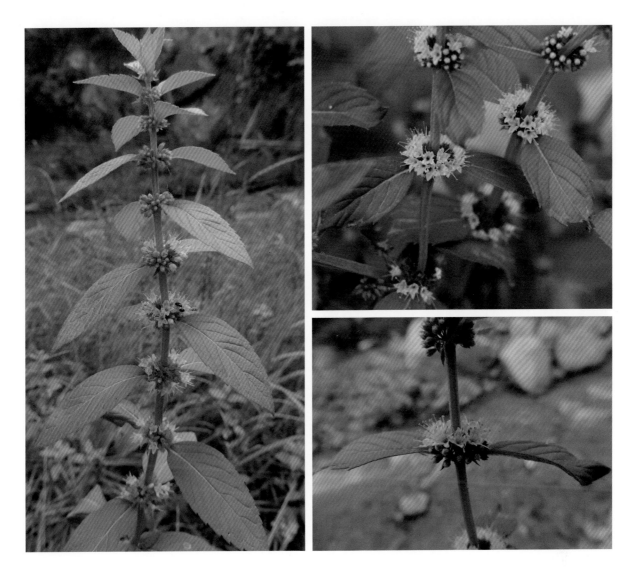

【形态特征】多年生草本，高 10~80cm。茎方形，被逆生的长柔毛及腺点。单叶对生；叶柄长
2~15mm，密被白色短柔毛；叶片长卵形至椭圆状披针形，长 3~7cm，先端锐尖，基
部阔楔形，边缘具细尖锯齿，密生缘毛，上面被白色短柔毛，下面被柔毛及腺点。轮
伞花序腋生；苞片 1，线状披针形，边缘具细锯齿及微柔毛；花萼钟状，5 裂，裂片
近三角形，具明显的 5 条纵脉，外面密生白色柔毛及腺点；花冠二唇形，紫色或淡红色，
有时为白色，长 3~5mm，上唇 1 片，长圆形，先端微凹，下唇 3 裂片，较小，全缘，
花冠外面光滑或上面裂片被毛，内侧喉部被一圈细柔毛；雄蕊 4，花药黄色，花丝丝状，
着生于花冠筒中部，伸出花冠筒外；子房 4 深裂，花柱伸出花冠筒外，柱头 2 歧。小
坚果长 1mm，藏于宿萼内。花期 7~9 月，果期 8~10 月。

【生境分布】在祁连山分布于海拔 2500m 上下沟渠旁、潮湿地。我国多数省区有分布。

▨ 中药 薄荷

【别　　名】猫儿薄荷、升阳菜、仁丹草。

【入药部位】地上部分。

【采收加工】夏、秋季茎叶茂盛或花开至三轮时，选晴天，分次采割，晒干或阴干。

【性味归经】味辛，性凉。归肺、肝经。

【功能主治】疏散风热，清利头目，利咽，透疹，疏肝行气。主治风热感冒，风温初起，头痛，目赤，喉痹，口疮，风疹，麻疹，胸胁胀闷。

【用法用量】内服：3~6g，后下。

【各家论述】①薄荷，辛能发散，凉能清利，专于消风散热。故头痛、头风、眼目、咽喉、口齿诸病，小儿惊热，及瘰疬、疮疥为要药。（《本草纲目》）②治伤风。头脑风，通关格及小儿风涎。（《本草图经》）③上清头目诸风，止头痛、眩晕，发热，祛风痰。治伤风咳嗽、脑漏鼻流臭涕。退男女虚劳发热。（《滇南本草》）④治中风，癫痫，伤燥热郁。（《本草述》）

▨ 藏药 达合介

【入药部位】全草。

【采收加工】夏、秋季采茎叶，揉破茎，阴干。

【药　　性】味微辛、苦，性微寒。

【功能主治】清肝热，血热，祛翳，明目。主治血热，目赤肿痛，翳障。

【用法用量】内服：单用或配方，每次 3~9g。

▨ 蒙药 吉茄戈巴

【入药部位】地上部分。

【采收加工】夏、秋季采收地上部分，阴干，切段。

【药　　性】味辛，性凉。

【功能主治】散风热。主治感冒，发热，咽喉肿痛，头痛，目赤，隐疹。

【用法用量】内服：配方或单用。

多裂叶荆芥

裂叶荆芥

Nepeta multifida Linnaeus

资源量：较常见

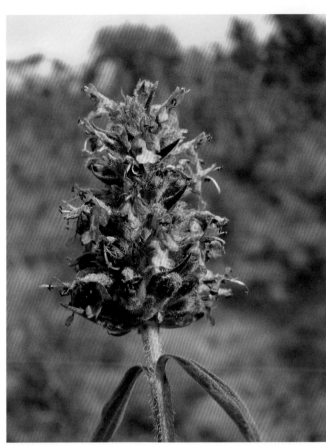
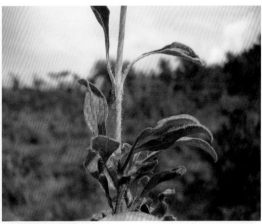
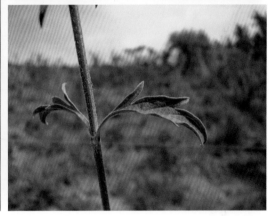

【形态特征】多年生草本，高可达 40~50cm。茎基部木质化，上部四棱形，被白色长柔毛。叶对生；叶柄长约 1.5cm；叶羽状深裂或分裂，有时浅裂至全缘，裂片卵形或卵状披针形，全缘或具疏齿，长 2~3.4cm，宽 1.5~2cm，先端锐尖，基部近截形至心形，上面深绿色，微被柔毛，下面白黄色，被白色短硬毛，脉上及边缘被睫毛，有腺点。多数轮伞花序组成顶生穗状花序，长 6~12cm；苞片叶状，深裂或全缘，卵形，长约 1cm；小苞片卵状披针形或披针形，带紫色，与花等长或稍长；花萼紫色，长约 5mm，有 15 条脉，外被稀疏短柔毛，先端 5 齿裂，三角形；花冠二唇形，蓝紫色，干后淡黄色，长约 8mm，被柔毛，上唇 2 裂，下唇 3 裂，中裂片最大；雄蕊 4，花药淡紫色，花柱细长，柱头 2 裂。小坚果 4，扁长圆形，腹部稍具棱，长约 1.6mm，宽约 0.6mm，褐色。花期 7~8 月，果期 8~9 月。

【生境分布】在祁连山分布于海拔 2000m 以上山坡草丛或湿润的草原。我国东北，以及内蒙古、河北、山西、陕西、甘肃等地有分布。

■ 中药 荆芥

【别　　名】假苏、鼠蓂、姜芥。

【入药部位】茎叶和花穗。

【采收加工】秋季花开穗绿时割取地上部分，晒干。也有先摘下花穗，再割取茎枝，分别晒干。

【性味归经】味辛、微苦，性微温。归肺、肝经。

【功能主治】祛风，解表，透疹，止血。主治感冒发热，头痛，目痒，咳嗽，咽喉肿痛，麻疹，风疹，
痈肿，疮疥，衄血，吐血，便血，崩漏，产后血晕。

【用法用量】内服：3~10g，或入丸、散。外用：适量，煎水熏洗，或捣烂敷，或研末调散。

蓝花荆芥 密叶荆芥
Nepeta coerulescens Maxim.

资源量：较常见

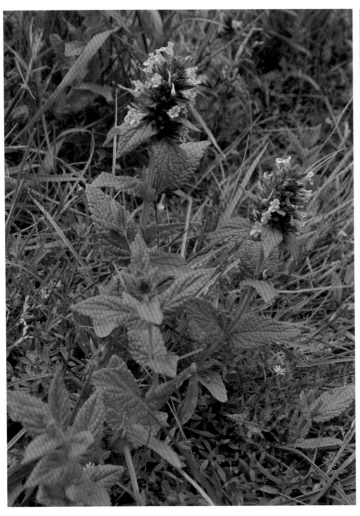
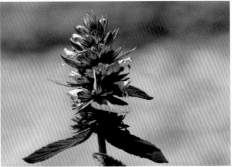
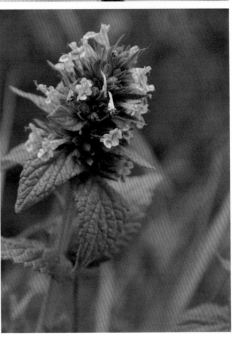

【形态特征】多年生草本。根纤细而长。茎高 25~42cm，不分枝或分枝，被短柔毛。叶披针状卵形，生于侧枝上的小许多；上部的叶具短柄（长 1~2.5mm）或无柄，下部的叶柄较长，长 3~10mm。轮伞花序生于茎端 4~5（~10）节上，密集成长 3~5cm 卵形的穗状花序；苞叶叶状，向上渐变小，近全缘，发蓝色，苞片较萼长或近等长，线形或线状披针形，发蓝色，被睫毛；花萼外面被短硬毛及黄色腺点，口部极斜，上唇 3 浅裂，齿三角状宽披针形，渐尖，下唇 2 深裂，齿线状披针形；花冠蓝色，外被微柔毛，冠筒长约 6mm，宽 1.5mm，向上骤然扩展成长 3~3.5mm、宽约 4.5mm 的喉，冠檐二唇形，上唇直立，2 圆裂，下唇 3 裂，中裂片大，下垂，倒心形，先端微缺，基部具隆起，被髯毛，侧裂片外反，半圆形；雄蕊短于上唇，花柱略伸出。小坚果卵形，褐色，无毛。花期 7~8 月，果期 8~9 月。

【生境分布】在祁连山分布于海拔 3300~4400m 山坡、石缝中。甘肃、青海、四川、西藏有分布。

■ **藏药**　辛木头勒

同 "益母草" 条。

黄花鼠尾草　黄花丹参
Salvia flava Forrest ex Diels

资源量：常见

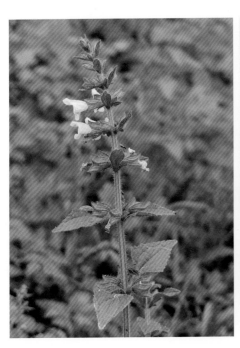
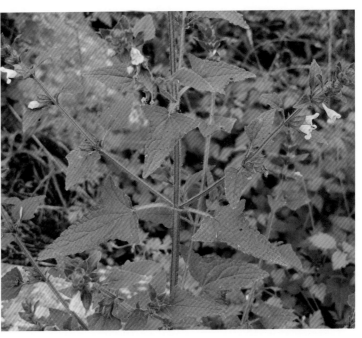

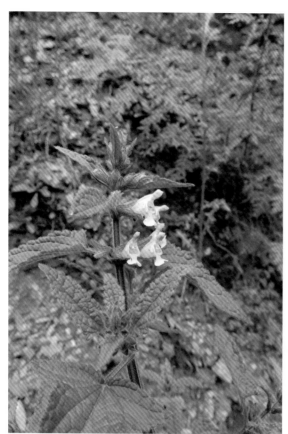 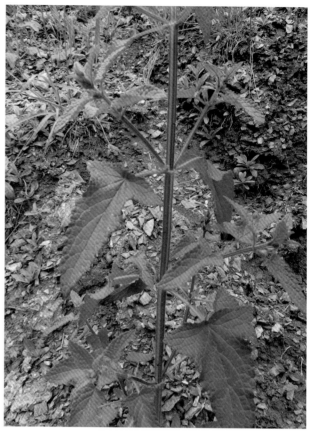

【形态特征】多年生草本，高 20~50cm。根茎短粗，被鳞片及叶鞘残基，条状根粗壮扭曲。茎直立，四棱形，被疏柔毛或渐无毛。叶对生；叶柄长达 14cm，短的近于无柄，被毛；叶片卵圆形，长 2~7cm，宽 3.5~5cm，先端钝锐或近钝形，基部戟形或稀心形，边缘具圆锯齿，两面被柔毛。轮伞花序，每轮通常 4 花，4~8 轮组成顶生总状花序；苞片卵圆形，比花萼长或短，两面被短柔毛，下面密布此褐色腺点；花萼钟状，外被散布明显紫褐色腺点，二唇形；花冠黄色，冠筒圆筒状，在喉部膨大，冠檐二唇形，上唇略呈盔状，下唇 3 裂，中裂片最大；能育雄蕊 2，伸至上唇，药丝细长，退化雄蕊短小；花柱略伸出，先端呈不相等 2 浅裂；花盘前方略膨大。花期 7 月，果期 7~8 月。

【生境分布】在祁连山分布于海拔 2300~2600m 荒地、山坡草地、路旁。云南、四川、甘肃、青海等地有分布。

▨ 中药 黄花鼠尾草

【别　　名】大紫丹参、丹参、黄花丹参。

【入药部位】根。

【采收加工】秋季采挖，除去茎叶及须根，晒干。

【性味归经】味苦，性凉。

【功能主治】活血调经，化瘀止痛。主治月经不调，痛经，经闭，崩漏，吐血，风湿骨痛，乳痈，疮肿。

【用法用量】内服：6~15g。

▓ 藏药 吉子青保

同"白花枝子花"条。

甘西鼠尾草 甘肃丹参、丹参、紫丹参
Salvia przewalskii Maxim.

资源量：常见

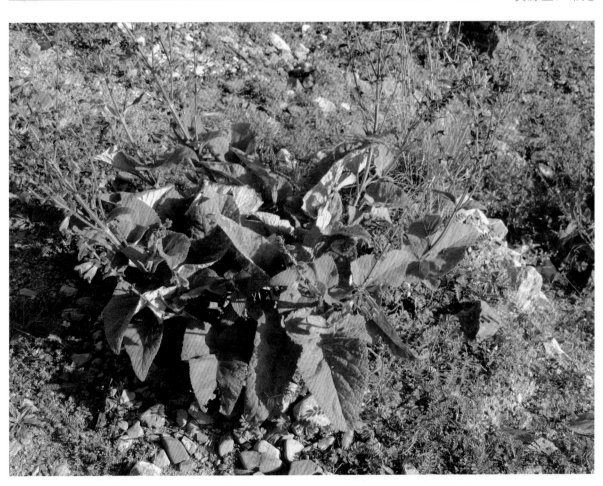

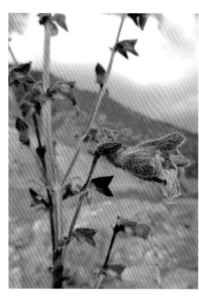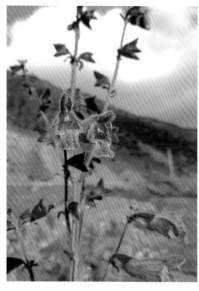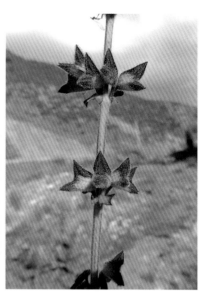

【形态特征】多年生草本，高达 60cm。根粗壮，直伸，圆柱形，外皮红褐色。茎直立，自基部分枝，密被短柔毛。单叶，基生或茎出，均具长柄；茎生叶对生，叶片三角状或椭圆状戟形，先端锐尖，基部心形或戟形，边缘具三角状或半圆状牙齿，上面绿色，被微硬毛，下面密被灰白色绒毛。轮伞花序 2~4 花组成总状花序；苞片卵圆形或椭圆形；花萼钟形，外面密被长腺毛，二唇形；花冠二唇形，紫红色，外被疏柔毛，内面离基部 3~5mm 有斜向疏柔毛毛环；能育雄蕊 2，生于冠筒喉部的前方，花丝扁平，比药隔长，退化雄蕊 2，生于冠喉产中的后方；子房 4 裂，花柱略伸出花冠外，先端不等 2 浅裂。小坚果 4，倒卵圆形。花期 6~8 月，果期 7~9 月。

【生境分布】在祁连山分布于海拔 2300~3200m 林缘、路旁、沟边、灌丛。青海、甘肃西部、四川西部、云南西北部、西藏有分布。

■ 中药　丹参

【别　　名】奔马草、山参、紫丹参。

【入药部位】根。

【采收加工】秋季采挖，除去茎叶及须根，晒干。

【性味归经】味苦，性微寒。归心、肝经。

【功能主治】活血祛瘀，调经止痛，凉血消痈，宁心安神。主治血热瘀滞，痛经，经闭，心脉瘀阻，胸痹心痛，热入营血，烦躁不安，心悸失眠，热痹，关节红肿疼痛。

【用法用量】内服：5~15g，大剂量可用至 30g。

【各家论述】①治心腹痛。(《吴普本草》)②养血，去心腹痼疾，结气，腰脊强，脚痹，除风邪留热，久服利人。(《名医别录》)③能治脚弱，疼痹；主中恶，治百邪鬼魅，腹痛气作，声音鸣吼；能定精。(《药性论》)④养神定志，通利关脉。治冷热劳，骨节疼痛，四肢不遂；排脓止痛，生肌长肉，破宿血，补新生血，安生胎，落死胎，止血崩带下；调妇人经脉不匀，血邪心烦；恶疮疥癣，瘿赘肿毒，丹毒，头痛，赤眼，热温狂闷。(《日华子本草》)

■ 藏药　吉子青保

同"白花枝子花"条。

甘肃黄芩 *Scutellaria rehderiana* Diels

资源量：稀少

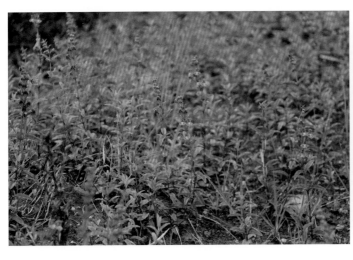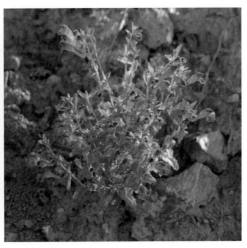

【形态特征】多年生草本。根茎斜行，自根茎或其分枝顶端生出少数茎。茎弧曲，直立，高 12~35cm，四棱形，沿棱角被下曲的短柔毛。叶明显具柄，腹凹背凸，被下曲或近平展的短柔毛；叶片草质，卵圆状披针形，三角状狭卵圆形至卵圆形，全缘。花序总状，顶生；苞片卵圆形或椭圆形；小苞片针状，具缘毛；花萼密被具腺短柔毛，盾片高约 1mm，果时增大；花冠粉红、淡紫至紫蓝，外面被具腺短柔毛，内面无毛；冠筒近基部膝曲，向上渐增大；冠檐 2 唇形，上唇盔状，先端微缺，下唇中裂片三角状卵圆形，宽大，先端微缺；雄蕊 4，前对较长，具能育半药，退化半药不明显，后对较短，具全药，药室具髯毛；花丝丝状，下半部具疏柔毛；花柱细长，先端锐尖，微裂；花盘环状，前方稍隆起；子房无毛。花期5~8月，果期7~9月。

【生境分布】在祁连山分布于东段海拔2200m以下山地向阳草坡。甘肃、陕西、山西等地有分布。

■ 中药　甘肃黄芩

【别　　名】小黄芩。

【入药部位】根。

【采收加工】春、秋季采挖，除去须根及泥沙，去粗皮，晒干。

【性味归经】味苦，性寒。归心、肺、胆、大肠经。

【功能主治】清实火，除湿热，止血，安胎。主治壮热烦渴，肺热咳嗽，湿热泻痢，黄疸，热淋，吐血，衄血，崩漏，目赤肿痛，胎动不安，痈肿疔疮。

【用法用量】内服：5~10g，入丸、散。外用：煎水洗，或研末撒。

并头黄芩　山麻子、头巾草、半枝莲
Scutellaria scordifolia Fisch. ex Schrank.

资源量：偶见

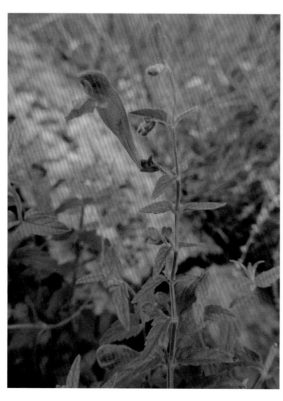
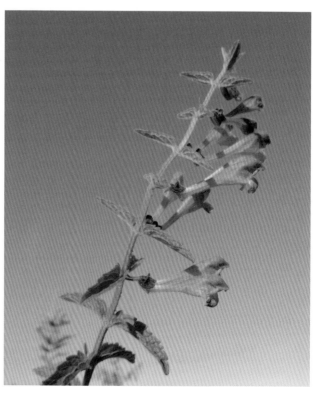

【**形态特征**】多年生直立草本。茎高 12~36cm，四棱形，在棱上疏被上曲的微柔毛，或几无毛。叶具短柄，柄长 1~3mm；叶片三角状狭卵形、三角状卵形或披针形，长 1.5~3.8cm，宽 0.4~1.4cm，上面无毛，下面沿脉疏被短柔毛，有时几无毛，具多数凹腺点，边缘具齿。花单生于茎上部的叶腋内，偏向一侧；花萼长 3~4mm，盾片高约 1mm，果时均明显增大；花冠蓝紫色，长 2~2.2cm，花冠筒基部前方浅囊状膝曲，下唇中裂圆状卵形；雄蕊 4，二强；花盘前方隆起；子房 4 裂，裂片等大。小坚果椭圆形，具瘤，腹鬐近基部具果脐。花期 6~8 月，果期 8~9 月。

【**生境分布**】在祁连山分布于海拔 2000~2400m 草地、林间。内蒙古、黑龙江、河北、山西、甘肃、青海等地有分布。

■ **中药** 头巾草

【**别　　名**】山麻子、半枝莲。

【**入药部位**】全草。

【**采收加工**】夏、秋季采收，洗净泥土，晒干，切段，备用。

【**性味归经**】味微苦，性凉。

【**功能主治**】清热利湿，解毒消肿。主治肝炎，肝硬化腹水，阑尾炎，乳腺炎，蛇虫咬伤，跌打损伤。

【**用法用量**】内服：15~30g，或绞汁。外用：适量，鲜品捣敷。

■ **蒙药** 敖古塔那—其其格

【**别　　名**】吉布贼、伊和毕日阳古。

【**入药部位**】全草。

【**采收加工**】夏季采收，晒干。

【**药　　性**】味苦，性凉。

【**功能主治**】清热，消肿。主治肝热，肝肿大，牙龈脓肿。

【**用法用量**】内服：煮散剂，3~5g，或入丸、散。

草石蚕 甘露子、地蚕、甘露儿

Stachys sieboldii Miq.

资源量：常见

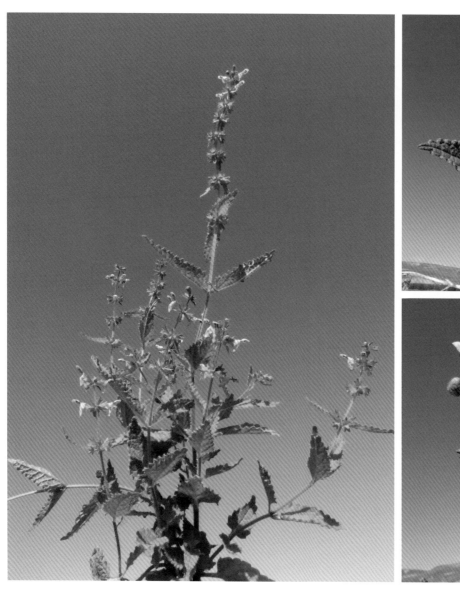
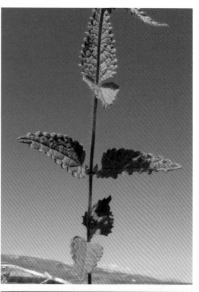
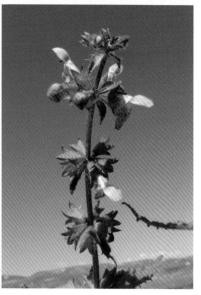

【形态特征】多年生草本。根状茎匍匐，其上密集须根及在顶端有横走螺丝状根状茎；茎高 30~
120cm，在棱及节上有硬毛。叶对生；叶柄长 1~3cm；叶片卵形或长椭圆状卵形，长
3~12cm，宽 1.5~6cm，先端锐尖或渐尖，基部平截至浅心形，边缘有规则的圆齿状锯齿，
两面被贴生短硬毛。轮伞花序通常 6 花，多数远离排列成长 5~15cm 顶生假穗状花序；
小苞片条形，具微柔毛；花萼狭钟状，连齿长约 9mm，外被具腺柔毛，10 脉，齿 5，
三角形，具刺尖头；花冠粉红色至紫红色，长约 1.2cm，筒内具毛环，上唇直立，下
唇 3 裂，中裂片近圆形。小坚果卵球形，黑褐色，具小瘤。花期 7~8 月，果期 9 月。

【生境分布】在祁连山分布于海拔 3200m 以下草坡、湿润地、积水处。我国多数省区有分布。

■ 中药 草石蚕

【别　　名】土蚰、宝塔菜。

【入药部位】全草及块根。

【采收加工】春、秋季采收，挖取块茎，洗净，晒干。

【性味归经】味甘，性平。归肺、肝、脾经。

【功能主治】解表清肺，利湿解毒，补虚健脾。主治风热感冒，虚劳咳嗽，黄疸，淋证，疮毒肿痛，毒蛇咬伤。

【用法用量】内服：全草 15~30g，根 30~60g，或浸酒，或焙干研末。外用：适量，煎汤洗，或捣敷。

尖齿糙苏　毛尖
Phlomis dentosa Franch.

资源量：常见

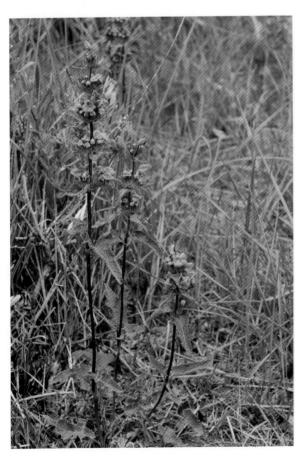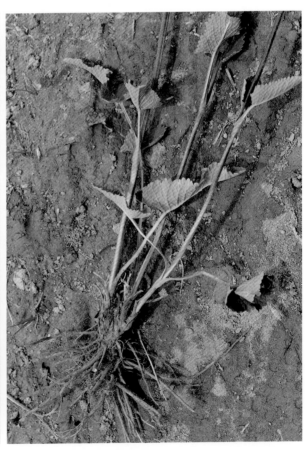

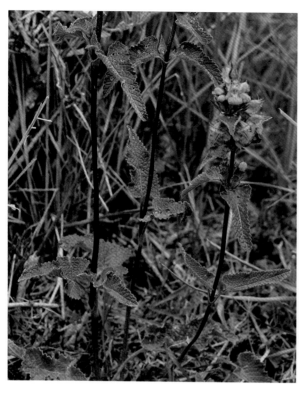
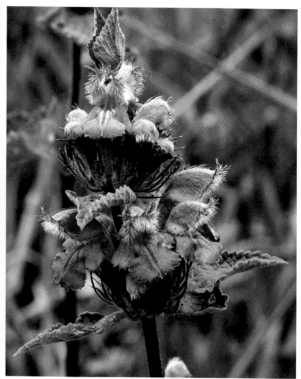

【形态特征】多年生草本，高达 80cm。茎多分枝，四棱形，具浅槽，全株被星状短毡毛及混生的中枝较长的星状糙硬毛。基生叶三角形或三角状卵形，茎生叶同形，较小，边缘具疏牙齿状；苞叶叶柄极短至近无柄。轮伞花序多花，多数，生于主茎及侧枝上部；苞片针刺状；花萼管状钟形；花冠粉红色，冠檐二唇形，上唇边缘为不整齐的小齿状，下唇3圆裂，中裂片阔倒卵形；雄蕊常因上唇外反而露出；花柱先端不等的2裂。小坚果无毛。花期 6~8 月，果期 7~9 月。

【生境分布】在祁连山分布于海拔 2000~2500m 草坡、灌丛。河北、内蒙古、甘肃、青海有分布。

■ 中药　尖齿糙苏

【入药部位】根或全草。

【采收加工】春、秋季采挖，去净泥土，晒干。

【性味归经】味涩，性平。

【功能主治】清热消肿。主治疮痈肿毒。

【用法用量】内服：9~12g。外用：适量，煎水洗，或鲜品捣敷。

茄 科

山莨菪 唐古特莨菪、樟柳、七厘散
Anisodus tanguticus (Maxim.) Pascher

资源量：常见

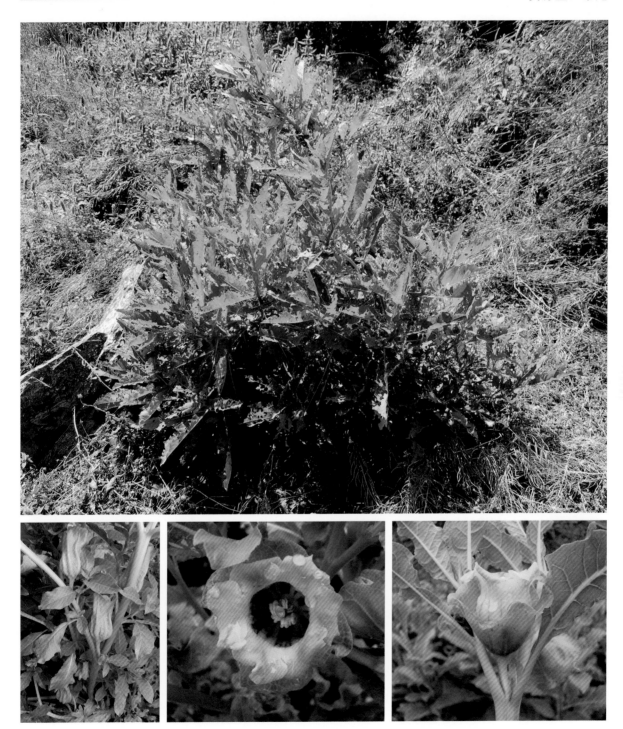

【形态特征】多年生宿根草本，高 40~80cm，有时达 1m。根粗大，近肉质。茎圆柱形，直立，多分枝。单叶互生；叶柄长 1~3.5cm；叶片纸质或近坚纸质，长圆形至狭长圆状卵形，长 8~11cm，宽 2.5~4.5cm，先端急尖，边缘波状或具齿，少有啮蚀状细小齿。花单生于叶腋，黄色，俯垂，花梗粗壮；花萼钟形，不整齐 5 裂，果时增大成杯状；花冠钟状或漏斗状，黄色，内下部黑褐色，径 3~3.5cm，先端 5 浅裂，反卷；雄蕊 5，着生于花冠基部；雌蕊 1，较雄蕊略长；花盘浅黄色。蒴果球形，中部环裂，直径约 2cm，包藏于宿存的木质萼内。种子圆形，稍扁平，棕褐色。花期 5~6 月，果期 7~8 月。

【生境分布】在祁连山分布于海拔 2500~4500m 圈滩、草坡阳处、冲积石滩、田边。青海、甘肃、西藏、云南有分布。

■ 中药　藏茄

【别　　名】黑莨菪、樟柳参。

【入药部位】根。

【采收加工】9~10 月采挖，洗去泥沙，除去外皮、须根，切片晒干，研碎，经加工处理后备用。

【性味归经】味苦、辛，性温。有大毒。

【功能主治】镇痛解痉。主治急、慢性胃肠炎，脘腹挛痛，胆道蛔虫病，胆石症，痈疽肿痛，跌打损伤，骨折。

【用法用量】内服：研末，0.3~0.5g，或酊剂，每次 0.6~1.5mg，每日 3 次。外用：适量，研末撒，或开水调敷。

【各家论述】①镇痛解痉，有麻醉作用。（《陕甘宁青中草药选》）②清热解毒。（《青海常用中草药手册》）③有麻醉镇痛作用。治病毒恶疮。（《青藏高原药物图鉴》）

■ 藏药　唐冲那保

【入药部位】根和种子。

【采收加工】种子成熟时采种子，秋末挖取根部，除去地上部分和须根，洗净泥土，切片，晒干。

【药　　性】味甘、辛，性温。

【功能主治】杀虫，镇惊，解毒。主治虫病，疔疮，皮肤炭疽，癫狂等。外用主治痈疖疔毒。

【用法用量】内服：配方或单用，用饮片或熬膏，亦可鲜用捣烂。

▨ 蒙药 哈日—唐普如木

【别　　名】唐曾如木—那赫布、浩日图—唐普如木、额目彦—翁格图。

【入药部位】根。

【采收加工】秋末挖取根部，除去地上部分和须根，洗净泥土，切片，晒干。

【药　　性】味苦、辛，性凉。效糙、浮、燥、腻。有大毒。

【功能主治】杀黏虫，消肿，解痉，止痛，强壮。主治胃痛，霍乱，各种毒性肿毒，疮痈炭疽，黏疫，脑刺痛各种虫疾。

【用法用量】内服：研末，1~2g，或入丸、散。外用：研末，适量。

【各家论述】①祛虫，抑制炭疽。（《无误蒙药鉴》）②具治制炭疽，痈疽，诸虫疾等功效。（《呼和必德力亚》）

▌曼陀罗

狗核桃、万桃花、洋金花
Datura stramonium L.

资源量：较常见

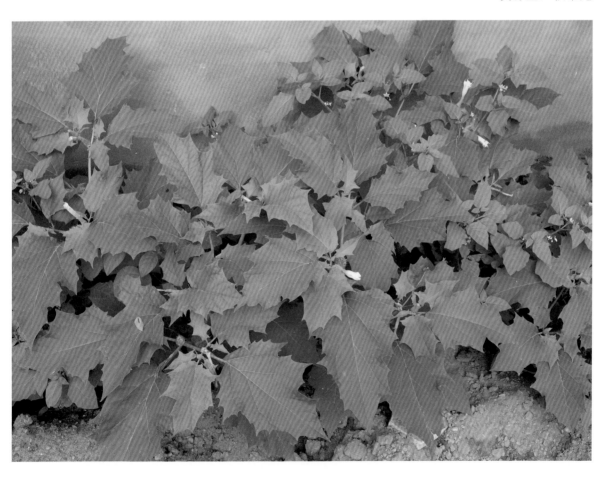

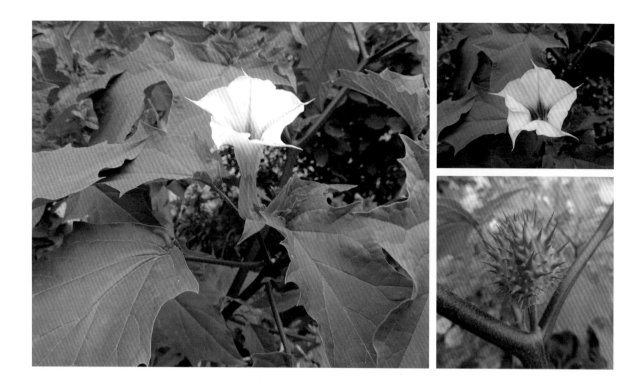

【形态特征】草本或半灌木状，高 0.5~1.5m，全体近于平滑或在幼嫩部分被短柔毛。茎粗壮，圆柱状，淡绿色或带紫色，下部木质化。叶广卵形，顶端渐尖，基部不对称楔形，边缘有不规则波状浅裂，裂片顶端急尖，有时亦有波状牙齿，侧脉每边 3~5 条，直达裂片顶端，长 8~17cm，宽 4~12cm；叶柄长 3~5cm。花单生于枝杈间或叶腋，直立，有短梗；花萼筒状，长 4~5cm，筒部有 5 棱角，两棱间稍向内陷，基部稍膨大，5 浅裂，裂片三角形，花后自近基部断裂，宿存部分随果实增大并向外反折；花冠漏斗状，下半部带绿色，上部白色或淡紫色，檐部 5 浅裂，裂片有短尖头，长 6~10cm，檐部直径 3~5cm；雄蕊花丝长约 3cm，花药长约 4mm；子房密生柔针毛，花柱长约 6cm。蒴果直立，卵状，长 3~4.5cm，直径 2~4cm，表面生有坚硬针刺或有时无刺而近平滑，成熟后淡黄色，规则 4 瓣裂。种子卵圆形，稍扁，长约 4mm，黑色。花期 6~10 月，果期 7~11 月。

【生境分布】在祁连山分布于海拔 2000m 上下田边、宅旁、路边、草地。我国各省区都有分布。

■ 藏药　索玛拉扎

【入药部位】种子。

【采收加工】果实成熟时割下，晒干，打碾，除净杂质。

【药　　性】味微苦、微辛，性温。有毒。

【功能主治】解毒，干黄水。主治麻风，皮肤病，烧伤，黄水病。

【用法用量】内服：单用或配方，每次 2~3g。外用：单用或配方。

【各家论述】索玛拉扎干黄水，治黄水病和皮肤病。（《月王药诊》）

天仙子
马铃草、黑莨菪、牙痛草
Hyoscyamus niger L.

资源量：较常见

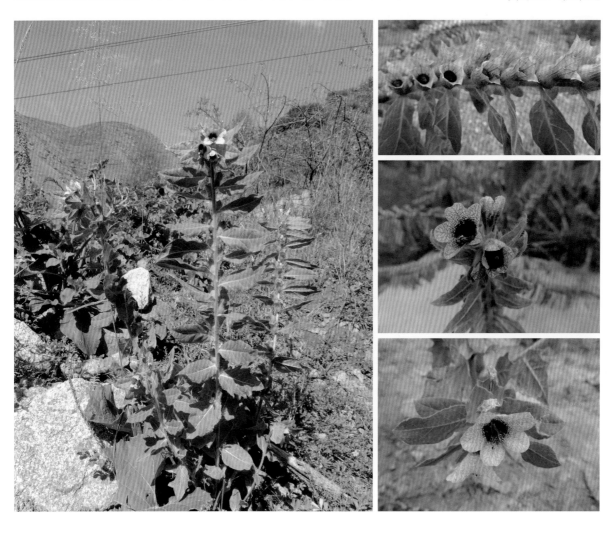

【形态特征】一年生或二年生草本，高达 1m。全株被黏性腺毛。根粗壮，肉质。一年生植株茎极短，茎基部具莲座状叶丛，叶长可达 30cm，宽达 10cm。二年生植株茎伸长分枝。茎生叶互生，无柄，基部半抱茎；叶片卵形至三角状卵形，长 4~10cm，宽 2~6cm，先端钝或渐尖，边缘呈羽状浅裂或深裂；向顶端的叶呈浅波状，两面除生黏性腺毛外，沿叶脉被柔毛。花腋生，单一，直径 2~3cm；花萼筒状钟形，5 浅裂，花后增大成坛状，有 10 条纵肋，外被直立白柔毛；花冠钟状，5 浅裂，黄色，有紫堇色网纹；雄蕊 5，着生于花冠筒的近中部，稍长于花冠；花药深蓝紫色；子房2室，柱头头状，2浅裂。蒴果藏于宿存的萼内，长卵圆形，成熟时盖裂。种子小，近圆盘形，淡黄棕色，有多数网状凹穴。花期5月，果期6月。

【生境分布】在祁连山分布于海拔2400m上下坡脚、圈滩、路旁、河岸沙地。我国华北、西北、西南、华东有栽培或逸为野生。

■ 中药　天仙子

【别　　名】莨菪子、小颠茄子。

【入药部位】种子。

【采收加工】夏、秋季果皮变黄色时，采摘果实，暴晒，打下种子，筛去果皮、枝梗，晒干。

【性味归经】味苦、辛，性温。有大毒。归心、肝、胃经。

【功能主治】解痉止痛，安心定痫。主治脘腹疼痛，风湿痹痛，风虫牙痛，跌打伤痛，喘嗽不止，泻痢脱肛，癫狂，惊痫，痈肿疮毒。

【用法用量】内服：0.6~1.2g，或入散剂，0.06~0.6g。外用：适量，研末调敷，或煎水洗，或烧烟熏。

■ 中药　莨菪根

【入药部位】根。

【采收加工】秋季拔取全株，切下根部，洗净晒干，或鲜用。

【性味归经】味苦、辛，性寒。有毒。

【功能主治】截疟，攻癣，杀虫。主治疟疾，疥癣。

【用法用量】内服：烧存性研末，0.3~0.6g。外用：适量，捣敷。

【各家论述】①今人用根治噎膈反胃，取其性走，以祛胃中留滞之邪，噎膈得以暂开，虚者误服，为害不测。（《本经逢原》）②治邪疟，疥癣，杀虫。（《本草纲目》）

■ 藏药　浪荡则

【别　　名】汤冲莨菪孜。

【入药部位】种子。

【采收加工】秋末果实成熟时，割取果穗部分，晒干，打下种子，除净杂质。

【药　　性】味苦，性温。有毒。

【功能主治】杀虫，干黄水，止痛。主治胃肠寄生虫病，皮肉内寄生虫病，风湿性关节炎，急性腹痛，神经痛，梅毒，牙痛。

【用法用量】内服：配方或单用，每次 0.2g，一日 2 次。

■ 蒙药　特讷格—乌布斯

【别　　名】郎当斯、协日—唐普如木、额日颜—唐普如木。

【入药部位】种子。

【采收加工】8~9 月果实成熟时割取全株或果枝，晒干后，打下种子，除去杂质。

【药　　性】味苦，性平。有剧毒。效糙、钝、腻。

【功能主治】杀虫，止痛，镇静，制伏痈疽。主治皮肤虫病，肠肛虫，阴道虫，呕吐，下泻，胃肠绞痛，肠痧，健忘，昏迷，癫痫，癔病，痈疽。

【用法用量】内服：配方或单用。

【各家论述】①味及消化后味苦、辛、腻、温、糙、钝；大毒。（《金光注释集》）②治虫疾，有杀虫作用。（《论说医典》）

枸杞
宁夏枸杞、中宁枸杞
Lycium barbarum L.

资源量：常见

【形态特征】灌木或经栽培后而成大灌木，高 1~3m。主茎数条，粗壮；小枝有纵棱纹，有不生叶的短刺和生叶、花的长刺；果枝细长，通常先端下垂，外皮淡灰黄色，无毛。叶互生或数片簇生于短枝上；叶片披针形或长圆状披针形，长 2~8cm，宽 0.5~3cm，先端尖，基部楔形或狭楔形而下延成叶柄，全缘，上面深绿色，背面淡绿色，无毛。花腋生，常单 1 或 2~6 朵簇生在短枝上；花梗细；花萼钟状，长 4~5mm，先端 2~3 深裂，裂片宽卵状或卵状三角形；花冠漏斗状，管部长约 8mm，先端 5 裂，裂片卵形，长约 5mm，粉红色或淡紫红色，具暗紫色脉纹，管内雄蕊着生处上方有一圈柔毛；雄蕊 5；雌蕊 1，子房长圆形，2 室，花柱线形，柱头头状。浆果卵圆形、椭圆形或阔卵形，长 8~20mm，直径 5~10mm，红色或橘红色，果皮肉质。种子多数，近圆肾形而扁平，

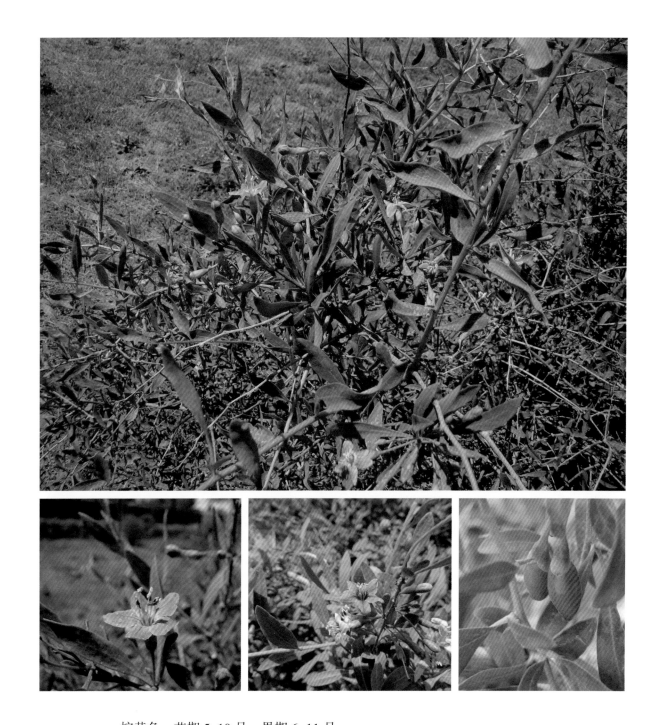

棕黄色。花期 5~10 月，果期 6~11 月。

【生境分布】在祁连山分布于海拔 2000m 以下山区。河北、内蒙古、山西、陕西、甘肃、宁夏、青
海、新疆等地有分布。

■ **中药** *枸杞子*

【别　　名】枸杞红实、甜菜子、西枸杞。

【入药部位】果实。

【采收加工】夏、秋季果实呈红色时采收，热风烘干，除去果梗，或晾至皮皱后，晒干，除去果梗。

【性味归经】味甘，性平。归肝、肾经。

【功能主治】滋补肝肾，益精明目。主治虚劳精亏，腰膝酸痛，眩晕耳鸣，阳痿遗精，内热消渴，血虚萎黄，目昏不明。

【用法用量】内服：6~12g。

【各家论述】①枸杞子，补肾益精，水旺则骨强，而消渴，目昏，腰疼膝痛，无不愈矣。平而不热，有补水制火之能，与地黄同功。（《本草通玄》）②枸杞，味重而纯，故能补阴，阴中有阳，故能补气。所以滋阴而不致阴衰，助阳而能使阳旺。虽谚云离家千里，勿食枸杞，不过谓其助阳耳，似亦未必然也。此物微助阳而无动性，故用之以助熟地最妙。其功则明耳目，添精固髓，健骨强筋，善补劳尤止消渴，真阴虚而脐腹疼痛不止者，多用神效。（《本草正》）③枸杞子与元参、甘草同用，名坎离丹，可以交通心肾。（《重庆堂随笔》）

▓ **中药** *地骨皮*

【别　　名】地骨、杞根、地节。

【入药部位】根皮。

【采收加工】春初或秋后采挖根部，洗净，剥取根皮，晒干。

【性味归经】味甘，性寒。归肺、肝、肾经。

【功能主治】凉血除蒸，清肺降火。主治阴虚潮热，骨蒸盗汗，肺热咳嗽，咯血，衄血，内热消渴。

【用法用量】内服：9~15g。

【各家论述】①主五内邪气，热中消渴，周痹。（《神农本草经》）②主风湿，下胸胁气，客热头痛，补内伤大劳嘘吸，坚筋骨，强阴，利大小肠，耐寒暑。（《名医别录》）③细锉，面拌熟煮吞之，主治肾家风。（《药性论》）④去骨热消渴。（《食疗本草》）⑤主治虚劳发热，往来寒热，诸见血证、鼻衄、咳嗽血，咳嗽、喘，消瘅，中风，眩晕，痉痫，腰痛，行痹，脚气，水肿，虚烦，悸，健忘，小便不通，赤白浊。（《本草述》）

■ 中药　枸杞叶

【别　　名】天精草。

【入药部位】茎叶。

【采收加工】春季至初夏采摘，洗净，多鲜用。

【性味归经】味苦、甘，性凉。归肝、脾、肾经。

【功能主治】补虚益精，清热明目。主治虚劳发热，烦渴，目赤昏痛，障翳夜盲，崩漏带下，热毒疮肿。

【用法用量】内服：鲜品 60~240g，或煮食，或捣汁。外用：适量，煎水洗，或捣汁滴眼。

■ 藏药　旁加

【入药部位】果实。

【采收加工】夏、秋季果实成熟时采摘，采摘时间以清晨或傍晚为好，除去果柄，置于席上放阴凉处摊开晾至果皮起皱，再移至日光下晒到外皮干燥而果实柔软。晾晒时不要用手翻动，以免变黑，影响质量。遇雨可先晾干，使水分减少，再用微火烤干。

【药　　性】味微甘，性温。

【功能主治】清心热、陈旧热。主治心热病，陈旧热病，妇科病。

【用法用量】内服：常配方用，每次 9~15g。

■ 蒙药　侵瓦音—哈日玛格

【别　　名】旁巴来、旁莱布柔、西润—温吉勒嘎。

【入药部位】果实。

【采收加工】夏、秋季果实成熟时采摘，除去果柄，置阴凉处，晾至果皮起皱纹后，再暴晒至外皮干硬、果肉柔软即得。遇阴雨可用微火烘干。

【药　　性】味甘，性平。效轻、钝、软。

【功能主治】清热，化瘀。主治心热，讧热，乳痈，闭经。

【用法用量】内服：煮散剂，3~5g，或入丸、散。

【各家论述】①清心热，疗妇疾。（《无误蒙药鉴》）②清心热，滋补肝肾，补血，强筋壮骨，明目。（《内蒙古中草药》）

北方枸杞 *Lycium chinense* Mill. var. *potaninii* (Pojarkova) A. M. Lu

资源量：常见

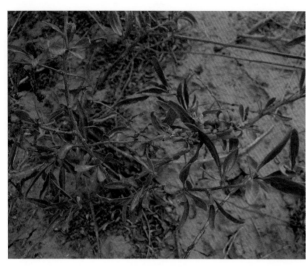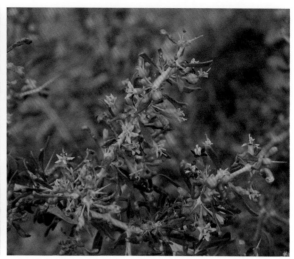

【形态特征】多分枝灌木，高 0.5~1m；枝条细弱，弓状弯曲或俯垂，小枝顶端锐尖成棘刺状。叶纸质或栽培者质稍厚，单叶互生或 2~4 枚簇生，叶通常为披针形、矩圆状披针形或条状披针形。花在长枝上单生或双生于叶腋，在短枝上则同叶簇生。花萼通常 3 中裂或 4~5 齿裂，裂片多少有缘毛；花冠漏斗状，淡紫色，筒部向上骤然扩大，稍短于或近等于檐部裂片，5 深裂，裂片卵形；雄蕊稍长于花冠；花柱稍伸出雄蕊，上端弓弯，柱头绿色。浆果红色，卵状，栽培者可成长矩圆状或长椭圆状，顶端尖或钝。种子扁肾脏形，黄色。花期 5~8 月，果期 6~9 月。

【生境分布】在祁连山分布于海拔 2200m 上下田边、干坡滩、路边。河北北部、山西北部、陕西北部、内蒙古、宁夏、甘肃西部、青海东部、新疆有分布。

■ 中药　枸杞子

同"枸杞"条。

■ 藏药　旁加

同"枸杞"条。

■ **蒙药** 侵瓦音—哈日玛格

同"枸杞"条。

黑果枸杞 *Lycium ruthenicum* Murr.

资源量：常见

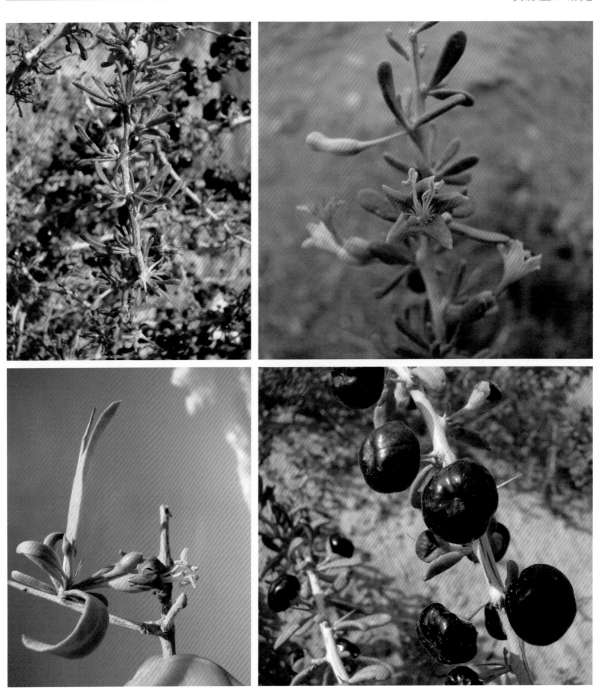

【形态特征】多棘刺灌木，高 0.2~1m。多分枝；分枝斜升或横卧于地面，白色或灰白色，坚硬，常成之字形曲折，小枝顶端渐尖成棘刺状；短枝位于棘刺两侧，在幼枝上不明显，在老枝上则成瘤状，生有簇生叶或花、叶同时簇生。叶 2~6 枚簇生于短枝上，在长枝上则单叶互生，肥厚肉质，近无柄，条形、条状披针形或条状倒披针形。花 1~2 朵生于短枝上。花萼狭钟状，果时稍膨大成半球状，包围于果实中下部，不规则 2~4 浅裂；花冠漏斗状，浅紫色，筒部向檐部稍扩大，5 浅裂，裂片矩圆状卵形；雄蕊稍伸出花冠，着生于花冠筒中部，花丝离基部稍上处有疏绒毛，同样在花冠内壁等高处亦有稀疏绒毛；花柱与雄蕊近等长。浆果紫黑色，球状，有时顶端稍凹陷。种子肾形，褐色。花期 5~8 月，果期 7~9 月。

【生境分布】在祁连山分布于海拔 2000m 上下盐碱荒地、沙地、路旁。陕西北部、宁夏、甘肃、青海、新疆、西藏有分布。

■ 中药　黑果枸杞

【入药部位】根、果。

【采收加工】春、秋季挖根，洗净，切段晒干。夏、秋季果实成熟时采摘，除去果柄，置阴凉处晾至果皮起皱纹后，再暴晒至外皮干硬、果肉柔软即得。遇阴雨可用微火烘干。

【性味归经】味甘，性平。

【功能主治】根皮：解热止咳。果实：滋补强壮，益精助阳，明目等。

【用法用量】内服：配方或单用。

■ 藏药　旁那摘吾

【别　　名】旁玛。

【入药部位】果实。

【采收加工】夏、秋季果实呈紫黑色时采收，晾至皮皱后，再暴晒至外皮干硬，果实柔软，除去果梗。

【药　　性】味甘，性平。

【功能主治】清心热、旧热。主治心热病，妇科病。

【用法用量】内服：常配方用，6~15g。

马尿泡 唐古特马尿泡
Przewalskia tangutica Maxim.

资源量：较常见

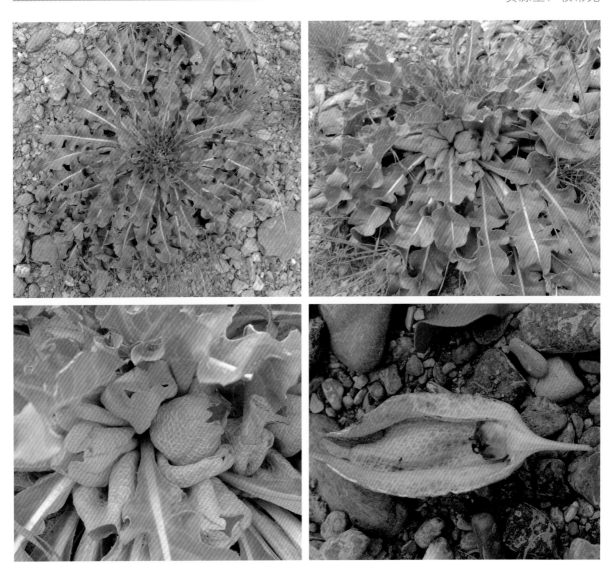

【形态特征】全体被腺毛。根粗壮，肉质。根茎短缩，有多数休眠芽。茎高 4~30cm，常至少部分埋于地下。叶生于茎下部者鳞片状，常埋于地下，生于茎顶端者密集生，长椭圆状倒卵形，通常连叶柄长 10~15cm，宽 3~4cm，顶端圆钝，基部渐狭，边缘全缘或微波状，有短缘毛，上下两面幼时有腺毛，后来渐脱落而近秃净。总花梗有 1~3 朵花；花梗被短腺毛；花萼筒状钟形，外面密生短腺毛，萼齿圆钝，生腺质缘毛；花冠黄色，筒状漏斗形，外面生短腺毛，檐部 5 浅裂，裂片卵形；雄蕊插生于花冠喉部，花丝极短；花柱显著伸出于花冠，柱头膨大，紫色。蒴果球状，果萼椭圆状或卵状，近革质。种子黑褐色。花期 6~7 月，果期 7~8 月。

【生境分布】在祁连山分布于海拔 3200~5000m 高山沙砾地、干旱草原。青海、甘肃、四川、西藏等地有分布。

■ 中药　马尿泡

【别　　名】羊尿泡。

【入药部位】根及种子。

【采收加工】秋末苗枯或初夏出苗初期采挖根部，去净泥土，晒干。7~8 月果熟期采收种子。

【性味归经】味苦、辛，性寒。有毒。

【功能主治】解痉止痛，消肿。主治胃痛，胆绞痛，急、慢性胃肠炎，无名肿毒。

【用法用量】内服：0.15~0.3g。外用：适量，煎水洗。

■ 藏药　汤冲嘎宝

【别　　名】我大、昆巴吹底、番巴贡丹。

【入药部位】根、种子。

【采收加工】8 月果实成熟时采割，晒干，打下种子。秋末待植株枯萎时采挖根，洗净，晒干，或切片晒干。

【药　　性】味苦，性寒。

【功能主治】镇痛，杀虫，消炎。主治虫，炭疽，白喉，乳蛾，胃病，肾病，癫狂，黄水病。外用主治痈肿疔毒，皮肤病。

【用法用量】内服：常配方用，每次 1~2g。外用：适量。

龙 葵
天茄子、野茄子、黑姑娘
Solanum nigrum L.

资源量：常见

【形态特征】一年生草本，高 25~100cm。茎直立，有棱角或不明显，近无毛或稀被细毛。叶互生；叶柄长 1~2cm；叶片卵形，先端短尖，基部楔形或宽楔形并下延至叶柄，长 2.5~10cm，宽 1.5~5.5cm，全缘或具不规则波状粗锯齿，光滑或两面均被稀疏短柔毛。蝎尾状聚伞花序腋外生，由 3~6（~10）朵花组成；花梗长 1~2cm；萼小，浅杯状，5 深裂，裂

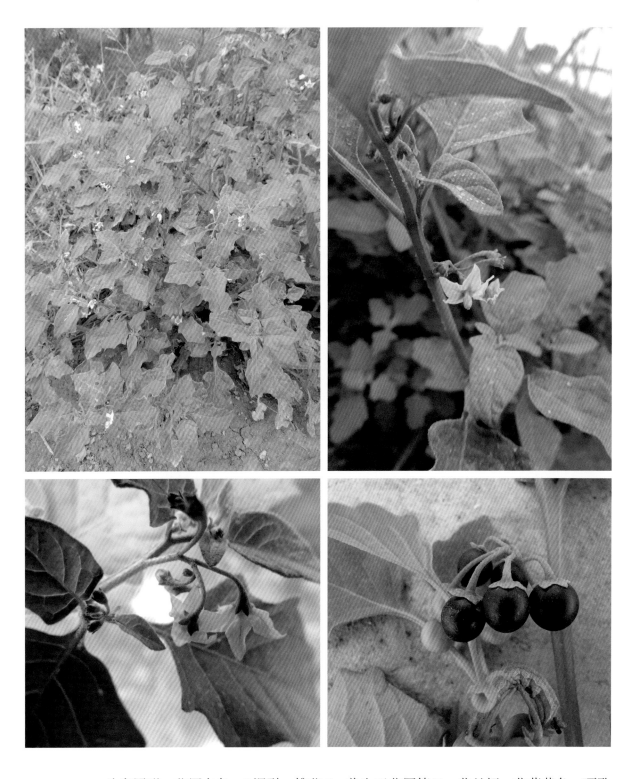

片卵圆形；花冠白色，5 深裂；雄蕊 5，着生于花冠筒口，花丝短，花药黄色，顶孔向内；雌蕊 1，子房 2 室，球形，花柱下半部密生白色柔毛，柱头圆形。浆果球形，有光泽，直径约 8mm，成熟时黑色。种子多数扁圆形。花期 6~8 月，果期 7~9 月。

【生境分布】在祁连山分布于海拔 2000m 上下路边、渠边、田边、荒地、村庄附近。我国各省区均有分布。

■ 中药 龙葵

【别　　名】苦菜、苦葵、天天茄。

【入药部位】全草。

【采收加工】夏、秋季采收，鲜用或晒干。

【性味归经】味苦，性寒。

【功能主治】清热解毒，活血消肿。主治疔疮，痈肿，丹毒，跌打扭伤，慢性支气管炎，肾炎水肿。

【用法用量】内服：15~30g。外用：适量，捣敷，或煎水洗。

【各家论述】①龙葵，可服可敷，以清热通利为用，故并治跌仆血瘀，尤为外科退热消肿之良品也。（《本草正义》）②食之解劳少睡，去虚热肿。（《新修本草》）③主丁肿，患火丹疮，和土杵，敷之。（《食疗本草》）④叶：入醋细研，治小儿火焰丹，消赤肿。（《本草图经》）⑤敷贴肿毒、金疮，拔毒。（《救荒本草》）

■ 中药 龙葵根

【入药部位】根。

【采收加工】夏、秋季采收，鲜用或晒干。

【性味归经】味苦，性寒。

【功能主治】清热利湿，活血解毒。主治痢疾，淋浊，尿路结石，白带异常，风火牙痛，跌打损伤，痈疽肿毒。

【用法用量】内服：9~15g，鲜品加倍。外用：适量，捣敷，或研末调敷。

【各家论述】①龙葵根与木通、胡荽煎汤服，通利小便。（《本草图经》）②疗痈疽肿毒，跌打损伤，消肿散血。（《本草纲目》）

■ 中药 龙葵子

【入药部位】种子。

【采收加工】夏、秋季采收，鲜用或晒干。

【性味归经】味苦，性寒。

【功能主治】清热解毒，化痰止咳。主治咽喉肿痛，疔疮，咳嗽痰喘。

【用法用量】内服：6~9g，或浸酒。外用：适量，煎水含漱，或捣敷。

【各家论述】①明目。（《药性论》）②疗疔疮。（《新修本草》）③治风，益男子元气，妇人散血。（《本草图经》）④善能续筋，消疔肿。（《本经逢原》）

青 杞

枸杞子、野枸杞、白英
Solanum septemlobum Bge.

资源量：常见

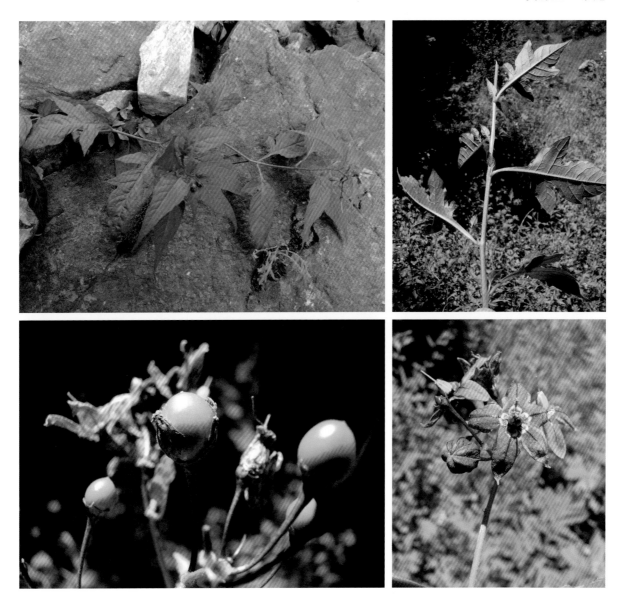

【形态特征】多年生直立草本，高约 50cm。茎具棱角，多分枝。叶互生；叶柄长 1~2cm；叶片卵形，长 3~7cm，宽 2~5cm，为不整齐的羽状分裂，裂片阔线形或披针形，先端渐尖，基部突窄，延为叶柄。二歧聚伞花序，顶生或腋外生；总花梗长 1~2.5cm；花梗长 5~8mm，基部具关节；萼小，杯状，5 裂，萼齿三角形；花冠青紫色，基部具黄绿色斑块，先端 5 深裂，裂片长圆形；雄蕊 5；子房卵形，2 室，柱头头状。浆果近球形，熟时红色。种子扁圆形。花期 6~8 月，果期 7~9 月。

【生境分布】在祁连山分布于海拔 2000~2300m 灌丛、渠边。我国东北，以及新疆、甘肃、内蒙古、河北、山西、陕西、山东、河南、安徽、江苏、四川有分布。

■ 中药 蜀羊泉

【别　　名】裂叶龙葵、羊泉、野茄子。

【入药部位】全草或果实。

【采收加工】夏、秋季割取全草，洗净，切段，鲜用或晒干。果熟时采集果实阴干。

【性味归经】味苦，性寒。有小毒。

【功能主治】清热解毒。主治咽喉肿痛，目昏目赤，乳腺炎，腮腺炎，疥癣瘙痒。

【用法用量】内服：15~30g。外用：适量，捣敷，或煎水熏洗。

【各家论述】①青杞，《本草》名蜀羊泉，今祥符县西田野中有之。苗高二尺余，叶似菊叶稍长，花开紫色。子类枸杞子，生青熟红。根如远志，无心有糁。采嫩叶煠熟，水浸去苦味，淘洗净，油盐调食。（《救荒本草》）②漆姑有二种：苏恭所说是羊泉，陶陈所说是小草。苏颂所说老鸦眼睛草，乃龙葵也。又黄蜂作窠，衔漆姑草汁为蒂，即此草也。（《本草纲目》）

玄参科

小米草 芒叶小米草
Euphrasia pectinata Ten.

资源量：常见

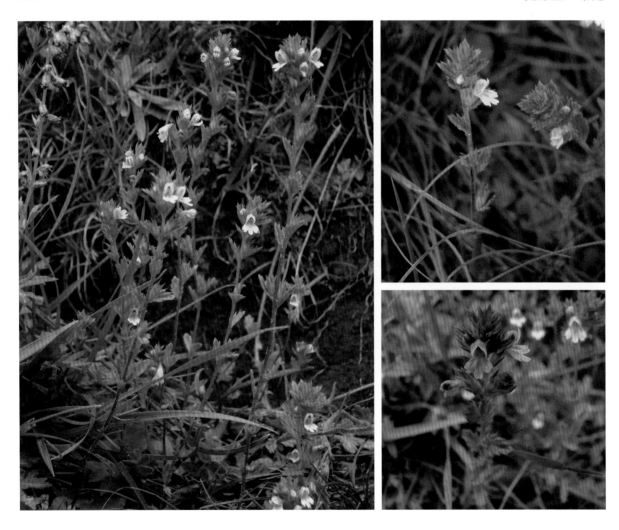

【形态特征】植株直立，高 10~45cm。不分枝或下部分枝，被白色柔毛。叶与苞叶无柄，卵形至卵圆形，长 5~20mm，基部楔形，每边有数枚稍钝、急尖的锯齿，两面脉上及叶缘多少被刚毛。花序长 3~15cm，初花期短而花密集，逐渐伸长至果期果疏离；花萼管状，长 5~7mm，被刚毛，裂片狭三角形，渐尖；花冠白色或淡紫色，长约 9mm，外面被柔毛，背部较密，其余部分较疏，上唇盔状，先端浅裂，下唇比上唇长约 1mm，下唇裂片顶端明显凹缺；花药棕色。蒴果长矩圆状，长 4~8mm。种子白色，长 1mm。花期 6~8 月，果期 7~9 月。

【生境分布】在祁连山分布于海拔 2200~4300m 山坡、林缘、草甸。新疆、甘肃、宁夏、内蒙古、山西、河北有分布。

■ 中药　小米草

【别　　名】芒小米草、药用小米草。

【入药部位】全草。

【采收加工】夏、秋季采收，切段，晒干。

【性味归经】味苦，性微寒。归膀胱经。

【功能主治】清热解毒，利尿。主治热病口渴，头痛，肺热咳嗽，咽喉肿痛，热淋，小便不利，口疮，痈肿。

【用法用量】内服：6~10g。

短穗兔耳草 *Lagotis brachystachya* Maxim.

资源量：较常见

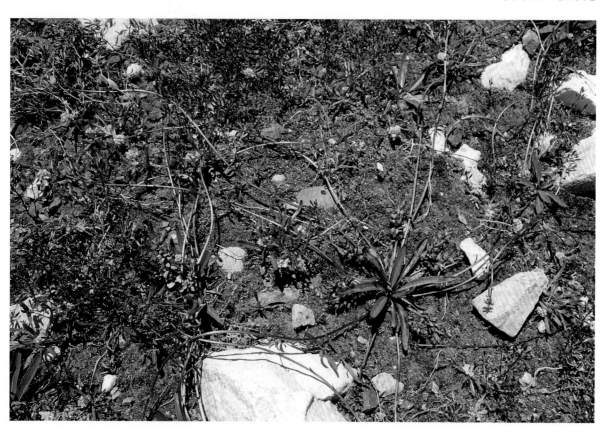

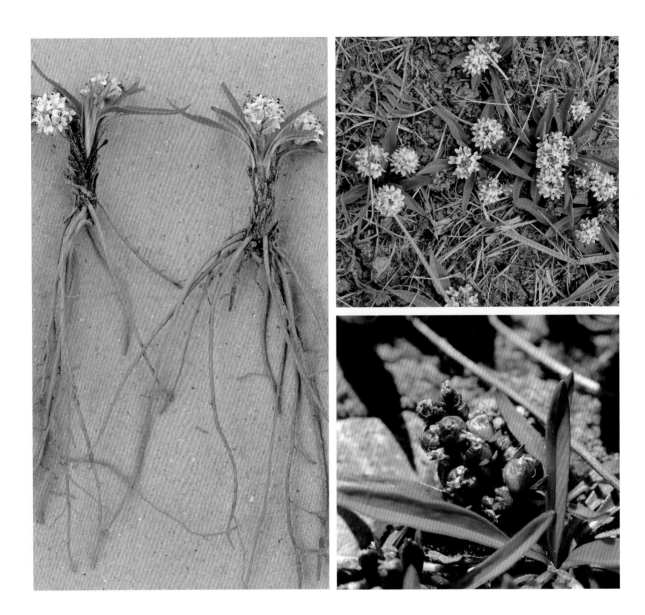

【形态特征】多年生矮小草本，高 4~8cm。根状茎短，不超过 3cm；根多数，簇生，条形，肉质，长可达10cm,根颈外面为多数残留的老叶柄所形成的棕褐色纤维状鞘包裹。匍匐茎带紫红色，长可达 30cm 以上，直径 1~2mm。叶全部基出，莲座状；叶柄长 1~3（~5）cm，扁平，翅宽；叶片宽条形至披针形，长 2~7cm，顶端渐尖，基部渐窄成柄，边全缘。花葶数条，纤细，倾卧或直立，高度不超过叶；穗状花序卵圆形，长 1~1.5cm，花密集；苞片卵状披针形，长 4~6mm，下部的可达 8mm，纸质；花萼成两裂片状，约与花冠筒等长或稍短，后方开裂至 1/3 以下，除脉外均膜质透明，被长缘毛；花冠白色或微带粉红或紫色，长 5~6mm，花冠筒伸直较唇部长，上唇全缘，卵形或卵状矩圆形，宽1.5~2mm，下唇 2 裂，裂片矩圆形，宽 1~1.2mm；雄蕊贴生于上唇基部，较花冠稍短；花柱伸出花冠外，柱头头状；花盘 4 裂。果实红色，卵圆形，顶端大而微凹，光滑无毛。花期 6~8 月，果期 7~9 月。

【生境分布】在祁连山分布于海拔 3200~3800m 高山草原、河滩、湖边沙质草地。甘肃、青海、西藏、四川西北部有分布。

▥ 中药　短穗兔耳草

【入药部位】全草。

【采收加工】夏、秋季采收，晒干。

【性味归经】味苦，性凉。归肺、肝经。

【功能主治】清肺止咳，降压调经。主治肺热咳嗽，高血压，月经不调。

【用法用量】内服：10~15g。

【各家论述】全草：用于高血压、肺炎等。（《新华本草纲要》）

▥ 藏药　直打萨曾

【入药部位】全草。

【采收加工】6~8 月采全草，洗净，除去枯枝残叶及须根，晾干。

【药　　性】味苦，性平。

【功能主治】止血排脓。主治肺胃瘀血，子宫出血，肺结核，胸腔脓血，培根和赤巴合并病，血热性化脓症，黄水病等。

【用法用量】内服：多配方用，每次 9~12g。

短筒兔耳草
短冠兔耳草
Lagotis brevituba Maxim.

资源量：常见

【形态特征】全草长 5~15cm。根茎圆柱状，略弯曲，节间紧缩，形似蚕。表面灰褐色或浅紫褐色，质脆，易折，断面棕褐色或灰黄色，有 3~4 个白点（维管束）排列成环状。根细长，圆柱形，扭曲状，表面浅黄褐色或灰褐色，有纵皱纹，易折，断面平坦。完整叶呈圆形或卵圆形，先端钝圆，边缘具圆齿，基部宽楔形。花序穗状。果长圆形，黑褐色。花期 6~8 月，果期 7~9 月。

【生境分布】在祁连山分布于海拔 3000~4420m 高山草地及多沙砾的坡地上。

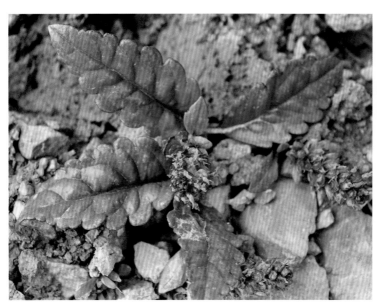
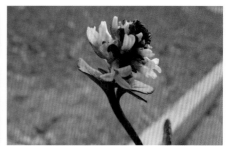
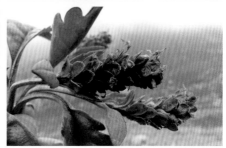

■ 中药 兔耳草

【别　　名】藏黄连。

【入药部位】全草。

【采收加工】7~9 月采集带根状茎的全草，洗净，切段，晒干。

【性味归经】味苦、甘，性寒。归肝、肺经。

【功能主治】清热解毒，降压，调经。主治急、慢性肝炎，肾炎，肺脓肿，肺痨咳嗽，高血压，乳
　　　　　　腺癌，月经不调，全身发热，湿热泻痢，动脉粥样硬化，霍乱，伤寒，黄疸，目赤，
　　　　　　综合性毒物中毒。

【用法用量】内服：1~6g。

■ 藏药 洪连

【别　　名】洪连门巴、布泽西、赤德尔姆。

【入药部位】全草。

【采收加工】夏、秋季花盛期采收，除去杂质，洗净，阴干。

【药　　性】味苦、甘，性寒。

【功能主治】清热解毒，行血调经。主治全身发热，肾炎，肺病，高血压，动脉粥样硬化，月经不调，
　　　　　　综合性毒物中毒及心热症。

【用法用量】内服：多配方用，每次 9~12g。

肉果草 ^{兰石草}
Lancea tibetica Hook. f. et Thoms.

资源量：常见

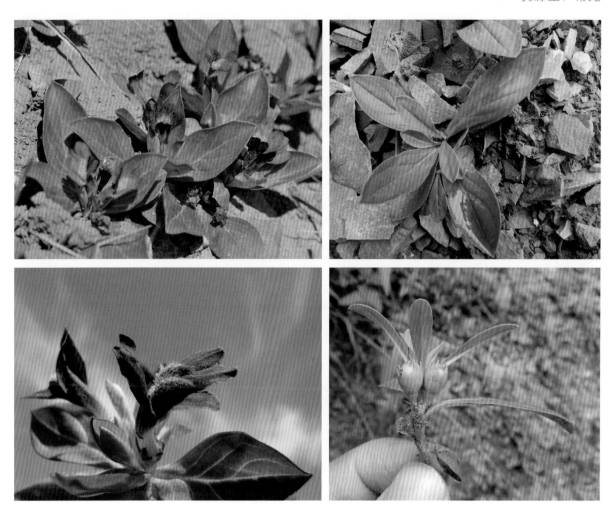

【形态特征】多年生草本，高 3~10cm。除叶柄有毛外其余无毛。根状茎细长，节上有 1 对鳞片。叶对生，成莲座状，通常 6~10 片；叶片近革质，倒卵状长圆形至倒卵形或匙形，长 2~7cm，先端钝，常有小凸尖，基部渐狭成有翅的短柄，全缘或有不明显的锯齿。花 3~5 朵簇生或伸长成总状花序；苞片钻状披针形；萼钟状，革质，长约 1cm，5 裂，裂片钻状三角形；花冠筒长 8~13mm，上唇直立，2 深裂，偶有几全裂，下唇开展，3 裂，中裂片全缘；雄蕊着生于近花冠筒中部，花丝无毛；柱头扇状。果实卵状球形，长约 1cm，肉质，红色至深紫色，包于宿存的花萼内。种子多数，长圆形，长约 1mm，棕黄色。花期 5~7 月，果期 7~9 月。

【生境分布】在祁连山分布于海拔 2000~4500m 草地、疏林、沟谷旁。甘肃、青海、四川、云南、西藏等地有分布。

▦ 中药　兰石草果

【入药部位】果实。

【采收加工】秋季果实成熟时采收，晒干。

【性味归经】味甘、苦，性寒。归脾、肾经。

【功能主治】行气活血，调经止痛。主治月经不调，腹痛，便秘。

【用法用量】内服：3~9g。

【各家论述】治月经不调，下腹疼痛，便秘。（《西藏常用中草药》）

▦ 藏药　哇亚巴

【别　　名】巴瓦仁归、牙尼陆尼、其美塔压甘。

【入药部位】全草。

【采收加工】花末期、幼果期采挖，除去枯叶杂质，洗净泥土，晒干。

【药　　性】味微甘、苦，性寒。

【功能主治】养肺排脓，清血热，散结，祛风湿。主治肺炎，肺脓肿，高血压，心脏病，哮喘，咳嗽，风寒湿痹，脉管炎，痈疖溃烂，疮疡久溃不愈。

【用法用量】内服：配方或单用，6~9g。外用：适量。

【各家论述】①肉果草根养肺，托引肺脓，特别是果实治血瘤，舒肠绞结，破妇女癥瘕疗效尤好；根、叶、果实各有其效，临床要对症而用。（《晶珠本草》）②肉果草愈合脉管，涩脉止血、生脂、消散外部肌肿。让钧多杰说：肉果草托引肺脓。（《如意宝树》）③肉果草叶重叠，铺在地面，花蓝微红，种子状如动物心脏，成熟后变成红紫色。味甘、微苦。治诸疮。誉为长生甘露，果实治心脏病；叶治诸疮，胜似甘露；根养肺，托引肺脓。（《青藏高原植物图鉴》）

▦ 蒙药　巴雅格瓦

【别　　名】巴雅格。

【入药部位】全草。

【采收加工】盛花期采收，晒干。

【药　　性】味苦、辛，性温。

【功能主治】燥肺脓，祛痰，镇静，益心。主治咳嗽，肺痈，肺热，神经衰弱，健忘，心悸，失眠。

【用法用量】内服：煮散剂，3~5g，或入丸、散。

疗齿草 齿叶草
Odontites vulgaris Moench

资源量：稀少

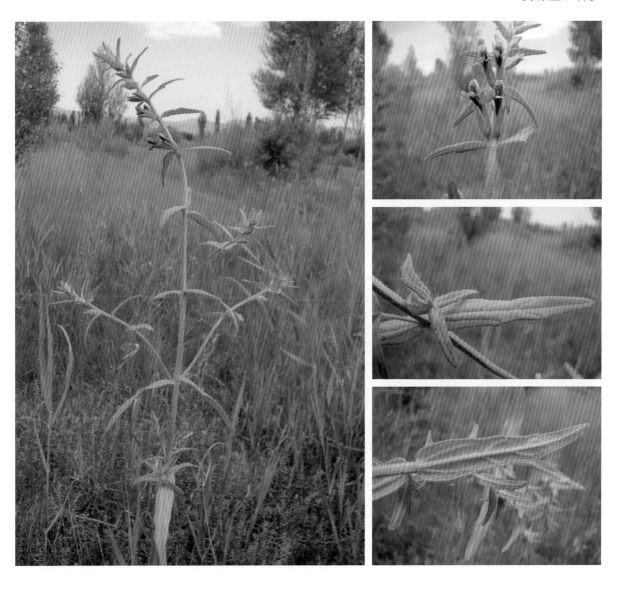

【形态特征】一年生草本。植株高 20~60cm，全体被贴伏而倒生的白色细硬毛。茎常在中上部分枝，
上部四棱形。叶无柄，披针形至条状披针形，长 1~4.5cm，宽 0.3~1cm，边缘疏生锯齿。
穗状花序顶生；苞片下部的叶状；花萼长 4~7mm，果期多少增大，裂片狭三角形；花
冠紫色、紫红色或淡红色，长 8~10mm，外被白色柔毛。蒴果长 4~7mm，上部被细刚毛。

种子椭圆形，长约 1.5mm。花期 7~8 月，果期 8~9 月。

【生境分布】在祁连山分布于东段海拔 2000~2700m 草地、沟边。我国华北、东北，以及新疆、甘肃、青海、宁夏、陕西有分布。

■ 中药　齿叶草

【别　　名】疗齿草。

【入药部位】全草。

【采收加工】夏、秋季花开时采收，阴干。

【性味归经】味苦，性凉。有小毒。归肝、胃经。

【功能主治】清热泻火，活血止痛。主治温病发热，肝火头痛，胁痛，瘀血疼痛。

【用法用量】内服：3~15g。

■ 蒙药　宝如—巴沙嘎

【别　　名】哈拉他尔—其其格。

【入药部位】全草。

【采收加工】夏季采收带花全草，除去杂质，晒干。

【药　　性】味苦，性寒。效轻、淡。

【功能主治】清血热，止刺痛，解毒。主治血热，血、协日热，血刺痛，偏头痛，痧症，肝热，包加相搏，产褥热。

【用法用量】内服：煮散剂，3~5g，或入丸、散。

【各家论述】①清血热。（《论说医典》）②止刺痛，解疫毒，清血热。（《认药白晶鉴》）

阿拉善马先蒿 *Pedicularis alaschanica* Maxim.

资源量：常见

【形态特征】多年生草本，高可达 35cm。茎直立或更多侧茎铺散上升，常多数，并在基部分枝，但上部不分枝。叶基出者早败，茎生者茂密，下部者对生，上部者 3~4 枚轮生；叶片披针状长圆形至卵状长圆形，羽状全裂，裂片每边 7~9。花序穗状，生于茎枝之端；苞

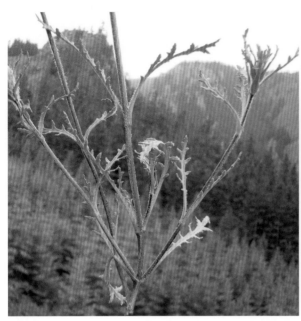
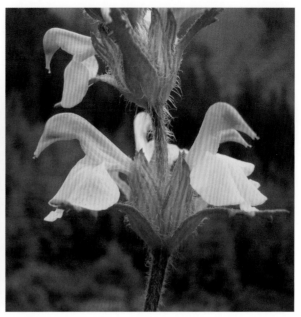

片叶状；花萼膜质，坛状；花冠黄色，花管约与萼等长，下唇与盔等长或稍长，浅裂，盔直立部分内缘高约（长）6mm，顶端渐细成稍下弯的短喙；雄蕊花丝着生于管的基部，前方一对端有长柔毛。花期 7~9 月，果期 8~9 月。

【生境分布】在祁连山分布于冷龙岭以西海拔 2600m 上下阳坡石砾地。我国特有种，青海、甘肃、内蒙古有分布。

■ 中药　阿拉善马先蒿

【入药部位】带果全草。

【采收加工】6~7 月开花时采收，洗净，除去残枝叶，以棒略砸，晾干。

【性味归经】味微苦，性寒。

【功能主治】清肝火，散郁结。主治淋巴结结核，淋巴腺炎，高血压，甲状腺肿大。

【用法用量】内服：配方或单用。

甘肃马先蒿 *Pedicularis kansuensis* Maxim.

资源量：常见

【形态特征】一年生或二年生草本，高可达 40cm 以上。全体被多毛。茎中空，多少方形，有 4 条

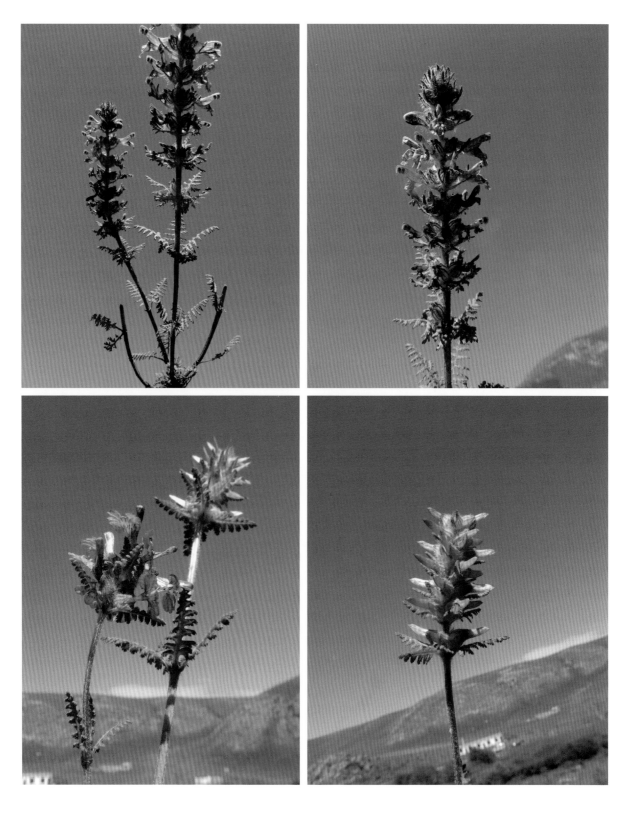

成行之毛。叶基出者常长久宿存，茎叶柄较短，4 枚轮生，叶片长圆形，羽状全裂，
裂片约 10 对，披针形，羽状深裂，小裂片具少数锯齿，齿常有胼胝而反卷。穗状花
序长者达 25cm 或更多，花轮极多；苞片下部者叶状，余者亚掌状 3 裂而有锯齿；萼

膨大而为亚球形，前方不裂，膜质，主脉明显，有 5 齿；花冠紫红色，盔多少镰状弓曲，基部仅稍宽于其他部分，中下部有一最狭部分，额高凸，常有具波状齿的鸡冠状凸起，端的下缘尖锐但无凸出的小尖；花丝 1 对有毛；柱头略伸出。蒴果斜卵形，略自萼中伸出，长锐尖头。花期 6~8 月，果期 7~9 月。

【生境分布】在祁连山分布于海拔 2400~3200m 草坡、灌丛、田埂旁。我国特有种，甘肃西南部、青海、四川西部及西藏昌都有分布。

■ 中药　甘肃马先蒿

【入药部位】全草。

【采收加工】6~7 月开花时采收，洗净，除去残枝叶，以棒略砸，晾干。

【性味归经】味微苦，性寒。

【功能主治】清热，调经，活血，固齿。主治肝炎，月经不调等。

【用法用量】内服：配方或单用。

■ 藏药　美多浪那

【别　　名】吉子玛保。

【入药部位】花或全草。

【采收加工】6~8 月采花或全草，除去须根，洗净，晾干。

【药　　性】味甘，性温。

【功能主治】清热解毒，祛湿利尿，燥黄水，滋补。主治水肿，疮疖，急性肠胃炎，肉食中毒，小便不通，骨黄水病。

【各家论述】全草治肝炎，月经不调等症。（《青藏药鉴》）

长花马先蒿　*Pedicularis longiflora* Rudolph

资源量：常见

【形态特征】低矮草本，全身少毛。茎多短，很少伸长。叶基出与茎出，常成密丛，有长柄，在茎叶中较短，叶片羽状浅裂至深裂，有时最下方之叶几为全缘，披针形至狭长圆形，两

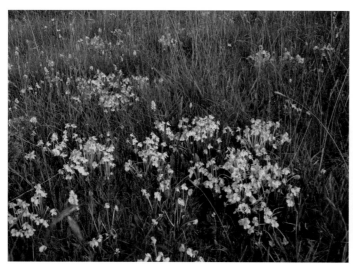 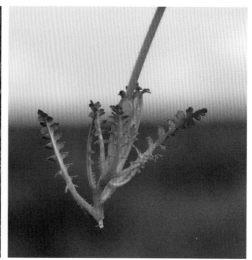

面无毛。花均腋生，有短梗；萼管状；花冠黄色，盔直立部分稍向后仰，其前端很快狭细为一半环状卷曲的细喙；花丝两对均有密毛，着生于花管之端；花柱明显伸出于喙端。蒴果披针形，长达 22mm，宽达 6mm，约自萼中伸出 3/5，基部有伸长的梗，长可达 2cm。种子狭卵圆形，有明显的黑色种阜，具纵条纹，长约 2mm。花期 7~9 月，果期 8~9 月。

【生境分布】在祁连山分布于海拔 2500~3000m 高山湿草地、灌丛。青海、甘肃、河北等地有分布。

■ 中药　长花马先蒿

【入药部位】全草和花。

【采收加工】开花时采全草，除去须根，洗净，晾干。

【性味归经】味甘，性平。

【功能主治】健脾开胃，消食化积，利水涩精。主治小儿疳积，食积不化，腹胀满，水肿，遗精，耳鸣。

【用法用量】内服：1.5~3g。

■ 藏药　露如色保

【别　　名】露热色保。

【入药部位】花。

【采收加工】花盛期采集，除去杂质，晾干。

【药　　性】味微苦、涩，性凉。

【功能主治】清热解毒。主治肉食中毒，龙热病，水肿，遗精等。

【用法用量】内服：配方或单用。

斑唇马先蒿 *Pedicularis longiflora* Rudolph var. *tubiformis* (Klotz.) Tsoong

资源量：常见

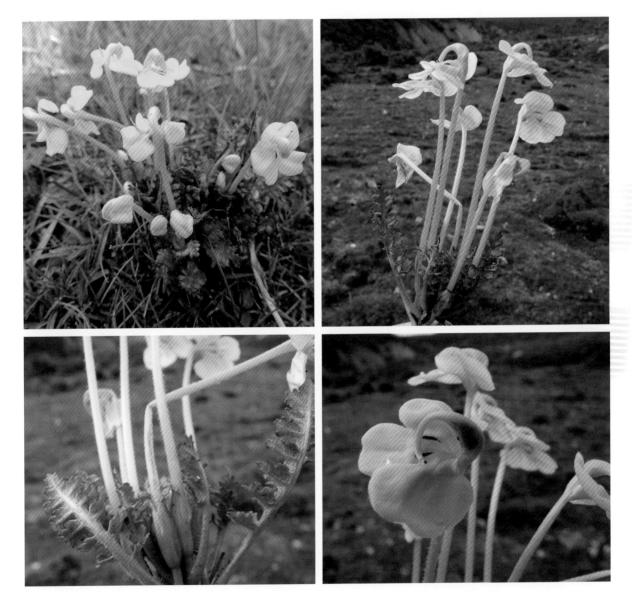

【形态特征】这一变种与长花马先蒿的区别在于其花一般较小，并在下唇近喉处有两个棕红色的斑点。花期 5~9 月，果期 7~10 月。

【生境分布】在祁连山分布于海拔 2500~3000m 高山草地、灌丛。我国特有种，青海、甘肃、山西、河北有分布。

■ **中药** 斑唇马先蒿

【入药部位】全草及花。

【采收加工】鲜花盛开的季节进行采集，晒干，备用。

【性味归经】全草：味甘，性平。花：味微苦、涩，性寒。

【功能主治】全草：健脾开胃，消食化积，利水涩精。主治小儿疳积，食积不化，腹胀满，水肿，遗精，耳鸣。花：清热解毒，强筋利水，固精。主治风热，肉食中毒，高热神昏谵语，水肿，遗精等。

【用法用量】内服：配方或单用。

■ **藏药** 露如色保

同"长花马先蒿"条。

藓生马先蒿 藓状马先蒿
Pedicularis muscicola Maxim.

资源量：常见

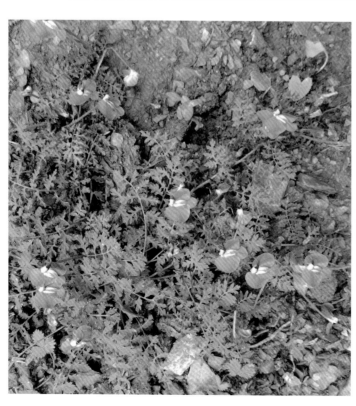
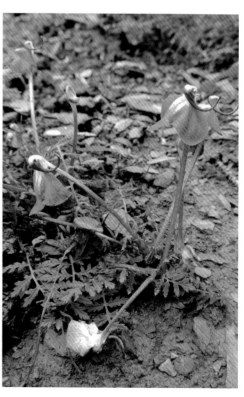

【形态特征】多年生草本。根茎粗，有分枝，端有宿存鳞片。茎丛生，在中间者直立，外围者弯曲上升或倾斜，长达 25cm。叶互生；叶柄长 1.5cm，有疏长毛；叶片椭圆形至披针形，长达 5cm，羽状全裂，裂片常互生，裂片 4~9 枚，有小柄，有锐重锯齿，上面有疏柔毛，背面几光滑。花腋生；梗长约 1.5cm，密被白长毛；萼圆筒形，前方不裂，齿 5，上部卵形而有锯齿；花冠玫瑰色，筒长 4~7.5cm，外面有毛，上唇直立部分很短，几在基部即向左方扭折使基顶部向下，前方渐细卷曲成 S 形的长喙，喙回盔据折而反向上方卷曲，长达 1cm 或更多，下唇极大，长、宽均可达 2cm，中裂较侧裂小，长圆形，钝头；花丝 2 对均无毛；花柱稍伸出喙端。蒴果偏卵形，长约 1cm，包于宿存萼内。花期 5~7 月，果期 8 月。

【生境分布】在祁连山分布于冷龙岭以西海拔 2200~2350m 杂林、云杉林的苔藓层中，也见于其他阴湿处。我国特有种，山西、陕西、甘肃、青海、湖北等地广布。

▨ 中药　藓生马先蒿

【别　　名】土人参。

【入药部位】根。

【采收加工】秋季采挖，阴干。

【性味归经】味甘、微苦，性温。归脾、心经。

【功能主治】补气固表，安神。主治气血不足，体虚多汗，心悸乏力。

【用法用量】内服：6~9g。

【各家论述】大补元气，生津安神，强心。治气血虚损，虚劳多汗，虚脱衰竭，血压降低。（《陕西中草药》）

▨ 藏药　露如木保

【别　　名】台知。

【入药部位】花。

【采收加工】花前或开花期连花葶采收，拣净杂质，阴干，备用。

【药　　性】味苦，性凉。

【功能主治】敛毒，生肌，清胃热。主治肉食中毒，培根木布病。

【用法用量】内服：常配方用，6~9g。

■ **蒙药**　宝如—浩宁—额布尔—其其格

【别　　名】鲁格如木赫布、木赫布他勒得来。

【入药部位】全草。

【采收加工】夏、秋季开花时采收，阴干。

【药　　性】味苦，性凉。效钝、燥、轻、柔。

【功能主治】收敛扩散毒，清胃热，止泻。主治头晕，眼花，胃肠绞痛，肉毒症。

【用法用量】内服：煮散剂，3~5g，或入丸、散。

■ **砾玄参** *Scrophularia incisa* Weinm.

资源量：常见

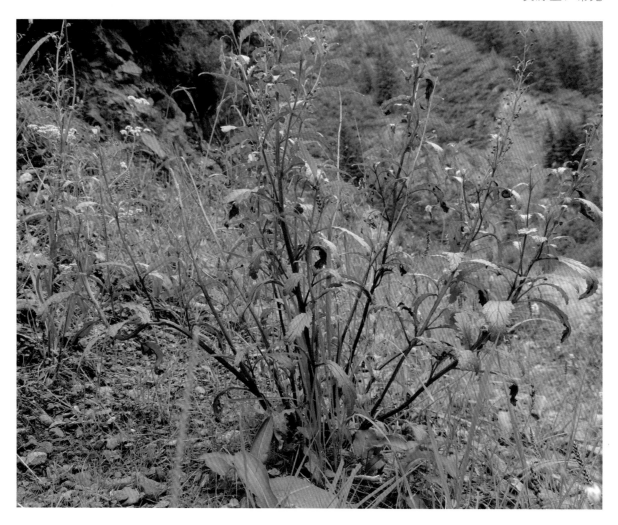

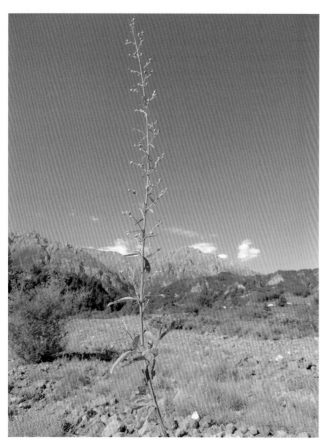
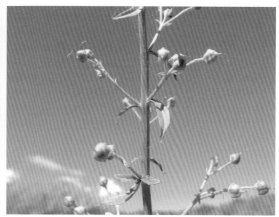
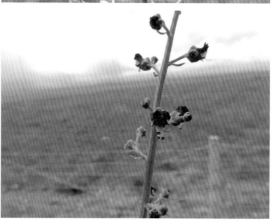

【形态特征】半灌木状草本，高 20~50（~70）cm。叶片狭矩圆形至卵状椭圆形。顶生、稀疏而狭的圆锥花序长 10~20（~35）cm，聚伞花序有花 1~7 朵，总梗和花梗都生微腺毛；花萼长约 2mm，无毛或仅基部有微腺毛，裂片近圆形，有狭膜质边缘；花冠玫瑰红色至暗紫红色，下唇色较浅，长 5~6mm，花冠筒球状筒形，长约为花冠之半，上唇裂片顶端圆形，下唇侧裂片长约为上唇之半；雄蕊约与花冠等长，退化雄蕊长矩圆形，顶端圆至略尖；子房长约 1.5mm，花柱长约为子房的 3 倍。蒴果球状卵形，连同短喙长约 6mm。花期 6~8 月，果期 8~9 月。

【生境分布】在祁连山分布于冷龙岭以西海拔 2600m 上下河边沙砾地。黑龙江、内蒙古、宁夏、甘肃、青海有分布。

■ **蒙药** *海日音—哈日—敖日浩岱*

【别　　名】叶日兴、叶日兴瓦。

【入药部位】全草。

【采收加工】夏、秋季采收，除去杂质，阴干。

【药　　性】味苦，性凉。效轻、钝、柔。

【功能主治】清热解毒，表疹，通脉。主治麻疹，斑疹，内热。

【用法用量】内服：煮散剂，3~5g，或入丸、散。

北水苦荬

仙桃草、水仙桃草、蚊子草

Veronica anagallis-aquatica L.

资源量：常见

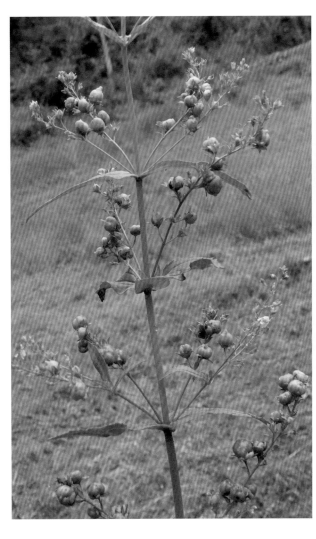
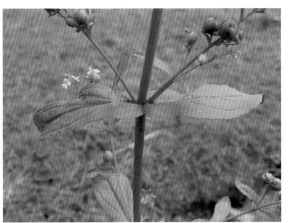
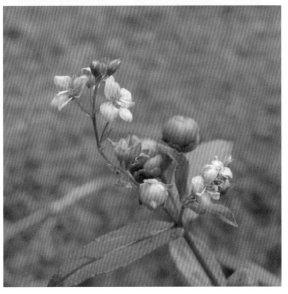

【形态特征】多年生草本，通常全体无毛，极少在花序轴、花梗、花萼和蒴果上有少许腺毛。根茎斜走。茎直立或基部倾斜，不分枝或分枝，高 10~100cm。叶无柄，上部的半抱茎，多为椭圆形或长卵形，少为卵状矩圆形，更少为披针形，长 2~10cm，宽 1~3.5cm，全缘或有疏而小的锯齿。花序比叶长，多花；花梗与苞片近等长，上升，与花序轴成锐角，果期弯曲向上，使蒴果靠近花序轴；花萼裂片卵状披针形，急尖，长约 3mm，果期直立或叉开，不紧贴蒴果；花冠浅蓝色、浅紫色或白色，直径 4~5mm，裂片宽卵形；雄蕊短于花冠。蒴果近圆形，长宽近相等，几乎与萼等长，顶端圆钝而微凹，花柱长约 2mm。花期 5~9 月，果期 7~10 月。

【生境分布】在祁连山分布于海拔 3000m 以下水边、沼泽。我国长江以北及西南各省区有分布。

■ 中药　水苦荬

【别　　名】接骨仙桃、夺命丹、蟠桃草。

【入药部位】带虫瘿果实的全草。

【采收加工】夏季果实中红虫未逸出前采收有虫瘿的全草，洗净，切碎，鲜用或晒干。

【性味归经】味苦，性凉。归肺、肝、肾经。

【功能主治】清热解毒，活血止血。主治感冒，咽痛，劳伤咯血，痢疾，血淋，月经不调，疮肿，跌打损伤。

【用法用量】内服：10~30g，或研末。外用：适量，鲜品捣敷。

【各家论述】①解热利尿。（《贵州民间方药集》）②治跌打损伤，痨伤咳血，咳嗽，虚弱及疝气。（《四川中药志》）③和血止痛，通经止血。治吐血，经闭，跌打红肿。（《贵州草药》）④止血，止痛，活血消肿，清热利尿，降血压。治咯血，风湿痛，胃痛，跌打损伤，骨折，疝痛，无名肿毒，痛经，月经不调，咽喉肿痛，高血压。（《陕西中草药》）

■ 蒙药　查干—楚玛塞

【别　　名】奥森—钦达干—苏勒。

【入药部位】全草。

【采收加工】夏、秋季采收带花或果实的全草，阴干。

【药　　性】味酸、涩，性凉。效轻、钝、柔。

【功能主治】利尿，消水肿，止痛，止吐，燥协日乌素。主治肾、膀胱寒症或热症，水肿，水臌，尿闭，协日乌素病，湿疹。

【用法用量】内服：煮散剂，3~5g，或入丸、散。外用：研末，适量，水煎洗患处。

长果婆婆纳

青海婆婆纳、纤毛婆婆纳

Veronica ciliata Fisch.

资源量：常见

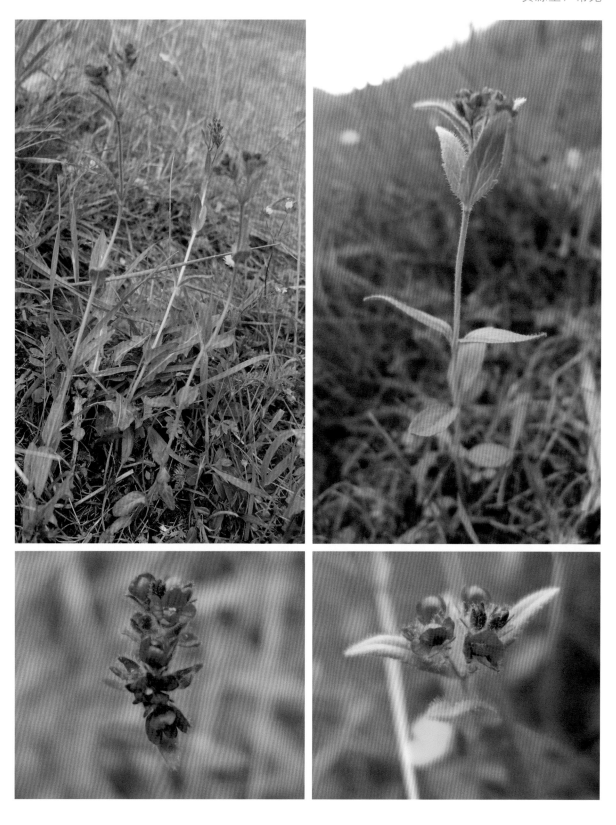

【形态特征】植株高 10~30cm。<u>茎丛生</u>，上升，不分枝或基部分枝，有两列或几乎遍布的灰白色细柔毛。叶无柄或下部的叶有极短的柄，叶片卵形至卵状披针形，长 1.5~3.5cm，宽 0.5~2cm，先端急尖，少钝尖，全缘或中段或整个边缘具尖锯齿，两面被柔毛或几乎变无毛。总状花序 1~4 支，侧生于茎顶端叶腋，短而花密集，几乎成头，少伸长的，除花冠外各部分被多细胞长柔毛或长硬毛；苞片宽条形，长于花梗，花梗长 1~3mm；花萼裂片条状披针形，花期长 3~4mm，果期稍伸长，宽至 1.5mm；花冠蓝色或蓝紫色，长 3~6mm，筒部短，占全长 1/5~1/3，内面无毛，裂片倒卵圆形至长矩圆形；花丝大部分游离，花柱长 1~3mm。蒴果卵状锥形，狭长，顶端钝而微凹，长 5~8mm，宽 2~3.5mm，几乎遍布长硬毛。种子矩圆状卵形，长 0.6~0.8mm。花期 6~8 月，果期 7~9 月。

【生境分布】在祁连山分布于海拔 3000m 上下高山草原。我国西北，以及四川西北部、西藏北部有分布。

■ **中药** 纤毛婆婆纳

【入药部位】全草。

【采收加工】7~9 月采收，洗净泥土，晒干，切段，备用。

【性味归经】味苦、涩，性寒。

【功能主治】清热解毒，祛风利湿。主治肝炎，胆囊炎，风湿痛，荨麻疹。

【用法用量】内服：10~15g。

■ **藏药** 冬那端赤

【别　　名】帕下嘎。

【入药部位】全草。

【采收加工】7~8 月采集全草，洗净，晾干。

【药　　性】味苦，性寒。

【功能主治】清热解毒，消炎，止血，排脓，杀菌。外用生肌愈创。主治肝炎，高血压，血热，肝胆火旺。外用主治疔痈。

【用法用量】内服：配方或单用。

■ **蒙药** *巴巴盖音—苏斯—乌布斯*

【别　　名】都木钠格—道木日黑、扫日毛斯特—钦达干—苏勒。

【入药部位】全草。

【采收加工】6~7月采集带花全草，除去泥土、杂质，阴干。

【药　　性】味苦，性凉。效钝、稀、柔、淡。

【功能主治】清血热，止痛，解毒。主治恶血扩散引起的头痛、目赤，肝脾胸肋刺痛，包如病，痧症。

【用法用量】内服：煮散剂，3~5g，或入丸、散。

光果婆婆纳 *Veronica rockii* Li

资源量：常见

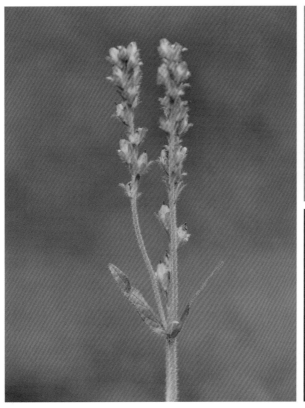
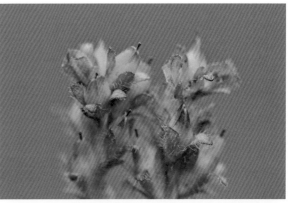
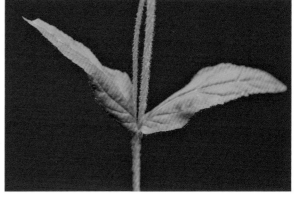

【形态特征】植株高17~40cm。茎直立，通常不分枝，极少下部分枝，有两列多细胞柔毛。叶无柄，卵状披针形至披针形，长1.5~8cm，宽0.4~2cm，基部圆钝，边缘有三角状尖锯齿，两面疏被柔毛或变无毛。总状花序2至数支，侧生于茎顶端叶腋，几乎垂直上升，花期长 2~7cm，果期伸长达 15cm，各部分被柔毛；苞片条形，通常比花梗长；花萼裂片条状椭圆形，花期长约 3mm，果期伸长达 4~6mm，后方那一枚很小或缺失；花冠蓝色或紫色，长 3~4mm，裂片倒卵圆形至椭圆形，筒内无毛；花丝远短于花冠，大部贴生于花冠上；子房及蒴果均无毛，极少有几根毛。蒴果卵形至长卵状锥形，渐狭而顶端钝，长 4~8mm，宽 2.5~4mm，花柱长约 1mm。花期 7~8 月，果期 8~9 月。

【生境分布】在祁连山分布于海拔 2800m 上下山坡、云杉林、路边。青海、甘肃、陕西、山西、河北、河南、湖北、四川有分布。

■ 中药　光果婆婆纳

【入药部位】全草。

【采收加工】夏、秋季采收，除去杂质，洗净泥沙，晒干，切段，备用。

【性味归经】味苦、甘，性凉。

【功能主治】止血，治伤，生肌，止痛，清热。主治伤热，各种出血，疥，痈。

【用法用量】内服：配方或单用。

紫葳科

密生波罗花
全缘角蒿、密生角蒿、野萝卜
Incarvillea compacta Maxim.

资源量：稀少

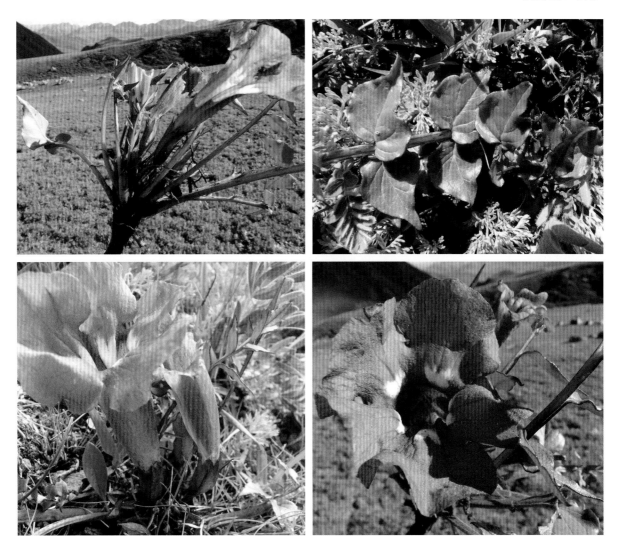

【形态特征】多年生草本，花期高达 20cm，果期高达 30cm。根肉质，圆锥状，长 15~23cm。一回羽状复叶，聚生于茎基部，长 8~15cm，宽 1~2cm，先端渐尖，基部圆形，顶端小叶近卵圆形，比侧生小叶大，全缘。总状花序密集，聚生于茎顶端，1 至多花从叶腋中抽出；苞片三角状长线形，无柄；小苞片形同苞片，较小；花梗长 1~4cm，线形；花萼钟形，具紫斑，长 10~15mm，裂片三角状卵形，先端具小尖头；花冠紫红色，筒外面具黑色斑点，内面具少数紫色条纹，裂片圆形，长 3.8~4.8cm，先端微凹；雄蕊 4，二强；子房长圆形，2室，柱头扇形。蒴果长披针形，两端尖，木质，具明显的4棱，长约11cm，宽及厚约1cm。花期6~7月，果期7~8月。

【生境分布】在祁连山分布于2600~4100m砾石山坡、草灌丛。甘肃、青海、西藏有分布。

■ 中药　密花角蒿

【别　　名】密毛角蒿、红花角蒿、角蒿。

【入药部位】全草。

【采收加工】春、夏季采收，切段，晒干。

【性味归经】味苦、微甘，性平。归肝、脾、肺、胃经。

【功能主治】清热，解毒，燥湿，消食。主治发热，黄疸，中耳炎，消化不良，胃痛，腹胀便秘。

【用法用量】内服：9~12g。

【各家论述】根、花、种子：用于胃痛、黄疸、消化不良、耳积脓，月经不调、高血压，肺出血。（《新华本草纲要》）

■ 藏药　乌曲玛保

【别　　名】欧切。

【入药部位】全草。

【采收加工】花盛期采集，洗净泥土，晾干。

【药　　性】味苦、甘，性温。

【功能主治】调经活血，祛风湿，消炎利耳，益脉。种子：主治中耳炎。根：主治虚弱，头晕，胸闷，腹胀，咳嗽，月经不调。叶：主治咳嗽。

【用法用量】内服：常配方用，治耳病可单用鲜品，3~5g。

角　蒿
黄花角蒿、瘰蒿、羊角草
Incarvillea sinensis Lam.

资源量：常见

【形态特征】一年生至多年生草本，具分枝的茎，高25~40cm。根近木质。茎由根颈处发出数条，不分枝或偶有分枝，无毛。叶互生，叶片二至三回羽状细裂，形态多变异，小叶不

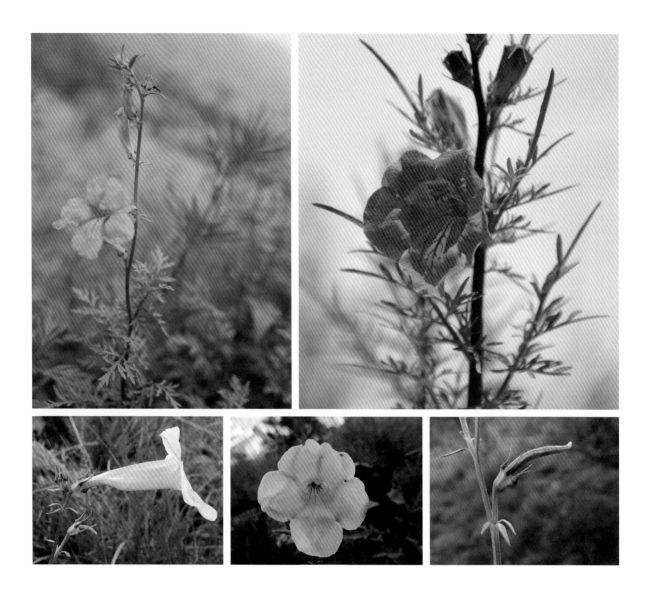

规则细裂，末回裂片线状披针形，具细齿或全缘。顶生总状花序，2~7 花，疏散，长达 20cm；苞片线形，具柄；小苞片一对，形同苞片，线形，长 3~5mm；花梗长 1~5mm；花萼钟状，绿色带紫红色，果期稍增大，无毛，筒部长 3~4mm，裂片 5，钻形或线形，长于筒部；花冠黄色，长漏斗形，长 4~5cm，裂片先端多少凹陷；雄蕊 4，二强，花药成对靠合；子房上位，2 室，柱头 2 裂。蒴果细圆柱形，先端尾状渐尖，长 3.5~5.5（~10）cm，粗约 5mm。种子扁圆形，细小，直径约 2mm，四周具透明的膜质翅，先端具缺刻。花期 6~7 月，果期 7~9 月。

【生境分布】在祁连山分布于海拔 1950~2540m 山坡、田野。陕西、宁夏、青海、甘肃、四川有分布。

■ 中药　角蒿

【别　　名】羊角蒿。

【入药部位】全草。

【采收加工】夏、秋季采收，切段，晒干。

【性味归经】味辛、苦，性寒。有小毒。归肝、脾、肾经。

【功能主治】祛风湿，解毒，杀虫。主治风湿痹痛，跌打损伤，口疮，齿龈溃烂，耳疮，湿疹，疥癣，阴道滴虫病。

【用法用量】外用：适量，烧存性研末掺，或煎汤熏洗。

【各家论述】①主治干湿诸恶疮有虫者。（《新修本草》）②治干湿皮疹，阴道滴虫病，疥疮，齿龈腐烂及耳疮，烧灰涂擦；治风湿痹痛，筋骨疼痛，煎汤熏洗。（《黑龙江常用中草药手册》）

■ 藏药　乌曲玛保

同"密生波罗花"条。

■ 蒙药　乌兰—陶鲁玛

【别　　名】乌赫睡、乌赫陲马日布、饶格冲。

【入药部位】地上部分。

【采收加工】7~8月割取地上部分，切段，阴干。

【药　　性】味苦、微甘，性凉。效轻、柔、稀。

【功能主治】止咳，燥协日乌素，助赫依运行，止痛，润肠。主治肺热，肺脓肿，中耳炎，耳聋，协日乌素病，便秘。

【用法用量】内服：煮散剂，3~5g，或入丸、散。

【各家论述】治耳疾，消胀。（《论说医典》）

列当科

丁座草
半夏、千斤坠、千斤重
Boschniakia himalaica Hook. f. et Thoms

资源量：较常见

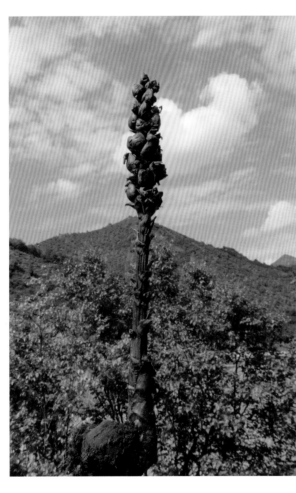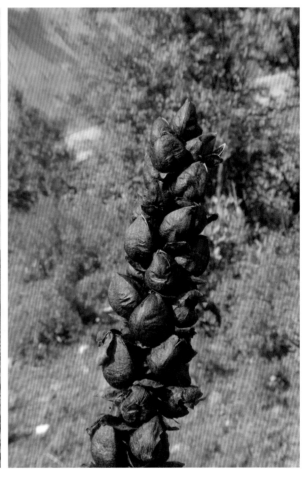

【形态特征】寄生草本，高 15~45cm，近无毛。根茎球形或近球形。茎不分枝，肉质，圆柱状，褐色。叶宽三角形、三角状卵形至卵形。总状花序，长 8~20cm，花多密集；苞片 1 枚，三角状卵形；小苞片无或 2 枚，早落或宿存，线状披针形；花梗在花序上部渐变短；花萼浅杯状，边缘不规则浅裂，裂片不明显；花冠唇形，淡黄色，长约 10mm，筒部自雄蕊着生处膨大，上唇兜状，近全缘或有凹缺，下唇远短于上唇，3 浅裂，裂片常反折；雄蕊 4，花丝着生于距筒基部 4~6mm 处，常伸出于花冠之外，花药卵状长圆形；雌蕊由 2（稀 3）心皮组成；子房长圆形，花柱长约 1cm，柱头盘状，常 3 浅裂。蒴果近圆球形或卵状长圆形，常 3 瓣开裂。种子不规则球形。花期 5~7 月，果期 7~9 月。

【生境分布】在祁连山分布于海拔 2500~4000m 高山林下、灌丛或荒漠中，常寄生于杜鹃花属（Rhododendron）植物根上。青海、甘肃、陕西、湖北、四川、云南、西藏有分布。

■ 中药　枇杷芋

【别　　名】草苁蓉、枇杷玉、蒙茯苓。

【入药部位】块茎。

【采收加工】初夏发苗时采收，晒干。

【性味归经】味辛、微苦，性温。有小毒。

【功能主治】温肾除湿，理气活血，杀虫解毒。主治肾虚腰膝酸痛，风湿痹痛，脘腹胀痛，疝气，跌打损伤，月经不调，劳伤咳嗽，血吸虫病，疮痈溃疡，咽喉肿痛，腮腺炎。

【用法用量】内服：3~6，或泡酒，或入散剂，0.3~0.6g。外用：适量，研末调敷，或干掺。

【各家论述】①理气止痛，止咳化痰，消胀健胃。治腹胀胃痛，疝气，劳伤咳嗽。（《陕西中草药》）
②补肾助阳，强筋骨。治腰酸腿痛，阳痿。（《西藏常用中草药》）

盐生肉苁蓉 *Cistanche salsa* (C. A. Mey.) G. Beck

资源量：常见

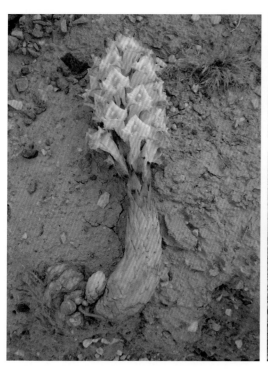
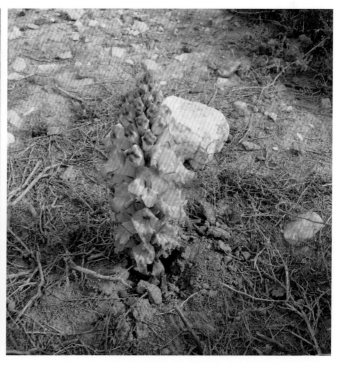

【**形态特征**】多年生寄生草本，株高 10~45cm，偶见具少数绳束状须根。茎不分枝或稀自基部分 2~3 枝。叶卵状长圆形。穗状花序长 8~20cm；苞片卵形或长圆状披针形，约为花冠的 1/2；小苞片 2 枚长圆状披针形，与花萼等长或稍长；花萼钟状，淡黄色或白色，长度为花冠的 1/3，顶端 5 浅裂，裂片卵形或近圆形，近等大；花冠筒状钟形，筒近白色或淡黄白色，顶端 5 裂，裂片淡紫色或紫色；雄蕊 4，花丝着生于距筒基部，花药长卵形；子房卵形，柱头近球形。蒴果卵形或椭圆形，具宿存的花柱基部，长 1~1.4cm，直径 8~9mm。种子近球形，直径 0.4~0.5mm。花期 5~6 月，果期 7~8 月。

【**生境分布**】在祁连山分布于沿山荒漠草原、荒漠区的湖盆低地及盐碱较重的地方。常见的寄主有盐爪爪 *Kalidium foliatum*、细枝盐爪爪 *Kalidium gracile*、凸尖盐爪爪 *Kalidium cuspidatum*、红沙 *Reaumuria soongarica*、珍珠柴 *Salsola passerina*、白刺 *Nitraria sibirica* 和芨芨草 *Achnatherum splendens* 等。内蒙古、甘肃、新疆有分布。

■ **中药** 盐生肉苁蓉

【**入药部位**】带鳞叶的肉质茎。

【**采收加工**】春季刚出土时采挖，除去花序，切段，晒干。

【**性味归经**】味甘、咸，性温。归肾、大肠经。

【**功能主治**】补肾阳，益精血，润肠通便。主治肾阳虚衰之阳痿、不孕，腰膝酸软，筋骨乏力，肠燥便秘。

【**用法用量**】内服：6~9g。

弯管列当 欧亚列当、二色列当
Orobanche cernua Loefling

资源量：稀少

【**形态特征**】一二年生或多年生寄生草本，高可达 40cm，全株密被腺毛。茎黄褐色，圆柱状，不分枝，叶片三角状卵形或卵状披针形。花序穗状，花多数；苞片卵形或卵状披针形；小裂片线形；花萼钟状，裂片顶端常浅裂，极少全缘；花冠檐部紫色，筒部黄色，筒部弯曲，檐部短，在花丝着生处明显膨大；花丝着生于距筒基部，花药卵形，常无毛；子房卵状长圆形，花柱稍粗壮。蒴果长圆形或长圆状椭圆形。种子长椭圆形。花期 5~7 月，果期 7~9 月。

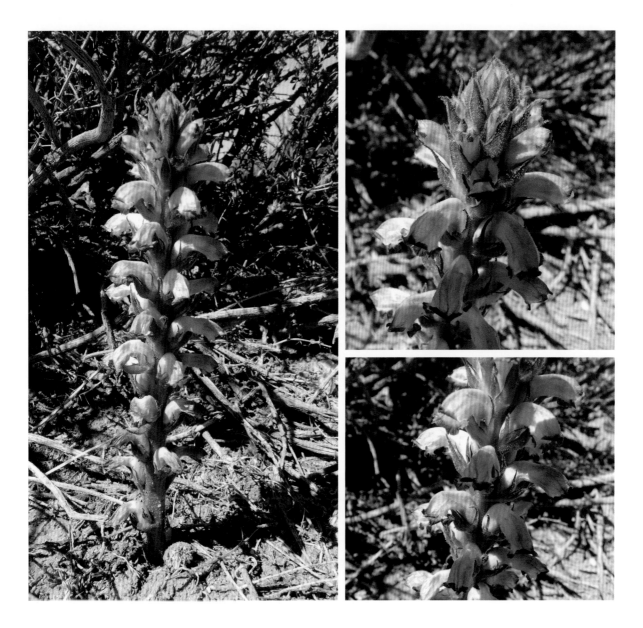

【生境分布】在祁连山分布于东段海拔 2100~3100m 干旱山坡，常寄生于蒿属植物根部。我国东北、
华北、西北有分布。

中药 弯管列当

【入药部位】全草。

【采收加工】春、夏季采收，晒成七八成干，扎成小把，再晒至全干。

【性味归经】味甘，性温。归肾、肝、大肠经。

【功能主治】补肾助阳，强筋骨。主治阳痿，腰腿酸软，神经症，小儿腹泻等。

【用法用量】内服：配方或单用。

列 当

裂马嘴

Orobanche coerulescens Steph.

资源量：较常见

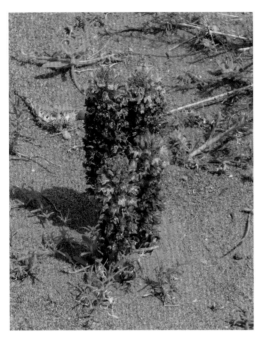 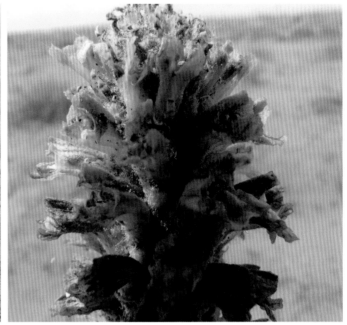

【形态特征】二年生或多年生寄生草本，高达 35cm，全株被白色绒毛。根状茎肥厚。茎直立，黄褐色。叶鳞片状，卵状披针形，长 8~15mm，黄褐色。穗状花序，长 5~10cm，密被绒毛；苞片卵状披针形，顶端尾尖，稍短于花冠；花萼 2 深裂至基部，膜质，每一裂片顶端 2 裂；花冠唇形，淡紫色，长约 2cm，筒部筒状，上唇宽，顶端微凹，下唇 3 裂，裂片近圆形；雄蕊 2 强，着生于筒中部；侧膜胎座，花柱长。蒴果卵状椭圆形，长约 1cm。种子黑色，多数。花期 6~8 月，果期 7~8 月。

【生境分布】在祁连山分布于海拔 1900m 上下山坡、沟边、草地、林间，常寄生于蒿属植物的根上。我国东北、华北、西北，以及山东、湖北、四川、云南、西藏有分布。

■ 中药 列当

【别　　名】草苁蓉、独根草、兔子拐棍。

【入药部位】全草。

【采收加工】春、夏季采收，洗去泥沙、杂质，晒至七八成干，扎成小把，再晒至全干。

【性味归经】味甘，性温。归肾、肝、大肠经。

【**功能主治**】补肾壮阳，强筋骨，润肠。主治肾虚阳痿，遗精，宫冷不孕，小儿佝偻病，腰膝冷痛，筋骨软弱，肠燥便秘。外用主治小儿肠炎。

【**用法用量**】内服：3~9g，或浸酒。外用：适量，煎汤洗。

【**各家论述**】①主男子五劳七伤，补腰肾，令人有子，祛风血。（《开宝本草》）②强精，补腰肾。主治五劳七伤，神经错乱，阳痿，遗精，膀胱炎。（《陕西中药志》）

车前科

平车前
车前草、车串串
Plantago depressa Willd.

资源量：常见

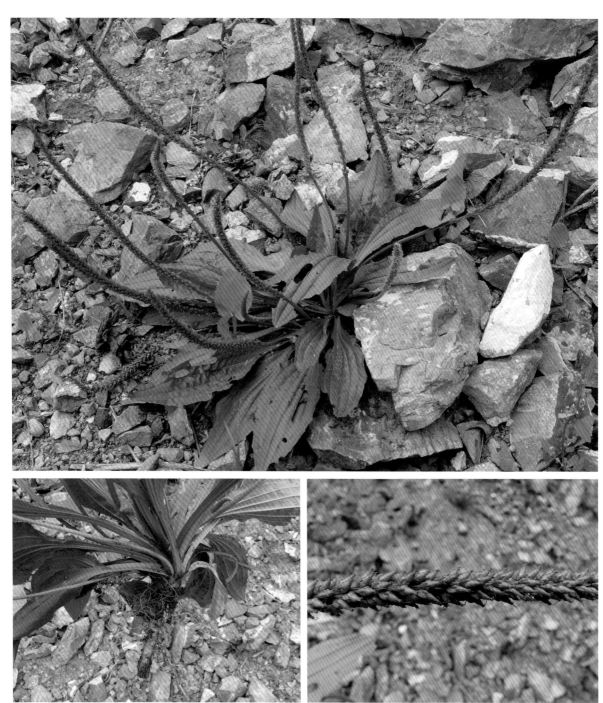

【形态特征】多年生草本，高 5~20cm。有圆柱状直根。基生叶直立或平铺，椭圆形、椭圆状披针形或卵状披针形，长 4~10cm，宽 1~3cm，边缘有远离小齿或不整齐锯齿，有柔毛或无毛，纵脉 5~7 条；叶柄长 1.5~3cm，基部有宽叶鞘及叶鞘残余。花葶少数，弧曲，长 4~17cm，疏生柔毛；穗状花序长 4~10cm，顶端花密生，下部花较疏；苞片三角状卵形，长 2mm，和萼裂片均有绿色突起；萼裂片椭圆形，长约 2mm；花冠裂片椭圆形或卵形，顶端有浅齿；雄蕊稍超出花冠。蒴果圆锥状，长 3mm，周裂。种子 5，矩圆形，长 1.5mm，黑棕色。花期 5~7 月，果期 7~9 月。

【生境分布】在祁连山分布于海拔 1200~3500m 草地、河滩、沟边、草甸、田间、路旁。我国多数省区有分布。

■ 中药　车前草

【别　　名】牛舌草、车前、地胆头。

【入药部位】全草。

【采收加工】夏季采挖，除去泥沙，晒干。

【性味归经】味甘，性寒。归肝、肾、肺、小肠经。

【功能主治】清热利尿通淋，祛痰，凉血，解毒。主治热淋涩痛，水肿尿少，暑湿泄泻，痰热咳嗽，吐血衄血，痈肿疮毒。

【用法用量】内服：9~30g。

【名家论述】①叶捣取汁服，疗泄精。（《本草经集注》）②清胃热，明目，利小便，分利五淋，赤白便浊，止水泻，消水肿，退眼赤。（《滇南本草》）

■ 中药　车前子

【别　　名】车前实、凤眼前仁、虾蟆衣子。

【入药部位】种子。

【采收加工】夏、秋季种子成熟时采收果穗，晒干，搓出种子，除去杂质。

【性味归经】味甘，性寒。归肺、肝、肾、小肠经。

【功能主治】清热利尿通淋，渗湿止泻，明目，祛痰。主治热淋涩痛，水肿胀满，暑湿泄泻，目赤肿痛，痰热咳嗽。

【用法用量】内服：5~15g，包煎。

【各家论述】①主气癃、止痛，利水道小便，除湿痹。（《神农本草经》）②男子伤中，女子淋沥，不欲食。养肺强阴益精，令人有子。明目疗赤痛。（《名医别录》）③能去风毒，肝中风热，毒风冲眼目，赤痛障翳，脑痛泪出，去心胸烦热。（《药性沦》）④止暑湿泻痢。（《本草纲目》）

■ 藏药　塔任木

【别　　名】皮苦、帝苦、帝苦浪亚。

【入药部位】全草。

【采收加工】在夏末秋初幼果期采挖，去净枯叶，洗净泥土，晾干。

【药　　性】味甘、微涩，性凉。

【功能主治】清肺热，利水，干黄水，止热泻。主治肺热咳喘，风热痹证，湿热阻滞，热性腹泻，水肿，腹腔积水，外伤出血。

【用法用量】内服：配方或单用，6~9g。外用：适量。

■ 蒙药　乌和尔—乌尔格讷

【别　　名】塔日莫。

【入药部位】种子。

【采收加工】秋季果实成熟时，割取果穗，晒干后搓出种子，簸去果壳杂质。

【药　　性】味甘、涩，性平。效轻、燥。

【功能主治】止泻，利尿，燥协日乌素，疗伤，止血。主治肠痧，热性腹泻，尿闭，尿血，鼻衄，小便淋痛，水肿，刃伤。

【用法用量】内服：煮散剂，3~5g，或入丸、散。

大车前

大猪耳朵草、车前草
Plantago major L.

资源量：常见

【形态特征】多年生草本。高 15~20cm，须根多数。根茎粗短。基生叶直立，纸质，卵形或宽卵形，长 3~10cm，宽 2.5~6cm，顶端圆钝，边缘波状或有不整齐锯齿，两面有短或长柔毛；

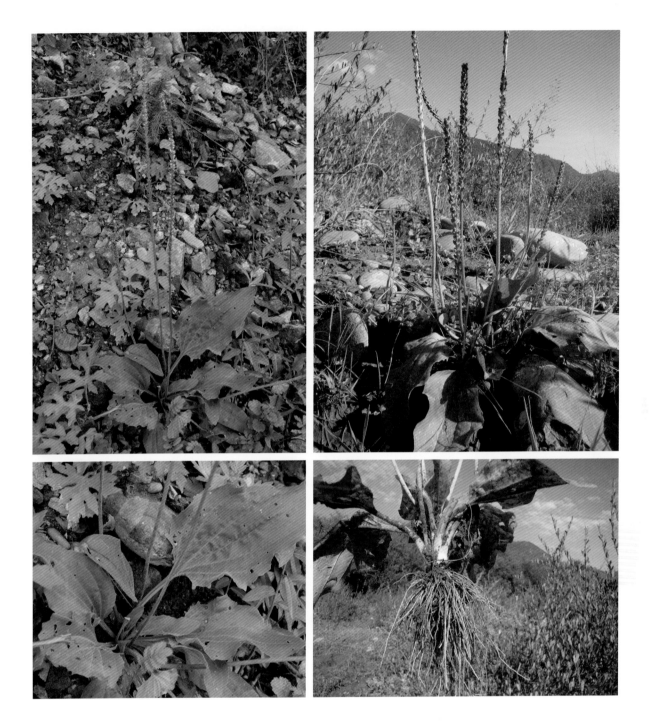

叶柄长 3~9cm。花葶数条，近直立，长 8~20cm；穗状花序长 4~9cm，花密生；苞片卵形，较萼裂片短，二者均有绿色龙骨状突起；花萼无柄，裂片椭圆形，长 2mm；花冠裂片椭圆形或卵形，长 1mm。蒴果圆锥状，长 3~4mm，周裂。种子 6~10，矩圆形，长约 1.5mm，黑棕色；子叶背腹向排列。花期 6~8 月，果期 7~9 月。

【生境分布】在祁连山分布于海拔 2600m 上下草地、河滩、山坡、路旁、田边、荒地。我国多数省区有分布。

中药 车前草

同"平车前"条。

中药 车前子

同"平车前"条。

茜草科

猪殃殃 拉拉藤、锯锯藤、锯子草
Galium spurium L.

资源量：常见

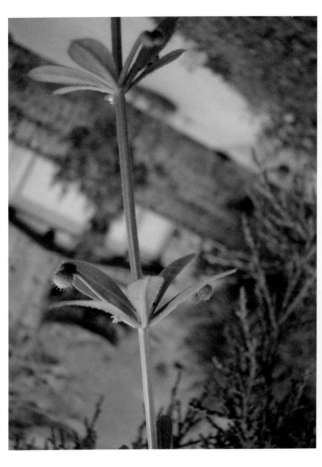
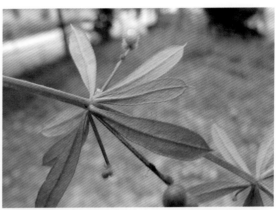
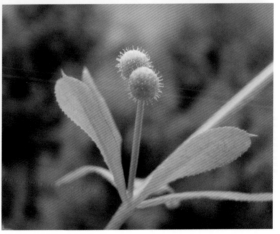

【形态特征】蔓生或攀缘状草本。茎有 4 棱，棱上、叶缘、叶脉上均有倒生的小刺毛。叶纸质或近膜质，6~8 片轮生，稀为 4~5 片，带状倒披针形或长圆状倒披针形，长 1~5.5cm，宽 1~7mm，顶端有针状凸尖头，基部渐狭，两面常有紧贴的刺状毛，1 脉，近无柄。花序常单花，花小，4 数，有纤细的花梗；花萼被钩毛，萼檐近截平；花冠黄绿色或白色，辐状，裂片长圆形，长不及 1mm，镊合状排列；子房被毛，花柱 2 裂至中部，柱头头状。果干燥，有 1 或 2 个近球状的分果片，直径达 5.5mm，密被钩毛，果柄直，长可达 2.5cm，较粗，每一果片有 1 颗平凸的种子。花期 5~7 月，果期 6~9 月。

【生境分布】在祁连山分布于海拔 1200~3600m 山坡、旷野、沟边、河滩、林缘、草地。我国除海南及南海诸岛外，各地均有分布。

■ 中药　猪殃殃

【别　　名】锯耳草、锯子草、活血草。

【入药部位】全草。

【采收加工】夏季花、果期采收，除去泥沙，晒干。

【性味归经】味辛、苦，性凉。

【功能主治】清热解毒，利尿消肿。主治感冒，牙龈出血，急、慢性阑尾炎，泌尿系感染，水肿，痛经，崩漏，白带异常，癌症，白血病。外用主治乳腺炎初起，痈疖肿毒，跌打损伤。

【用法用量】内服：50~100g。外用：适量，鲜品捣烂敷，或绞汁涂患处。

■ 藏药　奈玛吉卜玛

【别　　名】桑瓦曼集、森给卡党、麻唐钦布。

【入药部位】全草。

【采收加工】5~8月花、果期时采收，割下地上部分或连根拔起全株，除去泥沙，鲜用或晒干。

【药　　性】味苦、甘，性凉。

【功能主治】愈骨裂，散肿胀。主治疮疖。

【用法用量】内服：配方偶用，3~9g。

北方拉拉藤 _{砧草}
Galium boreale L.

资源量：常见

【形态特征】多年生直立草本，高 20~65cm。茎有 4 棱，无毛或有极短的毛。叶纸质或薄革质，4 片轮生，狭披针形或线状披针形，长 1~3cm，宽 1~4mm，顶端钝或稍尖，基部楔形或近圆形，边缘常稍反卷，两面无毛，边缘有微毛；基出脉 3 条，在下面常凸起，上面常凹陷；无柄或具极短的柄。聚伞花序顶生和生于上部叶腋，常在枝顶结成圆锥花序式，密花；花小；花梗长 0.5~1.5mm；花萼被毛；花冠白色或淡黄色，直径 3~4mm，辐状，花冠裂片卵状披针形，长 1.5~2mm；花丝长约 1.4mm，花柱 2 裂至近基部。果小，直径 1~2mm。果片单生或双生，密被白色稍弯的糙硬毛；果柄长 1.5~3.5mm。花期 5~8月，果期 6~10月。

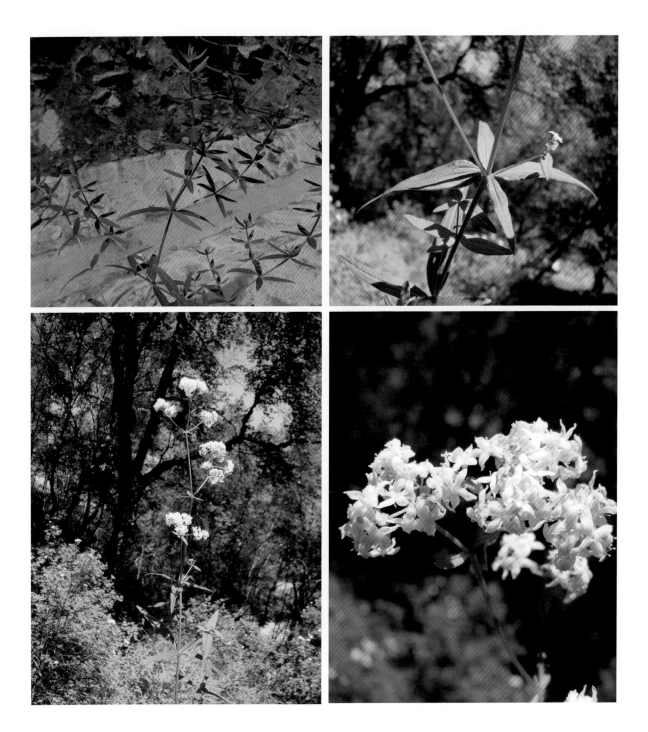

【生境分布】在祁连山分布于海拔 2800m 上下山坡、沟旁、草地、灌丛。我国多数省区有分布。

▨ 中药　砧草

【入药部位】全草。

【采收加工】秋季采收，切段，晒干。

【**性味归经**】味苦，性寒。

【**功能主治**】清热解毒，祛风活血。主治肺炎咳嗽，肾炎水肿，腰腿疼痛，经闭，痛经，带下病，疮癣。

【**用法用量**】内服：15~30g。外用：适量，捣敷，或煎水洗。

蓬子菜
蓬子草、月经草、黄米花
Galium verum L.

资源量：常见

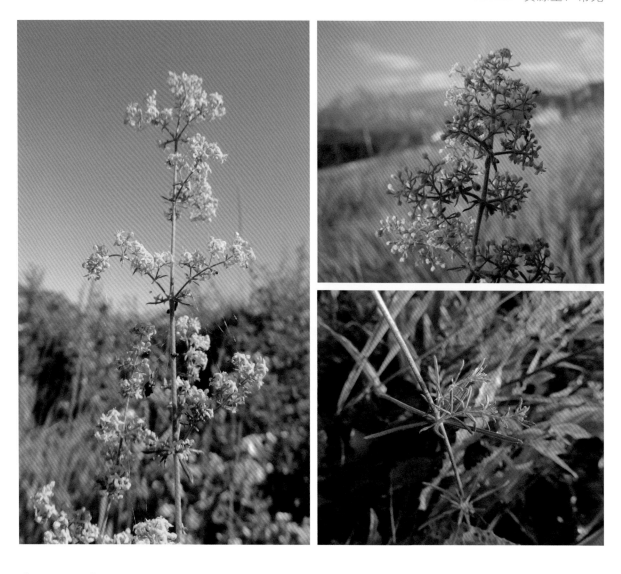

【**形态特征**】多年生近直立草本，基部稍木质，高 25~45cm。茎有 4 棱，被短柔毛或秕糠状毛。叶纸质，6~10 片轮生，线形，通常长 1.5~3cm，宽 1~1.5mm，顶端短尖，边缘极反卷，常卷成管状，上面无毛，稍有光泽，下面有短柔毛，稍苍白，干时常变黑色，1 脉，无柄。聚伞花序顶生和腋生，较大，多花，通常在枝顶结成带叶的长可达 15cm，宽可达 12cm 的圆锥花序状；总花梗密被短柔毛；花小，稠密；花梗有疏短柔毛或无毛，长 1~2.5mm；萼管无毛；花冠黄色，辐状，无毛，直径约 3mm，花冠裂片卵形或长圆形，顶端稍钝，长约 1.5mm；花药黄色，花丝长约 0.6mm；花柱长约 0.7mm，顶部 2 裂。果小，果片双生，近球状，直径约 2mm，无毛。花期 5~8 月，果期 6~9 月。

【生境分布】在祁连山分布于海拔 2400~2900m 山地、河滩、草地、灌丛、林下。我国多数省区有分布。

■ 中药 蓬子菜

【别　　名】鸡肠草。

【入药部位】全草。

【采收加工】夏、秋季采收，鲜用或晒干。

【性味归经】味微辛、苦，性微寒。

【功能主治】清热解毒，活血通经，祛风止痒。主治肝炎，腹水，咽喉肿痛，疮疖肿毒，跌打损伤，经闭，带下病，毒蛇咬伤，荨麻疹，稻田性皮炎。

【用法用量】内服：10~15g。外用：适量，捣敷，或熬膏涂。

【各家论述】①消肿祛瘀，解毒止痒。治急性荨麻疹，疮疖疔毒。（《东北常用中草药手册》）②清热，解毒，行血，散瘀。治喉痹肿痛，跌打损伤，骨折，妇女血气痛，蛇咬伤。（《四川常用中草药》）

茜 草 锯锯藤、拉拉秧、活血草
Rubia cordifolia L.

资源量：常见

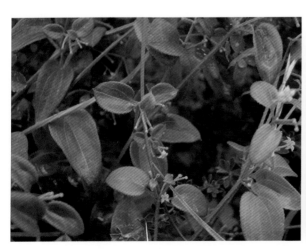
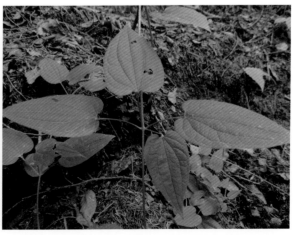

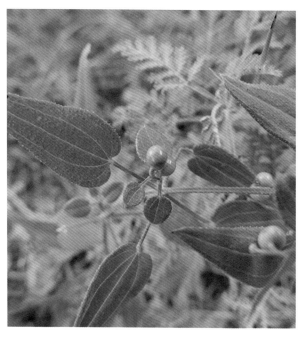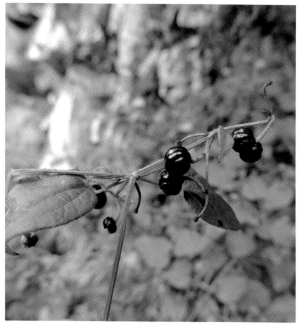

【形态特征】草质攀缘藤木。根状茎和其节上的须根均红色；茎数至多条，从根状茎的节上发出，细长，方柱形，有 4 棱，棱上倒生皮刺，中部以上多分枝。叶通常 4 片轮生，纸质，披针形或长圆状披针形，长 0.7~3.5cm，顶端渐尖，有时钝尖，基部心形，边缘有齿状皮刺，两面粗糙，脉上有微小皮刺；基出脉 3 条，极少外侧有 1 对很小的基出脉；叶柄长通常 1~2.5cm，有倒生皮刺。聚伞花序腋生和顶生，多回分枝，有花 10 余朵至数十朵，花序和分枝均细瘦，有微小皮刺；花冠淡黄色，盛开时花冠檐部直径 3~3.5mm，花冠裂片近卵形，微伸展，长约 1.5mm，外面无毛。果球形，直径通常 4~5mm，成熟时橘黄色。花期 8~9 月，果期 10~11 月。

【生境分布】在祁连山分布于中东段海拔 2400m 上下山坡、灌丛。我国多数省区有分布。

■ 中药 茜草

【别　　名】芦茹、过山龙、土丹参。

【入药部位】根及根茎。

【采收加工】春、秋季采挖，除去泥沙，干燥。

【性味归经】味苦，性寒。归肝经。

【功能主治】凉血，祛瘀，止血，通经。主治吐血，衄血，崩漏，外伤出血，瘀阻经闭，关节痹痛，跌扑肿痛。

【用法用量】内服：6~10g。

■ 藏药 茜佐

【别　　名】娘其夏、那玛母、热那。

【入药部位】根茎及根。

【采收加工】春、秋季均可采挖，一般在8~10月挖取，挖出根后，除去茎苗，洗净泥土，晒干或烘干。

【药　　性】味苦、涩，性寒。

【功能主治】清热凉血。主治血病，伤热，肺肾热邪，大、小肠热。

【用法用量】内服：常配方用，6~9g。

■ 蒙药 玛日依纳

【别　　名】造德、纳郎海—马布斯。

【入药部位】根及根茎。

【采收加工】春、秋季采挖，除去茎苗，去净泥土及细根，晒干。一般以秋季采者质量为佳。

【药　　性】味苦，性凉。效糙、钝、柔、燥。

【功能主治】清伤热、血热，止血，止泻。主治血热，吐血，鼻衄，子宫出血，肾肺伤热，麻疹，肠刺痛，肠热腹泻。

【用法用量】内服：煮散剂，3~5g，或入丸、散。

忍冬科

金花忍冬
黄花忍冬
Lonicera chrysantha Turcz.

资源量：常见

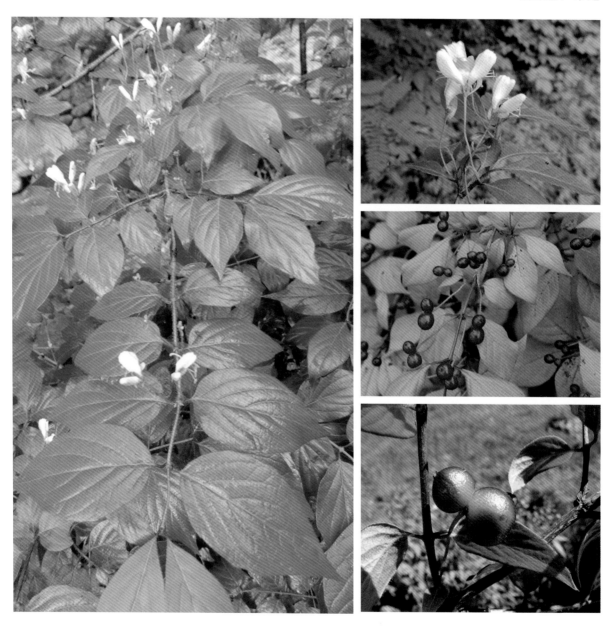

【形态特征】落叶灌木。幼枝、叶柄和总花梗常被开展的糙毛和腺毛。冬芽卵状披针形，鳞片 5~6 对，外面疏生柔毛。叶纸质，长 4~8（~12）cm，菱状卵形、菱状披针形、倒卵形或卵状披针形，两面脉上被直或稍弯的糙伏毛。苞片条形或狭条状披针形，常高出萼筒；小苞片分离，卵状矩圆形、宽卵形、倒卵形至近圆形，为萼筒的 1/3~2/3；萼齿圆卵形、半圆形或卵形，顶端圆或钝；花冠先白色后变黄色，长（0.8~）1~1.5（~2）cm，外面疏生短糙毛，唇形，唇瓣长 2~3 倍于筒，筒内有短柔毛，基部有 1 深囊或有时囊不明显；雄蕊和花柱短于花冠，花丝中部以下有密毛，花药隔上半部有短柔伏毛；花柱全被短柔毛。果实红色，圆形，直径约 5mm。花期 5~6 月，果期 7~9 月。

【生境分布】在祁连山分布于海拔 2000~2400m 沟谷、林下、林缘灌丛。我国东北、华北、西北、华东部分省区有分布。

■ 中药　黄花忍冬

【入药部位】花。

【采收加工】5~6 月，在晴天清晨露水刚干时摘取花蕾，鲜用、晾晒或阴干。

【性味归经】味苦，性凉。归肝经。

【功能主治】清热解毒，散痈消肿。主治疗疮痈肿。

【用法用量】内服：6~12g，或鲜品捣汁。外用：适量，捣敷。

唐古特忍冬　陇塞忍冬
Lonicera tangutica Maxim.

资源量：常见

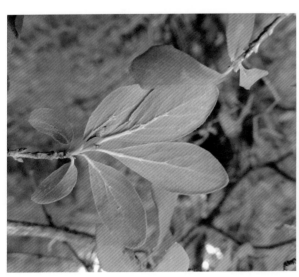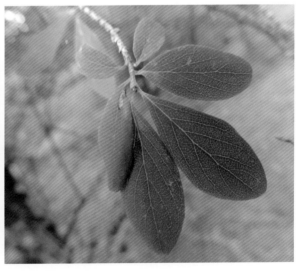

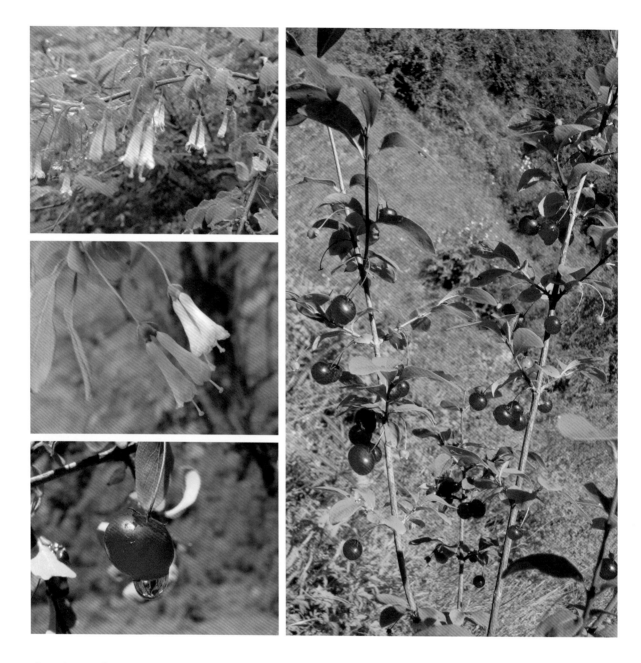

【形态特征】落叶灌木，高达 2 (~4) m。冬芽顶渐尖或尖，外鳞片 2~4 对，卵形或卵状披针形。叶纸质，倒披针形至矩圆形或倒卵形至椭圆形；叶柄长 2~3mm。总花梗纤细，稍弯垂；苞片狭细，有时叶状；小苞片分离或连合，长为萼筒的 1/5~1/4，有或无缘毛；相邻两萼筒中部以上至全部合生，椭圆形或矩圆形，萼檐杯状，长为萼筒的 2/5~1/2 或相等，顶端具三角形齿或浅波状至截形；花冠白色、黄白色或有淡红晕，筒状漏斗形；雄蕊着生于花冠筒中部，花药内藏；花柱高出花冠裂片，无毛或中下部疏生开展糙毛。果实红色，直径 5~6mm。种子淡褐色，卵圆形或矩圆形，长 2~2.5 mm。花期 5~6 月，果期 7~9 月。

【生境分布】在祁连山分布于海拔 3400m 上下灌丛、林下。陕西、宁夏、甘肃、青海、湖北、四川、云南、西藏等地有分布。

■ 中药 陇塞忍冬

【入药部位】果实。

【采收加工】秋末冬初采收，晒干。

【性味归经】味甘，性温。归肾经。

【功能主治】补血调经。主治月经不调，经行腹冷痛，经闭，痛经，崩漏等。

【用法用量】内服：5~12g。

■ 藏药 旁玛

【入药部位】果实。

【采收加工】8~10 月果实成熟时采果，晾干或晒干，备用。

【药　　性】味微甘，性温。

【功能主治】清心热，调经血。主治心热病，心脏病，月经不调，闭经等。

【用法用量】内服：配方或单用。

葱皮忍冬 秦岭忍冬、秦岭金银花
Lonicera ferdinandi Franch.

资源量：常见

【形态特征】落叶灌木，高达 3m。冬芽叉开有 1 对船形外鳞片，鳞片内面密生白色棉絮状柔毛。叶纸质或厚纸质，卵形至卵状披针形或矩圆状披针形；叶柄和总花梗均极短。苞片大，叶状，披针形至卵形；小苞片合生成坛状壳斗，完全包被相邻两萼筒；萼齿三角形，顶端稍尖，被睫毛；花冠白色，后变淡黄色，唇形，筒比唇瓣稍长或近等长，基部一侧肿大，上唇浅 4 裂，下唇细长反曲；花柱上部有柔毛。果实红色，卵圆形，长达 1cm，外包以撕裂的壳斗，各内含 2~7 颗种子。种子椭圆形，长 6~7mm，扁平，密生锈色小凹孔。花期 5~7 月，果期 6~9 月。

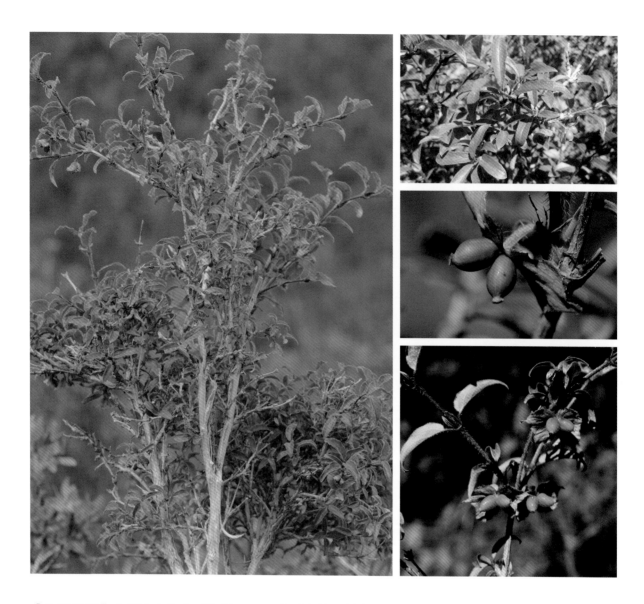

【生境分布】在祁连山分布于海拔 3000m 以下山坡、林中、林缘灌丛。辽宁、河北、山西、陕西、宁夏、甘肃、青海、河南、四川有分布。

▨ **中药** 葱皮忍冬

【别　　名】千层皮。

【入药部位】花蕾和叶。

【采收加工】花期采集。

【性味归经】味甘，性寒。

【功能主治】清热解毒。主治温病发热，热病血痢，痈疡，痔漏，急性乳腺炎等；预防乙型肝炎。

【用法用量】内服：配方或单用。

刚毛忍冬

刺毛忍冬、异萼忍冬

Lonicera hispida Pall. ex Roem. et Schult.

资源量：常见

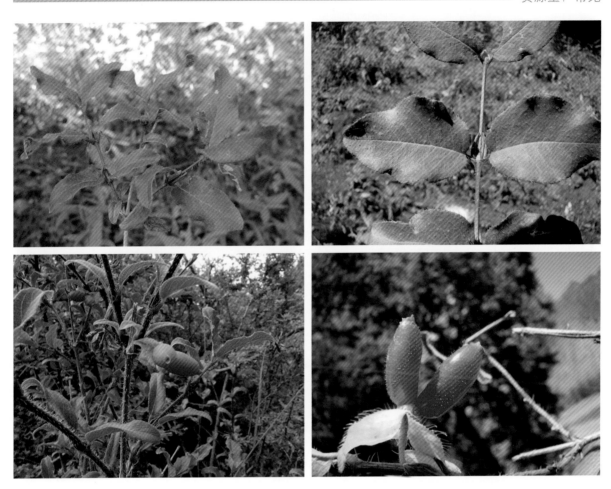

【形态特征】落叶灌木，高达 2（~3）m。幼枝常带紫红色，连同叶柄和总花梗均具刚毛或兼具微糙毛和腺毛，老枝灰色或灰褐色。冬芽有 1 对具纵槽的外鳞片，外面有微糙毛或无毛。叶椭圆形、卵状椭圆形、卵状矩圆形至矩圆形，有时条状矩圆形，顶端尖或稍钝，基部有时微心形，近无毛，边缘有刚毛状睫毛。总花梗长（0.5~）1~1.5（~2）cm；苞片宽卵形，有时带紫红色，毛被与叶片同；相邻两萼筒分离，常具刚毛和腺毛；萼檐波状；花冠白色或淡黄色，漏斗状，近整齐，外面有短糙毛或刚毛或几无毛，筒基部具囊，裂片直立，短于筒；雄蕊与花冠等长；花柱伸出，至少下半部有糙毛。果实先黄色后变红色，卵圆形至长圆筒形，长 1~1.5cm。种子淡褐色，矩圆形，稍扁，长 4~4.5mm。花期 5~6 月，果期 7~9 月。

【生境分布】在祁连山分布于海拔 1900~2800m 山坡、林缘、灌丛。河北、山西、陕西、宁夏、甘肃、青海、新疆、四川、云南、西藏等地有分布。

▨ 中药 刚毛忍冬

【入药部位】花蕾。

【采收加工】夏初花开放前采收，干燥。

【性味归经】味甘，性寒。归肺、肝经。

【功能主治】清热解毒。主治外感风热，温病，疮痈疖肿，血痢诸症。

【用法用量】内服：配方或单用。

红花岩生忍冬
蔡西、红花忍冬、钟花忍冬
Lonicera rupicola var. *syringantha* (Maxim.) Zabel

资源量：常见

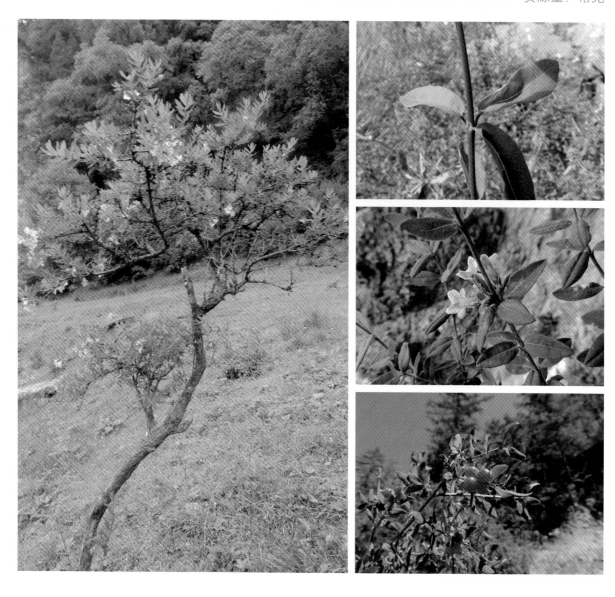

【形态特征】落叶灌木，高达 1.5（~2.5）m。幼枝和叶柄均被屈曲、白色短柔毛和微腺毛，或有时近无毛；小枝纤细。叶纸质，3（4）枚轮生，很少对生，条状披针形、矩圆状披针形至矩圆形，长 0.5~3.7cm，顶端尖或稍具小凸尖或钝形，基部楔形至圆形或近截形，边缘背卷，上面无毛或有微腺毛，叶下面无毛或疏生短柔毛。花生于幼枝基部叶腋，总花梗极短；苞片、小苞片和萼齿的边缘均具微柔毛和微腺，苞片叶状，条状披针形至条状倒披针形，长略超出萼齿；杯状小苞顶端截形或具 4 浅裂至中裂，有时小苞片完全分离，长为萼筒之半至相等；相邻两萼筒分离，萼齿狭披针形，长超过萼筒，裂隙高低不齐；花冠淡紫色或紫红色，筒状钟形，外面常被微柔毛和微腺毛，筒长为裂片的 1.5~2 倍，内面尤其上端有柔毛，裂片卵形，为筒长的 2/5~1/2，开展；花药达花冠筒的上部；花柱高达花冠筒之半，无毛。果实红色，椭圆形。种子淡褐色，扁矩圆形。花期 5~8 月，果期 8~10 月。

【生境分布】在祁连山分布于冷龙岭以西海拔 2400~3000m 山坡灌丛。宁夏、甘肃、青海、四川、云南、西藏有分布。

■ 中药　药花忍冬

【入药部位】茎枝。

【采收加工】6~7 月采集茎枝，除去外皮，洗净，晒干。

【性味归经】味淡，性微寒。

【功能主治】强心，消炎。主治风湿性关节炎，流行性感冒等。

【用法用量】内服：配方或单用。

血满草　接骨药、接骨丹、接骨木
Sambucus adnata Wall. ex DC.

资源量：常见

【形态特征】多年生高大草本或半灌木，高 1~2m。根和根茎红色，折断后流出红色汁液。茎草质，具明显的棱条。羽状复叶具叶片状或条形的托叶；小叶 3~5 对，长椭圆形、长卵形或披针形，长 4~15cm，宽 1.5~2.5cm，先端渐尖，基部钝圆，两边不等，边缘有锯齿，上面疏被短柔毛，脉上毛较密，顶端一对小叶基部常沿柄相连，有时亦与顶生小叶片相连，其他小叶在叶轴上互生，亦有近于对生，小叶的托叶退化成瓶状突起的腺体。

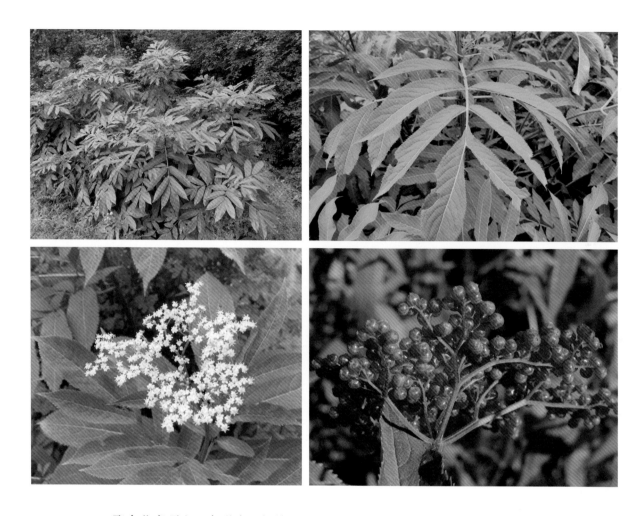

聚伞花序顶生，伞形式，长约 15cm，具总花梗，3~5 出的分枝成锐角，初时密被黄色短柔毛，多少杂有腺毛；花小，有恶臭；萼被短柔毛；花冠白色；花丝基部膨大，花药黄色；子房 3 室，花柱极短或几乎无，柱头 3 裂。果实红色，圆形。花期 5~8 月，果期 8~9 月。

【生境分布】在祁连山分布于中东部海拔 2400m 上下林下、沟边、灌丛、山谷、斜坡、高山草地等。陕西、宁夏、甘肃、青海、四川、贵州、云南、西藏等地有分布。

■ 中药　血满草

【别　　名】接骨草、珍珠麻。

【入药部位】全草或根皮。

【采收加工】夏、秋季采收，切碎晒干或鲜用。

【性味归经】味辛、甘，性温。归脾、肾经。

【功能主治】祛风，利水，活血，通络。主治急、慢性肾炎，风湿疼痛，风疹瘙痒，慢性腰腿痛，扭伤瘀痛, 骨折。

【用法用量】内服: 9~15g。外用: 适量, 煎水洗, 或捣烂敷。

【各家论述】①祛风活络, 散瘀止痒。治风疹, 风疹疼痛, 小儿麻痹, 跌打损伤, 骨折, 水肿。(《云南中草药》)②活血散瘀, 强筋骨, 祛风湿, 利水消肿。治风湿性关节炎, 慢性腰腿痛, 扭伤, 血肿, 水肿, 骨折。(《西藏常用中草药》)

莛子蔍 羽裂叶莛子蔍、面蛋蛋、天王七
Triosteum pinnatifidum Maxim.

资源量: 常见

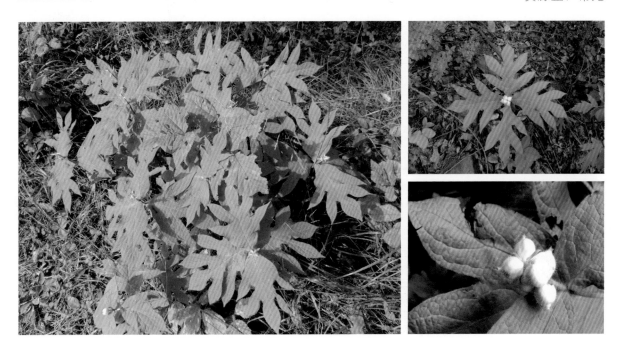

【形态特征】多年生草本。茎高达 60cm, 具条纹, 被白色刚毛及腺毛, 中空, 具白色的髓部。叶羽状深裂, 基部楔形至宽楔形, 近无柄, 轮廓倒卵形至倒卵状椭圆形, 长 8~20cm, 宽 6~18cm, 裂片 1~3 对, 无锯齿, 顶端渐尖, 上面浅绿色, 散生刚毛, 沿脉及边缘毛较密, 背面黄白色, 茎基部的初生叶有时不分裂。聚伞花序对生, 各具 3 朵花, 无总花梗, 有时花序下具全缘的苞片, 在茎或分枝顶端集合成短穗状花序; 萼筒被刚毛和腺毛, 萼裂片三角形, 长 3mm; 花冠黄绿色, 狭钟状, 长 1cm, 筒基部弯曲, 一侧膨大成浅囊, 被腺毛, 裂片圆而短, 内面有带紫色斑点; 雄蕊着生于花冠筒中部以下, 花丝短, 花药矩圆形, 花柱基部被长柔毛, 柱头楔状头形。果实卵圆, 肉质, 具 3 条槽, 长 10mm, 冠以宿存的萼齿; 核 3 枚, 扁, 亮黑色。种子凸平, 腹面具 2 条槽。花期 6~7 月, 果期 7~9 月。

【生境分布】在祁连山分布于中东段海拔 2300m 上下林间、路旁。河北、山西、陕西、宁夏、甘肃、青海、河南、湖北、四川有分布。

▨ 中药 天王七

【别　　名】白果七、鸡爪七。

【入药部位】根。

【采收加工】秋末、初冬采挖，洗净，晒干。

【性味归经】味苦、涩，性平。归脾、肝经。

【功能主治】祛风湿，理气活血。主治风湿痹痛，跌打损伤，脾虚胃寒，月经不调，劳伤。

【用法用量】内服：6~10g。

▨ 中药 天王七叶

【入药部位】叶。

【采收加工】春、夏季采摘，洗净，鲜用。

【性味归经】味苦、涩，性平。

【功能主治】止血生肌。主治刀伤出血。

【用法用量】外用：适量，鲜品捣敷。

▨ 中药 天王七果实

【入药部位】果实。

【采收加工】8~9 月果实成熟时采摘，晒干。

【性味归经】味苦、涩，性平。

【功能主治】调经止带。主治月经不调，白带过多。

【用法用量】内服：12~15g，或用甜酒煮。

败酱科

异叶败酱 墓头回
Patrinia heterophylla Bunge

资源量：较常见

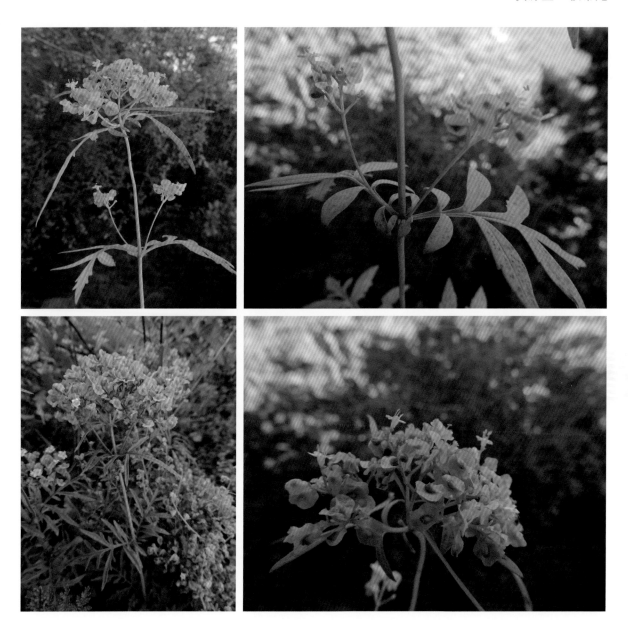

【形态特征】多年生草本，高 30~60cm。茎少分枝，稍被短毛。基生叶有长柄，边缘圆齿状；茎生
叶互生；茎基叶常 2~3 对羽状深裂，中央裂片较两侧裂片稍大或近等大；中部叶 1~2
对，中央裂片最大，卵形、卵状披针形或近菱形，顶端长渐尖，边缘圆齿状浅裂或

具大圆齿，被疏短毛；叶柄长达 1cm；上部叶较窄，近无柄。花黄色，成顶生及腋生密花聚伞花序，总花梗下苞片条状 3 裂，分枝下者不裂，与花序等长或稍长；花长 5~7mm，直径 5~6mm；花萼不明显；花冠筒状，筒内有白毛，5 裂片稍短于筒；雄蕊 4，稍伸出；子房下位，花柱顶稍弯。瘦果长方形或倒卵形，顶端平；苞片矩圆形至宽椭圆形，长达 12mm。花期 7~9 月，果期 8~10 月。

【生境分布】在祁连山分布于连城林区海拔 2300m 上下沟边林下。辽宁、内蒙古、河北、山西、山东、河南、陕西、宁夏、甘肃、青海、安徽、浙江有分布。

■ 中药　墓头回

【别　　名】地花菜、墓头灰、九头鸟。

【入药部位】根。

【采收加工】秋季采挖，除去茎叶，杂质，洗净，鲜用或晒干。

【性味归经】味苦、微酸、涩，性凉。归心、肝经。

【功能主治】燥湿止带，收敛止血，清热解毒。主治赤白带下，崩漏，泄泻痢疾，黄疸，疟疾，肠痈，疮疡肿毒，跌打损伤，子宫颈癌，胃癌。

【用法用量】内服：9~15g。外用：适量，捣敷。

【各家论述】①治伤寒，温疟。（《本草原始》）②敛肝燥湿，止血。治妇人髋疽，赤白带下。（《山西中药志》）③祛瘀，消肿。治跌打。（《广西中药志》）

缬草　香草、满坡香、大救驾
Valeriana officinalis L.

资源量：常见

【形态特征】多年生高大草本，高可达 100~150cm。根状茎粗短呈头状，须根簇生。茎中空，有纵棱，被粗毛，尤以节部为多。匍枝叶、基出叶和基部叶在花期常凋萎，茎生叶卵形至宽卵形，羽状深裂，裂片 7~11；中央裂片与两侧裂片近同形同大小，但有时与第 1 对侧裂片合生成 3 裂状，裂片披针形或条形，顶端渐窄，基部下延，全缘或有疏锯齿，两面及柄轴多少被毛。花序顶生，成伞房状三出聚伞圆锥花序；小苞片中央纸质，两侧膜质，长椭圆状长圆形、倒披针形或线状披针形，先端芒状突尖，边缘多少有粗缘毛；花冠淡紫红色或白色，长 4~5（~6）mm，花冠裂片椭圆形，雌雄蕊约与花冠等长。

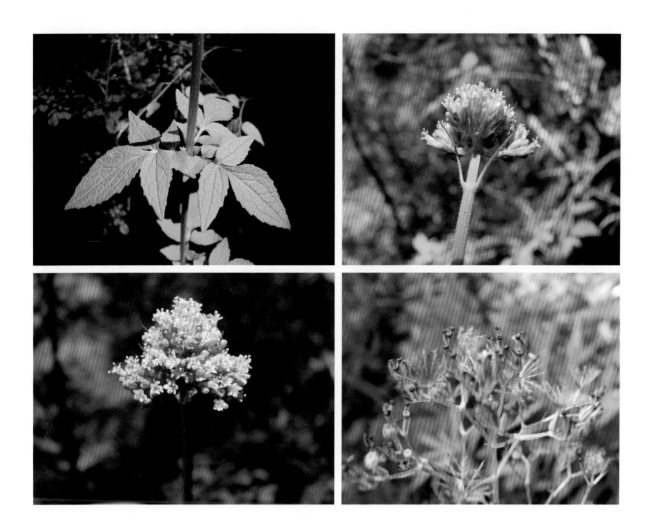

　　瘦果长卵形，长 4~5mm，基部近平截，光秃或两面被毛。花期 5~7 月，果期 6~10 月。

【生境分布】在祁连山分布于连城林区海拔 2400m 上下山坡、草地、林下、沟边。我国东北至西南的广大地区有分布。

■ 中药　缬草

【别　　名】鹿子草、甘松、猫食菜。

【入药部位】根状茎及根。

【采收加工】9~10 月采挖，去掉茎叶及泥土，晒干。

【性味归经】味辛、苦，性温。归心、肝经。

【功能主治】安心神。主治心神不安，心悸失眠，癫狂，脏躁，风湿痹痛，痛经，经闭，跌打损伤。

【用法用量】内服：3~9g，或浸酒。外用：适量，研末调敷。

【各家论述】①用于神经衰弱，精神不安。（《科学的民间药草》）②治妇女经闭，月经困难。

（《山东中药》）③治脑神经及心、胃衰弱，慢性神经失常及尿崩。（《四川中药志》）④治心悸及腰痛。（《陕西中药志》）⑤安神镇静，驱风解痉，生肌止血，止痛。治癔病，克山病，心脏病（心肌炎、产后心脏病、风湿性心脏病合并心力衰竭），腰腿痛，胃肠痉挛，关节炎，跌打损伤，外伤出血。（《陕西中草药》）

小缬草 香草仔、小香草、西北缬草
Valeriana tangutica Bat.

资源量：常见

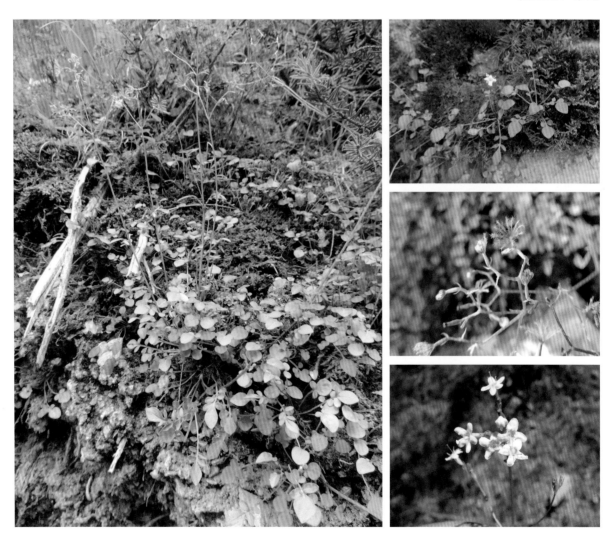

【形态特征】细弱小草本，高 10~20cm，全株无毛。根状茎斜升，顶端包有膜质纤维状老叶鞘；根细带状，根状茎及根均具有浓香味。基生叶薄纸质，心状宽卵形或长方状卵形，长1~2~4cm，宽约 1cm，全缘或大头羽裂，顶裂片圆或椭圆形，长宽约 1cm，全缘，侧裂片 1~2 对，小椭圆形或狭椭圆形，两端均钝圆，全缘；叶柄长达 5cm；茎上部叶羽状 3~7 深裂，裂片线状披针形，全缘。半球形的聚伞花序顶生，直径 1~2cm；小苞片披针形，边缘膜质；花白色或有时粉红色；花冠筒状漏斗形，长 5~6mm，花冠 5 裂，裂片倒卵形；雌雄蕊近等长，均伸出于花冠之外；子房椭圆形、光秃。花期 6~7 月，果期 7~8 月。

【生境分布】在祁连山分布于海拔 2500~3600m 高山石崖岩隙间、潮湿草地。内蒙古、宁夏、甘肃、青海有分布。

■ 中药　香毛草

【别　　名】香草仔、小香草。

【入药部位】根或全草。

【采收加工】7~9 月采收，洗净，晒干。

【性味归经】味甘、微辛，性平。

【功能主治】止咳，止血，散瘀，止痛。主治咳嗽，咯血，吐血，衄血，崩漏下血，风湿痹痛，骨折。

【用法用量】内服：2~5g。

川续断科

圆萼刺参 华刺参
Morina chinensis (Bat.) Diels

资源量：常见

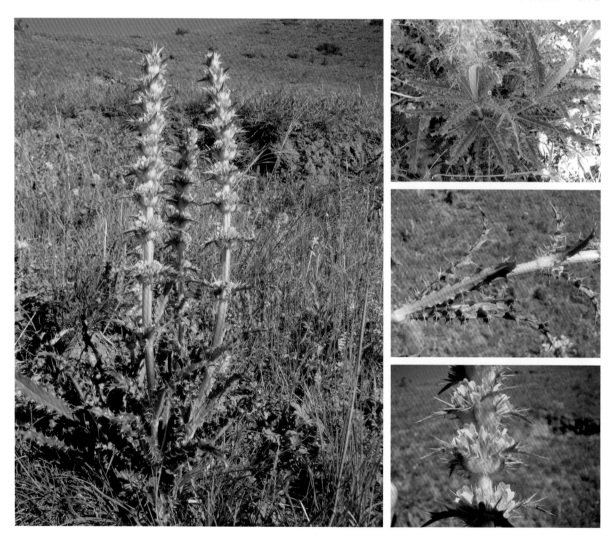

【形态特征】多年生草本，开花时矮小，果时高达 60cm。基生叶成丛，叶片近草质，长条形或倒披针形，长 5~15cm，宽 5~15mm，边缘羽状刻裂成三角形浅裂片，每片有 1~7 针齿，脉仅中脉明显，无明显叶柄；茎由叶丛中央抽出，茎生叶 4 片轮生，较基生叶长大，向上渐小，无柄，4 叶基部合拢抱茎。轮伞花序顶生，紧密穗状，花开后各轮疏离；总苞片叶状，苞片 4 片 1 轮，窄卵形，顶端长渐尖，边缘有硬刺；花萼钟状，长达 12mm，2 深裂，裂片顶端 2 浅裂成 2 圆顶短裂片；花冠小，紫褐色，短筒状，5 裂；

雄蕊 2, 无花丝, 不育 2 雄蕊存在或否。果时小总苞成长圆筒状, 顶端平截有不等长硬刺; 瘦果包于小总苞基部。花期 7~8 月, 果期 9 月。

【生境分布】在祁连山分布于冷龙岭以东海拔 2800~4000m 高山草坡、灌丛。甘肃、青海、四川、内蒙古有分布。

▨ 中药　圆萼刺参

【别　　名】华刺参。

【入药部位】全草或种子。

【采收加工】7~9 月采收全草, 洗净, 鲜用或晒干。果熟期收取种子。

【性味归经】味辛、甘, 性温。

【功能主治】祛风湿, 补肝肾, 消痈肿。主治风湿痹痛, 腰膝酸痛, 眩晕, 小便频数, 疮痈肿痛。

【用法用量】内服: 3~6g。外用: 适量, 捣敷。

【各家论述】①种子: 味辛、性温。治关节疼痛, 小便失禁、腰痛、眩晕及口眼歪斜等症。(《青藏高原药物图鉴》) ②全草: 味甘、苦, 温。健胃, 催吐, 消肿。主治胃痛等症。外用治疮痈肿痛。(《全国中草药汇编》)

日本续断　续断
Dipsacus japonicus Miq.

资源量: 较常见

【形态特征】多年生草本, 高 50~100cm。茎直立, 具棱和浅槽, 密被白色柔毛, 棱上有较粗糙的刺毛。叶对生; 基生叶有长柄, 多为羽状深裂或 3 裂; 茎生叶多为 3~5 羽状分裂; 茎梢的叶较小, 3 裂, 中央裂片披针形, 两侧裂片较小, 线形; 边缘有粗锯齿, 两面密被白色贴伏的柔毛, 背面叶脉上常有刺毛。头状花序球形或广椭圆形; 总苞片数枚, 线形, 每花外有一倒卵形苞片, 先端突尖呈粗刺状, 边缘有绿色针刺毛; 副萼密生柔毛; 花萼浅盘状, 具 4 齿, 密被细柔毛; 花冠红紫色, 4 浅裂, 裂片卵圆形; 雄蕊 4, 着生于花冠管的上部, 微伸出或不伸出花冠外; 雌蕊 1, 子房下位, 花柱细长。瘦果楔状长圆形, 长 5~6mm, 具 4 棱, 淡褐色, 花萼宿存。花期 8~9 月, 果期 9~10 月。

【生境分布】在祁连山分布于中东段海拔 2200m 上下沟边、路旁。我国多数省区有分布。

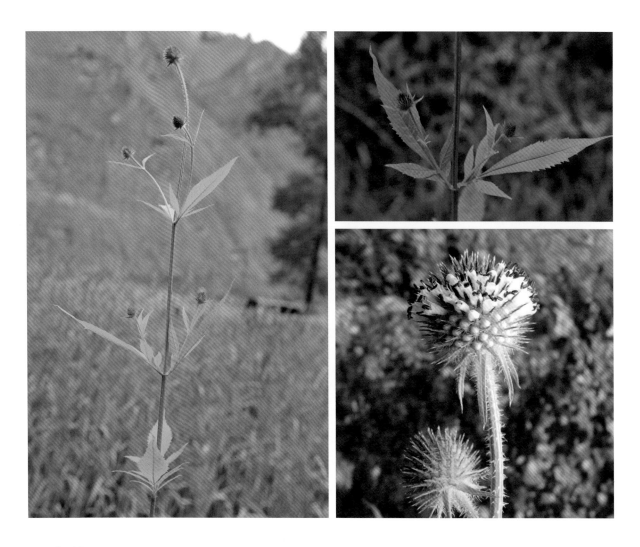

▨ **中药** 续断

【别　　名】龙豆、属折、接骨。

【入药部位】根。

【采收加工】8~10月采挖，洗净泥沙，除去根头、尾梢及细根，阴干或炕干。

【性味归经】味苦、辛，性温。归肝、肾经。

【功能主治】补肝肾，续筋骨，调血脉。主治腰背酸痛，足膝无力，胎漏，崩漏，带下病，遗精，
　　　　　　跌打损伤，金疮，痔漏，痈疽疮肿。

【用法用量】内服：6.5~13g，或入丸、散。外用：捣敷。

桔梗科

细叶沙参 紫沙参、南沙参、泡参
Adenophora paniculata Nannf.

资源量：常见

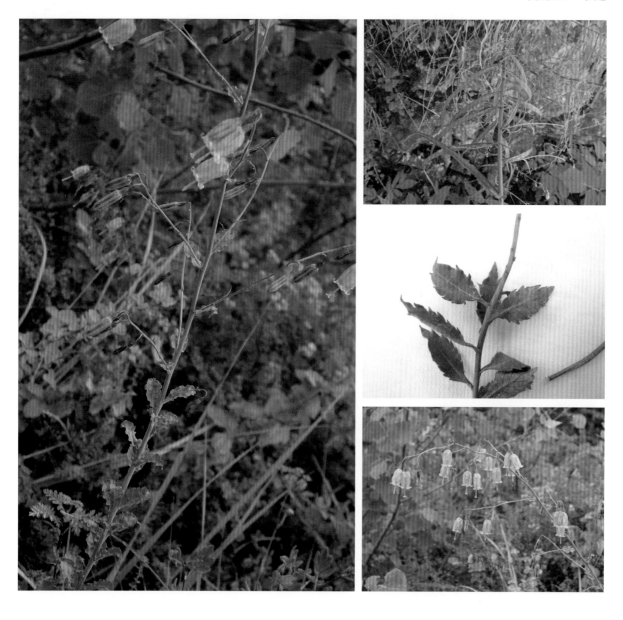

【形态特征】茎高大，高可达 1.5m，直径可达 10mm，无毛或被长硬毛，绿色或紫色，不分枝，
基生叶心形，边缘有不规则锯齿；茎生叶无柄或有长至 3cm 的柄，条形至卵状椭圆
形，全缘或有锯齿，通常无毛，有时上面疏生短硬毛，下面疏生长毛，长 5~17cm，
宽 0.2~3.5cm。花序常为圆锥花序，由多个花序分枝组成，有时花序无分枝，仅数朵

花集成假总状花序；花梗粗壮；花萼无毛，筒部球状，少为卵状矩圆形，裂片细长如发，长（2~）3~5（~7）mm，全缘；花冠细小，近于筒状，浅蓝色、淡紫色或白色，长10~14mm，5浅裂，裂片反卷；花柱长约2cm；花盘细筒状，长3~3.5（~4）mm，无毛或上端有疏毛。蒴果卵状至卵状矩圆形，长7~9mm，直径3~5mm。种子椭圆状，棕黄色，长约1mm。花期6~9月，果期8~10月。

【生境分布】在祁连山分布于海拔2500~3400m山坡草地、灌丛。内蒙古、山西、河北、山东、河南、陕西、甘肃、青海有分布。

■ 中药　沙参

【别　　名】白沙参、苦心、虎须。

【入药部位】根。

【采收加工】秋季挖取根部，除去茎叶及须根，洗净泥土，趁新鲜时用竹片刮去外皮，切片，晒干。

【性味归经】味甘、微苦，性微寒。归肺、胃经。

【功能主治】养阴清热，润肺化痰，益胃生津。主治阴虚久咳，痨嗽痰血，燥咳痰少，虚热喉痹，津伤口渴。

【用法用量】内服：10~15g，鲜品15~30g，或入丸、散。

【各家论述】①主血积惊气，除寒热，补中，益肺气，久服利人。（《神农本草经》）②补肺气以及六腑之阴气。（《滇南本草》）③清肺火，治久咳肺痿。（《本草纲目》）

泡沙参 泡参
Adenophora potaninii Korsh.

资源量：常见

【形态特征】茎高30~100cm，不分枝，被倒生短硬毛。基生叶椭圆心形，具柄；茎生叶无柄，卵状椭圆形、矩圆形，长2~7cm，宽0.5~3cm，基部钝或楔形，顶端钝，急尖或短渐尖，每边具2至数个粗大齿，两面有疏或密的短毛。花序通常在基部有分枝，组成圆锥花序；花梗短，长不逾1cm；花萼无毛，筒部倒卵状或球状倒卵形，基部圆钝或稍钝，裂片狭三角状钻形，边缘有一对细长齿；花冠钟状，紫色、蓝色或蓝紫色，少为白色，裂片卵状三角形，长5~8mm；花盘筒状，长2~2.6（~3）mm，至少顶端被毛；花柱与花冠近等长，或稍伸出。蒴果球状椭圆形或椭圆状，长约8mm，直径4~5mm。种子棕黄色，

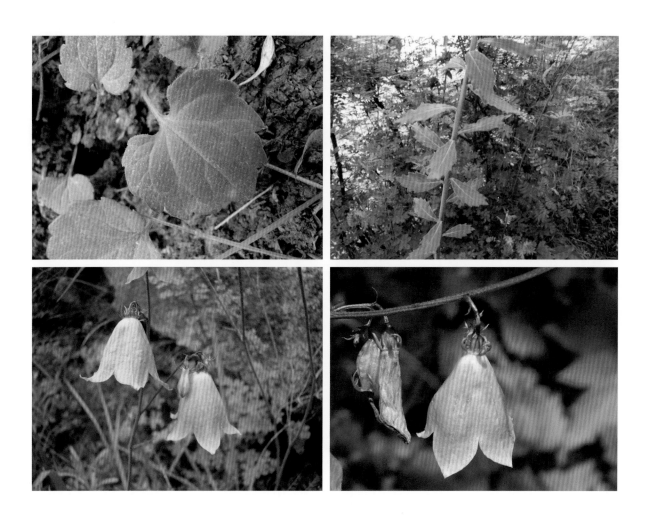

长椭圆状，有一条翅状棱，长 1.4mm。花期 6~8 月，果期 7~9 月。

【生境分布】在祁连山分布于海拔 1900~2900m 阳坡草地、田边、灌丛、林下。青海、四川、甘肃、宁夏、陕西、山西有分布。

■ 中药　沙参

同"细叶沙参"条。

长柱沙参
Adenophora stenanthina (Ledeb.) Kitag.

资源量：常见

【形态特征】茎常数支丛生，高 40~120cm，有时上部有分枝，通常被倒生糙毛。基生叶心形，边缘有深刻而不规则的锯齿；茎生叶从丝条状到宽椭圆形或卵形，长 2~10cm，宽不超

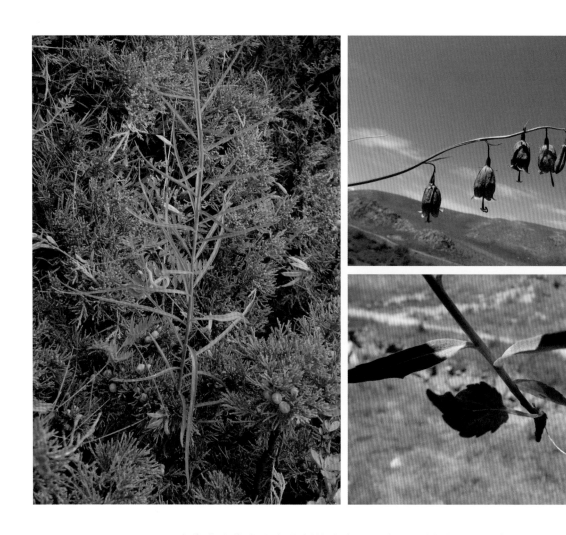

过 12mm，全缘或边缘有疏离的刺状尖齿，通常两面被糙毛。花序无分枝，因而呈假总状花序或有分枝而集成圆锥花序；花萼无毛，筒部倒卵状或倒卵状矩圆形，裂片钻状三角形至钻形，长 1.5~3mm，全缘或偶有小齿；花冠细，近于筒状，5 浅裂，长 10~13mm，直径 5~8mm，裂片长 2~3mm，浅蓝色、蓝色、蓝紫色、紫色；雄蕊与花冠近等长；花盘细筒状，长 4~7mm，完全无毛或有柔毛；花柱长 7~10mm。蒴果狭椭圆状，长 7~9mm，直径 3~5mm。花期 7~8 月，果期 8~9 月。

【生境分布】在祁连山分布于海拔 2500m 上下灌丛、山坡草地、河谷。内蒙古、河北、山西、陕西、宁夏、甘肃有分布。

▓ 中药 沙参

同"细叶沙参"条。

党 参

上党人参、防党参、上党参

Codonopsis pilosula (Franch.) Nannf.

资源量：栽培

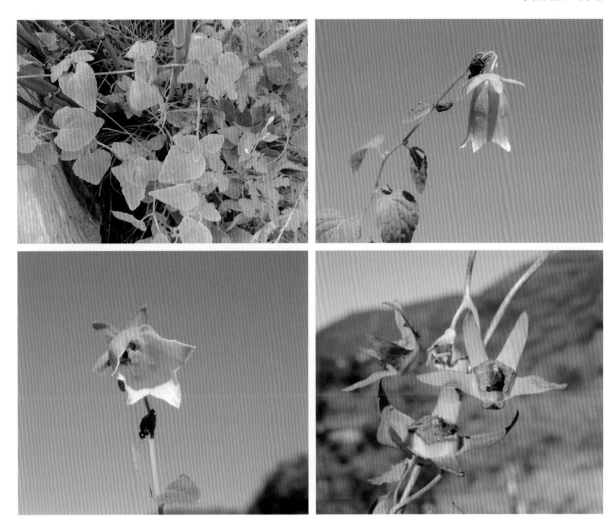

【形态特征】草质缠绕藤本，有白色乳汁。根胡萝卜状圆柱形，长约 30cm，常在中部分枝。茎长约 1.5m，分枝多，缠绕，无毛。叶互生；叶片卵形或狭卵形，长 1.2~6.5cm，宽 0.6~5cm，边缘有波状钝齿，两面有密或疏的短伏毛；叶柄长 0.6~2.5cm，常疏生开展的短毛。花 1~3 朵生分枝顶端；花萼无毛，裂片 5，狭矩圆形或矩圆状披针形，长 1.6~1.8cm；花冠淡黄绿色，宽钟状，长 1.8~2.4cm，无毛，5 浅裂，裂片正三角形，急尖；雄蕊 5；子房半下位，3 室。蒴果 3 瓣裂，有宿存花萼。花期 7~8 月，果期 8~9 月。

【生境分布】在祁连山沿山地区有种植。我国东北、华北、西北，以及河南、四川、云南、西藏等地有分布。

■ **中药** *党参*

【别　　名】上党人参、黄参、防党参。

【入药部位】根。

【采收加工】秋季采挖，洗净，晒干。

【性味归经】味甘，性平。归脾、肺经。

【功能主治】健脾补肺，养血生津。主治脾肺气虚，食少倦怠，咳嗽虚喘，气血不足，面色萎黄，心悸气短，津伤口渴，内热消渴。

【用法用量】内服：6~15g，或熬膏，或入丸、散。生津，养血宜生用；补脾益肺宜炙用。

【各家论述】①清肺。上党人参，虽无甘温峻补之功，却有甘平清肺之力，亦不似沙参之性寒专泄肺气也。（《本经逢原》）②补中益气，和脾胃除烦渴。（《本草从新》）③治肺虚，益肺气。（《本草纲目拾遗》）

菊 科

高山蓍
锯齿草、锯草、蓍

Achillea alpina L.

资源量：常见

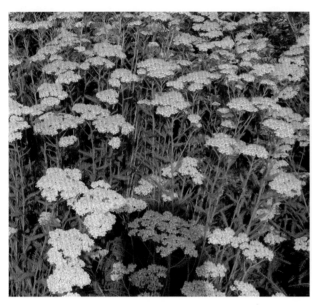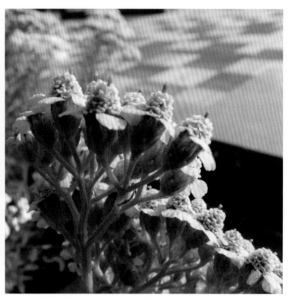

【形态特征】多年生草本，高达80cm。根状茎短。茎直立，被疏贴生长柔毛。叶无叶柄，下部叶花
期凋落，中部叶条状披针形，长6~10cm，宽7~15mm，羽状中深裂，基部裂片抱茎，
裂片条形或条状披针形，有不等的锯齿状齿或浅裂，齿端和浅裂顶端有软骨质小尖，
上面疏生长柔毛或近无毛，有腺点或无腺点。头状花序多数，密集成伞房状，直径
7~9mm；总苞半卵状，总苞片3层，覆瓦状，宽披针形，草质，具中肋，边缘膜质，褐色，
疏生长柔毛；托片与总苞片相似；舌状花7~8个，舌片白色，卵形，顶端有3小齿；
筒状花白色。瘦果宽倒披针形，长2~4mm，具翅，无冠毛。花期7~9月，果期8~9月。

【生境分布】在祁连山分布于大通等林区，常见于山坡草地、灌丛间、林缘。我国东北，以及内蒙
古、河北、山西、宁夏、甘肃等地有分布。

■ 中药　蓍草

【别　　名】蜈蚣草、蚰蜒草、羽衣草。

【入药部位】全草。

【采收加工】夏、秋季采收，洗净，鲜用或晒干。

【性味归经】味辛、苦，性温。有小毒。

【功能主治】祛风止痛，活血，解毒。主治感冒发热，头风痛，牙痛，风湿痹痛，血瘀经闭，腹部痞块，跌打损伤，毒蛇咬伤，痈肿疮毒。

【用法用量】内服：10~15g，或研末，每次1~3g。外用：适量，煎水洗，或捣敷，或研末调敷。

【各家论述】①此草所在有之，以其茎可为筭。陶误用楮实为之。（《新修本草》）②味苦。楮实味甘，其楮实移在木部也。（《神农本草经》）

■ 中药 著实

【入药部位】果实。

【采收加工】秋季果实熟时采收，晒干。

【性味归经】味酸、苦，性平。

【功能主治】益气，明目。主治气虚体弱，视物昏花。

【用法用量】内服：5~10g，或入丸、散。

【各家论述】主益气，充肌肤，明目聪慧。（《神农本草经》）

■ 顶羽菊
苦蒿
Rhaponticum repens (Linnaeus) Hidalgo

资源量：常见

【形态特征】多年生草本。茎直立，高约60cm，多分枝，有纵棱，被淡灰色绒毛，地下部分黑褐色。叶无柄，披针形至条形，长2~10cm，顶端锐尖，全缘或有稀锐齿或裂片，两面被灰色绒毛，有腺点，有时仅边缘有糙毛。头状花序单生枝端，直径1~1.5cm；总苞卵形或矩圆状卵形；苞片数层，覆瓦状排列，外层宽卵形，长约5mm，上半部透明膜质，具柔毛，下半部绿色，质厚，内层披针形或宽披针形，长约1cm，顶端狭尖，密被长柔毛；花冠红紫色，长15~20mm。瘦果矩圆形，长约4mm，略扁平；冠毛白色，长8~10mm。花期5~8月，果期7~9月。

【生境分布】在祁连山分布于海拔2300m上下山坡、丘陵、平原、农田、荒地。我国西北、华北诸省区有分布。

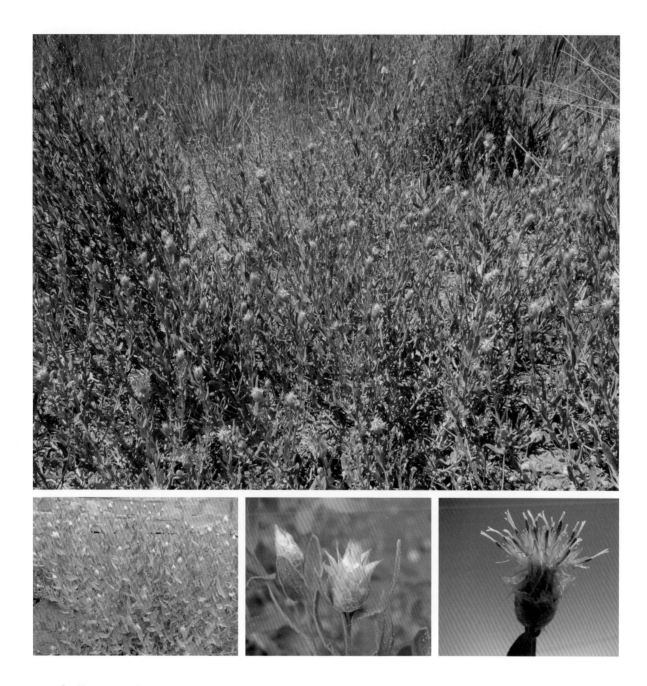

■ 中药 苦蒿

【入药部位】地上部分。

【采收加工】夏、秋季采收，切段，晒干。

【性味归经】味辛、苦，性微寒。

【功能主治】祛风湿，解热毒。主治风湿性关节炎，痈肿疮毒。

【用法用量】内服：5~10g。外用：适量，煎水熏洗。

【各家论述】清热解毒，活血消肿。治痈疽疔疮，无名肿毒，关节炎。（《新疆中草药手册》）

铃铃香青 铃铃香、五月霜
Anaphalis hancockii Maxim.

资源量：常见

【形态特征】多年生草本。根状茎细长。茎高 5~35cm，被蛛丝状毛及具柄头状腺毛，上部被蛛丝状密绵毛。莲座状叶及茎下部叶匙状或条状矩圆形，长 2~10cm，基部渐狭成具翅的柄或无柄；中部及上部叶条形或条状披针形；全部叶两面被蛛丝状及头状具柄腺毛，边缘被灰白色蛛丝状长毛，离基三出脉。头状花序 9~15 个密集成复伞房状；总苞宽钟状，长 8~9（~11）mm，宽 8~10mm；总苞片外层红褐色或黑褐色，内层上部白色；冠毛较花冠稍长。瘦果被密乳头状突起。花期 6~8 月，果期 8~9 月。

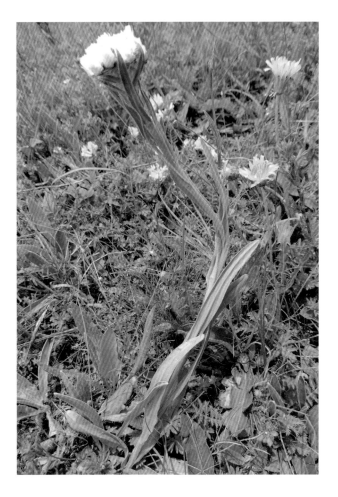

【生境分布】在祁连山分布于海拔 3000m 上下亚高山山顶、山坡草地。青海、甘肃、陕西、山西、河北、四川、西藏等地有分布。

■ 中药 五月霜

【别　　名】灵香蒿、零陵香、铜钱花。

【入药部位】全草。

【采收加工】6~8 月采收全草，阴干。

【性味归经】味苦、微辛，性凉。

【功能主治】清热，燥湿，杀虫。主治子宫炎，滴虫性阴道炎。

【用法用量】内服：6~12g。

乳白香青　大矛香艾
Anaphalis lactea Maxim.

资源量：常见

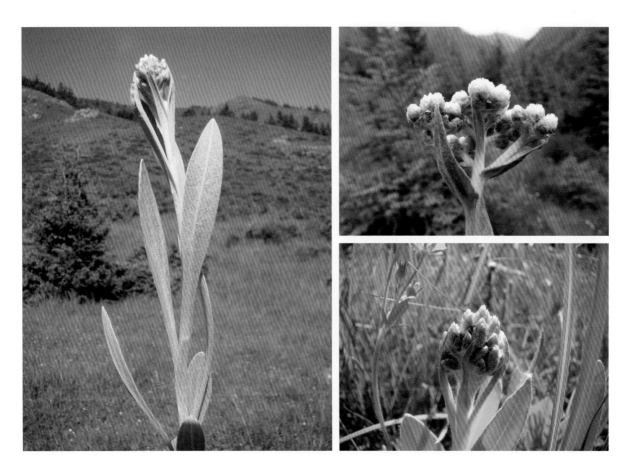

【形态特征】多年生草本，高 15~40cm。全株密被灰白色绒毛。根状茎粗壮，木质化，多分枝。茎丛生，直立，不分枝。叶片线状长圆形，长 2~11cm，先端钝或微尖，基部楔形，全缘；基生叶及下部茎生叶有长柄，中部以上茎生叶无柄，基部下延成狭翅。头状花序多数，在茎和枝端密含有成复伞房状；花序梗长 2~4mm；总苞钟状，直径 5~8mm，总苞片 4~5 层，外层卵圆形，长约 3mm，被蛛丝状毛，内层卵状长圆形，长约 6mm，乳白色，最内层狭长圆形，长 5mm，有长约全长 2/3 的爪部；花托有穗状短毛；雌株头状花序有多层雌花，中央有 2~3 个雄蕊；雄株头状花序全部为雄蕊；花冠长 3~4mm，冠毛比冠稍长，雄花冠毛上部宽扁。瘦果圆柱形，长约 1mm，近无毛。花期 6~8 月，果期 7~9 月。

【生境分布】在祁连山分布于海拔 2200~3700m 亚高山、低山草地、针叶林下。甘肃、青海、四川等地有分布。

▨ 中药 乳白香青

【别　　名】大矛香艾、大白矛香。

【入药部位】全草。

【采收加工】夏季花未开放时，割取全草，晒干。

【性味归经】味辛、微苦，性凉。

【功能主治】清热止咳，散瘀止血。主治感冒头痛，肺热咳嗽，外伤出血。

【用法用量】内服：10~15g，或研末，每次 3~5g。外用：适量，研末撒。

珠光香青 山荻、大叶白头翁、避风草
Anaphalis margaritacea (L.) Benth. et Hook. f.

资源量：常见

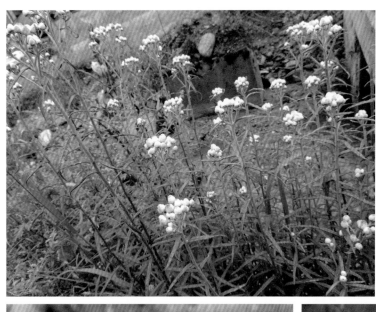
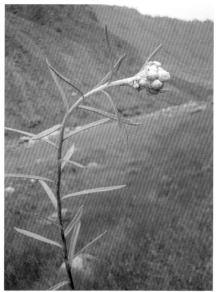
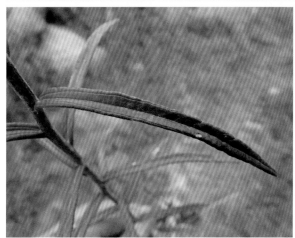
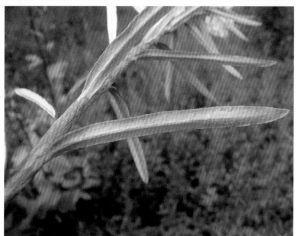

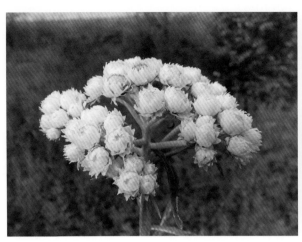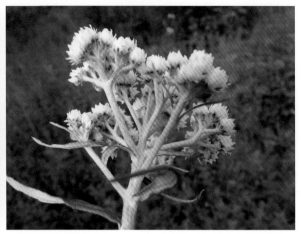

【形态特征】多年生草本。茎高30~60cm，有时达100cm。叶线状披针形，长5~9cm，宽0.3~0.8cm，基部稍狭，半抱茎，边缘稍反卷，上面被蛛丝状毛，后常脱毛，下面被灰白色或浅褐色厚棉毛，有在下面凸起的中脉，常有近边缘的两侧脉。总苞长6~8mm，直径8~13mm；花托蜂窝状；雌株头状花序外围有多层雌花，中央有3~20雄花；雄株头状花全部有雄花或外围有极少数雌花；花冠长3~5mm，冠毛较花冠稍长，在雌花中细丝状，在雄花上部较粗厚，有细锯齿。瘦果长椭圆形，长0.7mm，有小腺点。花期7~8月，果期8~9月。

【生境分布】在祁连山分布于海拔1900~3000m亚高山或低山草地、河滩、田边、灌丛。四川、云南、西藏、甘肃、陕西、青海、湖北、湖南、广西有分布。

■ 中药 大叶白头翁

【别　　名】一面青、大火草、火草。

【入药部位】带根全草。

【采收加工】夏季花苞初放时连根挖起，去净泥沙，鲜用或晒干。

【性味归经】味苦、辛，性凉。归脾、肺、大肠经。

【功能主治】清热泻火，燥湿，驱虫。主治风火牙痛，湿热泻痢，蛔虫病，瘰疬，臁疮。

【用法用量】内服：10~30g。外用：适量，捣敷，或研末调敷。

【各家论述】①治一切劳伤，牙痛，吐血，痢症。（《分类草药性》）②清热，止痢，驱虫，外治刀伤。（《贵州民间药物》）③消炎解毒，祛风通络。治跌打损伤，风寒腿痛，腹泻，痢疾，臁疮。（《青岛中草药手册》）

牛 蒡 恶实、鼠粘子、黍粘子
Arctium lappa L.

资源量：常见

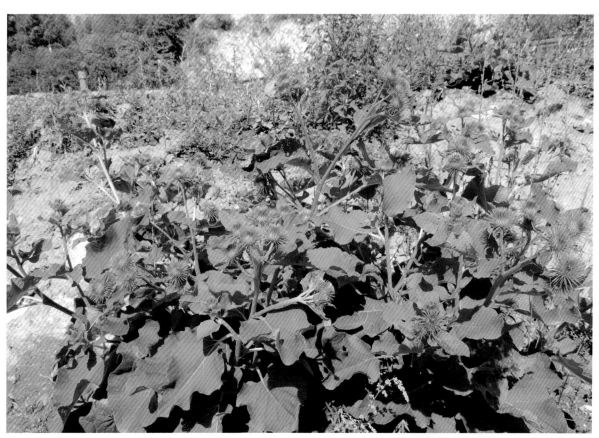

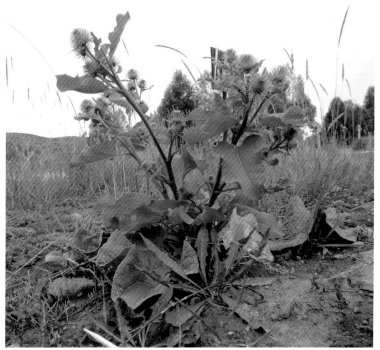

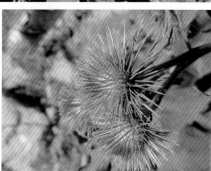

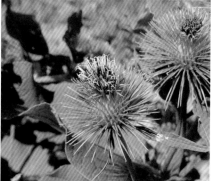

【形态特征】二年生草本。根肉质。茎粗壮，高 1~2m，带紫色，有微毛，上部多分枝。基生叶丛生，茎生叶互生，宽卵形或心形，长 40~50cm，宽 30~40cm，上面绿色，无毛，下面密被灰白色绒毛，全缘，波状或有细锯齿，顶端圆钝，基部心形，有柄，上部叶渐小。头状花序丛生或排成伞房状，直径 3~4cm，有梗；总苞球形；总苞片披针形，长 1~2cm，顶端钩状内弯；花全部筒状，淡紫色，顶端 5 齿裂，裂片狭。瘦果椭圆形或倒卵形，长约 5mm，宽约 3mm，灰黑色；冠毛短刚毛状。花期 6~8 月，果期 7~9 月。

【生境分布】在祁连山分布于海拔 2200m 上下山坡、山谷、林缘、灌木丛、河边潮湿地、村庄路旁或荒地。全国各地普遍分布。

■ 中药　牛蒡根

【别　　名】大力子、毛然然、大夫。

【入药部位】根。

【采收加工】10 月间采挖 2 年以上的根，洗净，晒干。

【性味归经】味苦、微甘，性凉。归肺、心经。

【功能主治】散风热，消毒肿。主治风热感冒，头痛，咳嗽，热毒，咽喉肿痛，风湿痹痛，癥瘕积块，痈疖恶疮，痔疮脱肛。

【用法用量】内服：6~15g，或捣汁，或研末，或浸酒。外用：适量，捣敷，或熬膏涂。

【各家论述】①主伤寒寒热，汗出，中风，面肿，消渴，热中，逐水。久服轻身耐老。（《名医别录》）②根，细切如豆，拌面作饭食，消胀壅。又能拓一切肿毒，用根、叶少许盐花捣。（《药性论》）③主牙齿疼痛，劳疟，脚缓弱，风毒，痈疽，咳嗽伤肺，肺壅，疝瘕，积血。主诸风，癥瘕，冷气。（《新修本草》）④浸酒去风，又主恶疮。（《本草拾遗》）⑤治头晕，风热，眼昏云翳，耳鸣，耳聋，腰痛，外治脱肛。（《分类草药性》）

■ 中药　牛蒡子

【别　　名】恶实、鼠粘子、黑风子。

【入药部位】果实。

【采收加工】秋季果实成熟时采收果序，晒干，打下果实，除去杂质，再晒干。

【性味归经】味辛、苦，性寒。归肺、胃经。

【功能主治】疏散风热，宣肺透疹，解毒利咽。主治风热感冒，咳嗽痰多，麻疹，风疹，咽喉肿痛，疰腮，丹毒，痈肿疮毒。

【用法用量】内服：5~10g，或入散剂。外用：适量，煎汤含漱。

【各家论述】①明目补中，除风伤。（《名医别录》）②除诸风，利腰脚，又散诸结节，筋骨烦热毒。（《药性论》）③炒过末之，如茶煎三七，通利小便。（《食疗本草》）④主风毒肿，诸瘘。（《本草拾遗》）⑤消斑疹毒。（《本草纲目》）

■ 中药　牛蒡茎叶

【别　　名】大夫叶。

【入药部位】茎叶。

【采收加工】6~9月采收，鲜用或晒干。

【性味归经】味苦、微甘，性凉。

【功能主治】清热除烦，消肿止痛。主治风热头痛，心烦口干，咽喉肿痛，小便涩少，痈肿疮疖，皮肤风痒，白屑风。

【用法用量】内服：10~15g，鲜品加倍，或捣汁。外用：适量，鲜品捣敷，或绞汁，或熬膏涂。

【各家论述】①牛蒡单用，主面目烦闷，四肢不健，通十二经脉，治五脏恶气，可常作菜食之，令人身轻。（《药性论》）②金疮，取叶贴之。（《食疗本草》）

碱　蒿　盐蒿、大莳萝蒿、糜糜蒿
Artemisia anethifolia Web. ex Stechm.

资源量：常见

【形态特征】一年生或二年生草本。茎单生，高20~50cm，直立或斜上，具纵棱，下部半木质化，分枝多而长。基生叶椭圆形或长卵形，二至三回羽状全裂，每侧有裂片3~4枚，每裂片再次羽状全裂；中部叶卵形、宽卵形或椭圆状卵形，一至二回羽状全裂，每侧有裂片3~4枚，侧边中部裂片常再次羽状全裂，裂片或小裂片狭线形。头状花序半球形或宽卵形，在分枝上排成穗状花序式的总状花序，并在茎上组成疏散、开展的圆锥花序；总苞片3~4层，外层、中层总苞片椭圆形或披针形；花序托凸起，半球形，具白色托毛；雌花3~6朵，花冠狭管状，花柱伸出花冠外；两性花18~28朵，花冠管状，檐部黄色或红色，花药线形，花柱与花冠近等长，先端2叉。瘦果椭圆形或倒卵形。花期7~8月，果期8~9月。

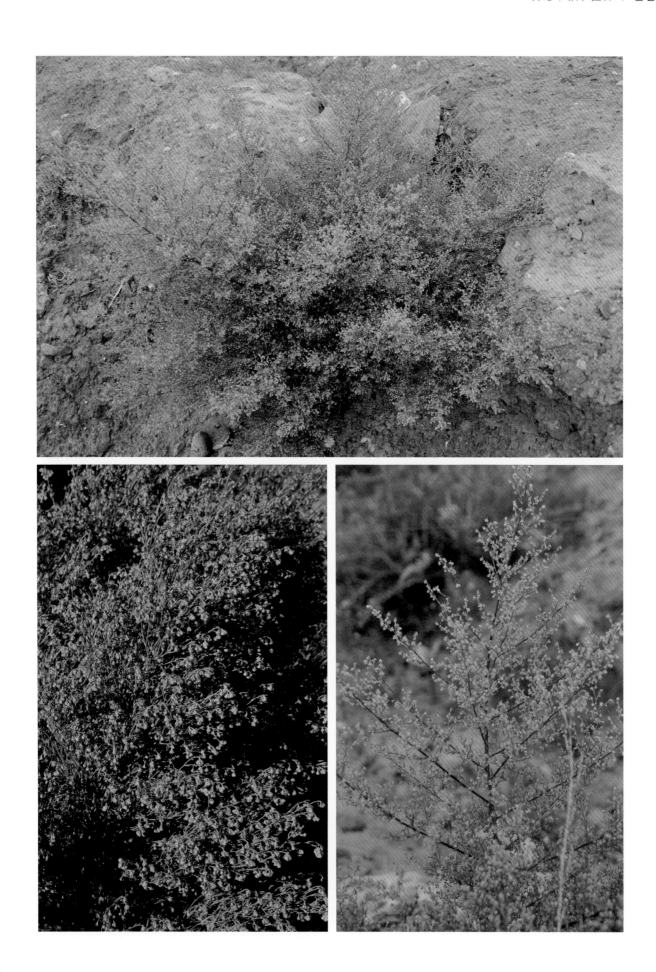

【生境分布】在祁连山分布于肃南隆畅河林区海拔 2000m 上下路旁、荒地、山坡、林缘等处。黑龙江、内蒙古、河北、山西、陕西、宁夏、甘肃、青海、新疆等地有分布。

■ 中药　碱蒿

【别　　名】臭蒿、伪茵陈。

【入药部位】地上部分。

【采收加工】春季幼苗高 10~16cm 时，叶质嫩软如棉绒时采收最好。碱蒿是茵陈的代用品。

【性味归经】味苦、辛，性寒。

【功能主治】清热利湿，清肝利胆。主治黄疸及胆道之病，也可发汗，解热，驱虫，对传染性肝炎有良好的治疗效果。

【用法用量】内服：配方或单用。

黄花蒿
香蒿、青蒿、臭黄蒿
Artemisia annua L.

资源量：常见

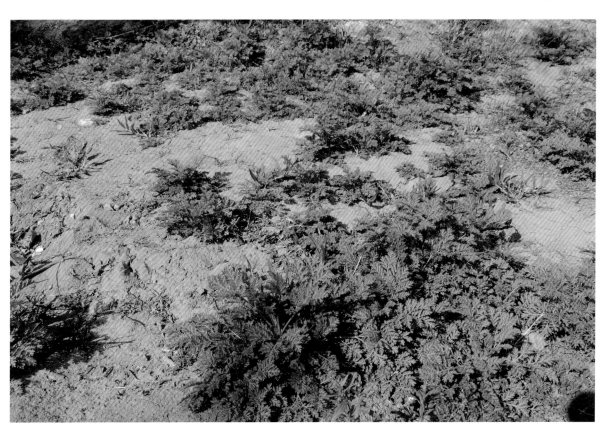

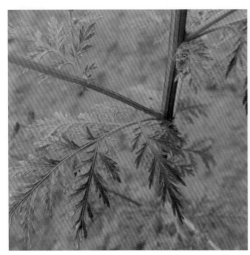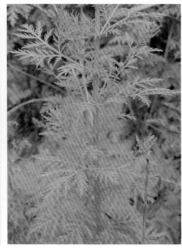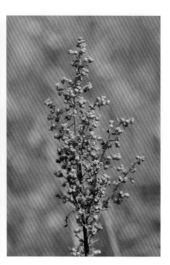

【形态特征】一年生草本，高 40~150cm。全株具较强挥发油气味。茎直立，具纵条纹，多分枝，光滑无毛。基生叶平铺地面，开花时凋谢；茎生叶互生，幼时绿色，老时变为黄褐色，无毛，有短柄，向上渐无柄；叶片通常为三回羽状全裂，裂片短细，有极小粉末状短柔毛，上面深绿色，下面淡绿色，具细小的毛或粉末状腺状纹点；叶轴两侧具窄翅；茎上部的叶向下腋渐细小呈条形。头状花序细小，球形，直径约 2mm，具细软短梗，多数组成圆锥状；总苞小；花全为管状花，黄色，外围为雌花，中央为两性花。瘦果椭圆形。花期 6~8 月，果期 7~9 月。

【生境分布】在祁连山分布于沿山地区山坡、林缘、荒地。分布遍及全国。

■ 中药 青蒿

【别　　名】蒿、草蒿、方溃。

【入药部位】地上部分。

【采收加工】秋季花盛开时采割，除去老茎，阴干。

【性味归经】味苦、辛，性寒。归肝、胆经。

【功能主治】清虚热，除骨蒸，解暑热，截疟，退黄。主治温邪伤阴，夜热早凉，阴虚发热，骨蒸劳热，暑邪发热，疟疾寒热，湿热黄疸。

【用法用量】内服：6~12g，后下。

【各家论述】①主疥瘙痂痒，恶疮，杀虱，留热在骨节间，明目。（《神农本草经》）②生挼敷金疮，大止血，生肉，止疼痛。（《新修本草》）③益气，长发，补中，明目，煞风毒。治骨蒸。烧灰淋汁，和石灰煎，治恶疮瘢靥。（《食疗本草》）④长毛发，发黑不

老，兼去蒜发，心痛热黄，生捣汁服并敷之。泻痢，饭饮调末五钱匕服。（《日华子本草》）

■ 中药 青蒿子

【入药部位】果实。

【采收加工】秋季果实成熟时，采取果枝，打下果实，晒干。

【性味归经】味甘，性凉。

【功能主治】清热明目，杀虫。主治劳热骨蒸，痢疾，恶疮，疥癣，风疹。

【用法用量】内服：3~6g，或研末。外用：适量，煎水洗。

【各家论述】①主妇人血气腹内满，及冷热久痢。秋冬用子，春夏用苗，并捣绞汁服，或暴干为末，小便冲服，如觉冷用酒煮。（《本草拾遗》）②明目，开胃，炒用；治劳，壮健人小便浸用；治恶疮，疥癣，风疹，杀虱，煎洗。（《日华子本草》）③功同（青蒿）叶。（《本草纲目》）

■ 蒙药 希拉—希日勒吉

【别　　名】擦日泵、毛仁—希日勒吉。

【入药部位】地上部分。

【采收加工】夏季开花前采收，除去杂质，切段，阴干。

【药　　性】味苦、辛，性平。效轻、钝、糙、燥。

【功能主治】清热，利咽，消肿。主治音哑，咽喉肿痛，齿龈肿胀，白喉，肺热，喉热。

【用法用量】内服：配方或单用。

龙 蒿　狭叶青蒿、蛇蒿
Artemisia dracunculus L.

资源量：常见

【形态特征】多年生草本，高 50~150cm。有长地下茎。茎直立，无毛，下部木质，中部以上有密集的分枝。下部叶在花期萎谢；中部以上叶密集，条形或矩圆状条形，两面无毛，长 3~6cm，宽 2~4mm，全缘，顶端渐尖；上部叶小，宽约 1mm。头状花序多数，在茎和

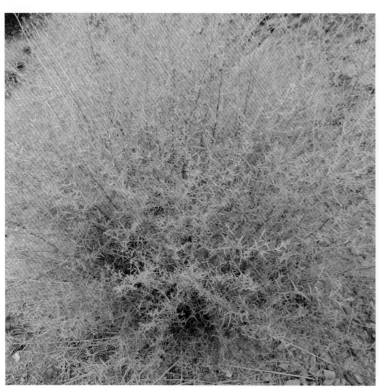
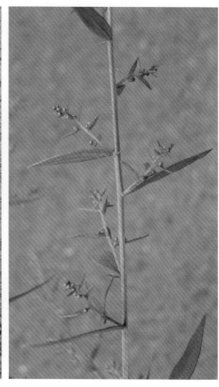

枝上排列成稍密集的复总状花序，有约与总苞等长的细梗及条形苞叶；总苞球形，直径 2.5~3mm，近无毛；总苞片 3 层，外层条形，内层较宽，边缘宽膜质；外层花雌性，能育，达 7 个；内层花较多，两性，不育。瘦果倒卵形，长 0.6mm，无毛。花期 7~8 月，果期 8~9 月。

【生境分布】在祁连山分布于海拔 3800m 以下山坡、半荒漠草原、林缘、田边、路旁、干河谷、河岸阶地，也见于盐碱滩附近。我国东北、华北、西北等地有分布。

▨ 中药　椒蒿

【别　　名】灰蒿、蛇蒿。

【入药部位】全草。

【采收加工】夏季末开花时割取地上部分，阴干。

【性味归经】味辛、微苦，性温。

【功能主治】祛风散寒，宣肺止咳。主治风寒感冒，咳嗽气喘。

【用法用量】内服：10~15g。

牛尾蒿

荻蒿、紫杆蒿、指叶蒿

Artemisia dubia Wall. ex Bess.

资源量：常见

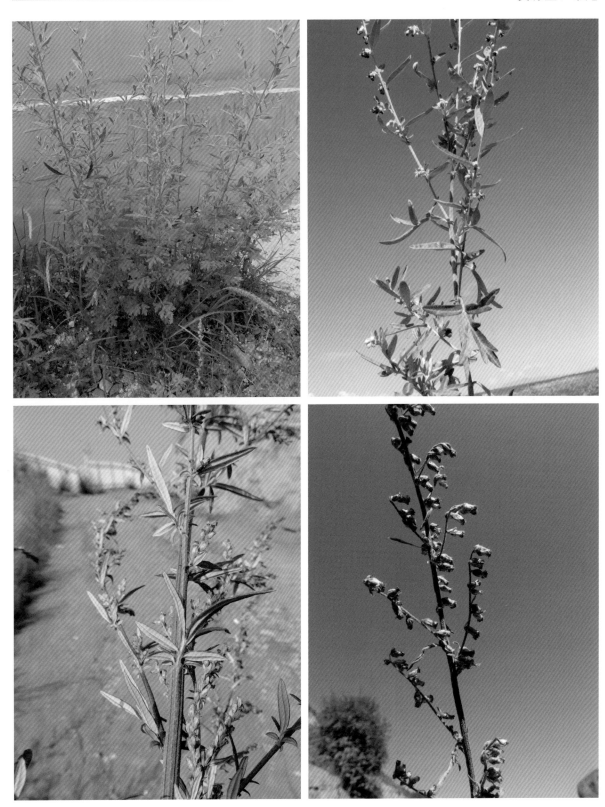

【形态特征】半灌木状草本。茎多数，丛生，直立或斜向上，高 80~120cm，基部木质，纵棱明显，紫褐色或绿褐色，分枝多，开展，茎、枝幼时被短柔毛，后渐稀疏或无毛。叶厚纸质或纸质；基生叶比茎下部叶大，卵形或长圆形，羽状 5 深裂；中部叶卵形，羽状 5 深裂，裂片椭圆状披针形、长圆状披针形或披针形；上部叶与苞片叶指状 3 深裂或不分裂，裂片或不分裂的苞片叶椭圆状披针形或披针形。头状花序多数，宽卵球形或球形，具多级分枝大型的圆锥花序；总苞片 3~4 层；雌花 6~8 朵，花冠狭小，檐部具 2 裂齿，花柱伸出花冠外甚长，光端 2 叉；两性花 2~10 朵，不孕育，花冠管状，花药线形，花柱短，先端稍膨大，2 裂，不叉开。瘦果小，长圆形或倒卵形。花期 6~8 月，果期 7~9 月。

【生境分布】在祁连山分布于海拔 2300m 上下山坡、草原、疏林下及林缘。内蒙古、甘肃、四川、云南、西藏有分布。

■ **中药** *牛尾蒿*

【别　　名】野蒿、茶绒、指叶蒿。

【入药部位】全草。

【采收加工】秋季采收，鲜用或扎把晾干。

【性味归经】味苦、微辛，性凉。

【功能主治】清热，凉血，解毒，杀虫。主治急性热病，肺热咳嗽，咽喉肿痛，鼻衄，血风疮，蛲虫病。

【用法用量】内服：9~15g，或熬膏涂。

【各家论述】①塞鼻止血，破血散瘀。血瘤、血鼠、血风等疾最良。（《滇南本草》）②清热解毒，排脓，杀虫。治急性热病，疮疡流脓，风痒瘙痒，蛲虫。（《甘肃中草药手册》）③清热利肺，消炎，杀菌。治咽喉肿痛，瘟疫热，肺热咳嗽，气管炎，炭疽病等。（《中国民族药志》）

■ **蒙药** *苏古乐力格—希日乐吉*

【入药部位】地上部分。

【采收加工】夏、秋季采收，除去杂质，切段，晒干。

【药　　性】味苦，性凉。

【功能主治】杀虫，燥希日乌素，消肿，排脓。主治虫痧，希日乌素病，发症，痈肿。

【用法用量】内服：配方或单用。

冷蒿 白蒿、小白蒿、寒地蒿
Artemisia frigida Willd.

资源量：常见

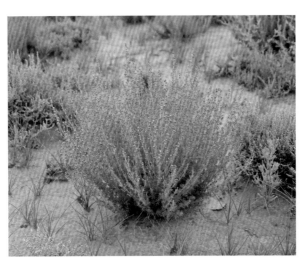 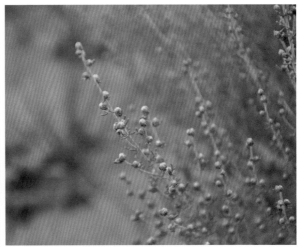

【形态特征】多年生草本，高 40~70cm。茎基部木质，丛生，基部以上少分枝，被短茸毛。叶二至三回羽状全裂，长 1cm，稀达 2cm，宽达 1cm，下部裂片常 2~3 裂，顶部裂片又常羽状或掌状全裂，小裂片又常 3~5 裂，裂片多少条形，顶端稍尖，基部的裂片抱茎成托叶状，上部叶小，3~5 裂。头状花序较少，排成狭长的总状或复总状花序，有短梗及数个条形苞叶，下垂；总苞球形，直径 2.5~3mm，花黄色，或有时直径 3~3.5mm，而花深紫色或黄色；总苞片约 3 层，卵形，被茸毛，有绿色中脉，边缘膜质；花序托有白色托毛；花筒状，内层两性，外层雌性。瘦果矩圆形，长近 1mm，无毛。花期 7~8 月，果期 8~9 月。

【生境分布】在祁连山分布于全山系海拔 2500m 上下山坡、路旁、砾质旷地、固定沙丘、戈壁、高山草甸等。黑龙江、吉林、辽宁、内蒙古、河北、山西、陕西、宁夏、甘肃、青海、新疆、西藏等地有分布。

■ 中药 冷蒿

【别　　名】小白蒿。

【入药部位】地上部分。

【采收加工】夏、秋季采收，除去根及杂质，阴干，备用。

【性味归经】味苦、辛，性微寒。

【功能主治】清热燥湿，利胆退黄，杀虫。主治黄疸型肝炎，胆囊炎，小便不利，皮肤瘙痒，湿疹，蛔虫病。

【用法用量】内服：11~18g。

■ 蒙药 杭姆巴

【别　　名】阿给。

【入药部位】地上部分。

【采收加工】夏、秋季采收，除去根及杂质，阴干，备用。

【药　　性】味苦，性凉。效燥、钝、糙。

【功能主治】止血，消肿，消奇哈。主治吐血，鼻出血，月经不调，外伤出血，疮疡，奇哈症，肾热。

【用法用量】内服：配方或单用。

臭 蒿 牛尾蒿、海定蒿
Artemisia hedinii Ostenf. et Pauls.

资源量：常见

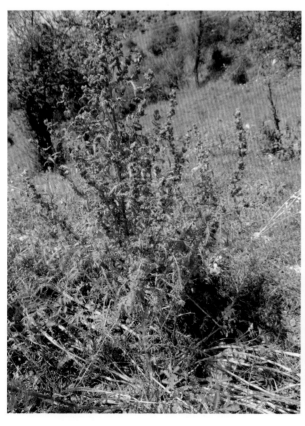
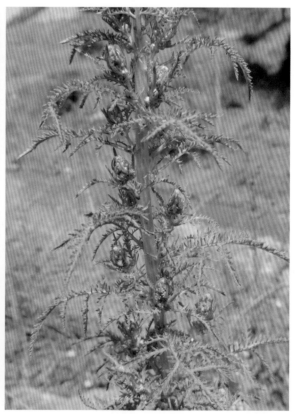

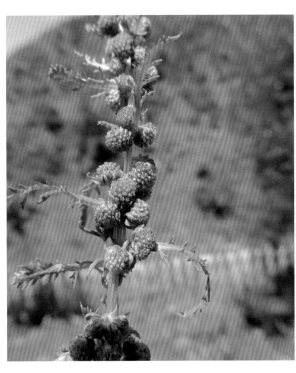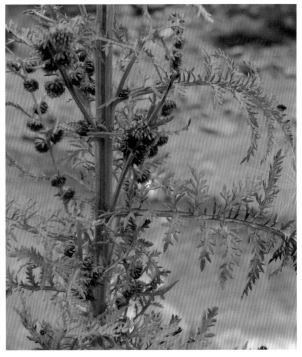

【形态特征】一年生草本。茎直立，粗壮，高 20~40（~60）cm，不分枝或有密集的腋生花序枝，无毛或被微柔毛，有时带紫红色。叶互生，下部叶长 6~12cm，宽 2~4cm，二回羽状深裂，裂片矩圆形，有锯齿，基部常有抱茎的细裂片；上部叶渐小，一回羽状深裂，上面无毛，下面被微腺毛。头状花序半球状，直径 3~4mm，数个至 20 余个密集于腋生梗上成短或长的总状或复总状花序；总苞片 2~3 层，宽椭圆形，背面无毛或有腺毛，边缘宽膜质，深褐色或黑色；花序托球形；花筒状，带紫色，外层雌性，内层两性。瘦果矩圆形，长达 1mm，无毛。花期 7~8 月，果期 8~9 月。

【生境分布】在祁连山分布于全山系海拔 2700m 以上山坡、河滩、砾质坡地、田边、路旁、林缘。内蒙古、甘肃、青海、新疆、四川、云南、西藏等地有分布。

■ 中药 臭蒿

【别　　名】牛尾蒿、海定蒿。

【入药部位】地上部分。

【采收加工】夏季采集地上部分，晒干，备用。

【性味归经】味苦，性寒。

【功能主治】清热，解毒，凉血，消炎，除湿。主治胆囊炎，黄疸型肝炎等。

【用法用量】内服：2~6g。外用：适量，捣敷，或绞汁涂。

■ **藏药** 桑子那布

【别　　名】日瓦、嘎古西门、国巴滴。

【入药部位】地上部分。

【采收加工】秋季采收，除去老茎枯叶，切段，揉搓出香气，阴干。

【药　　性】味苦、辛，性微寒。有小毒。

【功能主治】清热凉血，退黄，消炎。主治赤巴病，急性黄疸型肝炎，胆囊炎。

【用法用量】内服：2~3g。外用：鲜品适量。

■ **蒙药** 乌木黑—希日乐吉

【入药部位】地上部分。

【采收加工】秋季采收，除去杂质，揉搓出香气，阴干，切段。

【药　　性】味苦，性寒。有小毒。

【功能主治】清热，凉血，退黄。主治黄疸，肝胆热。

【用法用量】内服：配方或单用。

野艾蒿 荫地蒿、野艾、小叶艾
Artemisia lavandulifolia Candolle

资源量：常见

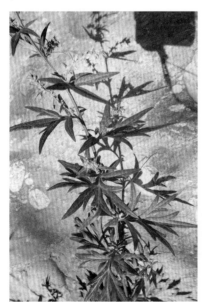
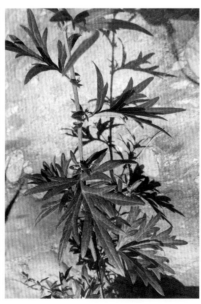
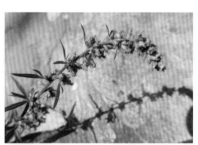
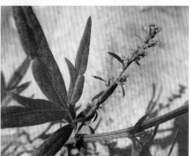

【形态特征】多年生草本。茎少数，成丛，稀单生，高 50~120cm，具纵棱，分枝多，斜向上伸展；茎、枝被灰白色蛛丝状短柔毛。叶纸质，上面绿色，背面密被灰白色密绵毛；基生叶与茎下部叶宽卵形或近圆形，二回羽状全裂；中部叶卵形、长圆形或近圆形，（一至）二回羽状全裂或第二回为深裂；苞片叶 3 全裂或不分裂。头状花序极多数，椭圆形或长圆形，在分枝的上半部排成密穗状或复穗状花序，花后头状花序多下倾；总苞片 3~4 层，花序托小，凸起；雌花 4~9 朵，花冠狭管状，檐部具 2 裂齿，紫红色，花柱线形，伸出花冠外，先端 2 叉；两性花 10~20 朵，花冠管状，檐部紫红色；花柱与花冠等长或略长于花冠，先端 2 叉，叉端扁，扇形。瘦果长卵形或倒卵形。花期 7~9 月，果期 8~10 月。

【生境分布】在祁连山分布于沿山路旁、林缘、山坡、草地、山谷、灌丛。我国多数省区有分布。

■ 中药　野艾蒿

【别　　名】狭叶艾、艾叶、苦艾。

【入药部位】叶。

【采收加工】夏季花未开时采摘，除去枯叶、茎枝及杂质，阴干。

【性味归经】味辛、苦，性温。有小毒。归肝、脾、肾经。

【功能主治】散寒止痛，温经止血。主治小腹冷痛，经寒不调，宫冷不孕，吐血，衄血，崩漏经多，妊娠下血。外用主治皮肤瘙痒。

【用法用量】内服：配方或单用。

蒙古蒿　蒙蒿、狭叶蒿
Artemisia mongolica (Fisch. ex Bess.) Nakai

资源量：常见

【形态特征】多年生草本。根细，侧根多；根状茎短，半木质化，有少数营养枝。茎少数或单生，高 40~120cm，具明显纵棱，分枝多；茎、枝初时密被灰白色蛛丝状柔毛，后稍稀疏。叶纸质或薄纸质，背面密被灰白色蛛丝状绒毛；下部叶卵形或宽卵形，二回羽状全裂或深裂；上部叶与苞片叶卵形或长卵形，羽状全裂或 5 或 3 全裂，裂片披针形或线形，无裂齿或偶有 1~3 浅裂齿，无柄。头状花序多数，椭圆形，有线形小苞叶，在分枝上排成穗状花序；总苞片 3~4 层，覆瓦状排列；雌花 5~10 朵，花冠狭管状，檐部具 2 裂齿，

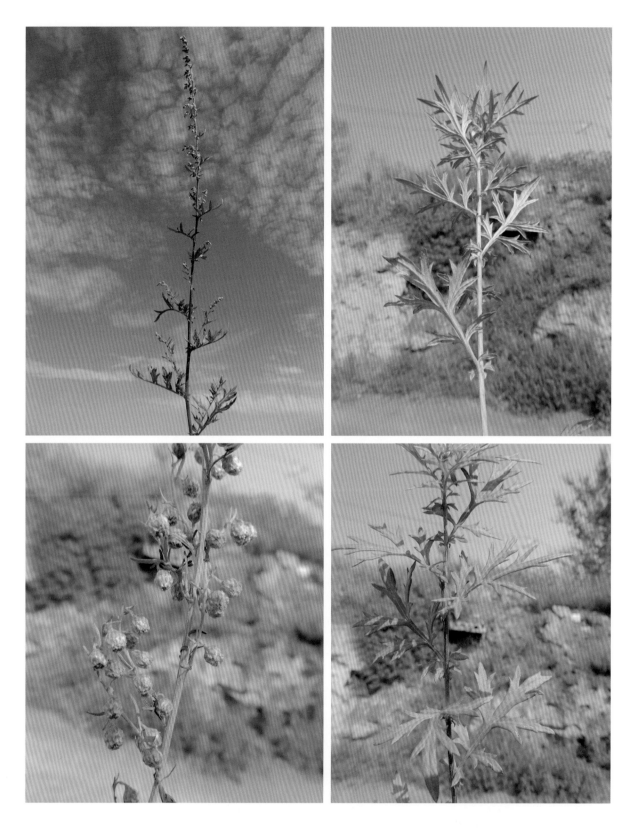

紫色；两性花 8~15 朵，花冠管状，背面具黄色小腺点，檐部紫红色，花药线形；花柱与花冠近等长，先端 2 叉，叉端截形并有睫毛。瘦果小，长圆状倒卵形。花期 7~9 月，果期 8~10 月。

【生境分布】在祁连山分布于海拔 2700m 上下山坡、草地、灌丛、路旁等。我国多数省区有分布。

■ 中药 蒙古蒿

【入药部位】叶。

【采收加工】春季末开花时节采集，阴干或晒干，生用或炒炭用（加米醋）。

【性味归经】味辛、苦，性温。归肺、心、肝经。

【功能主治】祛风散寒，散瘀消肿，理气安胎。主治感冒咳嗽，皮肤湿疮，疥癣，痛经，胎动不安，异常子宫出血，风寒外袭，表气郁闭，全身悉痛，发热恶寒，咳嗽咳痰，痰白清稀，苔薄白，脉浮紧，湿疮瘙痒，流产。

【用法用量】内服：6~12g。外用：炙患处。

白莲蒿 白蒿、万年蒿、铁秆蒿
Artemisia stechmanniana Bess.

资源量：常见

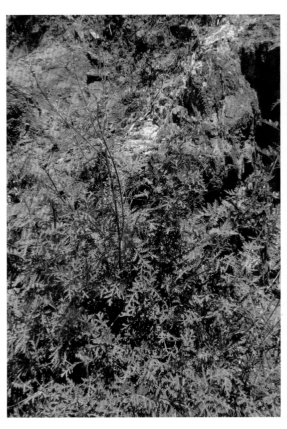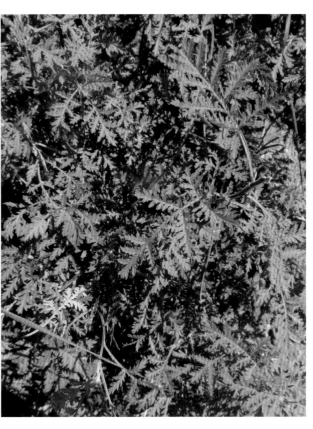

【形态特征】半灌木状草本。茎多数，常组成小丛，高 50~100（~150）cm，褐色或灰褐色，具纵棱，下部木质，皮常剥裂或脱落；茎下部与中部叶长卵形、三角状卵形或长椭圆状卵形，二至三回栉齿状羽状分裂；上部叶略小，一至二回栉齿状羽状分裂，具短柄或近无柄。头状花序近球形，在分枝上排成穗状花序式的总状花序，并在茎上组成密集或略开展的圆锥花序；总苞片 3~4 层；雌花 10~12 朵，花冠狭管状或狭圆锥状，檐部具 2（3）裂齿，花柱线形，伸出花冠外，先端 2 叉，叉端锐尖；两性花 20~40 朵，花冠管状，

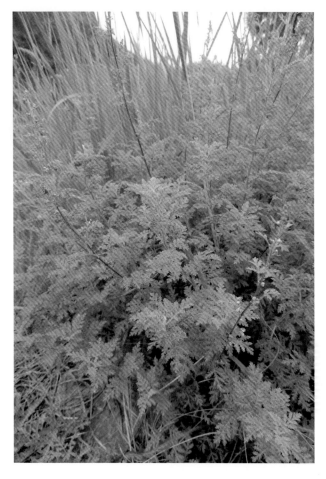

花药椭圆状披针形，花柱与花冠管近等长，先端 2 叉，叉端有短睫毛。瘦果狭椭圆状卵形或狭圆锥形。花期 7~9 月，果期 8~10 月。

【生境分布】在祁连山分布于海拔 2000~3000m 路旁、灌丛及干旱山地。分布几遍布全国。

■ 中药　万年蒿

【别　　名】白莲蒿。

【入药部位】全草。

【采收加工】夏、秋季采收，阴干用。

【性味归经】味苦、辛，性平。

【功能主治】清热解毒，凉血止痛。主治肝炎，阑尾炎，小儿惊风，阴虚潮热。外用主治创伤出血。

【用法用量】内服：10~15g。外用：适量，鲜品捣烂敷，或干品研粉撒患处。

猪毛蒿 石茵陈、山茵陈、北茵陈
Artemisia scoparia Waldst. et Kit.

资源量：常见

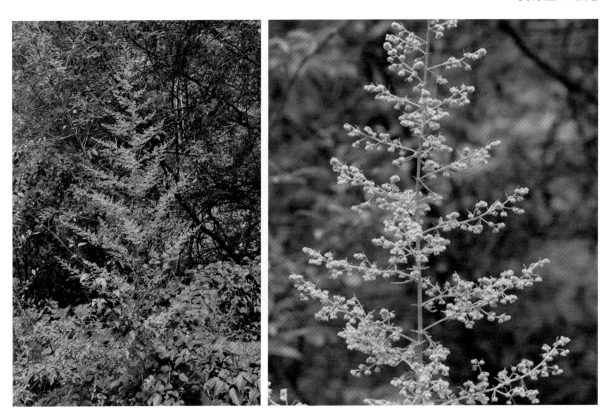

【形态特征】一二年生或多年生草本，高 45~100cm。根纺锤形或圆锥形，多垂直。全株幼时被灰白色绢毛。茎常单一，表面紫色或黄绿色，有纵条纹，多分枝近无毛，幼嫩枝被灰白色绢毛，有时具叶较大而密集的不育枝。叶密集，下部叶与不育枝的叶同形，有长柄，叶长圆形，二至三回羽状全裂，最终裂片披针形或线形；中部叶 2 回羽状全裂，基部抱茎；上部叶无柄，3 裂或不裂。头状花序多数，有梗，在茎的侧枝上排列成复总状花序；总苞片 3~5 层，每层 3 片，覆瓦状排列，卵形、椭圆形、长圆形或宽卵形；花杂性，均为管状花；柱头 2 裂，叉状，伸出花冠外。瘦果小，长圆形或倒卵形。花期8~9 月，果期 9~10 月。

【生境分布】在祁连山分布于海拔 2000m 上下山坡、旷野、路旁。我国北方各省区有分布。

■ 中药 茵陈蒿

【别　　名】因尘、茵蒿、马先。

【入药部位】地上部分。

【采收加工】春、夏季采收，除去老茎及杂质，洗净泥土，晒干备用。春采的去根幼苗，习称"绵茵陈"，夏割的地上部分称"茵陈蒿"。

【性味归经】味微苦、微辛，性微寒。归脾、胃、膀胱经。

【功能主治】清热利湿，退黄。主治黄疸，小便不利，湿疮瘙痒。

【用法用量】内服：10~15g，或入丸、散。外用：适量，煎水洗。

【各家论述】①茵陈，其主风湿寒热邪气，结热黄疸，通身发黄，小便不利及头热，皆湿热在阳明、太阴所生病也。苦寒能燥湿除热，湿热去，则诸证自退矣。（《本草经疏》）②主风湿寒热邪气，热结黄疸。（《神农本草经》）③通身发黄，小便不利，除头热，去伏瘕。（《名医别录》）④治天行时疾，热狂，头痛头旋，风眼疼，瘴疟，女人瘕，并内损乏绝。（《日华子本草》）

▣ 蒙药　阿荣

【别　　名】阿格荣。

【入药部位】地上部分。

【采收加工】春季采收，除去老茎及杂质，洗净泥土，晒干，备用。

【药　　性】味苦、辛，性凉。

【功能主治】清肺，止咳，排脓。主治肺热咳嗽，喘证，肺脓肿，感冒咳嗽，搏热，咽喉肿痛。

【用法用量】内服：配方或单用。

大籽蒿
山艾、白蒿、大白蒿
Artemisia sieversiana Ehrhart ex Willd.

资源量：常见

【形态特征】一年生或二年生草本。主根单一，垂直，狭纺锤形。茎单生，直立，高 50~150cm，纵棱明显，分枝多；茎、枝被灰白色微柔毛。下部与中部叶宽卵形或宽卵圆形，两面被微柔毛，二至三回羽状全裂；上部叶及苞片叶羽状全裂或不分裂，椭圆状披针形或披针形，无柄。头状花序大，多数，半球形或近球形，基部常有线形的小苞叶，在分枝上排成总状花序或复总状花序；总苞片 3~4 层，近等长；花序托凸起，半球形；雌花 2（3）层，20~30 朵，花冠狭圆锥状，檐部具（2）3~4 裂齿，花柱线形，略伸出

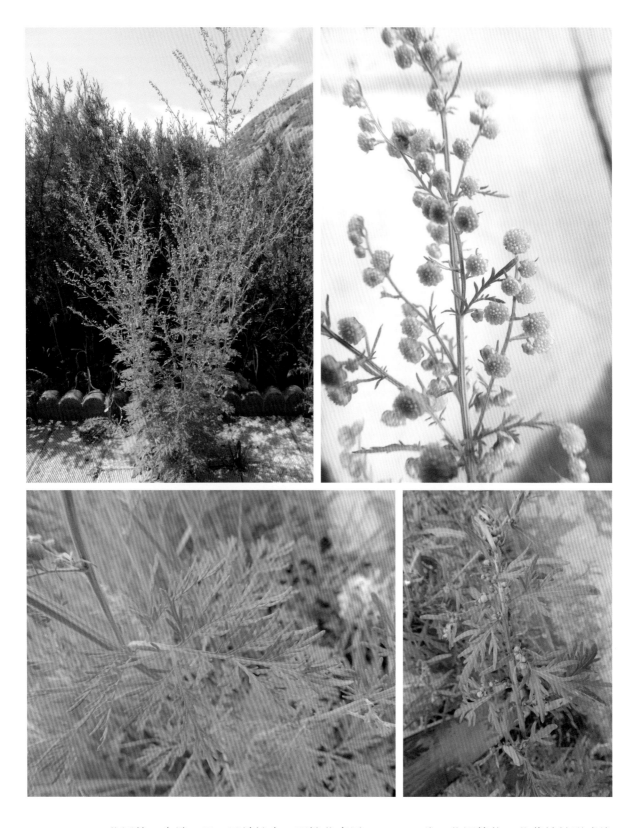

花冠外，先端2叉，叉端钝尖；两性花多层，80~120朵，花冠管状，花药披针形或线状披针形，上端附属物尖，长三角形，基部有短尖头，花柱与花冠等长，先端叉开，叉端截形，有睫毛。瘦果长圆形。花期6~8月，果期7~10月。

【生境分布】在祁连山分布于海拔 2500m 上下路旁、荒地、河漫滩、草原、干山坡或林缘。我国东北、西北、华北等地有分布。

▨ 中药　白蒿

【别　　名】臭蒿子、大白蒿、大子蒿。

【入药部位】全草。

【采收加工】夏、秋季采收，鲜用或扎把晾干。

【性味归经】味苦、微甘，性凉。

【功能主治】清热利湿，凉血止血。主治肺热咳嗽，咽喉肿痛，湿热黄疸，热痢，淋病，风湿痹痛，吐血，咯血，外伤出血，疥癞恶疮。

【用法用量】内服：10~15g，鲜品加倍，或捣汁，或研末。

【各家论述】①主五藏邪气，风寒湿痹，补中益气，长毛发令黑，疗心悬少食常饥。（《神农本草经》）②捣汁，去热黄及心痛。叶干为末，夏日暴水痢，以米饮和一匙，空腹服之。又烧灰淋煎，治淋沥疾。（《食疗本草》）

▨ 中药　大籽蒿

【入药部位】花蕾。

【采收加工】夏、秋季开花期采收，鲜用或扎把晾干。

【性味归经】味苦，性凉。

【功能主治】消炎，止痛。主治痈肿疔毒。

【用法用量】内服：10~18g。外用：适量，水煎洗患处。

三脉紫菀　三脉叶马兰、鸡儿肠、山马兰
Aster trinervius subsp. *ageratoides* (Turczaninow) Grierson

资源量：常见

【形态特征】多年生草本，高 40~100cm。茎直立，有柔毛或粗毛。下部叶宽卵形，急狭成长柄，在花期枯落；中部叶椭圆形或矩圆状披针形，长 5~15cm，宽 1~5cm，顶端渐尖，基部楔形，边缘有 3~7 对浅或深锯齿；上部叶渐小，有浅齿或全缘；全部叶纸质，上

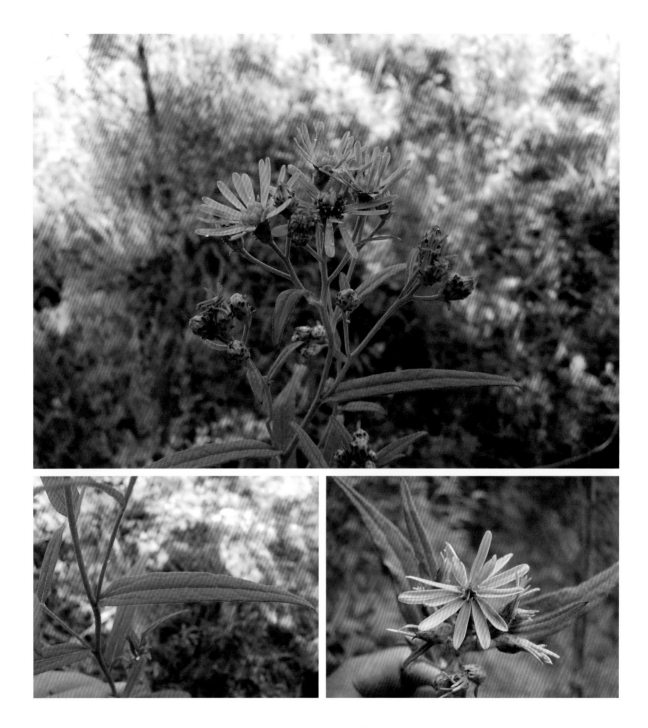

面有短糙毛，下面有短柔毛，或两面有短茸毛，下面沿脉有粗毛，有离基三出脉，侧脉 3~4 对。头状花序直径 1.5~2cm，排列成伞房状或圆锥伞房状；总苞倒锥状或半球形，宽 4~10mm；总苞片 3 层，条状矩圆形，上部绿色或紫褐色，下部干膜质；舌状花 10 多个，舌片紫色、浅红色或白色；筒状花黄色。冠毛浅红褐色或污白色。瘦果长 2~2.5mm。花期 6~8 月，果期 7~9 月。

【生境分布】在祁连山分布于冷龙岭以东海拔 2500m 上下林下、林缘、灌丛、山谷湿地。我国多数省区有分布。

■ 中药　山白菊

【别　　名】野白菊、小雪花、白升麻。

【入药部位】全草或根。

【采收加工】夏、秋季采收，洗净，鲜用或扎把晾干。

【性味归经】味苦、辛，性凉。

【功能主治】清热解毒，祛痰镇咳，凉血止血。主治感冒发热，扁桃体炎，支气管炎，肝炎，痢疾，热淋，血热吐衄，痈肿疔毒，蛇虫咬伤。

【用法用量】内服：15~60g。外用：适量，鲜品捣敷。

【各家论述】①煎洗无名肿毒。（《植物名实图考》）②解表除热。治感冒风热。（《贵州民间药物》）③清热解毒，理气止痛，凉血止血。治支气管炎，扁桃体炎，乳腺炎，鼻衄，蕲蛇、蝮蛇咬伤。（《浙江民间常用草药》）

狭苞紫菀　*Aster farreri* W. W. Sm. et J. F. Jeffr.

资源量：常见

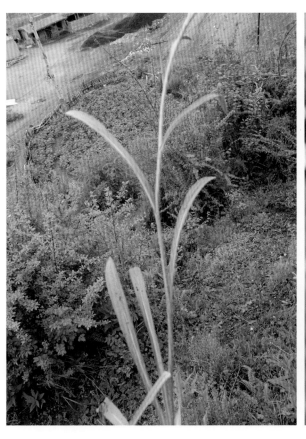
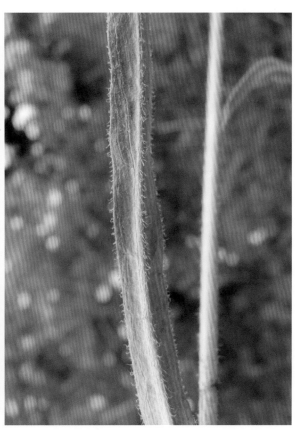

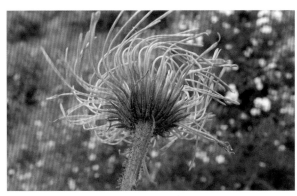 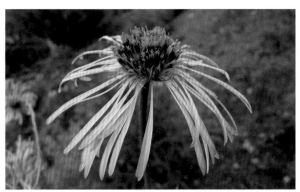

【形态特征】多年生草本，高 30~60cm。茎直立，基部由枯叶残存的纤维状鞘所包围，单生或丛生，具棱，有长毛。下部叶及莲座状叶狭匙形，长 5~22cm，宽 1.2~2.2cm，顶端稍尖，基部渐狭成长叶柄，全缘或有小尖头状疏齿；中部叶条状披针形，半抱茎；上部叶小；全部叶上面有疏长伏毛，下面有长毛。头状花序直径 5~8cm，在茎端单生；总苞宽 2~2.4cm；总苞片 2 层，条形，近等长，顶端细尖，宽 1mm，外层有长毛；舌状花约 100 个，紫蓝色，宽约 1mm；筒状花黄色，有疏毛。冠毛 2 层，外层极短，膜片状。瘦果矩圆形，长 3mm，一面有肋，有短粗毛。花期 7~8 月，果期 8~9 月。

【生境分布】在祁连山分布于冷龙岭以东海拔 2500m 上下林下、林缘、路边。青海、甘肃、山西、河北、四川等地有分布。

■ 中药　狭苞紫菀

【入药部位】花。

【采收加工】6~8 月采花，晾干，备用。

【性味归经】味淡，性微寒。

【功能主治】退热，解毒。主治流行性感冒，发热，食物中毒。

【用法用量】内服：5~20g，或入丸、散。

萎软紫菀　太白菊、肺经草
Aster flaccidus Bunge

资源量：常见

【形态特征】多年生草本，高 5~40cm。根状茎细长。茎直立，有长毛，常杂有腺毛。基部叶及莲座状叶匙形或矩圆状匙形，长 2~7cm，宽 0.5~2cm，顶端圆形或尖，基部渐狭成短或长柄，

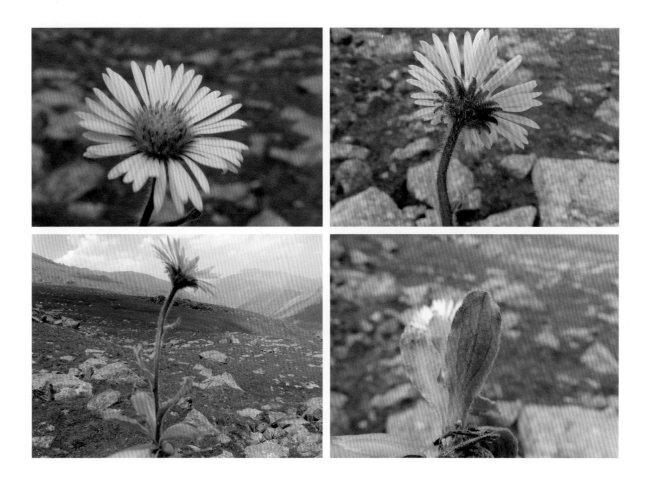

全缘或有少数浅齿；中部叶矩圆形或矩圆状披针形，基部常半抱茎；上部叶小，条形。头状花序直径 3.5~7cm，在茎端单生；总苞宽 1.5~3cm，有长毛或腺毛；总苞片 2 层，条状披针形，近等长，宽 1.5~2.2mm；舌状花 40~60 个，紫色，稀浅红色；筒状花黄色。冠毛白色，外层狭披针形，膜片状，内层长 6~7mm。瘦果矩圆形，长 2.5~3.5mm，有疏贴毛或杂有腺毛，稀无毛。花期 6~8 月，果期 7~9 月。

【生境分布】在祁连山分布于海拔 2500~3500m 灌丛、草坡。我国各省区有分布。

▓ 中药　太白菊

【别　　名】肺经草。

【入药部位】全草。

【采收加工】夏、秋季采收，阴干。

【性味归经】味苦、微辛，性凉。

【功能主治】清热止咳。主治肺热咳嗽，肺痈，百日咳。

【用法用量】内服：5~10g。

狼杷草

鬼叉、鬼针、鬼刺

Bidens tripartita L.

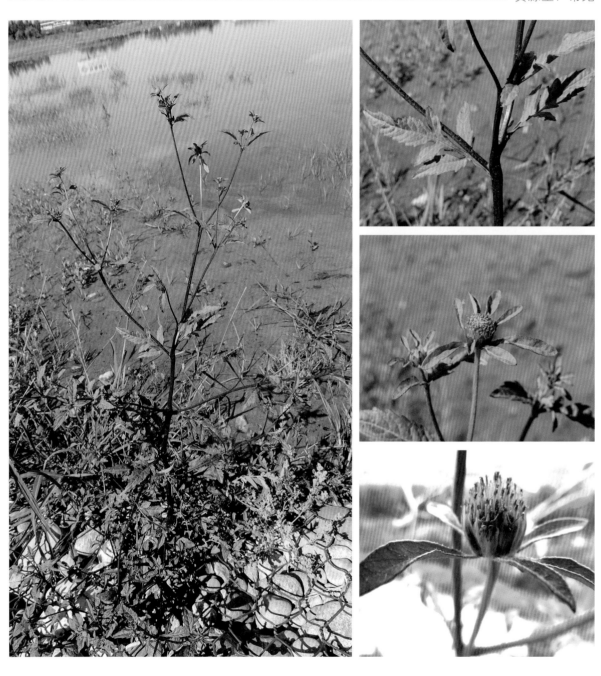

【形态特征】一年生草本。茎高 20~150cm，圆柱状或具钝棱而稍呈四方形，基部直径 2~7mm，无毛，绿色或带紫色，上部分枝或有时自基部分枝。叶对生，下部的较小，不分裂，边缘具锯齿，通常于花期枯萎，中部叶具柄，柄长 0.8~2.5cm，有狭翅；叶片无毛或下面有极稀疏的小硬毛，长 4~13cm，长椭圆状披针形，通常 3~5 深裂，裂深几达中肋，两侧裂片披针形至狭披针形，长 3~7cm，宽 8~12mm，顶生裂片较大，披针形或长椭圆状披针形，长 5~11cm，宽 1.5~3cm，两端渐狭，与侧生裂片边缘均具疏锯齿，上部叶较小，披针形，3 裂或不分裂。头状花序单生茎端及枝端，直径 1~3cm，具较长的花序梗；总苞盘状，外层苞片 5~9 枚，条形或匙状倒披针形，长 1~3.5cm，先端钝，具缘毛，叶状，内层苞片长椭圆形或卵状披针形，长 6~9mm，膜质，褐色，有纵条纹，具透明或淡黄色的边缘；托片条状披针形，约与瘦果等长，背面有褐色条纹，边缘透明；无舌状花，全为筒状两性花，花冠长 4~5mm，冠檐 4 裂；花药基部钝，顶端有椭圆形附器，花丝上部增宽。瘦果扁，楔形或倒卵状楔形，长 6~11mm，宽 2~3mm，边缘有倒刺毛，顶端芒刺通常 2 枚，极少 3~4 枚，长 2~4mm，两侧有倒刺毛。花期 6~8 月，果期 8~9 月。

【生境分布】在祁连山分布于海拔 2500m 上下路边、荒野、水边湿地。我国多数省区有分布。

■ 中药　狼把草

【别　　名】豆渣菜、郎耶菜。

【入药部位】全草。

【采收加工】8~9 月割取地上部分，鲜用或晒干。

【性味归经】味甘、微苦，性凉。

【功能主治】清热解毒，利湿，通经。主治肺热咳嗽，咯血，咽喉肿痛，赤白痢疾，黄疸，月经不调，闭经，小儿疳积，瘰疬，湿疹癣疮，毒蛇咬伤。

【用法用量】内服：10~30g，鲜品加倍，或捣汁饮。外用：适量，捣敷，研末撒或调敷。

【各家论述】①全草：用于感冒、百日咳、赤白痢。（《新华本草纲要》）②味苦，平，无毒。主赤白久痢，小儿大腹痞满，丹毒寒热。取根、茎煮服之。（《本草拾遗》）③主疗血痢。（《本草图经》）④治积年癣，天阴即痒，搔出黄水者，捣末掺之。（《本草纲目》）

丝毛飞廉　飞廉、刺盖、大蓟
Carduus crispus L.

资源量：常见

【形态特征】二年生草本。茎直立，高 70~100cm，具条棱，有绿色翅，翅有齿刺。下部叶椭圆状披针形，长 5~20cm，羽状深裂，裂片边缘具刺，长 3~10mm，上面绿色具微毛或无毛，下面初时有蛛丝状毛，后渐变无毛；上部叶渐小。头状花序 2~3 个，生枝端，直径

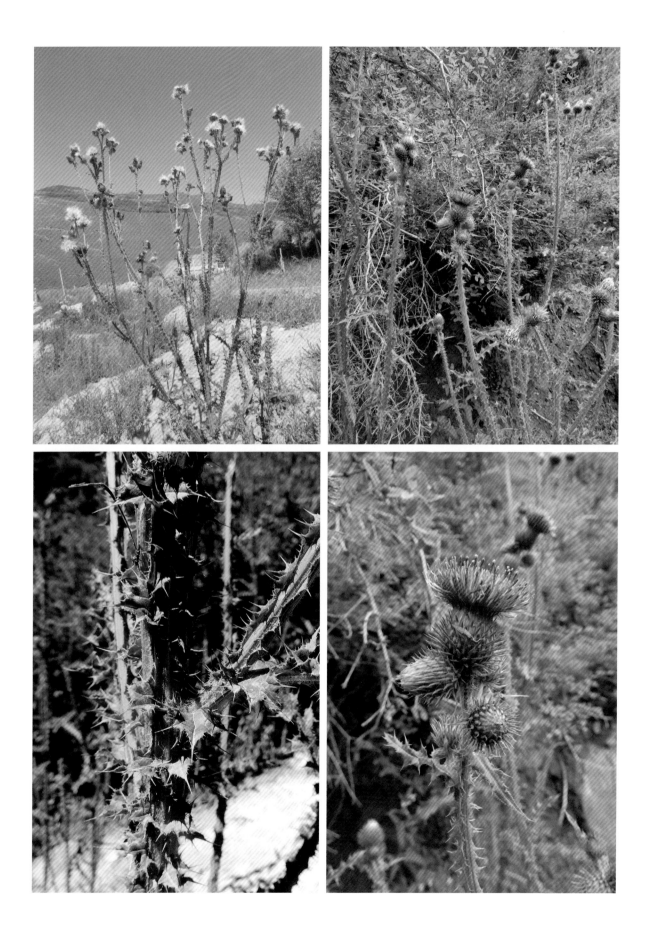

1.5~2.5cm；总苞钟状，长约 2cm，宽 1.5~3cm；总苞片多层，外层较内层逐渐变短，中层条状披针形，顶端长尖，成刺状，向外反曲，内层条形，膜质，稍带紫色；花筒状，紫红色。瘦果长椭圆形，顶端平截，基部收缩；冠毛白色或灰白色，刺毛状，稍粗糙。花期 6~8 月，果期 7~9 月。

【生境分布】在祁连山分布于海拔 2400m 上下山坡、草地、田间、荒地。几遍全国各地。

■ 中药　飞廉

【别　　名】木禾、飞轻、红花草。

【入药部位】全草或根。

【采收加工】春、夏季采收全草及花，秋季挖根，鲜用或除花阴干外，其余切段晒干。

【性味归经】味微苦，性凉。

【功能主治】祛风，清热，利湿，凉血止血，活血消肿。主治感冒咳嗽，头痛眩晕，泌尿系统感染，乳糜尿，白带异常，黄疸，风湿痹痛，吐血，衄血，尿血，月经过多，异常子宫出血，跌打损伤，疔疮疖肿，痔疮肿痛，烧伤。

【用法用量】内服：9~30g，鲜品 30~60g，或入丸、散，或浸酒。外用：适量，煎水洗，或鲜品捣敷，或烧存性，研末掺水煎洗。

【各家论述】①主骨节热，胫重酸疼。（《神农本草经》）②头眩顶重，皮间邪风如蜂螫针刺，鱼子细起，热疮、痈、疽、痔，湿痹，止风邪咳嗽，下乳汁。益气，明目，不老。（《名医别录》）③主留血。（《药性论》）④治头风眩运。（《本草纲目》）

■ 蒙药　哈日—侵瓦音—乌日格斯

【别　　名】丈刺儿—那赫布、哈日—丈刺儿、侵瓦音—乌日格斯。

【入药部位】地上部分。

【采收加工】夏季开花时割取，除去杂质，切段，晒干。

【药　　性】味苦、辛，性温。效浮、淡、糙。

【功能主治】消奇哈，止血，消肿。主治巴达干病，奇哈病，痈疽，各种出血。

【用法用量】内服：配方或单用。

高原天名精

高山金挖耳

Carpesium lipskyi Winkl.

资源量：常见

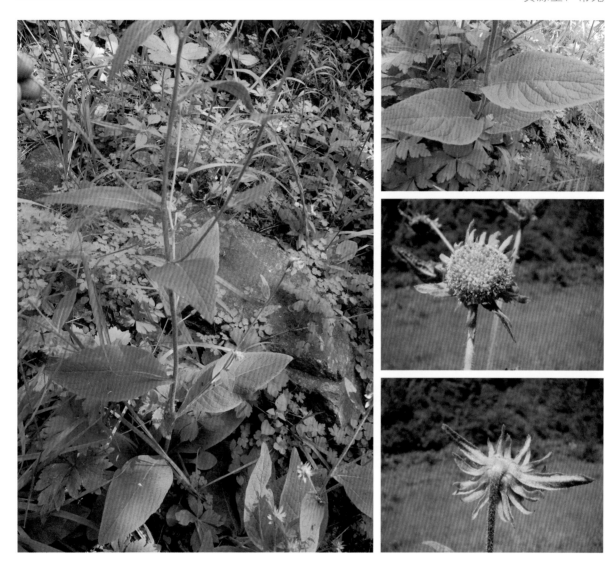

【形态特征】多年生草本。茎直立，高 60~110cm，上部分枝，有短柔毛。下部叶卵状椭圆形或卵状披针形，长 10~15cm，宽 3~5cm，顶端稍钝或尖，基部渐狭成具翅的叶柄，全缘或有波状小齿，上部叶渐小，矩圆状披针形，无叶柄，两面有短柔毛和腺点。头状花序单生于茎和枝顶端，直径 12~18mm，下垂，有短或长的梗，基部有数个披针形不等的苞片；总苞半球状，长 6~7mm；总苞片 4 层，外层矩圆状匙形，顶密生短柔毛和腺点，中层和内层矩圆形，干膜质，顶端钝，具小齿；花黄色，外围的雌花花冠圆柱形，5 齿裂，有短毛；中央两性花钟状，筒部有短毛。瘦果圆柱状，有纵条，顶端有短喙和腺点。花期 6~8 月，果期 7~9 月。

【生境分布】在祁连山分布于海拔 2400~3400m 山谷、沟边、林缘、山坡灌丛。甘肃、青海、四川、云南有分布。

■ 中药　高山金挖耳

【入药部位】全草。

【采收加工】夏、秋季采集，晒干。

【性味归经】味苦，性微寒。归心、肺、脾经。

【功能主治】清热解毒，祛痰，截疟。主治咽喉肿痛，胃痛，牙痛，疮肿，疟疾，虫、蛇咬伤等。

【用法用量】内服：5~10g。

■**刺儿菜** 大蓟、小蓟、大刺儿菜
Cirsium setosum (Willd.) MB.

资源量：常见

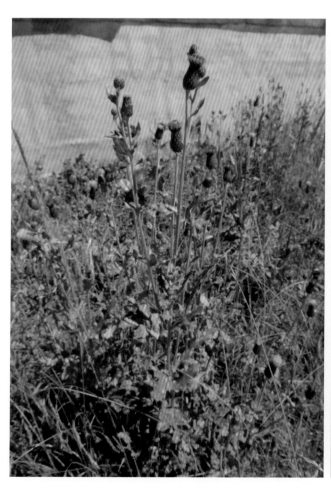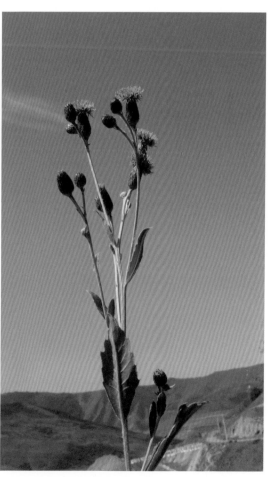

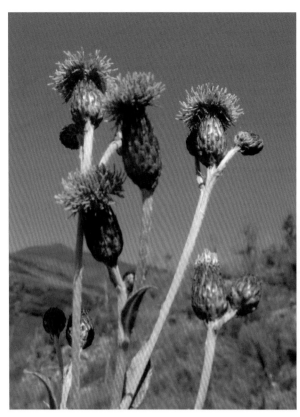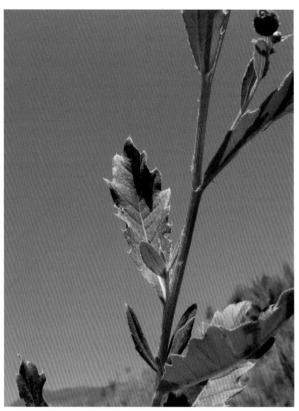

【形态特征】多年生草本。根状茎长。茎直立，高 30~80cm，茎无毛或被蛛丝状毛。基生叶花期枯萎；下部叶和中部叶椭圆形或椭圆状披针形，长 7~15cm，宽 1.5~10cm，先端钝或圆形，基部楔形，通常无叶柄，上部茎叶渐小，叶缘有细密的针刺或刺齿，全部茎叶两面同色，无毛。头状花序单生于茎端，雌雄异株；雄花序总苞长约 18mm，雌花序总苞长约 25mm；总苞片 6 层，外层甚短，长椭圆状披针形，内层披针形，先端长尖，具刺；雄花花冠长 17~20mm，裂片长 9~10mm，花药紫红色，长约 6mm；雌花花冠紫红色，长约 26mm，裂片长约 5mm，退化花药长约 2mm。瘦果椭圆形或长卵形，略扁平，冠毛羽状。花期 5~7 月，果期 6~8 月。

【生境分布】在祁连山区广布，为常见杂草。几遍全国各地。

■ 中药 小蓟

【别　　名】猫蓟、千针草、刺儿草。

【入药部位】全草或根。

【采收加工】5~6 月割取全草，晒干或鲜用。

【性味归经】味甘、微苦，性凉。归肝、脾经。

【功能主治】凉血止血，清热消肿。主治咯血，吐血，衄血，尿血，血淋，便血，血痢，崩中漏下，外伤出血，痈疽肿毒。

【用法用量】内服：5~10g，鲜品可用 30~60g，或捣汁。外用：适量，捣敷。

【各家论述】取菜煮食之，除风热。根主崩中，又女子月候伤过，捣汁半升服之。金疮血不止，挼叶封之。夏月热，烦闷不止，捣叶取汁半升服之。（《食疗本草》）

葵花大蓟 _{聚头蓟}
Cirsium souliei (Franch.) Mattf.

资源量：常见

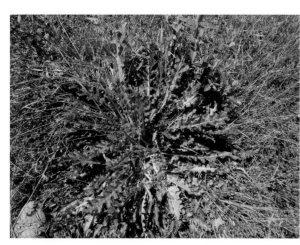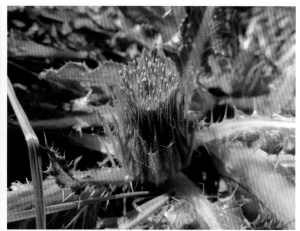

【形态特征】多年生草本。根状茎粗，无茎或几无茎。叶狭披针形或长椭圆状披针形，长 15~30cm，宽 3~6cm，顶端急尖或钝尖，基部渐狭，有柄，羽状浅裂或深裂，裂片长卵形，基部杂有小裂片，顶端和边缘具小刺，上面绿色，下面淡绿，两面被白色疏长柔毛。头状花序无梗或近无梗，数个集生于莲座状叶丛中；总苞片披针形，长 2~3cm，顶端长刺尖，边缘自中部或自基部起有小刺，最内层的顶端软；花冠紫红色，长 23mm，下部狭筒长 14mm，上部宽筒长 9mm。瘦果长椭圆形，长 4~5mm，淡灰黄色；冠毛污白色，羽状，与花冠近等长。花期 6~9 月，果期 7~9 月。

【生境分布】在祁连山分布于海拔 2700m 上下山坡、林缘、荒地、沟边。甘肃、青海、四川、西藏等地有分布。

■ 中药 葵花大蓟

【入药部位】全草。

【采收加工】夏、秋季采收，切段，晒干。

【性味归经】味甘、苦，性凉。

【功能主治】凉血止血，散瘀消肿。主治吐血，衄血，尿血，崩漏，痈肿疮毒。

【用法用量】内服：3~9g。

盘花垂头菊 *Cremanthodium discoideum* Maxim.

资源量：较常见

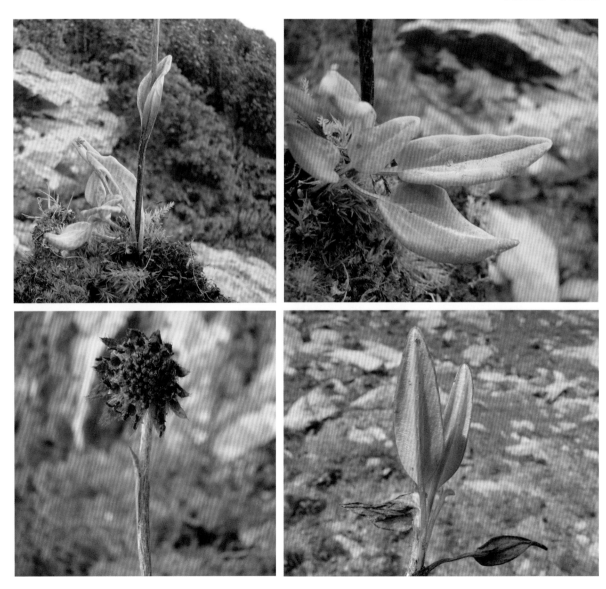

【形态特征】多年生草本，高达 25cm。茎下部无毛，上部被白色密绵毛，混有黑色长柔毛。基生叶密集，叶柄长 1~6cm，叶片卵状矩圆形或椭圆形，长 1.5~4cm，宽 6~15mm，顶端急尖，基部截形，全缘，或有时有疏小尖齿；茎生叶通常 2，直立，无柄，椭圆形或条状矩圆形，顶端渐尖，基部呈鞘状，抱茎，无毛。头状花序单生于茎顶端，下垂；总苞钟状，直径 1.5~2cm；总苞片暗绿色，披针形，长 10~12mm，顶端尖，被黑色密长柔毛；小花筒状，黑紫色，窄漏斗状，长约 8mm。瘦果窄圆柱形，长 5~6mm，有条纹；冠毛白色，与花冠近等长。花期 6~8 月，果期 7~8 月。

【生境分布】在祁连山分布于海拔 3000~4500m 草甸、沼泽地、高山流石滩。西藏、四川、青海、甘肃有分布。

■ 中药　盘花垂头菊

【入药部位】全草。

【采收加工】6~7 月采集全草，晒干，备用。

【性味归经】味淡，性平。归胃、肺、肝经。

【功能主治】主治中风。

【用法用量】内服：配方或单用。

■ 藏药　曲豆那保

【入药部位】全草。

【采收加工】6~7 月采集全草，晒干，备用。

【药　　性】味苦，性凉。

【功能主治】息风止痉。主治肝风内动，惊痫抽搐等。

【用法用量】内服：3~9g。

车前状垂头菊
车前叶点头菊
Cremanthodium ellisii (Hook. f.) Y. Kitam

资源量：较常见

【形态特征】多年生草本。根肉质，多数。茎直立，单生，高 8~35cm，不分枝或上部花序有分枝，上部被密的铁灰色长柔毛。基生叶具宽柄，叶片卵形、宽椭圆形至长圆形；茎生叶卵形、卵状长圆形至线形，向上渐小，全缘或边缘有小齿，具鞘或无鞘，半抱茎。头状花序

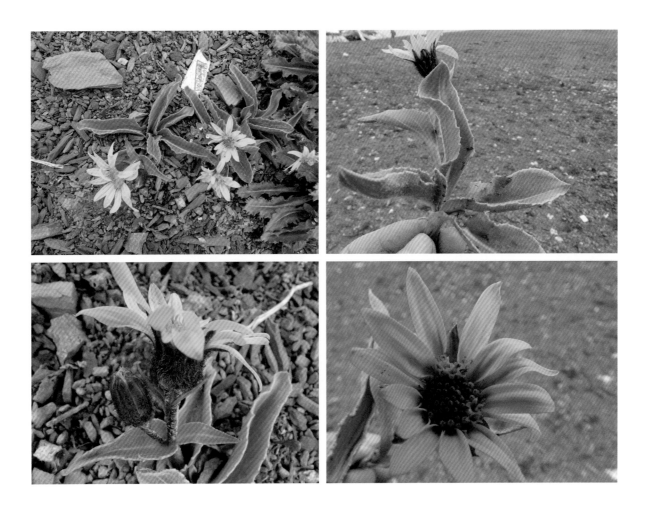

1~5，通常单生，或排列成伞房状总状花序，下垂；总苞半球形，总苞片 8~14，2 层，宽 2~9mm，先端急尖，被白色睫毛，外层窄，披针形，内层宽，卵状披针形；舌状花黄色，舌片长圆形，长 1~1.7cm，宽 2~7mm，先端钝圆或急尖，管部长 3~5mm；管状花深黄色，长 6~7mm，管部长 2~3mm，冠毛白色，与花冠等长。瘦果长圆形，长 4~5mm，光滑。花期 7~8 月，果期 8~9 月。

【生境分布】在祁连山分布于海拔 3100~3800m 高山流石滩、沼泽草地、河滩。西藏、云南、四川、青海、甘肃等地有分布。

▨ 中药 车前状垂头菊

【别　　名】垂头菊。

【入药部位】全草。

【采收加工】夏季采集全草，阴干，备用。

【性味归经】味甘、苦，性湿。

【功能主治】祛痰止咳，宽胸理气。主治痰喘咳嗽，痨伤及老年虚弱头痛。

【用法用量】内服：15~20g。

▓ 蒙药　额布森—嘎

【别　　名】嘎邵、敖—嘎、套日高—嘎。

【入药部位】全草。

【采收加工】7~9月采集带花全草，洗净，晒干。

【药　　性】味苦、辛，性凉。

【功能主治】抑协日，清热，解毒，愈伤，止痛。主治中暑，协日性头痛，疮疡，疮口不愈。

【用法用量】内服：配方或单用。

▓ 矮垂头菊　小垂头菊
Cremanthodium humile Maxim.

资源量：常见

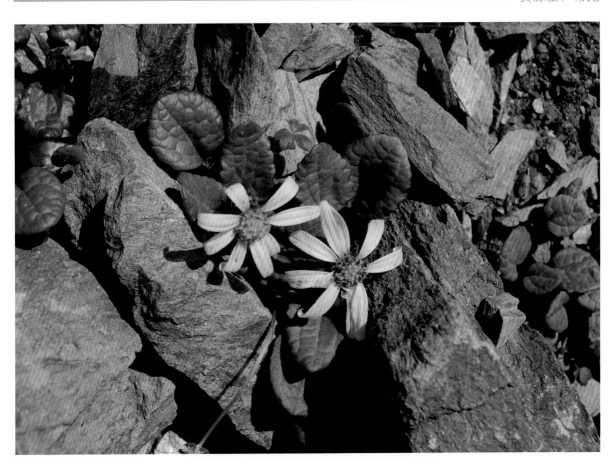

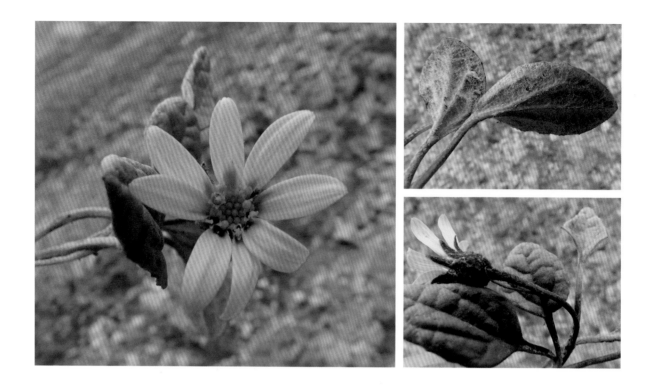

【形态特征】多年生矮小草本，高 5~15cm。茎上部被黑褐色密绵毛，或有时混有白色蛛丝毛。叶片近革质；基生叶卵形，长 2~3cm，宽 1.5~2.5cm，基部短楔形或近圆形，边缘有数个粗齿，上面无毛，或初时被疏蛛丝状毛，后渐脱落，下面被白色茸毛，有长的叶柄；茎生叶椭圆形、卵状椭圆形至条形，边缘有粗齿，下面有白色毛，有短柄或无柄。头状花序单生于茎端，半下垂；总苞片条状披针形，长 12~15mm，被黑色和白色密长柔毛；花异型，舌状花黄色，舌片倒披针形，先端有 2~3 个小齿；筒状花黄色，长约 8mm，筒状锥形。瘦果长圆形；冠毛白色，长 6~7mm。花期 7~8 月，果期 8~9 月。

【生境分布】在祁连山分布于海拔 3000~3800m 高山流石滩。青藏高原有分布。

▨ **中药** *小垂头菊*

【入药部位】全草或花序。

【采收加工】夏、秋季采收，洗净，鲜用或晒干。

【性味归经】味苦、辛，性寒。

【功能主治】疏风清热，利水消肿。主治感冒发热，小便不利，身肿。

【用法用量】内服：6~12g。

条叶垂头菊
线叶点头菊
Cremanthodium lineare Maxim.

资源量：常见

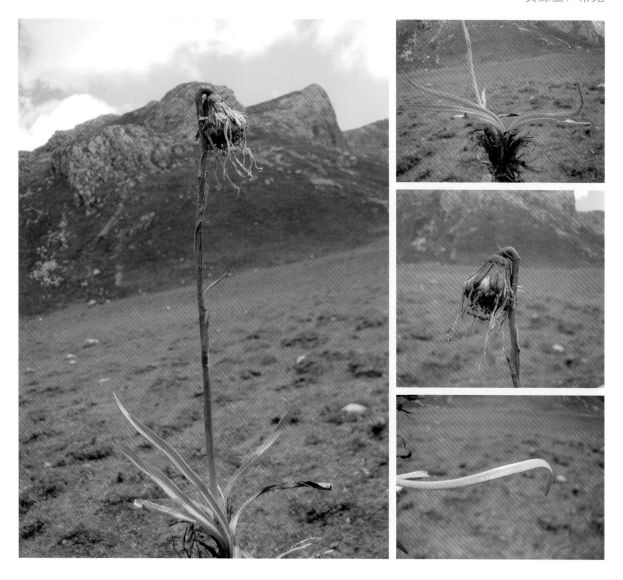

【形态特征】多年生草本，高 15~30cm。茎基部有多数纤维状的残存叶柄，上部有短柔毛。叶肉质，条形，长 9~15cm，宽 5~10mm，基部近膜质，鞘状，全缘；茎生叶条形或条状钻形，基部稍抱茎，无毛。头状花序单生于茎顶端，下垂；总苞半球状，直径 1.5~2cm；总苞片暗绿色，披针形，长 10mm，无毛或被疏短柔毛；花异型，舌状花黄色，舌片条形或条状披针形，全缘或有 2 个小齿；筒状花淡褐黄色，长 5~6mm。瘦果矩圆形，长约 3mm；冠毛白色。花期 7~8 月，果期 8~9 月。

【生境分布】在祁连山分布于海拔 3200~4500m 高山草甸、流石滩、灌丛。青藏高原有分布。

■ 中药　条叶垂头菊

【别　　名】线叶点头菊。

【入药部位】全草或花序。

【采收加工】6~7月采收，洗净，切碎，晒干。秋季采收花序，阴干。

【性味归经】味甘、苦，性平。

【功能主治】清热消肿，健胃止呕。主治高热惊风，咽喉肿痛，脘腹胀痛，呕吐。

【用法用量】内服：6~15g。

【各家论述】嫩苗：味微甘、苦，性温。健胃，用于呕吐。全草：味苦，性寒。清热消肿，用于高
　　　　　　热症引起的急性痉挛，神志昏迷。（《新华本草纲要》）

小红菊 *Dendranthema lavandulifolium* (Fisch. ex Trautz.) Ling et Shih

资源量：常见

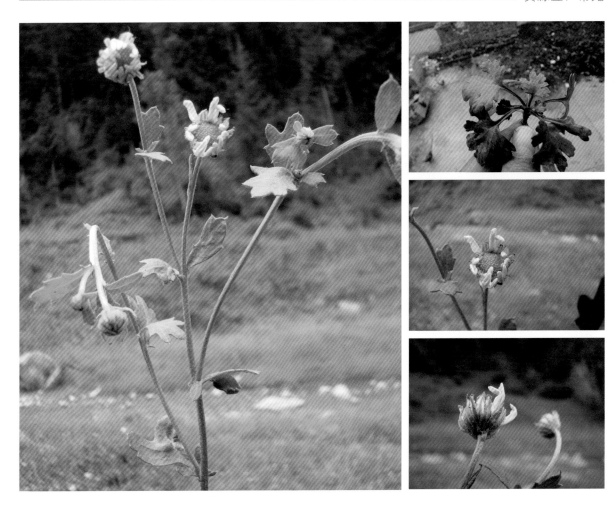

【形态特征】多年生草本植物，高可达 50cm。有地下匍匐茎；茎直立，茎枝有稀疏的柔毛，基部和下部叶花期脱落。中部茎叶卵形、宽卵形或椭圆状卵形，叶两面同色或几同色，被稀疏或稍多的柔毛或上面几无毛；柄基有分裂的叶耳或无耳。头状花序，直径 2.5~5cm，通常多数在茎枝顶端排成疏松或稍紧密的复伞房花序；总苞片碟形，顶端圆形，边缘白色或浅褐色膜质；舌状花黄色，舌片椭圆形。花期 6~8 月，果期 8~9 月。

【生境分布】在祁连山分布于冷龙岭以东海拔 2300m 上下山坡、草地、河床。吉林、辽宁、河北、山东、山西、陕西、甘肃、青海、新疆、江西、江苏、浙江、四川、湖北、云南有分布。

■ 中药　野菊花

【别　　名】山菊花、千层菊、黄菊花。

【入药部位】花序。

【采收加工】7~8 月采收花序，阴干。

【性味归经】味辛、苦，性微寒。归肝、心经。

【功能主治】散风清热，清肝明目，解毒消炎。主治感冒风热，眼睛疲劳，头痛，高血压，咽喉肿痛。

【用法用量】内服：15~30g，开水浸泡。

阿尔泰狗娃花　阿尔泰紫菀
Heteropappus altaicus (Willd.) Novopokr.

资源量：常见

【形态特征】多年生直立草本，高 20~60cm，稀 100cm，被腺点和毛。叶互生，条形、矩圆状披针形、倒披针形或近匙形，长 2.5~6cm，稀 10cm，宽 0.7~1.5cm，两面或下面被毛，常有腺点。头状花序直径 2~3.5cm，单生于枝顶或排成伞房状；总苞片 2~3 层，草质，被毛和腺点，边缘膜质；舌状花约 20 个，舌片浅蓝紫色，长 10~15mm；筒状花有 5 裂片，其中 1 裂片较长。瘦果扁，倒卵状矩圆形，被绢毛，上部有腺点；冠毛污白色或红褐色，有不等长的微糙毛。花期 5~8 月，果期 7~9 月。

【生境分布】在祁连山分布于海拔 3000m 以下草原、荒漠地、干旱山地。我国北方各省区多有分布。

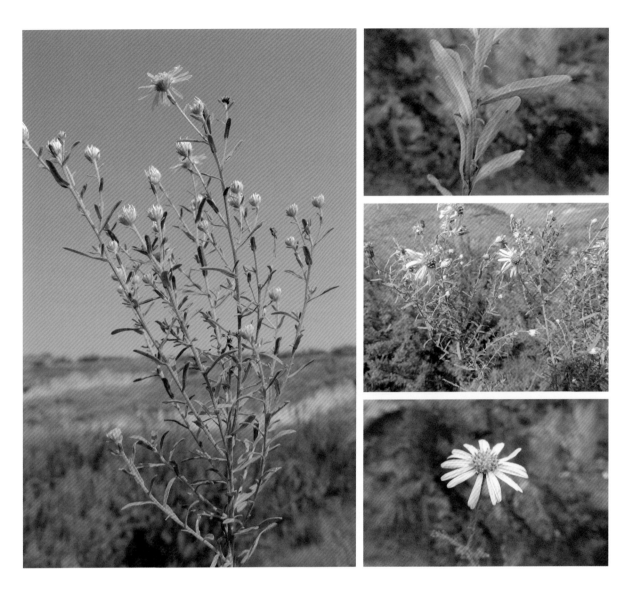

■ **中药** 阿尔泰紫菀

【别　　名】燥原蒿、铁杆蒿。

【入药部位】根、花或全草。

【采收加工】根：春、秋季采挖，去地上部分，洗净，晒干，切段。花及全草：夏、秋季开花时采收，鲜用或阴干。

【性味归经】味微苦，性凉。

【功能主治】清热降火，排脓止咳。主治热病，肝胆火旺，肺脓肿，咳吐脓血，膀胱炎，疱疹疮疖。

【用法用量】内服：5~10g。外用：适量，捣敷。

【各家论述】①清热降火，排脓。主治传染性热病，肝胆火旺，疱疹疮疖。（《内蒙古中草药》）

②散寒润肺，降气化痰，止咳利尿。治阴虚咳血，肺脓疡，虚劳咳嗽，慢性支气管炎，膀胱炎。（《沙漠地区药用植物》）

狗娃花 狗哇花、斩龙戟
Heteropappus hispidus (Thunb.) Less.

资源量：常见

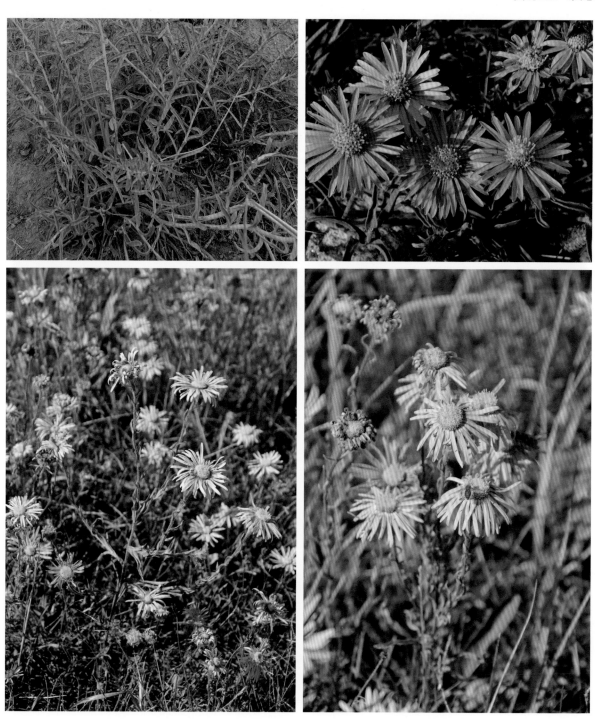

【形态特征】直立草本，高 30~50cm，有时达 150cm，多少被粗毛。叶互生，狭矩圆形或倒披针形，长 4~13cm，宽 0.5~1.5cm，顶端渐尖或钝，基部渐狭成叶柄，通常全缘，有疏毛，上部叶小，条形。头状花序直径 3~5cm，单生于枝顶排成圆锥伞房状；总苞片 2 层，草质，内层边缘膜质，有粗毛；舌状花 30 多个，舌片浅红色或淡紫色，条状矩圆形；筒状花黄色，有 5 裂片，其中 1 裂片较长。瘦果倒卵圆形，扁，有细边肋，被密毛；冠毛在舌状花极短，白色，膜片状或部分带红色，糙毛状，在筒状花糙毛状，白色后变红色，与花冠近等长。花期 7~9 月，果期 8~9 月。

【生境分布】在祁连山分布于 2700m 上下荒地、路旁、林缘、草地。我国多数省区有分布。

■ 中药　狗娃花

【别　　名】狗哇花、斩龙戟。

【入药部位】根。

【采收加工】夏、秋季采挖，洗净，鲜用或晒干。

【性味归经】味苦，性凉。归心经。

【功能主治】清热解毒，消肿。主治疮肿，蛇咬伤。

【用法用量】外用：适量，捣敷。

【各家论述】有解毒消肿的功能。治疮肿，蛇咬伤。（《新华本草纲要》）

欧亚旋覆花　旋覆花、大花旋覆花
Inula britannica Linnaeus

资源量：常见

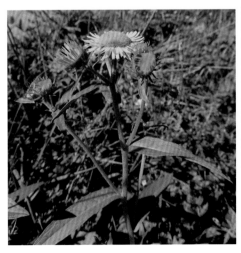
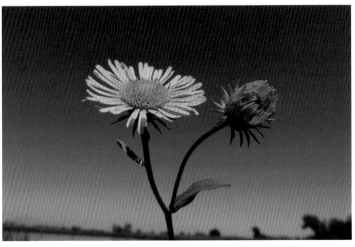

【**形态特征**】多年生草本，高 20~70cm。茎直立，被长柔毛。叶矩椭圆状披针形，基部宽大，心形或有耳，半抱茎，边缘有疏浅齿或近全缘；上面无毛或被疏伏毛，下面被密伏柔毛，有腺点。头状花序 1~8 个，生茎或枝端，直径 2.5~5cm；总花梗长 1~4cm，被密长柔毛；总苞片 4~5 层，条状披针形，被毛、睫毛和腺点；舌状花黄色，舌片条形，长10~20mm；筒状花黄色，有 5 个三角状披针形裂片。瘦果圆柱形，长 1~1.2mm，有浅沟，被短毛；冠毛白色，与筒状花约等长，有 20~25 条微糙毛。花期 7~9 月，果期 8~10 月。

【**生境分布**】在祁连山分布于海拔 2500m 以下草原、田埂、路旁。我国西北、华北、东北有分布。

◼ **中药** *旋覆花根*

【**入药部位**】根。

【**采收加工**】秋季采挖，洗净，晒干。

【**性味归经**】味咸，性温。

【**功能主治**】祛风湿，平喘咳，解毒生肌。主治风湿痹痛，喘咳，疗疮。

【**用法用量**】内服：9~15g。外用：适量，捣敷。

【**各家论述**】①主风湿。（《名医别录》）②治刀伤，疗疮；煎服平喘镇咳。（《江苏省植物药材志》）

◼ **中药** *旋覆花*

【**别　　名**】盛椹、戴椹、飞天蕊。

【**入药部位**】头状花序。

【**采收加工**】夏、秋季花开放时采收，除去杂质，阴干或晒干。

【**性味归经**】味苦、辛、咸，性微温。归肺、脾、胃、大肠经。

【**功能主治**】降气，消痰，行水，止呕。主治风寒咳嗽，痰饮蓄结，胸膈痞闷，喘咳痰多，呕吐噫气，心下痞硬。

【**用法用量**】内服：3~9g，包煎。

【**各家论述**】①主结气，胁下满，惊悸。除水，去五脏间寒热，补中，下气。（《神农本草经》）②消胸上痰结，唾如胶漆，心胁痰水，膀胱留饮，风气湿痹，皮间死肉，目中眵䁾，利大肠，通血脉，益色泽。（《名医别录》）③明目，治头风，通血脉。（《日华子本草》）

■ **蒙药** 阿拉坦—道斯勒—其其格

【别　　名】阿扎格、希日—浩宁尼敦—其其格、阿扎格—斯日沼木。

【入药部位】头状花序。

【采收加工】夏、秋季采摘即将开放的花序，阴干。

【药　　性】味微苦，性平。效柔、糙、燥。

【功能主治】止刺痛，杀黏，燥协日乌素，愈伤。主治黏刺痛，黏热，炭疽，扭伤，骨折，脑刺痛。

【用法用量】内服：配方或单用。

土木香 青木香、祁木香、藏木香
Inula helenium L.

资源量：栽培

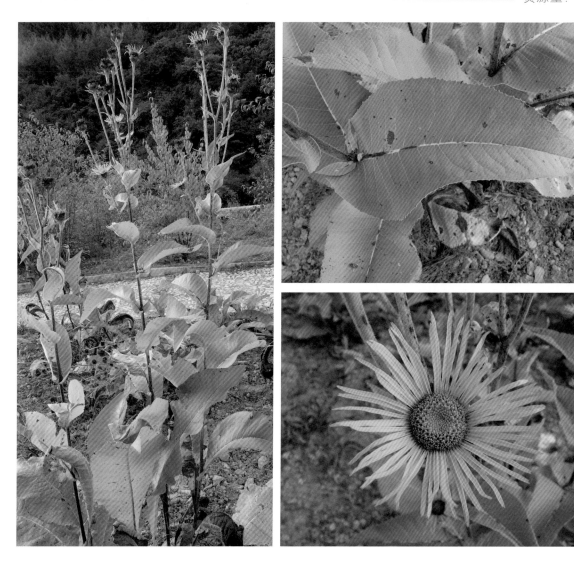

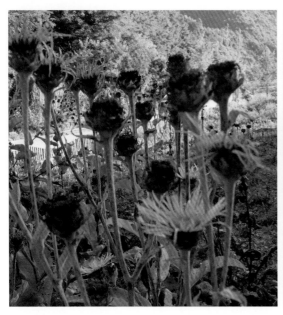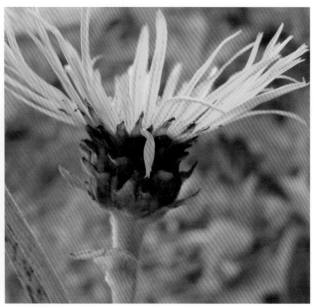

【形态特征】多年生草本。根状茎块状而有分枝。茎高达250cm。叶宽椭圆状披针形至披针形，顶端尖，长10~40cm，边有齿或重齿，下面被白色厚茸毛；茎生叶基部有耳，半抱茎，顶端尖。头状花序少数，直径6~8cm，排成伞房状，花梗长6~12cm；总苞片5~6层，外层宽大，草质，被茸毛，内层干膜质，背面被疏毛，较外层长；舌状花黄色，舌片顶端3~4个不规则齿裂；筒状花黄色，长9~10mm。瘦果5面形，有肋和细沟，无毛；冠毛污白色，长8~10mm。花期6~9月，果期7~9月。

【生境分布】在祁连山部分地区有栽培。我国分布于新疆，其他许多地区常栽培。

■ 中药 土木香

【别　　名】青木香、祁木香、藏木香。

【入药部位】根。

【采收加工】霜降叶枯时采挖，除去茎叶、须根及泥土，截段，较粗的纵切成瓣，晒干。

【性味归经】味辛、苦，性温。归脾、肝经。

【功能主治】健脾和胃，行气止痛，安胎。主治胸胁、脘腹胀痛，呕吐腹泻，痢疾，食积，岔气作痛，胎动不安。

【用法用量】内服：3~9g，或入丸、散。

【各家论述】①治霍乱吐泻，疟疾，结核性下利，慢性肠炎。（《现代实用中药》）②行气化滞，健脾和胃。治胸满腹胀，呕吐泄泻，痢疾等症。（《陕西中药志》）③健胃，行气，止痛。

治胃痛，气滞胸腹胀满，疼痛。（《东北常用中草药手册》）④健脾和胃，调气解郁，止痛，安胎。治慢性胃炎，胃肠功能紊乱，肋间神经痛，胸壁挫伤和岔气作痛。（《西藏常用中草药》）

中华小苦荬 山苦荬、黄鼠草、小苦苣
Ixeridium chinense (Thunb.) Tzvel.

资源量：常见

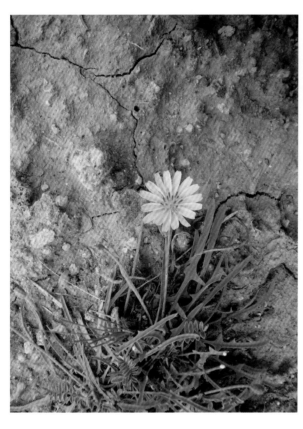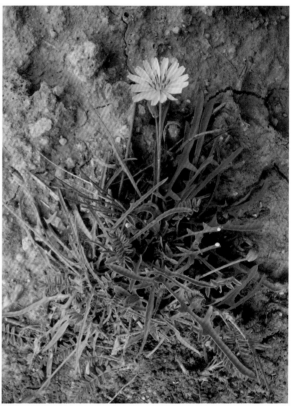

【形态特征】多年生草本，高 5~47cm。茎直立单生或少数茎成簇生，上部伞房花序状分枝。基生叶长椭圆形、倒披针形、线形或舌形；茎生叶 2~4 枚，长披针形或长椭圆状披针形，基部扩大，耳状抱茎；全部叶两面无毛。头状花序通常在茎枝顶端排成伞房花序，含舌状小花 15~20 枚；总苞圆柱状，总苞片 3~4 层，外层及最外层宽卵形，内层长椭圆状倒披针形；舌状小花黄色，干时带红色。瘦果褐色，长椭圆形，有 10 条高起的钝肋，肋上有小刺毛，顶端急尖成细丝状喙，长 2.8mm；冠毛白色，微糙，长 5mm。花期 5~7 月，果期 6~8 月。

【生境分布】在祁连山分布于海拔 2800m 上下山坡、路旁、田野、岩石缝隙。我国多数省区有分布。

■ **中药** 苦菜

【别　　名】荼草、游冬、苦丁菜。

【入药部位】全草。

【采收加工】春、夏、秋季均可采收，鲜用或晒干。

【性味归经】味苦，性寒。归心、脾、胃、大肠经。

【功能主治】清热解毒，破瘀活血，排脓。主治阑尾炎，腹腔脓肿，肠炎，痢疾，急、慢性盆腔炎，
肺热咳嗽，肺结核，吐血，衄血。外用主治跌打损伤，疮疖肿痛，黄水疮，阴囊
湿疹。

【用法用量】内服：15~25g。外用：适量，鲜品捣烂敷，或干品研粉，香油调敷患处。

■ **蒙药** 苏斯—乌布斯

【别　　名】硒日黑、库日冲、陶来音—伊达日。

【入药部位】全草。

【采收加工】夏、秋季采收，去净泥土，晒干。

【药　　性】味苦，性凉。效糙、钝、稀。

【功能主治】清热，抑协日。主治协日性头痛，发热，黄疸，血热。

【用法用量】内服：配方或单用。

大丁草
翼齿大丁草、多裂大丁草
Leibnitzia anandria (Linnaeus) Turczaninow

资源量：较常见

【形态特征】多年生草本。植株有 2 型。春型株矮小，高 8~20cm。叶广卵形或椭圆状广卵形，长
2~6cm，宽 1.5~5cm，先端钝，基部心形或有时羽裂。头状花序紫红色；舌状花长
10~12mm；管状花长约 7mm。秋型植株高大，高 30~60cm。叶片倒披针状长椭圆形或
椭圆状广卵形，长 5~6cm，宽 3~5.5cm，通常提琴状羽裂，先端裂片卵形，边缘有不
规则同圆齿，基部常狭窄下延成柄。头状花序紫红色，全为管状花。瘦果长 4.5~6mm，
有纵条；冠毛长 4~5mm，污白色或黄棕色。春型花期 4~5 月，秋型花期 8~10 月。

【生境分布】在祁连山分布于东段连城林区。我国多数省区有分布。

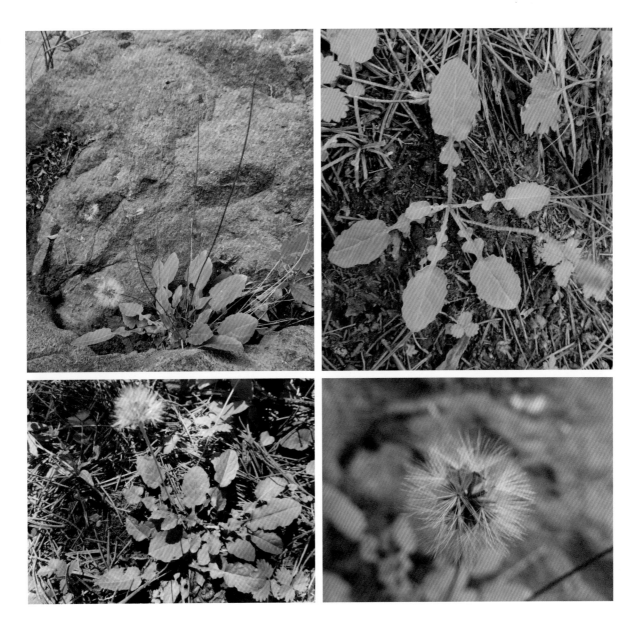

■ 中药 大丁草

【别　　名】烧金草、苦马菜、米汤菜。

【入药部位】全草。

【采收加工】夏、秋季采收，洗净，鲜用或晒干。

【性味归经】味苦，性寒。

【功能主治】清热利湿，解毒消肿。主治肺热咳嗽，湿热泻痢，热淋，风湿关节痛，痈疖肿毒，臁疮，虫蛇咬伤，烧烫伤，外伤出血。

【用法用量】内服：15~30g，或泡酒。外用：适量，捣敷。

【各家论述】①治风湿麻木。（《贵州民间药物》）②驱风除湿，止咳喘，解毒。（《贵州草药》）

戟叶火绒草

火艾、小花火绒草、小花戟叶火绒草

Leontopodium dedekensii (Bur. et Franch.) Beauv

资源量：常见

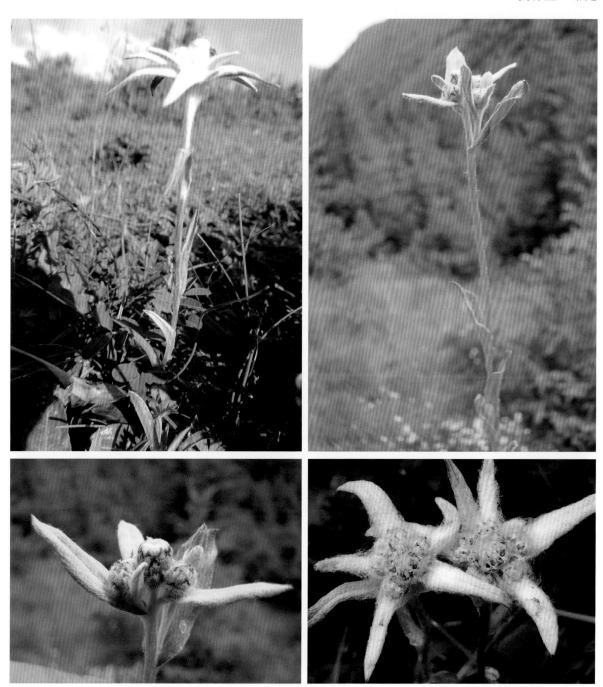

【形态特征】多年生草本，高 10~80cm。根状茎分枝短，茎数个至 10 余个簇生的花茎和少数与花
茎同形的不育茎，无莲座状叶丛。茎稍细弱，被蛛丝状密毛或灰白色绵毛；腋芽常在
花后生长，成长达 10cm 而叶密集的分枝。叶宽或狭线形，基部心形或箭形，抱茎，

被毛；苞叶多数，披针形或线形，两面毛。头状花序直径 4~5mm，5~30 个密集；总苞片约 3 层，干膜质，渐尖或近圆形；小花异型，有少数雌花，或雌雄异株；花冠长约 3mm，雄花花冠漏斗状；雌花花冠丝状；冠毛白色，基部稍黄色；雄花冠毛上部多少粗厚，有短毛状密齿或细锯齿；雌花冠毛丝状，有细齿或密锯齿，不育的子房和瘦果有乳头状突起或短粗毛。花期 6~7 月，果期 7~8 月。

【生境分布】在祁连山分布于海拔 2400~3500m 干燥草地，常成片生长。我国西北、西南部分省区有分布。

■ 中药　分枝火绒草

【别　　名】火艾、火草、白蒿。

【入药部位】全草。

【采收加工】6~7 月采收，去根，洗净，晾干。

【性味归经】味淡、辛，性温。

【功能主治】祛寒止痛。主治胃寒，腹痛，风湿关节痛。

【用法用量】外用：适量，研末灸。

■ 藏药　扎果

【入药部位】全草。

【采收加工】6~7 月采集全草，洗净泥土，晒干。

【药　　性】味涩，性平。

【功能主治】清热解毒。主治疫疬，肉瘤。

【用法用量】内服：常配方用，6~9g。

火绒草　火绒蒿、大头毛香、小矛香艾
Leontopodium leontopodioides (Willd.) Beauv.

资源量：常见

【形态特征】多年生草本。地下茎粗壮，为短叶鞘包裹，有多数簇生的花茎和与花茎同形的根出条，无莲座状叶丛。茎高 5~45cm，被长柔毛或绢状毛。叶直立，条形或条状披针形，长

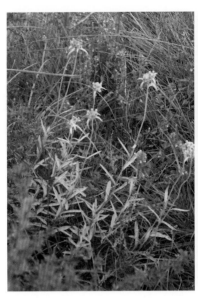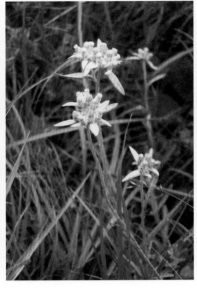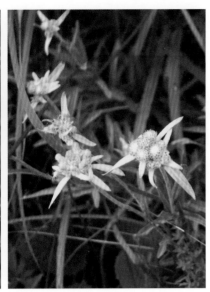

2~4.5cm，宽0.2~0.5cm，无鞘，无柄，上面灰绿色，被柔毛，下面被白色或灰白色密绵毛；苞叶少数，矩圆形或条形，两面或下面被白色或灰白色厚茸毛，多少开展成苞叶群或不排列成苞叶群。头状花序大，直径7~10mm，3~7个密集，稀1个或较多，或有总花梗而排列成伞房状；总苞半球形，长4~6mm，被白色绵毛；冠毛基部稍黄色。瘦果有乳突或密绵毛。花期6~8月，果期7~10月。

【生境分布】在祁连山分布于海拔2300~3200m干旱草原、黄土坡地、石砾地、山坡草地。新疆、青海、甘肃、陕西、山西、内蒙古、河北、辽宁、吉林、黑龙江、山东有分布。

■ 中药　火绒草

【别　　名】老头草、薄雪草、大头毛香。

【入药部位】地上全草。

【采收加工】夏、秋季采收，洗净，晾干。

【性味归经】味微苦，性寒。

【功能主治】疏风清热，利尿，止血。主治流行性感冒，急、慢性肾炎，尿路感染，尿血，创伤出血。

【用法用量】内服：9~15g。

■ 蒙药　查干—阿荣

【别　　名】乌拉—乌布斯。

【入药部位】地上部分。

【采收加工】夏、秋季割取地上部分，除去杂质，晒干。

【药　　性】味苦，性凉。效柔、软、钝。

【功能主治】清肺，止咳，燥肺脓。主治肺热咳嗽，讧热，多痰，气喘，陈旧性肺病，咯血，肺脓肿。

【用法用量】内服：配方或单用。

掌叶橐吾 *Ligularia przewalskii* (Maxim.) Diels

资源量：常见

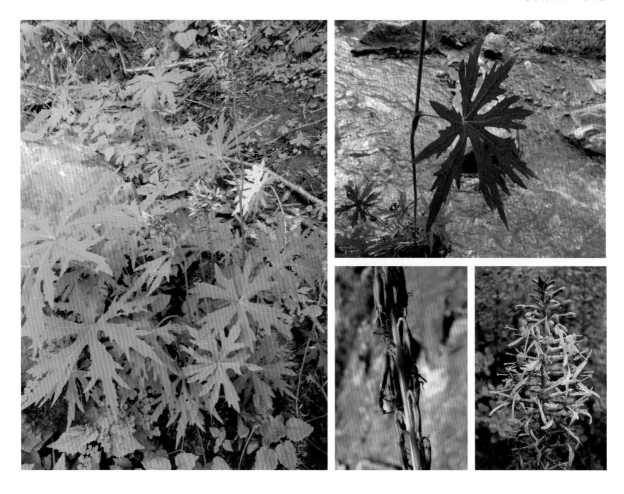

【形态特征】多年生草本，高60~100cm。茎细直，直径5~7mm，无毛。叶有基部扩大抱茎的长柄，叶片宽过于长，宽16~30cm，基部稍心形，掌状深裂，裂片约7个，中裂片3裂，侧裂片2~3裂，边缘有疏齿或小裂片，质稍厚，下面浅绿色，两面无毛；上部叶少数，有基部扩大抱茎的短柄，有时有3裂片或不裂而作狭长的苞叶状。花序总状，长20~50cm；头状花序多数，有具条形苞叶的短梗；总苞狭圆柱形；总苞片5个，有时达 7 个，条形，长 8~10mm，边缘膜质；小花 5~7 个，黄色，较总苞为长，其中两个舌状，舌片长 10~13mm，其余筒状；冠毛污褐色。瘦果长圆形，长约 5mm，先端狭缩，具短喙。花期 6~9 月，果期 8~10 月。

【生境分布】在祁连山分布于冷龙岭以东海拔 2700m 上下河滩、山麓、林缘、林下、灌丛。四川、青海、甘肃、宁夏、陕西、山西、内蒙古、江苏有分布。

■ 中药　掌叶橐吾

【别　　名】山紫菀。

【入药部位】根。

【采收加工】春、秋季采挖，除去茎叶及泥土，晒干。

【性味归经】味苦，性温。

【功能主治】温肺，下气，消痰，止咳。主治久咳，妊娠咳嗽不止，虚劳咳吐脓血，喉痹，小便不利。

【用法用量】内服：6~9g，或入丸、散。

■ 蒙药　阿拉嘎力格—汗达盖—赫勒

【别　　名】阿拉嘎力格—汗达盖。

【入药部位】全草。

【采收加工】夏季采收，除去枯叶及杂质，洗净泥土，晒干，备用。

【药　　性】味苦，性凉。

【功能主治】清热，透疹，愈伤。主治麻疹不透，痈肿。

【用法用量】内服：配方或单用。

箭叶橐吾　*Ligularia sagitta* (Maxim.) Maettf

资源量：常见

【形态特征】多年生草本，高 40~80cm。茎直立，上部稍被绵毛。下部叶的基部急狭成具翅而基部扩大抱茎的长柄，叶片淡绿色，三角状卵圆形，长 7~12cm，宽 5~8cm，基部戟形或稍心形，顶端钝或有小尖头，边缘有细锯齿，下面初被蛛丝状毛，后两面无毛，有羽

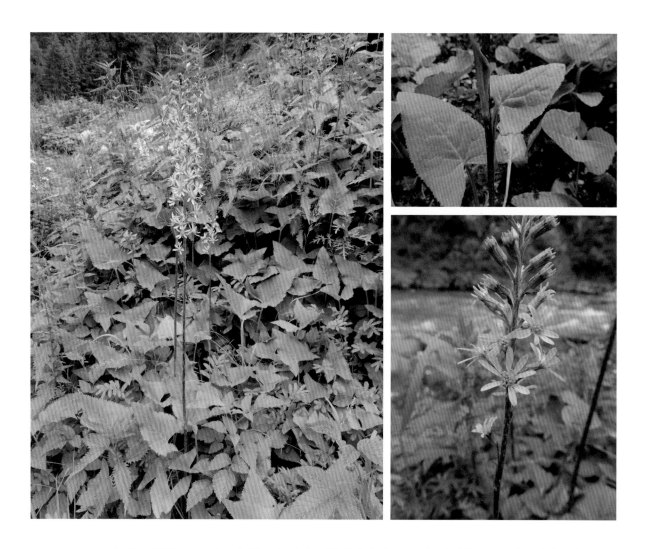

状脉，侧脉 7~8 对；中部叶有扩大而抱茎的短柄；上部叶狭长至条形。花序总状长达
20 余厘米，有 30 个或更多的头状花序；花序梗长，被蛛丝状毛，有条形苞叶；总苞
圆柱形，长 6~7mm，果熟时下垂；总苞片约 8 个，矩圆状条形，顶端尖，边缘膜质；
舌状花 5~9 个，舌片黄色，矩圆状条形，有时长几达 1cm。瘦果圆柱形，有纵沟；冠
毛白色，长 8~9mm。花期 6~8 月，果期 7~9 月。

【生境分布】在祁连山分布于冷龙岭以东海拔 2700m 上下草坡、林缘、林下、灌丛。西藏、四川、
青海、甘肃、宁夏、陕西、山西、河北、内蒙古等地有分布。

■ 中药 箭叶橐吾

【别　　名】山紫菀。

【入药部位】根、花序、叶。

【采收加工】根、叶：夏、秋季采挖摘取，洗净，晾干。花序：花期采收。

【性味归经】味苦，性凉。

【功能主治】根：润肺化痰，止咳。叶：催吐。花序：清热利湿，利胆退黄。

【用法用量】内服：6~9g。

黄帚橐吾 日侯
Ligularia virgaurea (Maxim.) Mattf.

资源量：较常见

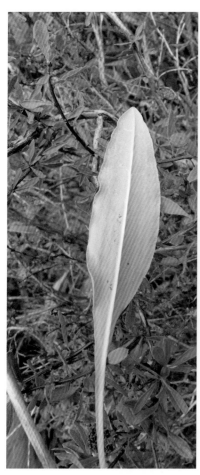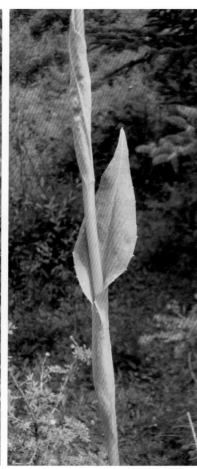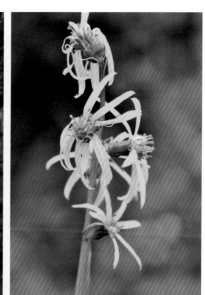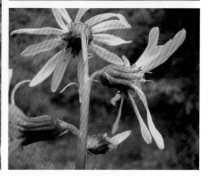

【形态特征】多年生草本，高 30~50cm。茎直立，无毛。叶灰绿色；下部叶常直立，椭圆状或矩圆
状披针形或卵形，长 10~18cm，下部渐狭成翅状抱茎的长柄，近全缘或有稀疏的微齿，
顶端尖；中部叶渐狭，顶端渐细尖；上部叶狭或条形。花序总状，有数个至 20 余个
初直立后下倾的头状花序；总花梗短，有细条形苞叶；总苞宽钟状，长 8~10mm；总
苞片 10~12 个，条状矩圆形，顶端稍尖，边缘膜质，无毛；舌状花 10 余个，舌片黄色，

条形，长约 15mm；筒状花约 20 个。瘦果狭圆柱形，有纵沟；冠毛白色。花期 7~9 月，果期 8~9 月。

【生境分布】在祁连山分布于连城林区海拔 2600m 上下河滩、林缘、草地、灌丛。四川、青海、甘肃有分布。

■ 中药 黄帚橐吾

【入药部位】全草。

【采收加工】6~7 月采集全草，洗净，晒干。

【性味归经】味苦，性平。归肝、胃经。

【功能主治】清热解毒，健脾和胃。主治发热，肝胆之热，呕吐，胃脘痛。

【用法用量】内服：3~9g。

■ 藏药 日肖

【别　　名】给吾、嘎给尔、尼毒嘎尔茂。

【入药部位】根茎。

【采收加工】6~7 月采挖根，洗净，晒干。

【药　　性】味甘、苦，性凉。

【功能主治】清瘟热，解毒愈疮，敛黄水，催吐。主治消化不良，培根，赤巴病，胃龙病，陈旧疫疠，黄水病，疮疖。

【用法用量】内服：6~9g。

乳 苣　苦苦菜、苦菜、紫花山莴苣
Lactuca tatarica (L.) C. A. Mey.

资源量：常见

【形态特征】多年生草本，高 15~60cm。茎直立，有细条棱或条纹，上部有分枝圆锥状花序，全部茎枝光滑无毛。中下部茎叶长椭圆形或线状长椭圆形或线形，羽状浅裂或半裂或边缘有多数或少数大锯齿，顶端钝或急尖，侧裂片 2~5 对；向上的叶与中部茎叶同形或宽线形，但渐小；全部叶质地稍厚，两面光滑无毛。头状花序约含 20 枚小花，多数，

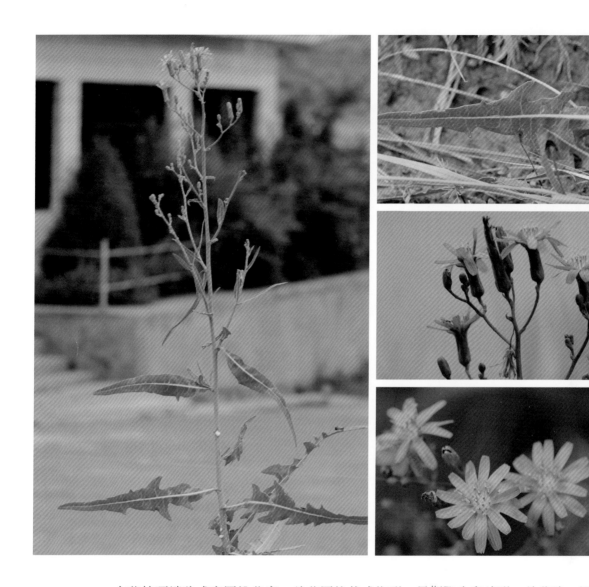

在茎枝顶端狭或宽圆锥花序；总苞圆柱状或楔形，果期不为卵球形；总苞片4层，不成明显的覆瓦状排列，中外层较小，卵形至披针状椭圆形，内层披针形或披针状椭圆形，全部苞片外面光滑无毛，带紫红色，顶端渐尖或钝；舌状小花紫色或紫蓝色，管部有白色短柔毛。瘦果长圆状披针形，稍压扁，灰黑色；冠毛2层，分散脱落。花期6~9月，果期7~9月。

【生境分布】在祁连山广布，生于草甸、田边、固定沙丘或砾石地。辽宁、内蒙古、河北、山西、陕西、甘肃、青海、新疆、河南有分布。

▨ 中药　苦芙

【别　　名】苦菜、钩芙、败酱草。

【入药部位】全草。

【采收加工】夏、秋季采挖，除净泥土，晒干。

【性味归经】味苦，性微寒。

【功能主治】清热解毒，凉血止血。主治暑热烦闷，漆疮，丹毒，痈肿，痔疮，外伤出血，跌打伤痛。

【用法用量】内服：15~30g，或生嚼。外用：适量，捣敷，或烧灰敷，或煎汤洗。

【各家论述】①主面目通身漆疮。（《名医别录》）②烧作灰以疗金疮甚验。（《本草经集注》）③治丹毒。（《日华子本草》）④煎汤洗痔。（《食物本草》）⑤下气解热。（《本草纲目》）

栉叶蒿
篦叶蒿、恶臭蒿、粘蒿
Neopallasia pectinata (Pall.) Poljak.

资源量：常见

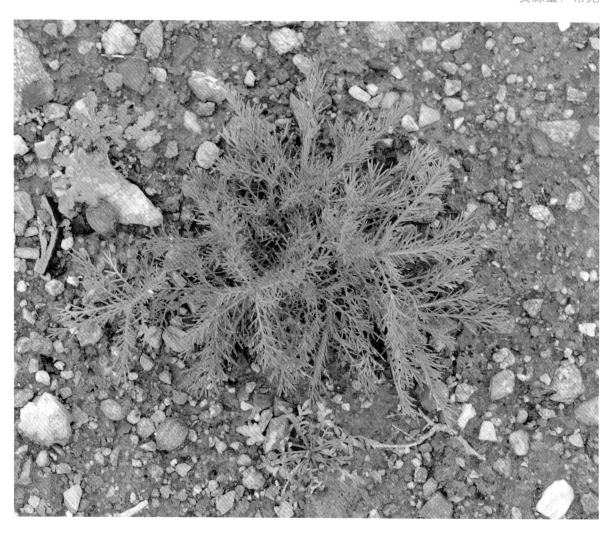

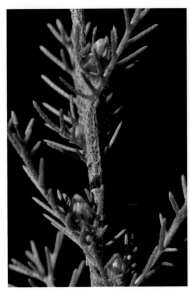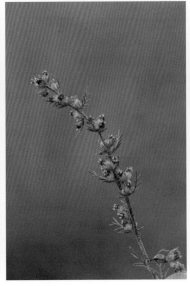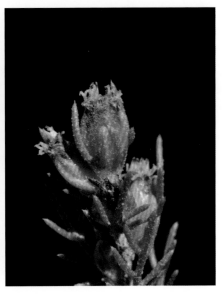

【形态特征】一年生草本。茎自基部分枝或不分枝，直立，高 12~40cm，淡紫色或灰白色，被白色绢毛。叶互生，茎生叶长圆状椭圆形，1~2 回栉齿状羽状全裂，裂片线状钻形，无毛。头状花序无梗或几无梗，卵形或狭卵形，长 3~4（~5）mm，单生或数个集生于叶腋，多数头状花序在小枝或茎中上部排成多少紧密的穗状或狭圆锥状花序；总苞片宽卵形，无毛，草质，有宽的膜质边缘，外层稍短，有时上半部叶质化；内层较狭；边缘的雌性花 3~4 个，花冠狭管状，全缘；中心花两性，9~16 个，有 4~8 个着生于花托下部，能育，其余着生于花托顶部的不育，全部两性花，花冠 5 裂，有时带粉红色。瘦果椭圆形，长 1.2~1.5mm，深褐色，具细沟纹，在花托下部排成一圈。花期 7~9 月，果期 8~9 月。

【生境分布】在祁连山分布于全山系海拔 2300m 上下荒漠、河谷砾石地、山坡荒地。我国东北、西北、华北、西南部分省区有分布。

▧ **中药** 篦齿蒿

【别　　名】籽蒿、恶臭蒿。

【入药部位】地上全草。

【采收加工】夏、秋季采收，洗净，晾干。

【性味归经】味苦，性寒。

【功能主治】清利肝胆。主治急性黄疸型肝炎。

【用法用量】内服：3~5g，或研末。

【各家论述】清利肝胆，消炎止痛，主治急性黄疸型肝炎，头痛，头晕。（《全国中草药汇编》）

■ 蒙药　乌赫尔—西鲁黑

【别　　名】桑贼—那赫布。

【入药部位】地上部分。

【采收加工】夏、秋季割取地上部分，除去杂质，阴干。

【药　　性】味微苦、辛，性凉。效钝、稀。

【功能主治】平息协日，解毒，利胆，杀虫。主治口苦，黄疸，发热，肝胆热症，协日头痛，不思饮食，上吐下泻。

【用法用量】内服：3~5g，或入丸、散，或汤剂。

柳叶菜风毛菊 *Saussurea epilobioides* Maxim.

资源量：常见

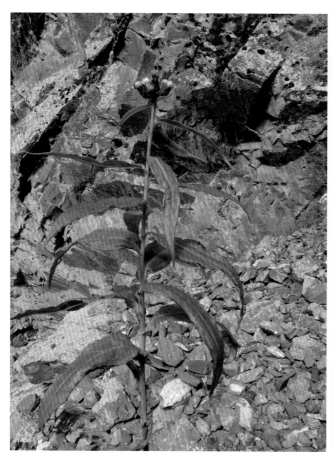
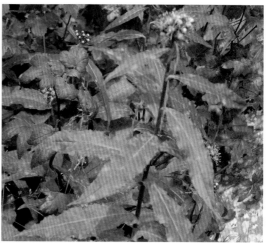
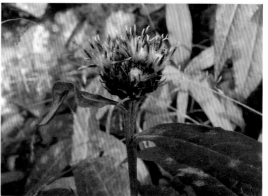

【形态特征】多年生草本，高 30~60cm。根状茎短。茎直立，无毛。基生叶花期常凋落；下部和中部叶无柄，条状矩圆形，长 8~10cm，宽 1~2cm，顶端长渐尖，基部渐狭成深心形而半抱茎的耳，边缘有具长尖头的密细齿，上面有糙短毛，下面有小腺体；上部叶小，基部无明显的耳。头状花序多数，在茎端密集成密伞房状，有短梗；总苞卵形，长约 10mm，被疏蛛丝状毛，总苞片 4~5 层，上部及边缘黑色，外层宽卵形，内层条状矩圆形，除最内层外，全部总苞片顶端有长钻状的附片；花粉紫色，长 10~11mm。瘦果长 3~4mm；冠毛污白色，外层糙毛状，短，内层羽毛状。花期 7~9 月，果期 8~9 月。

【生境分布】在祁连山分布于海拔 2500~4200m 山坡、草丛、灌丛。甘肃、青海、宁夏、四川有分布。

■ 中药　柳兰叶风毛菊

【入药部位】全草。

【采收加工】夏、秋季采收，洗净，鲜用或晒干。

【性味归经】味苦，性平。

【功能主治】消肿止痛，散瘀止血。主治产后恶露不止，少腹作痛，尿血，便血，跌打损伤，刀伤出血。

【用法用量】内服：5~15g。外用：适量，鲜品捣敷。

【各家论述】有镇痛，止血，解毒，愈创。治刀伤，产后流血不止。（《青藏高原药物图鉴》）

长毛风毛菊

华丽风毛菊
Saussurea hieracioides Hook. f.

资源量：常见

【形态特征】多年生草本，高 10~20cm。根状茎密被干膜质的残叶柄。茎直立，被长柔毛。基生叶莲座状，椭圆形或矩圆状倒披针形，长 5~16cm，宽 2~3cm，顶端稍尖或钝，基部狭成具翅的短柄，全缘或有不明显的疏浅齿，两面被疏长柔毛，或仅边缘有睫毛；茎生叶 1~3，条状矩圆形或条形，无柄。头状花序在茎顶端单生，直径 2~3.5cm；总苞卵状钟形，长约 2cm，总苞片全部或边缘紫色，顶端长渐尖，基部密被长柔毛，外层卵状披针形，内层条状披针形；花紫色，长 14~15mm。瘦果圆柱形，长 3~4mm；冠毛污白色，外层短，糙毛状，内层羽毛状。花期 6~8 月，果期 7~9 月。

【生境分布】在祁连山分布于海拔 2500~3000m 草地、山坡。甘肃、青海、湖北、四川、云南、西藏有分布。

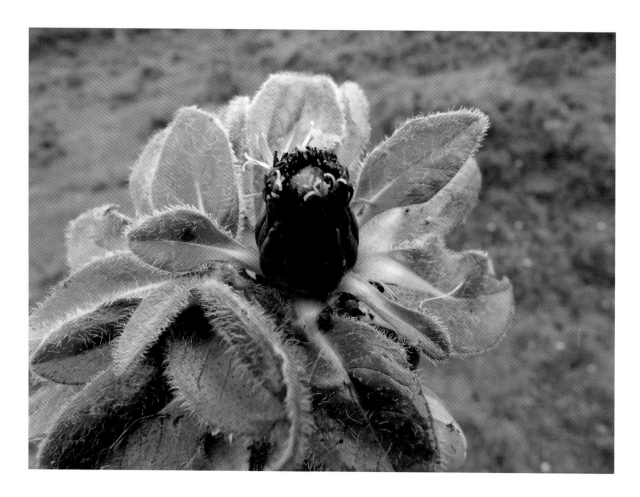

■ 中药　长毛风毛菊

【别　　名】风毛菊。

【入药部位】全草。

【采收加工】8~9月采收，洗净，晾干。

【性味归经】味苦、涩，性寒。

【功能主治】泻水逐饮。主治水肿，腹水，胸腔积液。

【用法用量】内服：3~9g。

【各家论述】全草，味苦、涩，性寒。有逐水的功能。治各种水肿。（《青藏高原药物图鉴》）

水母雪兔子
水母雪莲花、雪莲、雪兔子
Saussurea medusa Maxim.

资源量：常见

【形态特征】多年生草本，高 8~15cm。根状茎细长，有褐色残叶柄，自颈部发出莲座状叶丛。茎直

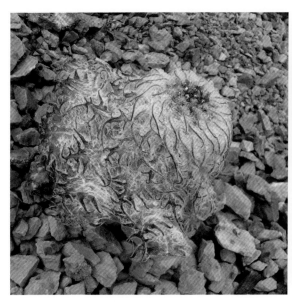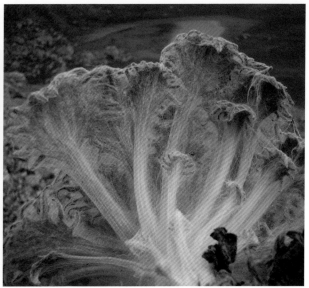

立，被蛛丝状绵毛。叶密集，基部叶倒卵形或卵状菱形，顶端圆钝，上半部边缘有 8~12 个粗齿，基部楔形，渐狭成长达 2.5cm 而基部紫色的鞘状叶柄；上部叶渐小，卵形或卵状披针形，顶端尖或渐尖，两面被白色绵毛；最上部叶条形或条状披针形，边缘有条裂或细齿。头状花序多数，在茎端密集成球状，无梗；总苞狭筒状，长 10~15mm，总苞片外层条状矩圆形，紫色，有白色或褐色绵毛，内层倒披针形；花冠紫色，长约 12mm。瘦果条状纺锤形，长 8~9mm；冠毛白色，内层羽毛状。花期 7~8 月，果期 8~9 月。

【生境分布】在祁连山分布于海拔 3700~4100m 砾石山坡、高山流石滩。甘肃、青海、四川、云南、西藏有分布。

■ **中药** 雪莲花

【别　　名】雪莲、雪荷花、大拇花。

【入药部位】全草。

【采收加工】开花时采收，去净泥沙、残叶，晒干。

【性味归经】味甘、微苦，性温。归肝、肾经。

【功能主治】温肾壮阳，调经止血。主治阳痿，腰膝酸软，带下病，月经不调，风湿痹证，外伤出血。

【用法用量】内服：6~12g，或浸酒。外用：适量，捣敷。

【各家论述】治虚劳吐血，腰膝软，红崩白带，能调经种子。（《修订增补天宝本草》）

■ 藏药　恰羔素巴

【别　　名】他其嘎布、拉退嘎布、掐规素巴。

【入药部位】全株。

【采收加工】花期采集全株，洗净，晾干。

【药　　性】味淡，性平。

【功能主治】清热解毒，消肿止痛。主治头部创伤，炭疽，热病痛症，风湿病，黄水病，中风。

【用法用量】内服：2~4g，或入丸、散。外用：适量，研末撒，或调敷。

■ 蒙药　孟和—其其格

【别　　名】札高德—苏格巴、查干—达吉德。

【入药部位】全株。

【采收加工】开花时采全草，除去泥沙及残叶，晒干备用。

【药　　性】味苦，性凉。

【功能主治】消肿，止刺痛，燥协日乌素，清热。主治炭疽，手足拘挛，白脉病，赫如虎，风湿性
　　　　　　关节炎，陈旧性疮疡，刃伤，出血，脑震荡，经闭，胎衣不下。

【用法用量】内服：配方或单用。

苞叶雪莲　血莲、膜苞雪莲
Saussurea obvallata (DC.) Edgew.

资源量：较常见

【形态特征】多年生草本。茎直立，有短柔毛或无毛。基生叶倒卵形，有鞘状的叶柄，边缘有细齿，
　　　　　　两面有头状腺毛；上部叶渐小，无柄，矩圆形或卵状矩圆形，基部半抱茎。苞叶黄绿色，
　　　　　　卵形或卵状矩圆形，膜质，被疏短毛或腺毛，常超出花序二倍。头状花序 6~10 个在
　　　　　　茎端密集成球状；总苞半球形，总苞片披针形，顶端及边缘黑色，被疏腺毛；花冠紫色。
　　　　　　瘦果矩圆形；冠毛淡褐色。花期 7~8 月，果期 8~9 月。

【生境分布】在祁连山分布于海拔 3700m 上下的高山流石滩、高山草地。甘肃、四川、云南、青海、
　　　　　　西藏有分布。

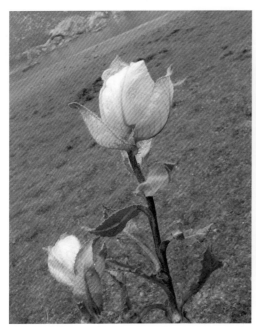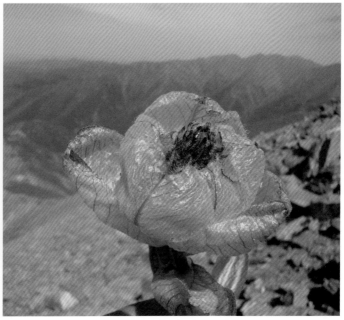

■ 中药　血莲

【入药部位】全草。

【采收加工】夏季采收，阴干。

【性味归经】味甘、苦，性寒。

【功能主治】清热解毒。主治感冒发热，咳嗽咽喉肿痛，荨麻疹等。

【用法用量】内服：研末，每次 3g，一日 2 次，或配伍用。

星状雪兔子　匍地风毛菊、星状风毛菊
Saussurea stella Maxim.

资源量：常见

【形态特征】一年生或二年生草本，几无茎。叶多数，密集成星状莲座状，草质，条形，长 6~19cm，宽 5~15mm，顶端钻状长渐尖，基部常扩大，紫红色，全缘，两面无毛。头状花序，无梗，直径 7~10mm，通常 25~30 个或更多数密集成圆球状；总苞圆筒状，长 10~12mm，总苞片约 5 层，草质，顶端紫红色，有睫毛，外层矩圆形，中层狭矩圆形，内层条形，钝或稍尖，边缘膜质；托片刚毛状；花冠长 12~15mm，檐部狭钟状，长约为筒部之半。瘦果长 3~4mm，无毛，顶端有膜质的小冠；冠毛白色，外层短，毛状，内层羽毛状。花期 7~9 月，果期 8~9 月。

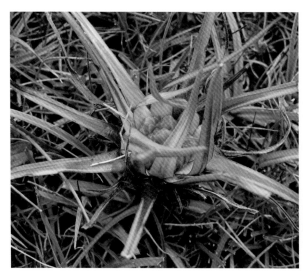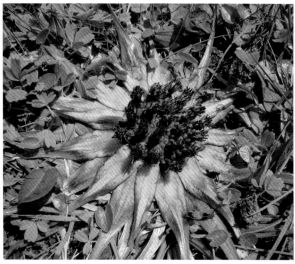

【生境分布】在祁连山分布于海拔 3000m 上下高山草地、河滩、沼泽地。甘肃、青海、四川、云南、西藏有分布。

■ 中药　匍地风毛菊

【入药部位】全草。

【采收加工】9 月采收，洗净，晒干。

【性味归经】味辛、苦，性平。

【功能主治】祛风除湿，通络舒筋。主治风湿痹痛，筋脉拘挛。

【用法用量】内服：15~24g。

【各家论述】味甘，性平。归肝、脾经。治中毒性热症，骨折。（《青藏高原药物图鉴》）

唐古特雪莲　东方风毛菊、东方雪莲花、血莲
Saussurea tangutica Maxim.

资源量：较常见

【形态特征】多年生草本，高 16~70cm。根状茎粗，上部被多数褐色残存的叶柄。茎直立，单生，被稀疏的白色长柔毛，紫色或淡紫色。基生叶有叶柄，柄长 2~6cm；叶片长圆形或宽披针形，长 3~9cm，宽 1~2.3cm，顶端急尖，基部渐狭，边缘有细齿，两面有腺毛；茎生叶长椭圆形或长圆形，顶端急尖，两面有腺毛；最上部茎叶苞叶状，膜质，紫红色，宽卵形，顶端钝，边缘有细齿，两面有粗毛和腺毛，包围头状花序或总花序。头

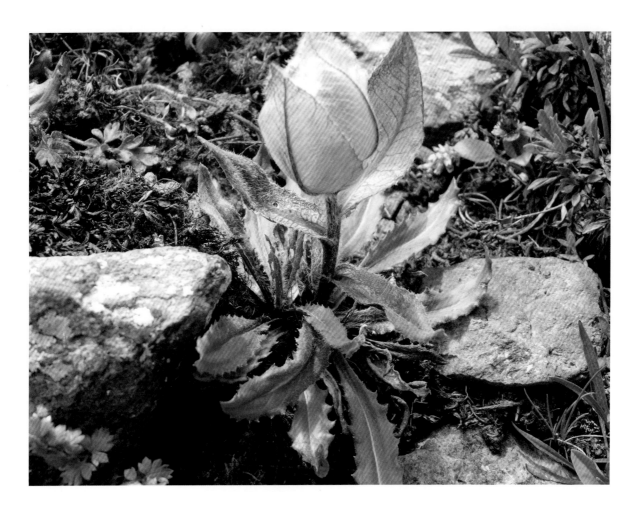

状花序无小花梗，1~5个，在茎端密集成直径3~7cm的总花序或单生茎顶；总苞宽钟状，直径2~3cm；总苞片4层，黑紫色，外面被黄白色的长柔毛，外层椭圆形，长5mm，宽2mm，顶端钝，中层长椭圆形，长1cm，宽2.5mm，顶端渐尖，内层线状披针形，长1.5cm，宽2mm，顶端长渐尖；小花蓝紫色，长1cm，管部与檐部等长。瘦果长圆形，长4mm，紫褐色；冠毛2层，淡褐色，外层短，糙毛状，长5mm，内层长，羽毛状，长1cm。花期7~9月，果期8~9月。

【生境分布】在祁连山分布于海拔3400~4500m高山流石滩、高山草地。河北、山西、甘肃、青海、四川、云南、西藏有分布。

■ 中药 唐古特雪莲

【入药部位】全草。

【采收加工】夏季采收，阴干。

【性味归经】味甘、苦，性寒。归肺经。

【功能主治】清热解毒。主治外感风热，发热，头痛，咳嗽，咽喉肿痛，荨麻疹。

【用法用量】内服：2~3g。

▨ 藏药　漏子多保

【入药部位】全草。

【采收加工】夏季采收，阴干。

【药　　性】味甘、酸，性温。

【功能主治】活血通经，散寒除湿，壮阳，强筋骨。主治流行性感冒，咽喉痛，温病时疫，月经不调，
风湿关节痛等。

【用法用量】内服：配方或单用。

乌苏里风毛菊　山牛蒡
Saussurea ussuriensis Maxim.

资源量：常见

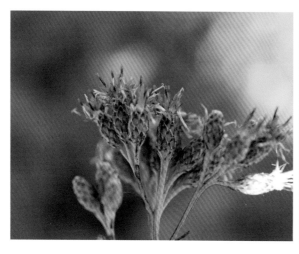
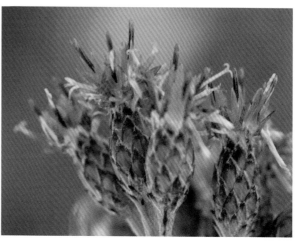

【形态特征】多年生草本，高 30~100cm。根状茎匍匐。茎直立，被疏柔毛或几无毛。基生叶在花
期与下部叶具长叶柄，卵形或矩圆状卵形，长 7~15cm，宽 5~7cm，顶端长或短渐尖，
基部心形或戟形，常羽状分裂，边缘有粗锯齿，上面及边缘有糙短毛，下面无毛，上
部叶无柄或几无柄，披针形或卵形，顶端渐尖，全缘或有浅齿。头状花序多数，在茎
和枝端排成伞房状，有短梗，有条形苞叶；总苞卵状筒形，长约 1cm，总苞片 5 层，
顶端及边缘常紫红色，被蛛丝状毛，外层卵形，顶端具短尖头，内层条形；花紫红色，

长 10~12mm。瘦果长 4~5mm；冠毛白色，外层糙毛状，内层羽毛状。花期 7~9 月，果期 8~9 月。

【生境分布】在祁连山分布于海拔 2200m 上下山坡草地、林下、河边。我国东北、华北及西北等省区有分布。

■ 中药 山牛蒡

【入药部位】根。

【采收加工】秋季采挖，除去茎叶，洗净，晾干。

【性味归经】味辛，性温。

【功能主治】祛风散寒，止痛。主治感冒头痛，风寒湿痹，劳伤疼痛。

【用法用量】内服：6~15g，或浸酒。

鸦 葱
罗罗葱
Scorzonera austriaca Willd.

资源量：常见

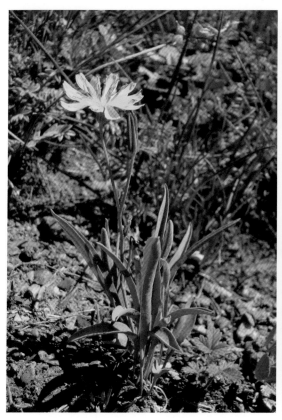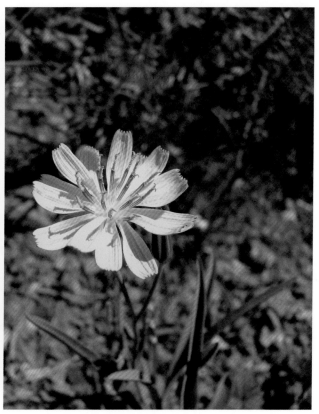

【形态特征】多年生草本，高 10~42cm。茎多数，簇生，不分枝，直立，光滑无毛，茎基被稠密的棕褐色纤维状撕裂的鞘状残遗物。基生叶线形、狭线形、线状披针形、线状长椭圆形、线状披针形或长椭圆形；茎生叶少数，2~3 枚，鳞片状，披针形或钻状披针形，基部心形，半抱茎。头状花序单生茎端；总苞圆柱状；总苞片约 5 层，外层三角形或卵状三角形，中层偏斜披针形或长椭圆形，内层线状长椭圆形；全部总苞片外面光滑无毛，顶端急尖、钝或圆形；舌状小花黄色。瘦果圆柱状，长 1.3cm，有多数纵肋，无毛，无脊瘤。冠毛淡黄色，长 1.7cm，与瘦果连接处有蛛丝状毛环，大部为羽毛状，羽枝蛛丝毛状，上部为细锯齿状。花期 5~7 月，果期 6~9 月。

【生境分布】在祁连山分布于海拔 2700m 上下山坡、草滩、河滩。我国多数省区有分布。

■ 中药　鸦葱

【别　　名】雅葱、上参、黄花地丁。

【入药部位】根或全草。

【采收加工】夏、秋季采收，洗净，鲜用或晒干。

【性味归经】味辛、苦，性寒。归心经。

【功能主治】清热解毒，消肿散结。主治疔疮痈疽，乳痈，跌打损伤，劳伤。

【用法用量】内服：6~10g。外用：捣烂敷。

【各家论述】消肿解毒。治五痨七伤，疔疮痈肿。（《南京民间药草》）

拐轴鸦葱　叉枝鸦葱
Scorzonera divaricata Turcz.

资源量：常见

【形态特征】多年生草本，高约 50cm。根状茎被鞘状或纤维状撕裂的残叶，全株黄绿色或灰绿色，有白粉，通常自根状茎上部发出多数铺散或直立的茎。茎叉状分枝、少分枝、不分枝或仅花序有分枝。叶条形，长 3~12cm，宽 1~3（~5）mm，无毛，顶端反卷弯曲或不反卷弯曲，上部叶渐小。头状花序单生枝端，有 4 或 5 个舌状花；总苞圆柱状，宽约 5mm，被白色短柔毛或脱毛；总苞片 3~4 层，外层卵形，内层长椭圆状披针形；花全部舌状，黄色，两性，结实。瘦果无毛无喙；冠毛羽状。花期 5~9 月，果期 6~10 月。

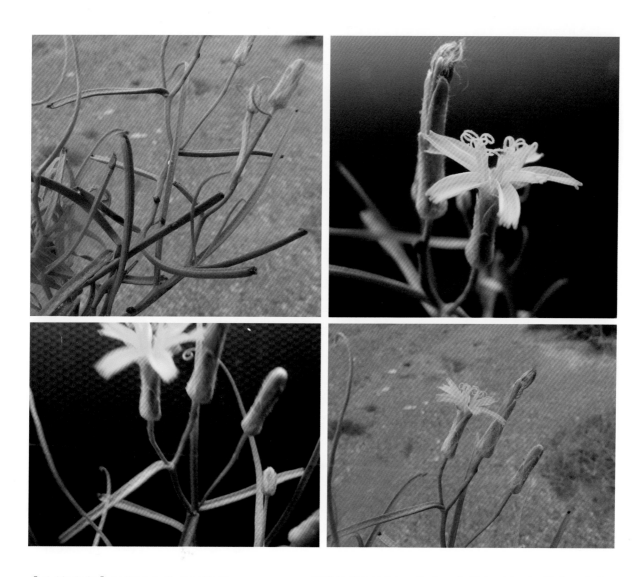

【**生境分布**】在祁连山分布于海拔 2000~2400m 荒漠地带干河床、沟谷。内蒙古、陕西、甘肃、青海、新疆有分布。

■ 中药　鸦葱

同"鸦葱"条。

额河千里光
斩龙草
Senecio argunensis Turcz.

资源量：常见

【**形态特征**】多年生草本，有歪斜的地下茎。茎直立，高 50~150cm，初被蛛丝状毛，上部有分枝。

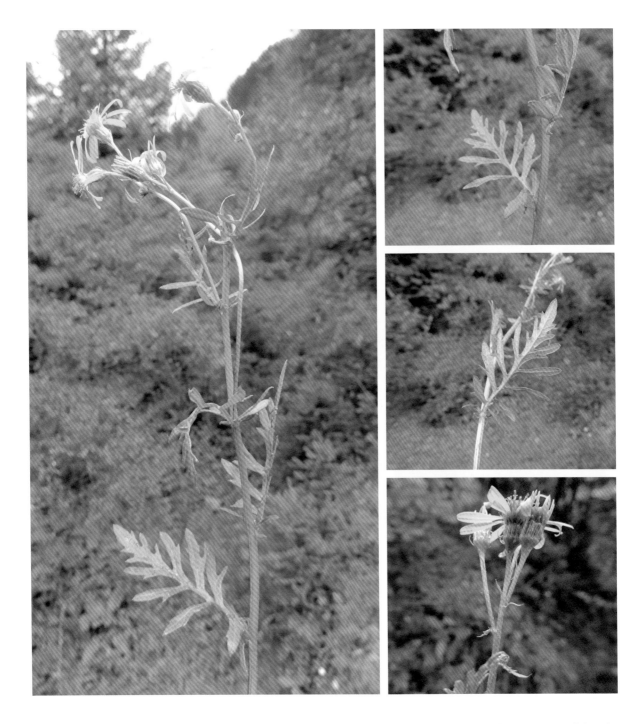

下部叶在花期枯萎；中部叶密集，叶片椭圆形，无柄，长 6~10cm，宽 3~6cm，羽状深裂，裂片约 6 对，条形，全缘或有 1~2 小裂片或齿，上面近无毛，下面色浅而被疏蛛丝状毛；上部叶小，有少数裂片或全缘。头状花序多数，复伞房状排列；梗细长，有细条形苞叶；总苞近钟状，长 5~6mm，外面有条形苞片；总苞片 1 层，约 13 个，条形，顶端尖，边缘膜质，背面被蛛丝状毛；舌状花 10 余个，黄色，舌片条形；筒状花多数。瘦果圆柱形，有纵沟；冠毛白色，长约 5mm。花期 7~8 月，果期 8~9 月。

【生境分布】在祁连山分布于海拔 2000~2400m 草坡、山地草甸。我国多数省区有分布。

■ 中药　斩龙草

【别　　名】千里光、大蓬蒿。

【入药部位】根及全草。

【采收加工】夏季采收，洗净鲜用或扎成把晒干。

【性味归经】味微苦，性寒。

【功能主治】清热解毒，清肝明目。主治痢疾，咽喉肿痛，目赤，痈肿疮疖，瘰疬，湿疹，疥癣，毒蛇咬伤，蝎蜂螫伤。

【用法用量】内服：15~30g，鲜品 30~60g，大剂量可用至 90g。外用：适量，鲜品捣敷，或煎汤熏洗。

【各家论述】①清热解毒。治蛇、蝎、蜂咬螫伤。（《东北常用中草药手册》）②清热解毒，去腐生肌，清肝明目。治急性结膜炎，咽喉炎，疮疖痈肿，湿疹，皮炎，毒蛇咬伤。（《内蒙古中草药》）

■ 蒙药　给其根那

【别　　名】古瑞、古瑞曼巴。

【入药部位】全草。

【采收加工】夏、秋季采集全草，洗净，晒干，切段，备用。

【药　　性】味苦，性寒。

【功能主治】清热解毒，治伤，接骨，止痛，燥希日乌素。主治脉瘟，疮痈肿毒，肠刺痛，外伤骨折。

【用法用量】内服：配方或单用。

华蟹甲
羽裂蟹甲草、花萝卜、水萝卜
Sinacalia tangutica (Maxim.) B. Nord.

资源量：常见

【形态特征】根状茎块状，具多数纤维状根。茎粗壮，中空，高 50~100cm，不分枝。叶具柄，下部茎叶花期常脱落，中部叶片厚纸质，卵形或卵状心形，羽状深裂；叶柄较粗壮，基部扩大且半抱茎。头状花序小，多数常排成多分枝宽塔状复圆锥状；总苞圆柱状，总苞片 5，线状长圆形，顶端钝，被微毛，边缘狭干膜质；舌状花 2~3 个，黄色，舌片长圆状披针形，顶端具 2 小齿，具 4 条脉；管状花 4，稀 7，花冠黄色，檐部漏斗状，

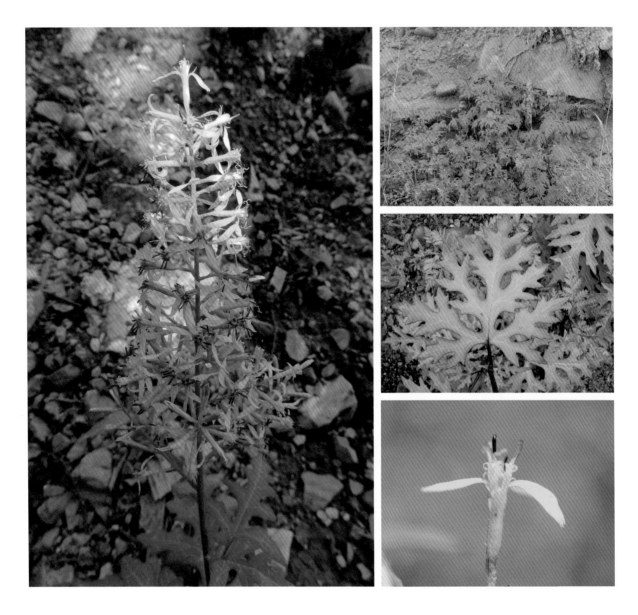

裂片长圆状卵形，长 1.5mm，顶端渐尖；花药长圆形，长 3.5~3.7mm，基部具短尾，附片长圆状渐尖；花柱分枝弯曲，长 1.5mm，顶端钝，被乳头状微毛。瘦果圆柱形，长约 3mm，无毛，具肋；冠毛糙毛状，白色，长 7~8mm。花期 7~9 月，果期 8~9 月。

【生境分布】在祁连山分布于冷龙岭以东林区海拔 2500m 上下林缘、沟谷。宁夏、青海、河北、山西、陕西、宁夏、甘肃、湖北、湖南、四川等地有分布。

■ 中药 羽裂蟹甲草

【别　　名】水葫芦七、登云鞋、山萝卜。

【入药部位】根茎。

【采收加工】秋季采挖，洗净晒干，或刮去外皮，蒸透晒干。

【性味归经】味辛、微苦，性平。

【功能主治】祛风，平肝，顺气化痰。主治风湿疼痛，头痛眩晕，胸胁胀满，咳嗽痰多。

【用法用量】内服：6~9g，或泡酒。

苣荬菜 南苦荬菜
Sonchus wightianus DC.

资源量：常见

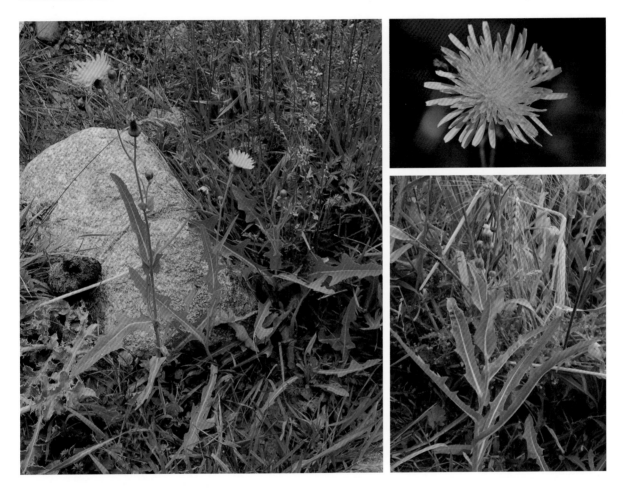

【形态特征】多年生草本，高 30~60cm。全株具乳汁。地下根状茎匍匐，着生多数须根。地上茎直立，少分枝，平滑。叶互生；无柄；叶片宽披针形或长圆状披针形，长 8~16cm，宽 1.5~2.5cm，先端有小尖刺，基部呈耳形抱茎，边缘呈波状尖齿或有缺刻，上面绿色，下面淡灰白色，两面均无毛。头状花序，少数，在枝顶排列成聚伞状或伞房状，头状花序直径 2~4cm，总苞及花轴都具有白绵毛，总苞片 4 列，最外 1 列卵形，内列披针形，长于最外列；全产为舌状花，鲜黄色；舌片条形，先端齿裂；雄蕊 5；雌蕊 1，子房下位，花柱纤细，柱头 2 深裂，花柱及柱头皆被白色腺毛。瘦果，侧扁，有棱，有与棱平行的纵肋，先端有多层白色冠毛。花期 5~8 月，果期 6~10 月。

【生境分布】在祁连山分布于海拔 1800~2300m 山坡、草地、路边。我国东北、华北及西北地区有分布。

■ 中药 苣荬菜

【别　　名】小蓟、苦葛麻、苣菜。

【入药部位】全草。

【采收加工】春季开花前采收，鲜用或晒干。

【性味归经】味苦，性寒。

【功能主治】清热解毒，利湿排脓，凉血止血。主治咽喉肿痛，疮疖肿毒，痔疮，急性细菌性痢疾，肠炎，肺脓肿，急性阑尾炎，衄血，咯血，尿血，便血，崩漏。

【用法用量】内服：9~15g，鲜品 30~60g，或鲜品绞汁。外用：适量，煎汤熏洗，或鲜品捣敷。

【各家论述】①清热解毒。治急性细菌性痢疾，急性喉炎，内痔脱出。（《河北中药手册》）②治白带及产后瘀血腹痛，阑尾炎。（《常见混淆中草药的识别》）

■ 蒙药 嘎查—淖高

【入药部位】全草。

【采收加工】春季开花前连根拔起，洗净，晒干。

【药　　性】味苦，性凉。

【功能主治】抑协日，清热，解毒，开胃。主治协日热引起的口苦，发热，胃痛，胸肋刺痛，食欲不振，巴达干包如病，胸口灼热，泛酸，作呕，胃腹不适。

【用法用量】内服：煮散剂，3~5g，或入丸、散。

苦苣菜
荼草、苦马菜、老鸦苦荬
Sonchus oleraceus L.

资源量：常见

【形态特征】一年生草本，高 30~100cm。根纺锤状。茎不分枝或上部分枝，无毛或上部有腺毛。叶

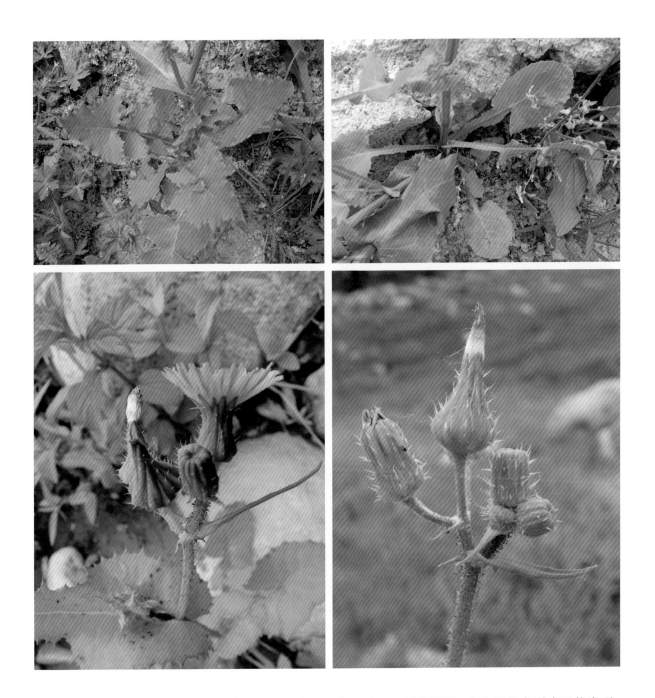

柔软无毛，长 10~18（~22）cm，宽 5~7（~12）cm，羽状深裂，大头羽状全裂或羽状半裂，顶裂片大或顶端裂片与侧生裂片等大，少有叶不分裂的，边缘有刺状尖齿，下部的叶柄有翅，基部扩大抱茎，中上部的叶无柄，基部宽大戟耳形。头状花序在茎端排成伞房状；梗或总苞下部初期有蛛丝状毛，有时有疏腺毛，总苞钟状，长 10~12mm，宽 6~10（~25）mm，暗绿色；总苞片 2~3 列；舌状花黄色，两性，结实。瘦果长椭圆状倒卵形，压扁，亮褐色、褐色或肉色，边缘有微齿，两面各有 3 条高起的纵肋，肋间有细皱纹；冠毛毛状，白色。花期 5~8 月，果期 6~10 月。

【生境分布】在祁连山分布于海拔 2000~2400m 山坡、林缘、田间、空旷处。我国多数省区有分布。

◾ 中药　苦菜

【别　　名】茶草、游冬、苦丁菜。

【入药部位】全草。

【采收加工】春、夏、秋季均可采收，鲜用或晒干。

【性味归经】味苦，性寒。归心、脾、胃、大肠经。

【功能主治】清热解毒，凉血止血。主治肠炎，痢疾，黄疸，淋证，咽喉肿痛，痈疮肿毒，乳腺炎，痔瘘，吐血，衄血，咯血，尿血，便血，崩漏。

【用法用量】内服：15~30g。外用：适量，鲜品捣敷，或煎汤熏洗，或取汁涂搽。

【各家论述】①主五脏邪气，厌谷胃痹。（《神农本草经》）②疗肠澼，渴，热中疾，恶疮。耐饥寒。（《名医别录》）③折之白乳汁出，常常点瘊子自落。（《本草衍义》）④凉血热，寒胃，发肚腹中诸积，利小便。（《滇南本草》）

◾ 蒙药　嘎希棍—诺高

【别　　名】扎库日。

【入药部位】全草。

【采收加工】夏、秋季采收，除去杂质，晒干，切段。

【药　　性】味甘、苦，性凉。

【功能主治】清热解毒，平息协日，开胃。主治协日热，口苦，口渴，发热，不思饮食，泛酸，胃痛，嗳气，巴干达宝日病。

【用法用量】内服：配方或单用。

皱叶绢毛苣

糖芥绢毛菊
Soroseris hookeriana (C. B. Clarke) Stebbins

资源量：较常见

【形态特征】多年生草本。根长圆锥形。茎直立而短，高 15~30cm。叶披针形，在高大植株中长可达 10cm，宽可达 2.5cm，但在短小植株中，长仅 2cm，宽 2~3mm，叶先端急尖，基部下延为叶柄，边缘羽状裂或具锯齿。头状花序，密集于茎端成圆柱形，通常有棕色长柔毛；总苞片长 9~14mm，外层总苞片 2 枚，线形，内层总苞片 4 枚；花全部舌状，

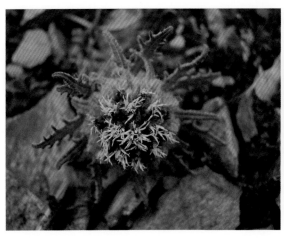 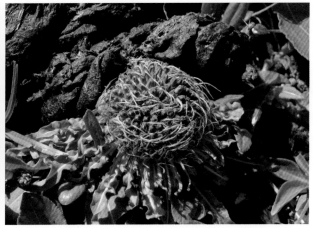

舌片黄色而基部带黑色，舌片先端 5 齿裂，筒部长 3.5~6mm。瘦果长圆形，冠毛基部草黄色或近白色，长 2~11mm。花期 6~9 月，果期 7~9 月。

【生境分布】在祁连山分布于冷龙岭以西海拔 3300~3800m 高山草甸、灌丛、砾石山坡。甘肃、陕西、西藏有分布。

▨ 中药　绢毛菊

【别　　名】空空参、空桶参、空洞参。

【入药部位】全草。

【采收加工】秋季花开时采收，鲜用或切碎晒干。

【性味归经】味苦、微辛，性寒。

【功能主治】清热解毒，凉血止血。主治感冒发热，咽喉肿痛，支气管炎，疮疖肿毒，乳腺炎，风湿痹痛，衄血，崩漏，带下病，跌打损伤。

【用法用量】内服：6~13g。

华蒲公英　碱地蒲公英
Taraxacum sinicum Kitag.

资源量：常见

【形态特征】多年生草本。根颈部有褐色残存叶基。叶倒卵状披针形或狭披针形，边缘叶羽状浅裂或全缘，具波状齿，内层叶倒向羽状深裂，顶裂片较大，长三角形或戟状三角形。花葶 1 至数个，高 5~20cm，长于叶，顶端被蛛丝状毛或近无毛；头状花序直径

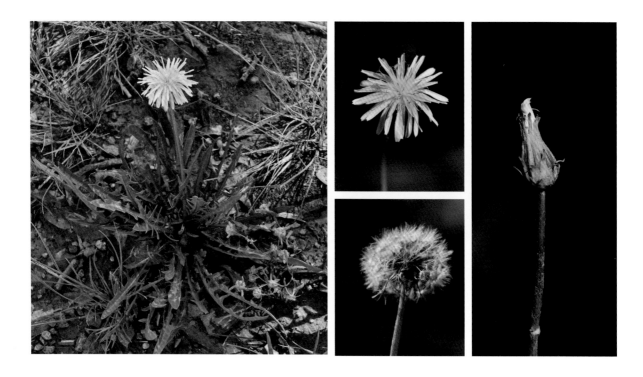

20~25mm；总苞小，淡绿色；总苞片 3 层，外层总苞片卵状披针形，有窄或宽的白色膜质边缘；内层总苞片披针形，长于外层总苞片的 2 倍；舌状花黄色，稀白色，边缘花舌片背面有紫色条纹。瘦果倒卵状披针形，淡褐色；冠毛白色。花期 6~8 月，果期 7~9 月。

【生境分布】在祁连山分布于盐碱地、草甸、草坡、砾石中。黑龙江、吉林、辽宁、内蒙古、河北、山西、陕西、甘肃、青海、河南、四川、云南等地有分布。

■ 中药 蒲公英

【别　　名】鬼公英、蒲公草、地丁。

【入药部位】全草。

【采收加工】开花前或刚开花时连根挖取，除去泥土，晒干。

【性味归经】味苦、甘，性寒。归肝、胃经。

【功能主治】清热解毒，消痈散结。主治乳痈，肺痈，肠痈，痄腮，疔毒疮肿，目赤肿痛，感冒发热，咳嗽，咽喉肿痛，胃炎，肠炎，痢疾，肝炎，胆囊炎，尿路感染，蛇虫咬伤。

【用法用量】内服：10~30g，大剂量可用至 60g，或捣汁，或入散剂。外用：适量，捣敷。

【各家论述】①蒲公英，其味甘平，其性无毒，当是入肝入胃，解热凉血之要药。乳痈属肝经，妇人经行后，肝经主事，故主妇人乳痈肿、乳毒并宜，生啖之良。（《本草经疏》）

②主妇人乳痈肿。（《新修本草》）③乌须发，壮筋骨。（《本草纲目》）④疗一切毒虫蛇伤。（《本草纲目拾遗》）

■ 蒙药 巴嘎巴盖—其其格

【别　　名】贝力格图—陡壁、那布其。

【入药部位】全草。

【采收加工】春、夏、秋季花开时采收，鲜用或晒干。

【药　　性】味甘苦、微甘，性凉。

【功能主治】清热解毒，平息协日，开胃。主治乳痈，瘟疫，淋巴结炎，黄疸，口苦，口渴，发热，胃热，不思饮食，宝日病，食物中毒，陈热。

【用法用量】内服：配方或单用。

蒲公英
蒙古蒲公英、黄花地丁、婆婆丁
Taraxacum mongolicum Hand. -Mazz.

资源量：常见

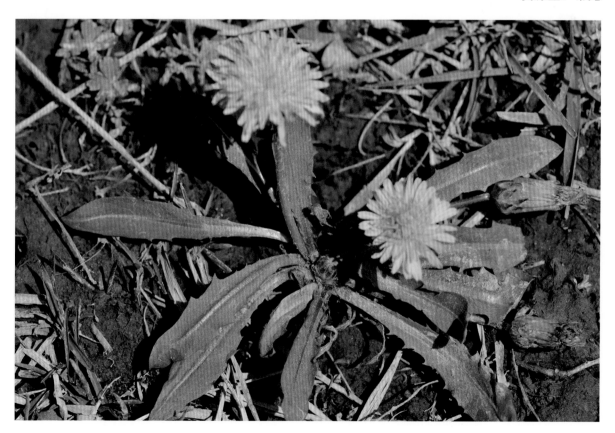

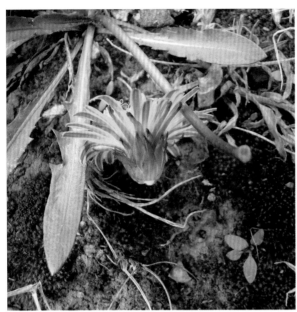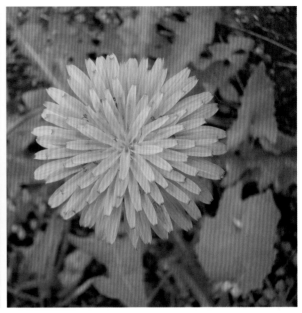

【形态特征】多年生草本。根垂直。叶莲座状平展，矩圆状倒披针形或倒披针形，长 5~15cm，宽 1~5.5cm，羽状深裂，侧裂片 4~5 对，矩圆状披针形或三角形，具齿，顶裂片较大，戟状矩圆形，羽状浅裂或仅具波状齿，基部狭成短叶柄，被疏蛛丝状毛或几无毛。花葶数个，与叶多少等长，上端被密蛛丝状毛；总苞淡绿色，外层总苞片卵状披针形至披针形，边缘膜质，被白色长柔毛，顶端有或无小角，内层条状披针形，长于外层 1.5~2 倍，顶端有小角；舌状花黄色。瘦果褐色，长 4mm，上半部有尖小瘤，喙长 6~8mm；冠毛白色。花期 4~9 月，果期 6~10 月。

【生境分布】在祁连山分布于山坡草地、路边、田野、河滩。我国东北、华北、华东、华中、西北、西南各省区有分布。

■ **中药** 蒲公英

同"华蒲公英"条。

■ **蒙药** 巴嘎巴盖—其其格

同"华蒲公英"条。

白缘蒲公英

热河蒲公英、山蒲公英、河北蒲公英

Taraxacum platypecidum Diels

资源量：常见

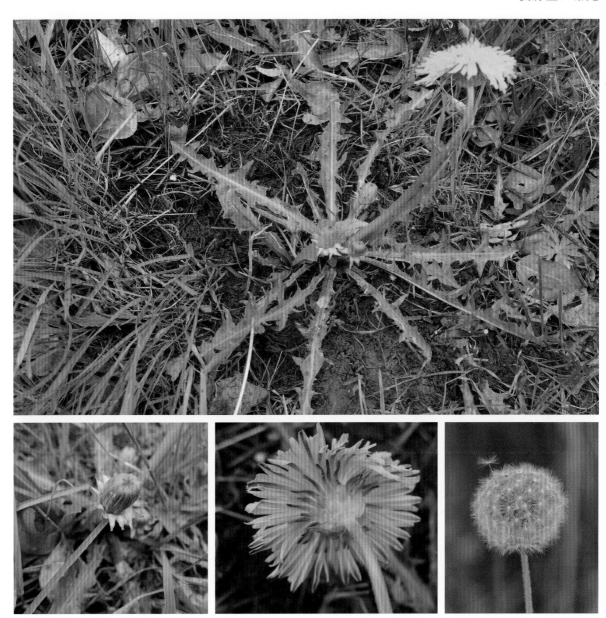

【形态特征】多年生草本。根颈部有黑褐色残叶基。叶宽倒披针形或披针状倒披针形，长
10~30cm，宽2~4cm，被疏蛛丝状长柔毛或几无毛，羽状分裂，侧裂片5~8对，三角形，
全缘或有疏齿，顶裂片较大，三角形。花葶数个，高达45cm，上部密被白色蛛丝状绵毛；
总苞长17~20mm，总苞片3~4层，外层宽卵形或卵状披针形，中央有暗绿色宽带，边
缘白色膜质，顶端粉红色，被疏睫毛，内层矩圆状条形，长约为外层的2倍；舌状花
黄色，外围的舌片外面有紫红色条纹。瘦果淡褐色，长4~5mm，上部有刺状小瘤，喙

长 10~12mm；冠毛白色，长 8~9mm。花期 5~7 月，果期 6~8 月。

【生境分布】在祁连山分布于山坡草地、路旁。黑龙江、吉林、辽宁、内蒙古、河北、山西、陕西、河南、湖北、四川等地有分布。

■ 中药　白缘蒲公英

【入药部位】全草。

【采收加工】开花前或刚开花时连根挖取，除净泥土，晒干。

【性味归经】味苦、甘，性寒。归肝、胃经。

【功能主治】清热解毒，消痈散结。主治乳痈，肺痈，肠痈，痄腮，疔毒疮肿，目赤肿痛，感冒发热，咳嗽，咽喉肿痛，胃炎，肠炎，痢疾，肝炎，胆囊炎，尿路感染，蛇虫咬伤。

【用法用量】内服：10~30g，大剂量可用至 60g，或捣汁，或入散剂。外用：适量，捣敷。

■ 蒙药　巴嘎巴盖—其其格

同"华蒲公英"条。

款　冬　冬花、九尽草、款花
Tussilago farfara L.

资源量：偶见

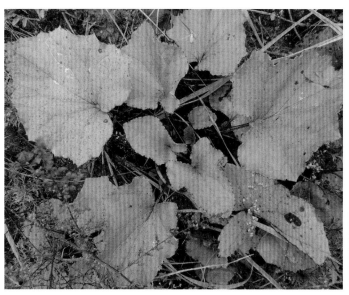
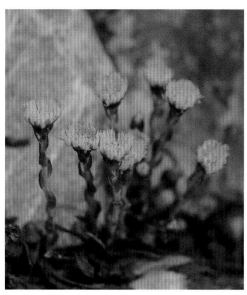

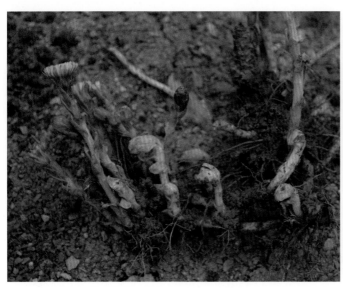
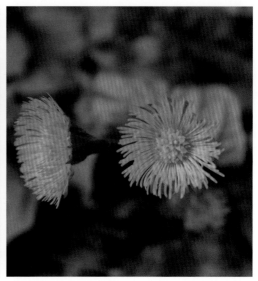

【形态特征】多年生草本。根状茎横生地下，褐色。后生出基生叶阔心形，具长叶柄，叶片长3~12cm，宽4~14cm，边缘有波状，顶端增厚的疏齿，掌状网脉，下面被密白色茸毛；叶柄长5~15cm，被白色棉毛。花早春，数个花葶从叶丛中抽出，高5~10cm，密被白色茸毛，有鳞片状，互生的苞叶，苞叶淡紫色。头状花序单生顶端，直径2.5~3cm，初时直立，花后下垂；总苞片1~2层，总苞钟状，结果时长15~18mm，总苞片线形，顶端钝，常带紫色，被白色柔毛或脱落，有时具黑色腺毛；边缘有多层雌花，花冠舌状，黄色，子房下位；柱头2裂；中央的两性花少数，花冠管状，顶端5裂；花药基部尾状；柱头头状，通常不结实。瘦果圆柱形，长3~4mm；冠毛白色，长10~15mm。花期3~5月，果期5月。

【生境分布】在祁连山分布于大通河下游海拔1900m上下山谷湿地、林下。我国东北、华北、华东、西北，以及湖北、湖南、江西、贵州、云南、西藏等地有分布。

■ 中药 款冬花

【别　　名】看灯花、艾冬花、九九花。

【入药部位】花蕾。

【采收加工】12月或地冻前当花尚未出土时采挖，除去花梗和泥沙，阴干。

【性味归经】味辛、微苦，性温。归肺经。

【功能主治】润肺下气，化痰止咳。主治新久咳嗽，气喘，劳嗽咳血。

【用法用量】内服：5~10g。

【各家论述】①主咳逆上气，善喘，喉痹，诸惊痫，寒热邪。（《神农本草经》）②主消渴，喘息呼吸。（《名医别录》）③主疗肺气心促，热乏劳咳，连连不绝，涕唾稠黏。治肺痿，肺痈，吐脓。（《药性论》）④润心肺，益五脏，除烦，补劳劣，消痰止嗽，肺痿吐血，心虚惊悸，洗肝明目及中风。（《日华子本草》）⑤温肺止嗽。（《医学启源》）

■ 蒙药　温都森—朝木日利格

【别　　名】岗嘎冲。

【入药部位】花蕾。

【采收加工】10月下旬至12月下旬在花未出土时采挖，摘取花蕾，去净花梗及泥土，阴干。

【药　　性】味苦，性寒。效钝、糙、燥。

【功能主治】清热，解毒，止泻。主治血协日热，毒热和热性腹泻等。

【用法用量】内服：配方或单用。

苍　耳
苍耳子、苍浪子、胡苍子
Xanthium sibiricum Patr.

资源量：常见

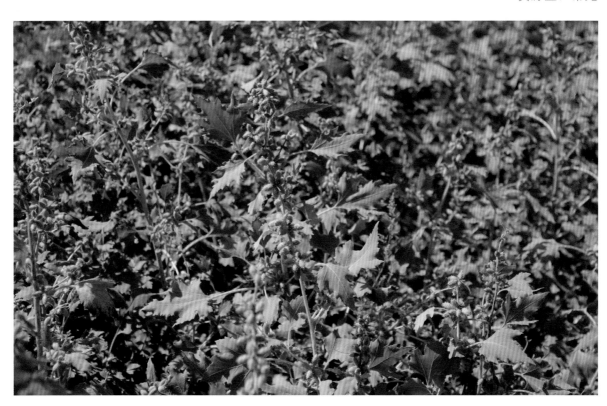

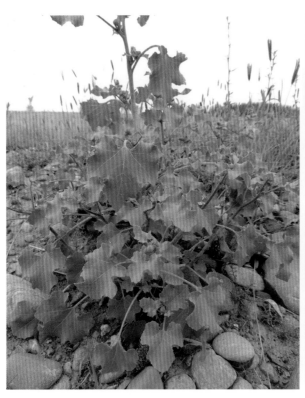
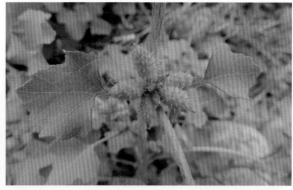
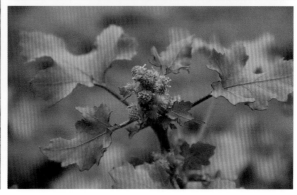

【形态特征】一年生草本，高达 90cm。叶三角状卵形或心形，长 4~9cm，宽 5~10cm，基出三脉，两面被贴生的糙伏毛；叶柄长 3~11cm。雄头状花序球形，密生柔毛；雌头状花序椭圆形，内层总苞片结成囊状；成熟的具瘦果的总苞变坚硬，绿色、淡黄色或红褐色，外面疏生具钩的总苞刺，苞刺长 1~1.5mm，喙长 1.5~2.5mm；瘦果 2，倒卵形。花期 7~8 月，果期 9~10 月。

【生境分布】在祁连山分布于海拔 2100m 上下荒野、路边、田边。我国东北、华北、华东、华南、西北及西南各省区有分布。

■ 中药　苍耳子

【别　　名】羊负来、只刺、道人头。

【入药部位】果实。

【采收加工】秋季果实成熟时采收，干燥，除去梗、叶等杂质。

【性味归经】味苦、辛，性温。有毒。归肺经。

【功能主治】散风寒，通鼻窍，祛风湿。主治风寒头痛，鼻塞流涕，鼻衄，鼻渊，风疹瘙痒，湿痹拘挛。

【用法用量】内服：3~10g。

【各家论述】①治一切风气，填髓暖腰脚，治瘰疬、疥癣及瘙痒。（《日华子本草》）②主风头寒痛，风湿周痹，四肢拘挛痛，恶肉死肌。久服益气，耳目聪明，强志轻身。（《神农本草经》）

▓ 中药　苍耳根

【入药部位】根。

【采收加工】秋后采挖，鲜用或切片晒干。

【性味归经】味微苦，性平。有小毒。

【功能主治】清热解毒，利湿。主治疔疮，痈疽，丹毒，缠喉风，阑尾炎，宫颈炎，痢疾，肾炎水肿，乳糜尿，风湿痹痛。

【用法用量】内服：15~30g，或捣汁，或熬膏。外用：适量，煎水熏洗，或熬膏涂。

【各家论述】①丁肿困重，生捣苍耳根叶，和小儿尿绞取汁，冷服一升，日三度。（《食疗本草》）②治同苍耳子，作浴汤去风润燥。（《医林纂要·药性》）③治咳嗽。（《广西中药志》）

▓ 中药　苍耳

【别　　名】常思、佛耳、野茄。

【入药部位】全草。

【采收加工】夏季割取全草，去泥，切段晒干或鲜用。

【性味归经】味苦、辛，性微寒。有小毒。归肺、脾、肝经。

【功能主治】祛风，散热，除湿，解毒。主治感冒，头风，头晕，鼻渊，目赤，目翳，风湿痹痛，拘挛麻木，风癞，疔疮，疥癣，皮肤瘙痒，痔疮，痢疾。

【用法用量】内服：6~12g，大剂量30~60g，或捣汁，或熬膏，或入丸、散。外用：适量，捣敷，或烧存性研末调敷，或煎水洗，或熬膏敷。

【各家论述】①治膝痛，溪毒。（《名医别录》）②主肝家热，明目。（《药性论》）③主大风癞痫，头风湿痹，毒在骨髓，除诸毒螫，杀疳湿䘌。（《新修本草》）④叶按安舌下，令涎出，去目黄好睡。（《本草拾遗》）

■ 中药　苍耳花

【入药部位】花。

【采收加工】夏季采收，鲜用或阴干。

【性味归经】味甘、苦，性温。

【功能主治】祛风，除湿，止痒。主治白癞顽痒，白痢。

【用法用量】内服：6~15g。外用：适量，捣敷。

【各家论述】①主白癞顽痒。（《本草纲目》）②治白痢。（《南宁市药物志》）

■ 蒙药　浩尼—音—獐古

【别　　名】那得玛、好您—章古。

【入药部位】全草。

【采收加工】春、夏季采收，除去杂质，晒干，切段。

【药　　性】味苦、辛，性温。有毒。

【功能主治】愈伤。主治疮疡，外伤。

黄缨菊

黄樱菊
Xanthopappus subacaulis C. Winkl.

资源量：常见

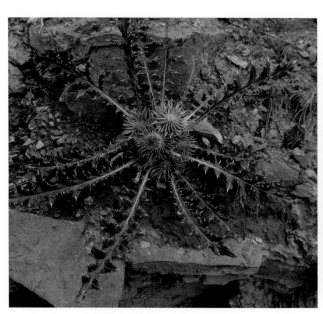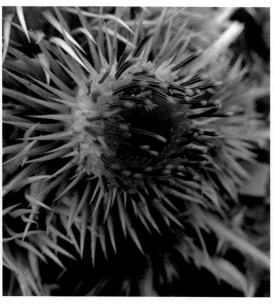

【形态特征】多年生无茎草本。根状茎粗壮，直径可达 2.5cm，颈部被纤维状残存叶柄。叶莲座状，平展；叶柄长约 10cm，扁而多沟纹，密被白色蛛丝状绒毛；叶革质；叶片长圆状披针形，长 20~30cm，宽 5~8cm，羽状深裂，裂片边缘有不规则小裂片，上面无毛，下面密被灰白蛛丝状绒毛，脉明显，边缘具硬刺。头状花序数个至 10 余个密集成近球状，直径达 5~12cm，花序梗粗壮，长 5~6cm，有 1~2 个线形的苞叶；总苞宽钟状，宽达 6cm；总苞片数层，覆瓦状排列，条状披针形，先端刻尖，干时禾黄色，外层开展下弯；花黄色，花冠 3~4cm，先端 5 浅裂，裂片线形。瘦果倒卵形，长约 8mm，扁平，有不明显的脉纹；冠毛淡黄色刚毛状。花期 7~8 月，果期 8~9 月。

【生境分布】在祁连山分布于海拔 2900~4000m 草甸、草原、干燥山坡。云南、四川、青海、甘肃等地有分布。

■ 中药　九头妖

【别　　名】黄冠菊。

【入药部位】全草。

【采收加工】春、夏季采收，切段，晒干。

【性味归经】味苦，性微寒。有小毒。

【功能主治】止血。主治吐血，消化道溃疡出血，子宫出血，过敏性紫癜。

【用法用量】内服：3~9g。

香蒲科

水 烛

狭叶香蒲、窄叶香蒲、香蒲
Typha angustifolia L.

资源量：常见

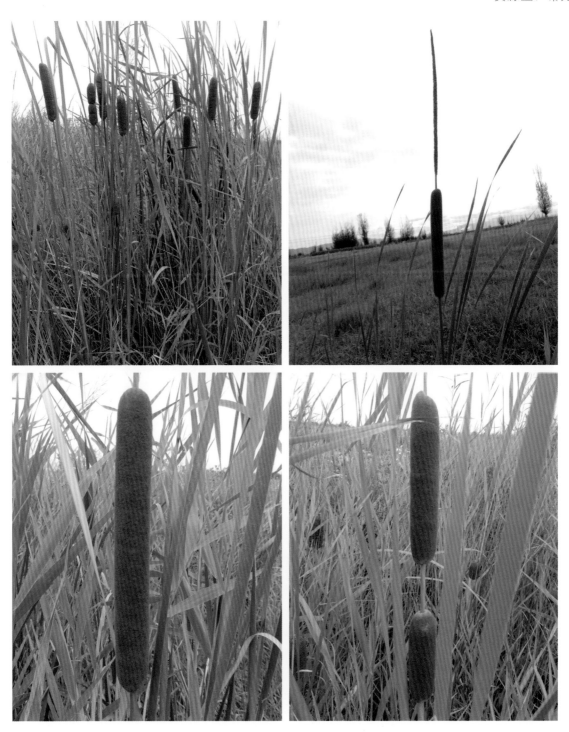

【形态特征】多年生水生或沼生草本。根状茎乳黄色，先端白色。茎直立，高 1.5~3m。叶狭条形，宽 5~8mm，稀可达 10mm。穗状花序圆柱形，长 30~60cm，雌雄花序不连接；雄花序在上，长 20~30cm，雄花有雄蕊 2~3 枚，花粉粒单生；雌花序在下，长 10~30cm，成熟时直径 10~25mm；雌花的小苞片比柱头短，柱头条状矩圆形。小坚果长椭圆形，长约 1.5mm，具褐色斑点，纵裂。种子深褐色，长 1~1.2mm。花期 6~9 月，果期 7~9 月。

【生境分布】在祁连山分布于全山系湖泊、河流、池塘浅水处，沼泽、沟渠亦常见。我国多数省区有分布。

■ 中药　蒲黄

【别　　名】蒲厘花粉、蒲花、蒲草黄。

【入药部位】花粉。

【采收加工】夏季采收蒲棒上部的黄色雄花序，晒干后碾轧，筛取花粉。

【性味归经】味甘，性平。归肝、心包经。

【功能主治】止血，化瘀，通淋。主治吐血，衄血，咯血，崩漏，外伤出血，经闭痛经，胸腹刺痛，跌扑肿痛，血淋涩痛。

【用法用量】内服：5~10g，包煎。外用：适量，敷患处。

【各家论述】①主心腹膀胱寒热，利小便，止血，消瘀血。（《神农本草经》）②通经脉，止女子崩中不佳，主痢血，止鼻衄，治尿血，利水道。（《药性论》）

小香蒲 *Typha minima* Funk.

资源量：常见

【形态特征】多年生沼生草本，细弱，高 30~50cm。根茎粗壮。叶具大形膜质叶鞘，基生叶具细条形叶片，宽不及 2mm，茎生叶仅具叶鞘而无叶片。穗状花序长 10~12cm，雌雄花序不连接，中间相隔 5~10mm；雄花序在上，圆柱状，长 5~9cm，雄花具单一雄蕊，基部无毛；雌花序在下，长椭圆形，长 1.5~4cm，成熟时直径 8~15mm，雌花有多数基生的顶端稍膨大的长毛，小苞片与毛近等长而比柱头短，子房具长柄，柱头披针形。花期 5~7 月，果期 6~9 月。

【生境分布】在祁连山分布于全山系池塘、沼泽、水沟边浅水处。我国多数省区有分布。

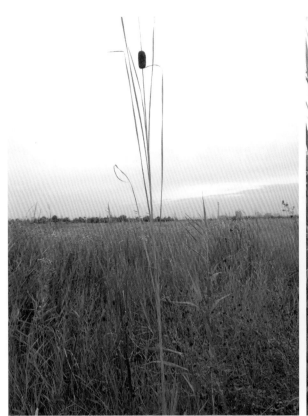 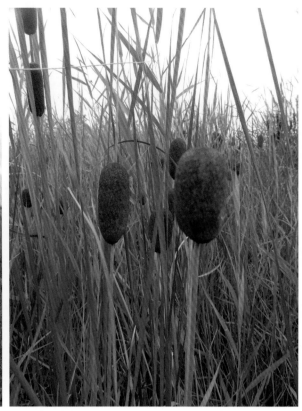

■ **中药** 蒲黄

同"水烛"条。

眼子菜科

浮叶眼子菜
西藏眼子菜
Potamogeton natans L.

资源量：常见

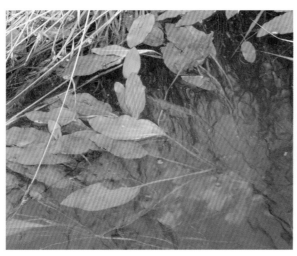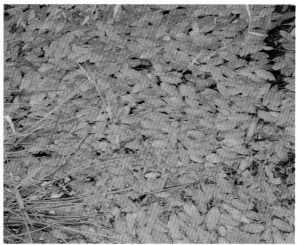

【形态特征】多年生草本。根状茎匍匐。茎少分枝，直径 1~2mm。叶 2 型；沉水叶常为叶柄状，条形，长达 10cm，宽 1~2mm，很少有叶片；浮水叶有长柄，叶片卵状矩圆形至椭圆形，长 4~10cm，宽 2~4cm，顶端急尖或钝圆，基部心形或下延于叶柄，全缘，有脉多条；托叶条状披针形，长约 5cm，膜质而多脉。穗状花序于茎端腋生，梗长 5~10cm，比茎略粗，穗长 3~5cm，有较密生的花。小坚果倒卵形，长 3~4mm，宽 2.5~3mm，背部有脊，侧脊不明显，顶端有短喙。花期 7~8 月，果期 8~9 月。

【生境分布】在祁连山分布于全山系湖泊、沼泽、沟塘等静水或缓流中。我国北方多数省区有分布。

■ 中药 水案板

【入药部位】全草。

【采收加工】8~10 月采收，鲜用或切段晒干。

【性味归经】味微苦，性凉。归脾、胃、大肠经。

【功能主治】清热解毒，除湿利水。主治目赤肿痛，疮痈肿毒，黄疸，水肿，痔疮出血，蛔虫病。

【用法用量】内服：6~15g。外用：鲜品捣敷。

【各家论述】 解热，利水，止血，补虚，健脾。治结膜炎，牙痛，水肿，黄疸，痔疮，蛔虫病，干血痨，小儿疳积。（《西藏常用中草药》）

篦齿眼子菜 龙须眼子菜、线形眼子菜
Stuckenia pectinata (Linnaeus) Borner

资源量：常见

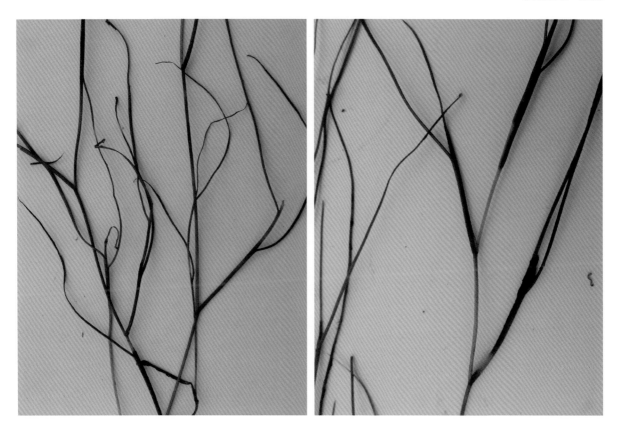

【形态特征】 沉水草本。根茎发达，白色，直径 1~2mm，具分枝，常在根茎及其分枝的顶端形成长 0.7~1cm 的小块茎状的卵形休眠芽体。茎长 50~200cm，近圆柱形，纤细，直径 0.5~1mm，下部分枝稀疏，上部分枝稍密集。叶线形，长 2~10cm，宽 0.3~1mm，先端渐尖或急尖，基部与托叶贴生成鞘；鞘长 1~4cm，绿色，边缘叠压而抱茎，顶端具长 4~8mm 的无色膜质小舌片；叶脉 3 条，平行，顶端连接，中脉显著，有与之近于垂直的次级叶脉，边缘脉细弱而不明显。穗状花序顶生，具花 4~7 轮，间断排列；花序梗细长，与茎近等粗；花被片 4，圆形或宽卵形，直径约 1mm；雌蕊 4 枚，通常仅 1~2 枚可发育为成熟果实。果实倒卵形，长 3.5~5mm，宽 2.2~3mm，顶端斜生长约 0.3mm 的喙，背部钝圆。花期 5~8 月，果期 6~9 月。

【生境分布】在祁连山分布于湖泊、池塘等静水或缓流中。我国南北各省区均产。

■ **中药** 龙须眼子菜

【入药部位】全草。

【采收加工】6~7 月采收，洗去污泥，晾干。

【性味归经】味微苦，性凉。

【功能主治】清热解毒。主治肺炎，疮疖。

【用法用量】内服：3~7g。外用：适量，煎汁熬膏敷。

【各家论述】全草入药，性凉，味微苦，有清热解毒之功效，治肺炎，疮疖。（《中国植物志》）

■ **藏药** 齐相嘎毛

【别　　名】息象尕尔毛。

【入药部位】全草。

【采收加工】6~7 月采全草，备用。外用时，将全草切碎用水煎熬，滤去渣，熬液成膏。

【药　　性】味微苦，性寒。

【功能主治】主治肺炎。外用主治疮疖。

【用法用量】内服：配方或单用。外用：熬膏。

■ **蒙药** 乌存—呼日西

【入药部位】全草。

【采收加工】夏季采收，除去杂质，晒干，切段。

【药　　性】味苦、涩，性凉。

【功能主治】清肺，愈伤。主治肺热咳嗽，疮疡，烧伤。

【用法用量】内服：配方或单用。

穿叶眼子菜

抱茎眼子菜

Potamogeton perfoliatus L.

资源量：常见

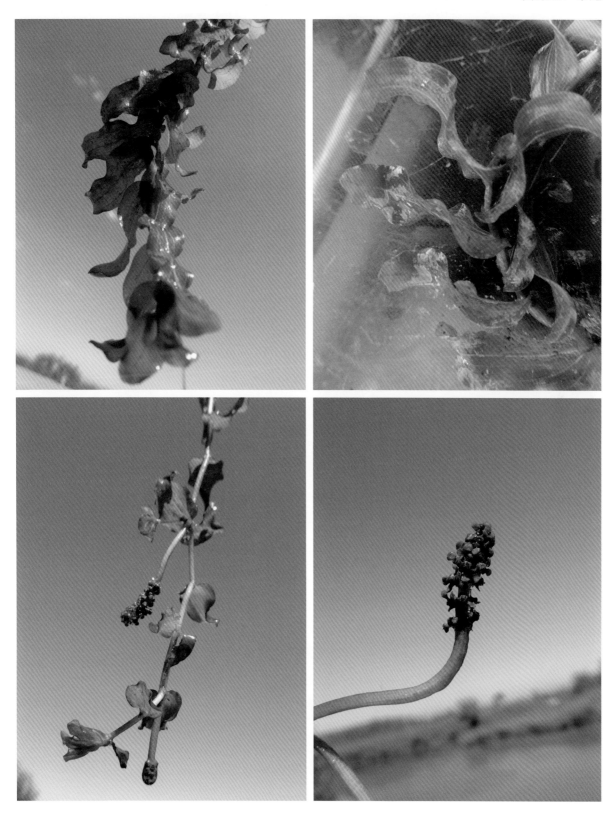

【形态特征】多年生沉水草本。具发达的根茎。根茎白色，节处生有须根。茎圆柱形，直径 0.5~2.5mm，上部多分枝。叶卵形、卵状披针形或卵状圆形，无柄，先端钝圆，基部心形，呈耳状抱茎，边缘波状，常具极细微的齿；基出 3 脉或 5 脉，弧形，顶端连接，次级脉细弱；托叶膜质，无色，长 3~7mm，早落。穗状花序顶生，具花 4~7 轮，密集或稍密集；花序梗与茎近等粗，长 2~4cm；花小，被片 4，淡绿色或绿色；雌蕊 4 枚，离生。果实倒卵形，长 3~5mm，顶端具短喙，背部 3 脊，中脊稍锐，侧脊不明显。花期 5~9 月，果期 6~9 月。

【生境分布】在祁连山分布于全山系，生于沼泽、渠边、河流等水体。我国东北、华北、西北，以及山东、河南、湖南、湖北、贵州、云南等地有分布。

▨ 中药 酸水草

【别　　名】眼子菜。

【入药部位】全草。

【采收加工】夏、秋季采收，鲜用或晒干。

【性味归经】味淡、微辛，性凉。

【功能主治】祛风利湿。主治湿疹，皮肤瘙痒。

【用法用量】内服：鲜品 100g，配方用。外用：水煎外洗。

水麦冬科

海韭菜 圆果水麦冬
Triglochin maritima Linnaeus

资源量：常见

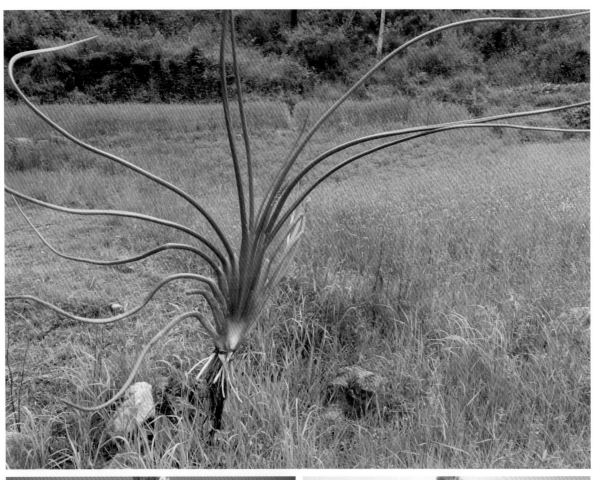

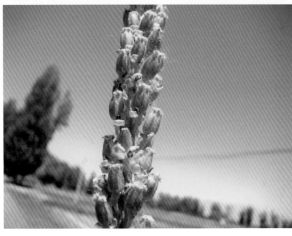

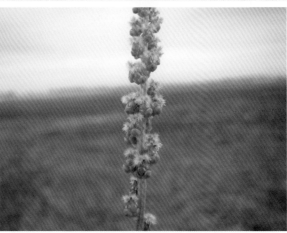

【**形态特征**】多年生草本，植株稍粗壮。根茎短，着生多数须根，常有棕色叶鞘残留物。叶全部基生，条形，长 7~30cm，宽 1~2mm，基部具鞘，鞘缘膜质，顶端与叶舌相连。花葶直立，较粗壮，圆柱形，光滑，中上部着生多数排列较紧密的花，呈顶生总状花序，花梗长约 1mm，开花后长可达 2~4mm；花两性；花被片 6 枚，绿色，2 轮排列，外轮呈宽卵形，内轮较狭；雄蕊 6 枚，分离，无花丝；雌蕊淡绿色，由 6 枚合生心皮组成，柱头毛笔状。蒴果 6 棱状椭圆形或卵形，长 3~5mm，直径约 2mm，成熟后呈 6 瓣开裂。花期 6~8 月，果期 7~9 月。

【**生境分布**】在祁连山分布于海拔 2000~3400m 湿盐碱地、沼泽地。我国东北、华北、西北、西南等省区有分布。

■ **中药** 海韭菜

【**入药部位**】全草。

【**采收加工**】6~7 月采收全草，切段，晒干。

【**性味归经**】味甘，性平。归肺、胃、肾经。

【**功能主治**】清热生津，解毒利湿。主治热盛伤津，胃热烦渴，小便淋痛。

【**用法用量**】内服：6~12g。

【**各家论述**】①果实：滋补，止泻，镇静。治眼病。（《青藏高原药物图鉴》）②全草：清热养阴，生津止渴。（《全国中草药汇编》）

■ **藏药** 纳然姆

【**入药部位**】地上部分。

【**采收加工**】6~9 月采收地上部分，除去杂质，洗净，晾干，备用。

【**药　　性**】味苦、涩、微甘，性寒。

【**功能主治**】清热，止泻，利水，行血祛瘀。主治胃病，消化不良，肠热腹痛，腹泻，肾脏病，尿血，水肿，月经不调等。

【**用法用量**】内服：配方或单用。

■ **蒙药** 西乐—额布斯

【入药部位】果实。

【采收加工】秋季采收，除去杂质，晒干。

【药　　性】味甘、涩，性温。效轻、燥。

【功能主治】止泻，健胃。主治久泻腹痛，嗳气。

【用法用量】内服：配方或单用。

水麦冬 *Triglochin palustris* Linnaeus

资源量：常见

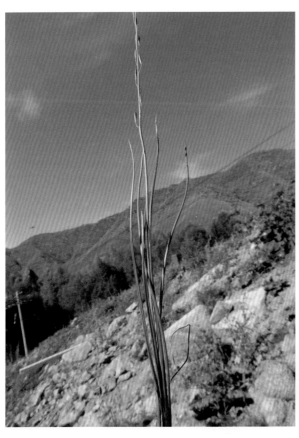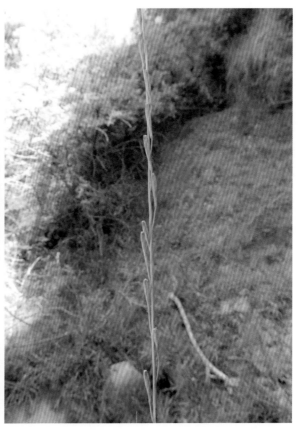

【形态特征】多年生湿生草本。根茎短，生有多数须根。叶全部基生，条形，长达 20cm，宽约
　　　　　1mm，先端钝，基部具鞘，两侧鞘缘膜质，残存叶鞘纤维状。花葶细长，直立，圆柱形，
　　　　　无毛；总状花序，花排列较疏散；花梗长约 2mm；花被片 6 枚，绿紫色，椭圆形或舟
　　　　　形，长 2~2.5mm；雄蕊 6 枚，近无花丝，花药卵形，长约 1.5mm，2 室；雌蕊由 3 个

合生心皮组成，柱头毛笔状。蒴果棒状条形，长约 6mm，直径约 1.5mm，成熟时自下至上呈 3 瓣开裂，仅顶部联合。花期 6~8 月，果期 7~9 月。

【生境分布】在祁连山分布于海拔 2000~3200m 草甸咸湿地或浅水处。我国东北、华北、西北、西南有分布。

▥ 中药　水麦冬

【入药部位】果实。

【采收加工】9~10 月采果，晾干，备用。

【性味归经】味酸、涩，性平。

【功能主治】消炎，止泻。主治眼痛，腹痛。

【用法用量】内服：研末与其他药配用。

▥ 藏药　纳然姆

同"海韭菜"条。

▥ 蒙药　西乐—额布斯

同"海韭菜"条。

禾本科

醉马草 药老、药草、醉针茅
Achnatherum inebrians (Hance) Keng

资源量：常见

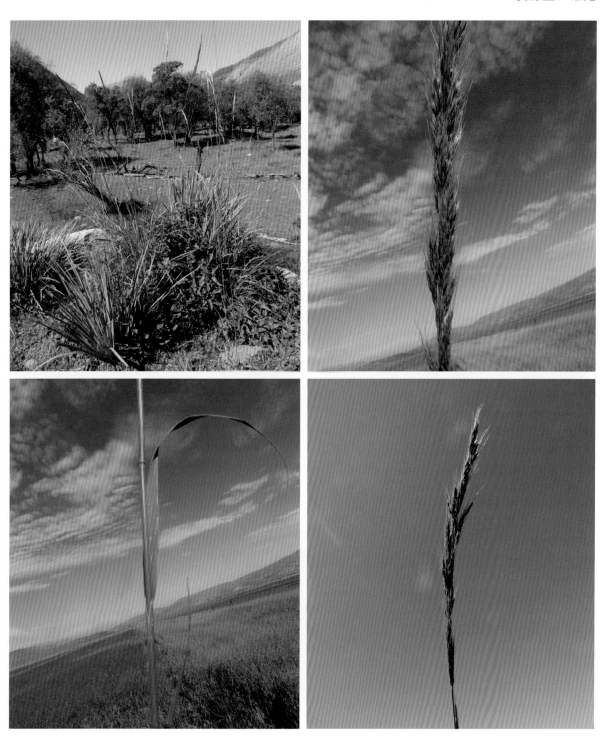

【形态特征】多年生草本。秆高 60~100cm，节下贴生微毛。叶片较硬，卷折，宽 2~7mm。圆锥花序紧缩呈穗状，长 10~25cm，宽 10~15mm，小穗灰绿色，成熟后变为褐铜色或带紫色，长 5~6mm，含 1 小花；颖几等长，膜质，具 3 脉；外稃长约 4mm，顶端具 2 微齿，背部遍生柔毛，3 脉，于顶端汇合，基盘钝而有毛；芒长约 10mm，中部以下稍扭转；内稃具 2 脉，脉间被柔毛；花药长约 2mm，顶端具毫毛。颖果圆柱形，长约 3mm。花期 7~9 月，果期 8~10 月。

【生境分布】在祁连山分布于海拔 2500m 上下高山草原、山坡草地、田边、路旁、河滩。内蒙古、甘肃、宁夏、新疆、西藏、青海、四川等地有分布。

■ 中药　醉针茅

【别　　名】药老、药草、米米蒿。

【入药部位】全草、根。

【采收加工】夏季采收，洗净，晒干或鲜用。

【性味归经】味苦，性平。

【功能主治】全草：消肿，止痛。主治关节肿痛。根：解毒消肿。主治疮疡肿毒，腮腺炎。

【用法用量】外用：根，适量，捣敷或研末调涂。全草，适量，浸酒涂。

芨芨草　*Achnatherum splendens* (Trin.) Nevski

资源量：常见

【形态特征】多年生。须根具砂套。秆丛生，坚硬，高 0.5~2.5m，粗 3~5mm。叶片坚韧，卷折，长 30~60cm。圆锥花序开展，长 40~60cm；小穗长 4.5~6.5mm（芒不计），灰绿或带紫色，含 1 小花；颖膜质，第一颖较第二颖短 1/3，外稃厚纸质，长 4~5mm，背部密生柔毛，顶端 2 裂齿；基盘钝圆，有柔毛；芒自外稃齿间伸出，直立或微曲，但不扭转，长 5~10mm，易落；内稃 2 脉而无脊，脉间有毛，成熟后多少露出；花药长 2.5~3.5mm，顶端具毫毛。花期 6~9 月，果期 7~10 月。

【生境分布】在祁连山分布于海拔 2000~2700m 山地草原。我国西北、东北、华北各省区有分布。

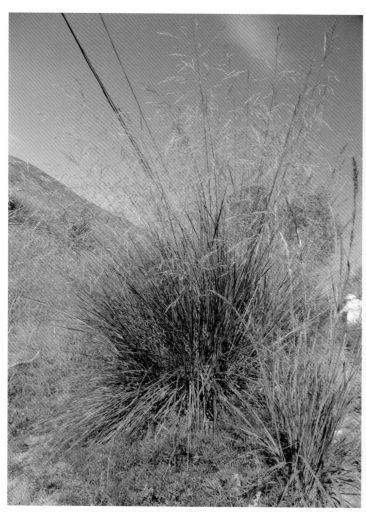
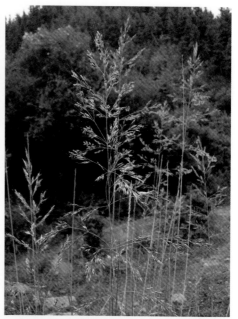
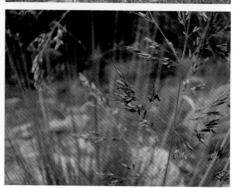

■ **中药** 芨芨草

【别　　名】枳机草、席机草、席箕草。

【入药部位】花、茎、根或种子。

【采收加工】夏、秋季开花时采收花，晒干。茎、根全年均可采。种子秋季采，晒干。

【性味归经】味甘、淡，性平。

【功能主治】花：利尿，止血。主治小便不利，内出血。茎、根或种子：清热利尿。主治尿路感染，尿闭。

【用法用量】内服：茎15~30g，种子10~15g，花15~30g。

【各家论述】①利尿。主治尿路感染，尿闭。（《内蒙古中草药》）②利尿清热。（《沙漠地区药用植物》）

野燕麦
燕麦草、乌麦、野麦草
Avena fatua L.

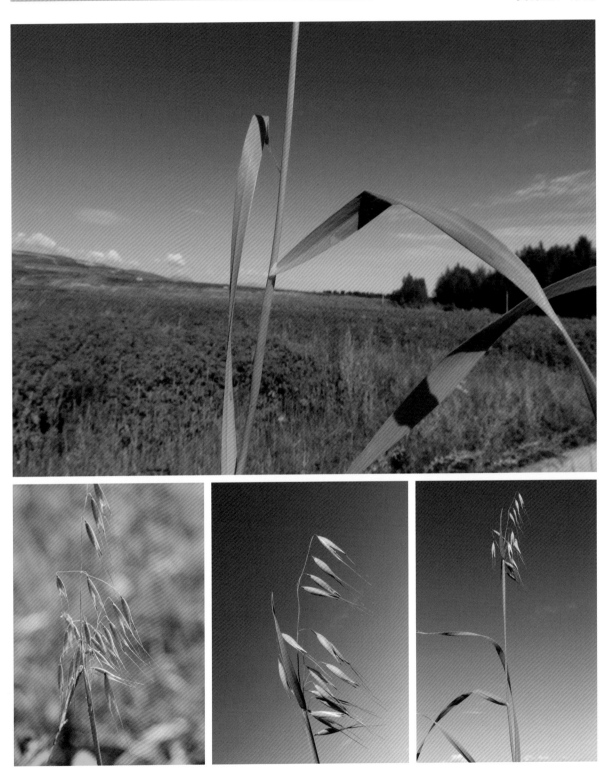

【形态特征】一年生。须根较坚韧。秆直立，光滑无毛，高 60~120cm，具 2~4 节。叶鞘松弛，光滑或基部者被微毛；叶舌透明膜质，长 1~5mm；叶片扁平，长 10~30cm，宽 4~12mm，微粗糙，或上面和边缘疏生柔毛。圆锥花序开展，长 10~25cm，分枝具棱角，粗糙；小穗长 18~25mm，含 2~3 小花，其柄弯曲下垂，顶端膨胀；小穗轴密生淡棕色或白色硬毛，其节脆硬易断落，第一节间长约 3mm；颖草质，几相等，通常具 9 脉；外稃质地坚硬，第一外稃长 15~20mm，背面中部以下具淡棕色或白色硬毛，芒自稃体中部稍下处伸出，长 2~4cm，膝曲，芒柱棕色，扭转。颖果被淡棕色柔毛，腹面具纵沟，长 6~8mm。花期 6~9 月，果期 7~9 月。

【生境分布】在祁连山分布于海拔 2500~3000m 荒芜田野。广布于我国南北各省区。

▨ **中药** 野麦子

【入药部位】果实。

【采收加工】夏、秋季果实成熟时采收，晒干。

【性味归经】味甘，性温。

【功能主治】补虚止汗。主治虚汗不止。

【用法用量】内服：10~15g。

▨ **中药** 燕麦草

【别　　名】乌麦、野麦草。

【入药部位】全草。

【采收加工】在未结实前采割全草，晒干。

【性味归经】味甘，性平。

【功能主治】收敛止血，固表止汗。主治吐血，便血，血崩，自汗，盗汗，白带异常。

【用法用量】内服：15~30g。

雀 麦 牛星草、野麦、野小麦
Bromus japonicus Thunb. ex Murr.

资源量：常见

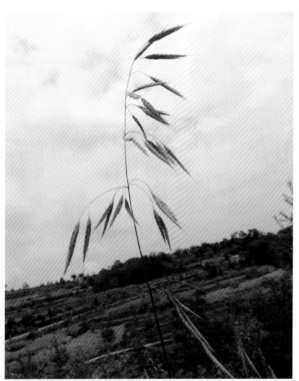
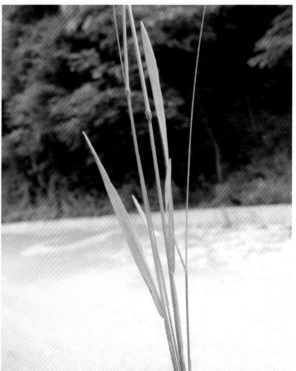
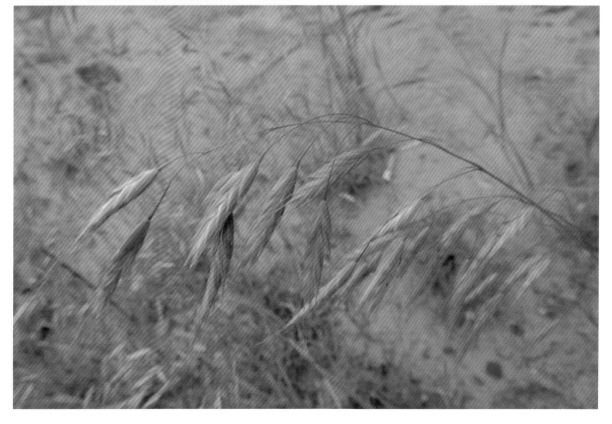

【**形态特征**】一年生草本。秆直立，高 40~90cm。叶鞘闭合，被柔毛；叶舌先端近圆形，长 1~2.5mm；叶片长 12~30cm，宽 4~8mm，两面生柔毛。圆锥花序疏展，长 20~30cm，宽 5~10cm，具 2~8 分枝，向下弯垂；分枝细，长 5~10cm，上部着生 1~4 枚小穗；小穗黄绿色，密生 7~11 小花，长 12~20mm，宽约 5mm；颖近等长，脊粗糙，边缘膜质，第一颖长 5~7mm，具 3~5 脉，第二颖长 5~7.5mm，具 7~9 脉；外稃椭圆形，草质，边缘膜质，长 8~10mm，一侧宽约 2mm，具 9 脉，微粗糙，顶端钝三角形，芒自先端下部伸出，长 5~10mm，基部稍扁平，成熟后外弯；内稃长 7~8mm，宽约 1mm，两脊疏生细纤毛；小穗轴短棒状，长约 2mm；花药长 1mm。颖果长 7~8mm。花期 5~7 月，果期 6~8 月。

【**生境分布**】在祁连山分布于海拔 2600m 上下山坡林缘、荒野路旁、河谷滩湿。我国多数省区有分布。

■ **中药** 雀麦

【**别　　名**】野大麦、山大麦、爵麦。

【**入药部位**】全草。

【**采收加工**】4~6 月采收，晒干。

【**性味归经**】味甘，性平。

【**功能主治**】止汗，催产。主治汗出不止，难产。

【**用法用量**】内服：15~30g。

【**各家论述**】①主女人产不出。煮汁饮之。（《新修本草》）②去虫。（《品汇精要》）

■ **中药** 雀麦米

【**入药部位**】种子。

【**采收加工**】4~6 月采收，晒干。

【**性味归经**】味甘，性平。

【**功能主治**】益肝和脾。

【**用法用量**】内服：煮食，适量。

【**各家论述**】①滑肠。（《本草纲目》）②益肝和脾。（《本经逢原》）

箭 竹 法氏竹、华桔竹、拐棍竹
Fargesia spathacea Franch.

资源量：稀少

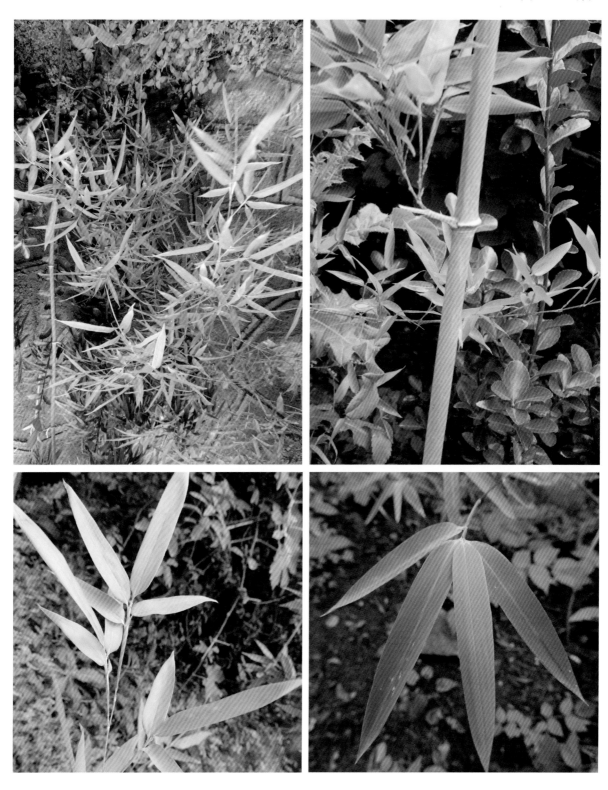

【形态特征】地下茎为单轴型。秆高 1~4m，节间长 4~7cm，粗 1.2~4mm，棕紫色，每节簇生多数小枝。叶鞘在每一具叶小枝上为少数乃至数枚，长 2~3cm，无毛，常为棕红色，最上一枚常于鞘口具缝毛；叶片长 6~10cm，宽 6~11mm，无毛，次脉 3~4 对，小横脉明显。总状花序顶生，长 2.5~4cm，密生偏于一侧的多数小穗，花序下托以数枚佛焰苞，因最上的苞片等长或超过花序，致使小穗从一侧外露；小穗长 12~16mm，含 2~4 花，成熟时呈紫色或黄棕色。颖果椭圆形，浅褐色，无毛，长 5~7mm，直径 2.2~3mm，先端具长 0.3~0.6mm 之宿存花柱，基部具腹沟。笋期 5 月。

【生境分布】在祁连山分布于连城林区海拔 2500m 上下林下、灌丛。陕西、甘肃、青海、湖北、四川、云南等地有分布。

■ 中药 拐棍竹

【别　　名】淡竹叶、竹叶。

【入药部位】嫩叶。

【采收加工】夏末秋初采摘嫩叶，晾干。

【性味归经】味甘、淡，性寒。

【功能主治】清热除烦，解渴利尿。主治发热烦躁，口渴，小便短少色黄。

【用法用量】内服：3~9g。

赖草

老披碱、厚穗碱草、滨草
Leymus secalinus (Georgi) Tzvel.

资源量：常见

【形态特征】多年生，具下伸和横走的根茎。秆单生或丛生，直立，高 40~100cm。叶舌膜质，截平；叶片扁平或内卷，上面及边缘粗糙或具短柔毛，下面平滑或微粗糙。穗状花序直立，灰绿色；穗轴被短柔毛，节与边缘被长柔毛；小穗通常 2~3，稀 1 或 4 枚生于每节，含 4~7（~10）朵小花；小穗轴贴生短毛；颖短于小穗，线状披针形，先端狭窄如芒，不覆盖第一外稃的基部，具不明显的 3 脉，第一颖短于第二颖，长 8~15mm；外稃披针形，边缘膜质，先端渐尖或具长 1~3mm 的芒，背具 5 脉，被短柔毛或上半部无毛，基盘具长约 1mm 的柔毛，第一外稃长 8~10（~14）mm；内稃与外稃等长，先端常微 2 裂，脊的上半部具纤毛；花药长 3.5~4mm。花期 6~8 月，果期 7~9 月。

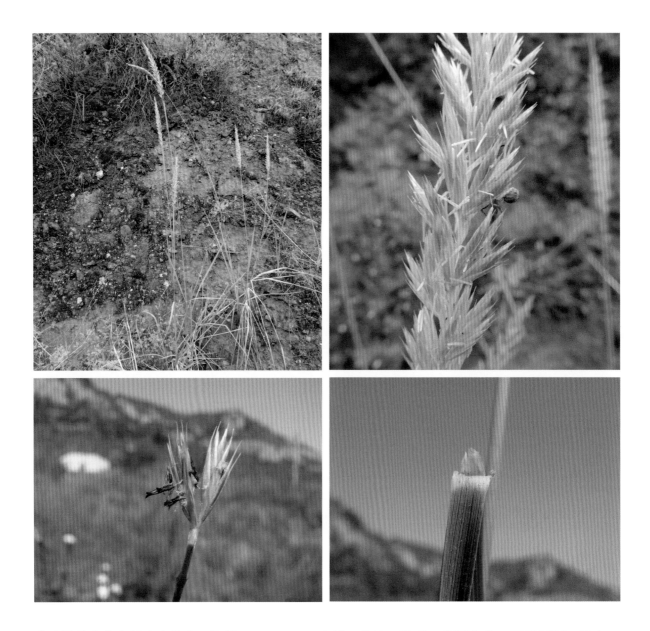

【生境分布】在祁连山分布于海拔 2000~2600m 山坡、草地、路旁。我国东北，以及新疆、甘肃、
青海、陕西、四川、内蒙古、河北、山西等地有分布。

■ **中药** 冰草

【入药部位】根或全草。

【采收加工】夏、秋季采收，切段，晒干。

【性味归经】味甘，微苦，性寒。

【功能主治】清热利湿，平喘，止血。主治淋病，赤白带下，哮喘，咳痰带血，鼻衄。

【用法用量】内服：30~60g，或代茶饮。

臭草

金丝草、肥马草、枪草

Melica scabrosa Trin.

资源量：常见

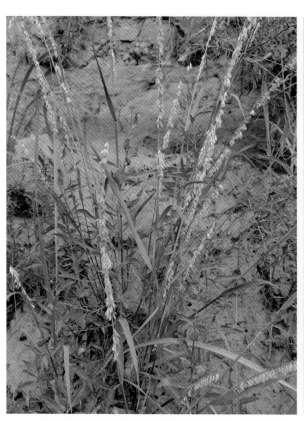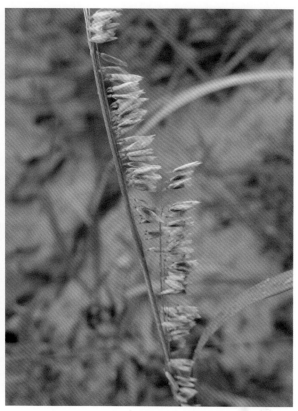

【形态特征】多年生。秆丛生，直立或基部膝曲，高 20~90cm，基部密生分蘖。叶鞘闭合近鞘口，常撕裂；叶舌透明膜质，长 1~3mm，顶端撕裂而两侧下延；叶片质较薄，扁平，干时常卷折，两面粗糙或上面疏被柔毛。圆锥花序狭窄；分枝直立或斜向上升；小穗柄短，纤细，上部弯曲，被微毛；小穗淡绿色或乳白色，长 5~8mm，含孕性小花 2~4（~6）枚，顶端由数个不育外稃集成小球形；小穗轴节间光滑；颖膜质，狭披针形，两颖几等长，具 3~5 脉；外稃草质，顶端尖或钝且为膜质，具 7 条隆起的脉，背面粗糙，第一外稃长 5~8mm；内稃短于外稃或相等，倒卵形，顶端钝，具 2 脊，脊上被微纤毛；雄蕊 3，花药长约 1.3mm。颖果褐色，纺锤形。花期 5~8 月，果期 6~9 月。

【生境分布】在祁连山分布于海拔 2200m 上下山坡草地、荒芜田野、渠边路旁。我国东北、华北、西北，以及山东、江苏、安徽、河南、湖北、四川、云南、西藏等地有分布。

■ **中药** 猫毛草

【别　　名】金丝草、肥马草、枪草。

【入药部位】全草。

【采收加工】夏季采收，洗净，晒干。

【性味归经】味甘，性凉。

【功能主治】利尿通淋，清热退黄。主治尿路感染，肾炎水肿，感冒发热，黄疸型肝炎，糖尿病。

【用法用量】内服：30~60g。

白　草 白花草
Pennisetum flaccidum Grisebach

资源量：常见

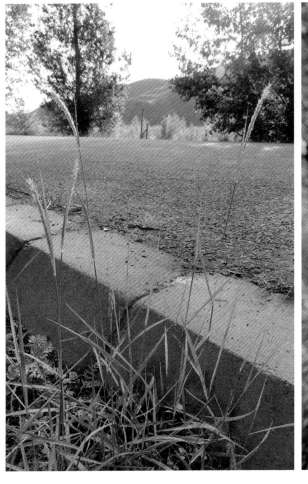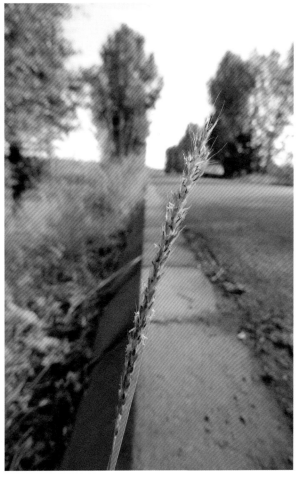

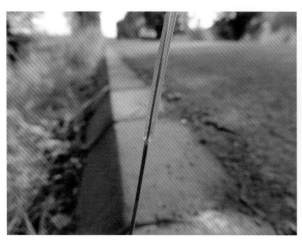
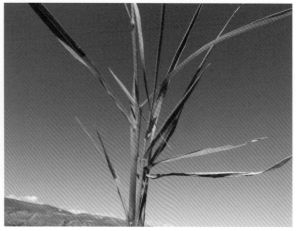

【形态特征】多年生。具横走根茎。秆直立，单生或丛生，高 20~90cm。叶鞘疏松包茎，近无毛；叶舌短，具长 1~2mm 的纤毛；叶片狭线形，长 10~25cm，宽 5~8mm，两面无毛。圆锥花序紧密，直立或稍弯曲；主轴具棱角；刚毛柔软，细弱，微粗糙；小穗通常单生，卵状披针形；第一颖微小，先端钝圆、锐尖或齿裂，脉不明显；第二颖长为小穗的 1/3~3/4，先端芒尖，具 1~3 脉；第一小花雄性，第一外稃与小穗等长，厚膜质，先端芒尖，具 3~5（~7）脉，第一内稃透明，膜质或退化；第二小花两性，第二外稃具 5 脉；鳞被 2，楔形，先端微凹；雄蕊 3，花药顶端无毫毛；花柱近基部联合。颖果长圆形，长约 2.5mm。花期 6~8 月，果期 7~9 月。

【生境分布】在祁连山分布于海拔 2500m 以下田野、草地、路边。我国东北、华北、西北、西南等省区有分布。

中药 白草

【别　　名】倒生草。

【入药部位】根茎。

【采收加工】秋季采挖，洗净，以纸遮蔽，晒干。

【性味归经】味甘，性寒。

【功能主治】清热利尿，凉血止血。主治热淋，尿血，肺热咳嗽，鼻衄，胃热烦渴。

【用法用量】内服：15~24g。

芦苇
葭花、芦蓬蕻、蓬蕻

Phragmites australis (Cav.) Trin. ex Steud.

资源量：常见

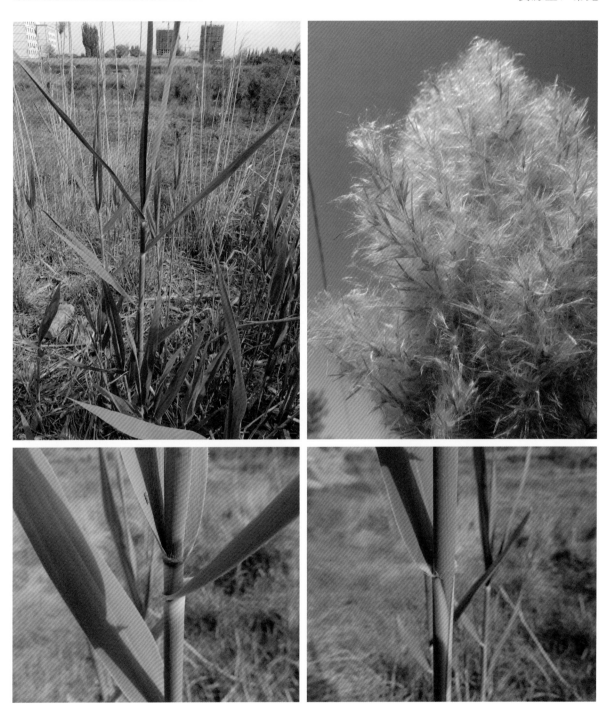

【形态特征】多年生高大草本，高 1~3m。地下茎粗壮，横走，节间中空，节上有芽。茎直立，中空。叶 2 列，互生；叶鞘圆筒状，叶舌有毛；叶片扁平，长 15~45cm，宽 1~3.5cm，边缘粗糙。穗状花序排列成大型圆锥花序，顶生，长 20~40cm，微下垂，下部梗腋间具白色柔毛；小穗通常有 4~7 花，长 10~16cm；第 1 花通常为雄花，颖片披针形，不等长，第 1 颖片长为第 2 颖片之半或更短；外稃长于内稃，光滑开展；两性花，雄蕊 3，雌蕊 1，花柱 2，柱头羽状。颖果椭圆形，与内稃分离，颖果长约 1.5mm。花期 6~9 月，果期 7~10 月。

【生境分布】在祁连山分布于浅山阶地、湖泊、沼泽。全国各地有分布。

■ 中药　芦根

【别　　名】芦茅根、苇根、芦头。

【入药部位】根状茎。

【采收加工】秋季采收，切断，晒干即可。亦可鲜用。

【性味归经】味甘，性寒。归肺、胃、膀胱经。

【功能主治】清肺胃热，止呕除烦。主治热病烦渴，肺热咳嗽，吐黏稠痰，胃热呕吐、肺痈等。

【用法用量】内服：40~50g。

■ 中药　芦花

【别　　名】葭花、水芦花、蓬茸。

【入药部位】花。

【采收加工】秋季后采收，晒干。

【性味归经】味甘，性寒。

【功能主治】止泻，止血，解毒。主治吐泻，衄血，血崩，外伤出血，鱼蟹中毒。

【用法用量】内服：15~30g。外用：适量，捣敷，或烧存性研末吹鼻。

【各家论述】①水煮浓汁服，主霍乱。（《新修本草》）②煮浓汁服，主鱼蟹中毒。（《本草图经》）③烧灰吹鼻，止衄血，亦入崩中药。（《本草纲目》）

■ 中药　芦茎

【别　　名】苇茎、嫩芦梗。

【入药部位】嫩茎。

【采收加工】夏、秋季采收，晒干或鲜用。

【性味归经】味甘，性寒。归心、肺经。

【功能主治】清肺解毒，止咳排脓。主治肺痈吐脓，肺热咳嗽，痈疽。

【用法用量】内服：15~30g，鲜品可用60~120g。外用：适量，烧灰淋汁，或熬膏敷。

【各家论述】苇茎中空，专于利窍，善治肺痈，吐脓血臭痰。（《本经逢原》）

■ 中药 芦叶

【别　　名】芦箬。

【入药部位】叶。

【采收加工】春、夏、秋季均可采收。

【性味归经】味甘，性寒。归胃、肺经。

【功能主治】清热辟秽，止血，解毒。主治霍乱吐泻，吐血，衄血，肺痈。

【用法用量】内服：30~60g，或烧存性研末。外用：适量，研末敷，或烧灰淋汁熬膏敷。

【各家论述】①治霍乱呕逆，痈疽。（《本草纲目》）②烧存性，治吐衄诸血。（《本经逢原》）③清肺止呕。治背疽肺痈。（《玉楸药解》）

■ 中药 芦笋

【别　　名】芦尖。

【入药部位】嫩苗。

【采收加工】春、夏季采挖，洗净，晒干或鲜用。

【性味归经】味甘，性寒。

【功能主治】清热生津，利水通淋。主治热病，口渴心烦，肺痈，肺痿，淋病，小便不利。

【用法用量】内服：30~60g，或鲜品捣汁。

【各家论述】①治膈寒客热，止渴，利小便，解诸鱼之毒。（《日用本草》）②解诸肉毒。（《本草纲目》）③清肺止咳，利水通淋。（《玉楸药解》）

硬质早熟禾

龙须草

Poa sphondylodes Trin.

资源量：常见

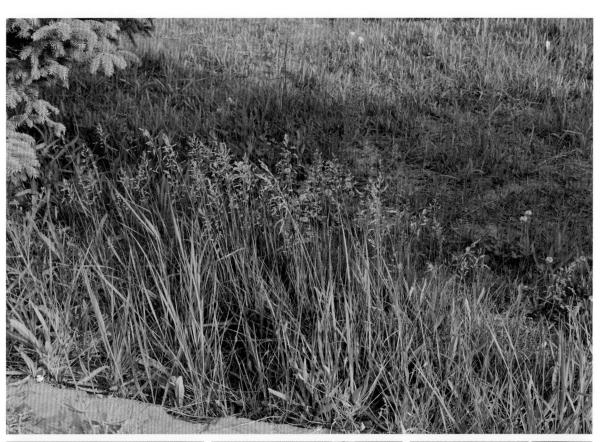

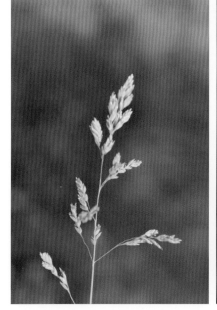

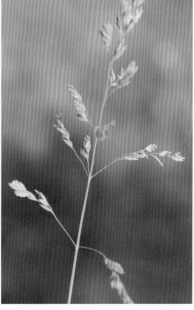

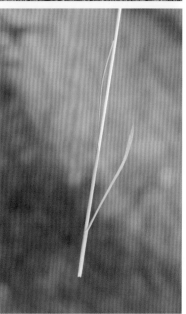

【形态特征】多年生。秆丛生，细硬，高 30~60cm，具 3~4 节，花序以下稍粗糙。叶舌先端尖锐，膜质，长约 4mm；叶片狭长，宽约 1mm。圆锥花序长 3~10cm；小穗长 5~7mm，含 4~6 小花；颖顶端尖锐，长 2.5~3mm，3 脉，外稃披针形，坚纸质，顶端呈极狭的膜质，膜质下常带黄铜色，间脉不明显，脊下部 2/3 和边脉下部 1/2 有长柔毛，基盘具绵毛，第一外稃长约 3mm；内稃等长于外稃；花药长 1~1.5mm。颖果长约 2mm，腹面有凹槽。花期 6~8 月，果期 7~9 月。

【生境分布】在祁连山分布于海拔 2800m 上下阳坡草原。我国东北、西北等省区有分布。

■ 中药 硬质早熟禾

【别　　名】龙须草。

【入药部位】地上部分。

【采收加工】秋季割取地上部分，洗净，晒干，切段。

【性味归经】味甘、淡，性平。

【功能主治】清热解毒，利尿通淋。主治小便淋涩，黄水疮。

【用法用量】内服：6~9g。

金色狗尾草
恍莠莠、金狗尾草、狗尾草
Setaria pumila (Poiret) Roemer & Schultes

资源量：常见

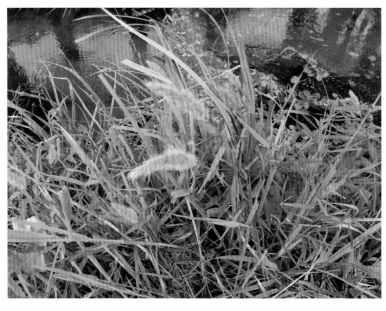
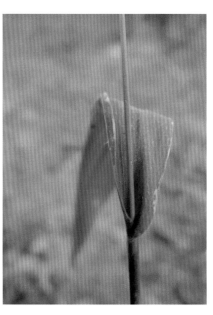

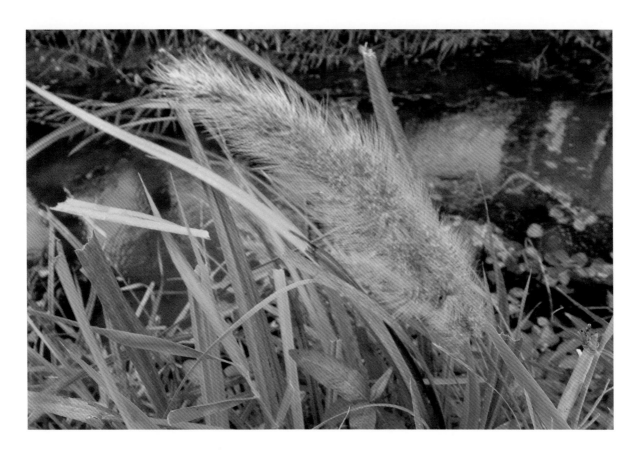

【形态特征】一年生；单生或丛生。秆高 20~90cm。叶片条形，宽 2~8mm。圆锥花序柱状，长 3~
　　　　　8cm；刚毛状小枝金黄色或带褐色；小穗长 3~4cm，单独着生常伴有不孕小穗；第一
　　　　　颖长为小穗的 1/3；第二颖长约为小穗的 1/2；第二外稃成熟时有明显的横皱纹，背部
　　　　　强烈隆起。花柱基部联合。花、果期 6~10 月。

【生境分布】在祁连山分布于海拔 2500m 上下林边、山坡、路边和荒芜的园地及荒野。全国各地有
　　　　　分布。

■ **中药** 金色狗尾草

【别　　名】金狗尾、狗尾巴。

【入药部位】全草。

【采收加工】夏、秋季采收，晒干或鲜用。

【性味归经】味甘、淡，性平。归心、肝经。

【功能主治】清热利湿，祛风明目，解毒，杀虫。主治风热感冒，黄疸，小儿疳积，痢疾，小便涩痛，
　　　　　目赤涩痛，目赤肿痛，痈肿，寻常疣，疮癣。

【用法用量】内服：9~15g。

狗尾草
谷莠子、莠、莠草
Setaria viridis (L.) Beauv.

资源量：常见

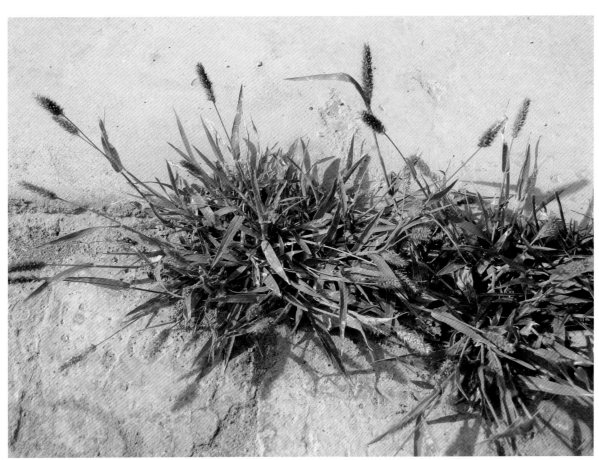

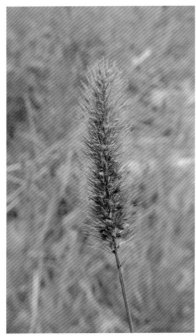
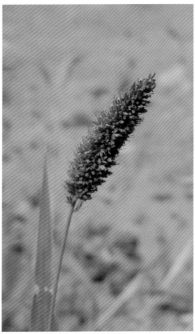
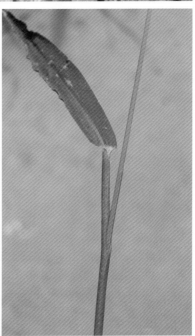

【形态特征】一年生。秆高 30~100cm。叶片条状披针形，宽 2~20mm。圆锥花序紧密呈柱状，长 2~15cm；小穗长 2~2.5mm，2 至数枚成簇生于缩短的分枝上，基部有刚毛状小枝 1~6 条，成熟后与刚毛分离而脱落；第一颖长为小穗的 1/3；第二颖与小穗等长或稍短；第二外稃有细点状皱纹，成熟时背部稍隆起，边缘卷抱内稃。颖果灰白色。花期 5~9 月，果期 6~10 月。

【生境分布】在祁连山分布于海拔 2500m 以下荒野、田野、道旁。全国各地有分布。

■ 中药　狗尾草

【别　　名】大尾草、毛娃娃、毛嘟嘟。

【入药部位】全草。

【采收加工】夏、秋季采收，晒干或鲜用。

【性味归经】味甘、淡，性凉。归心、肝经。

【功能主治】清热利湿，祛风明目，解毒，杀虫。主治风热感冒，黄疸，小儿疳积，痢疾，小便涩痛，目赤涩肿痛，痈肿，寻常疣，疮癣。

【用法用量】内服：6~12g，鲜品可用 30~60g。外用：适量，煎水洗，或捣敷。

【各家论述】①治疣目，贯发，穿之即干灭也。凡赤眼拳毛例睫者，翻转目睑，以一二茎蘸水戛去恶血。（《本草纲目》）②治疔痈癣。面上生癣，取草数茎揉软，不时搓之。（《本草纲目拾遗》）③解热，治目疾。又用治麻（疹）子。（《贵州民间方药集》）④治目疾流泪起雾。（《重庆草药》）

莎草科

扁秆荆三棱
扁秆茎三棱
Bolboschoenus planiculmis (F. Schmidt) T. V. Egorova

资源量：常见

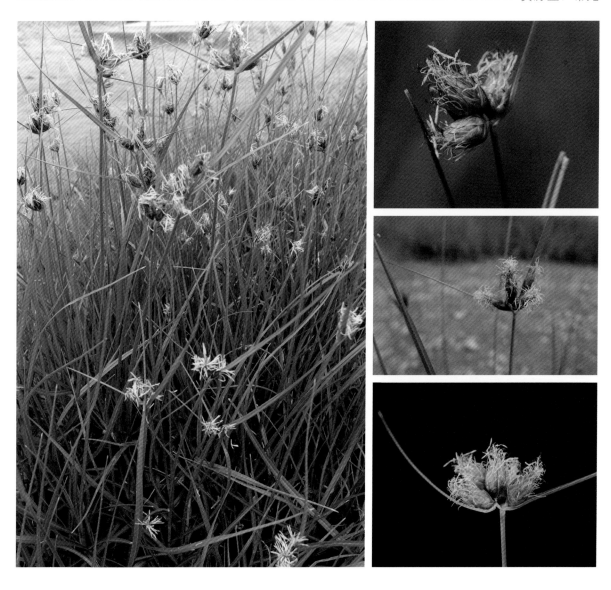

【形态特征】多年生草本，具匍匐根状茎和块茎。秆高 60~100cm，三棱柱形，平滑，基部膨大。叶基生和秆生，条形，扁平，宽 2~5mm，基部具长叶鞘。叶状苞片 1~3 枚，长于花序；长侧枝聚伞花序短缩成头状，有 1~6 个小穗；小穗卵形或矩圆卵形，长 10~16mm，褐锈色，具多数花；鳞片矩圆形，长 6~8mm，膜质，褐色或深褐色，疏被柔毛，有 1 条脉，顶端具撕裂状缺刻，有芒；下位刚毛 4~6 条，有倒刺，长为小坚果的 1/2 或 2/3；雄蕊 3；花柱长，柱头 2。小坚果倒卵形或宽倒卵形，扁，两面稍凹或稍凸，长 3~3.5mm。花期 5~7 月，果期 7~9 月。

【生境分布】在祁连山分布于海拔 2000m 以下湖泊、沼泽、河边。我国多数省区有分布。

■ **中药** 扁秆藨草

【别　　名】水莎草、三棱草。

【入药部位】块茎。

【采收加工】夏、秋季采收，除去茎叶及根茎，洗净，晒干。

【性味归经】味苦，性平。归肺、胃、肝经。

【功能主治】祛瘀通经，行气消积。主治经闭，痛经，产后瘀阻腹痛，癥瘕积聚，胸腹胁痛，消化不良。

【用法用量】内服：15~30g。

■ **中药** 水莎草

【入药部位】全草。

【采收加工】夏、秋季采收，洗净，晒干。

【性味归经】味辛、微苦，性平。归肺经。

【功能主治】止咳化痰。主治慢性支气管炎。

【用法用量】内服：15~30g。

灯心草科

小灯心草 *Juncus bufonius* L.

资源量：常见

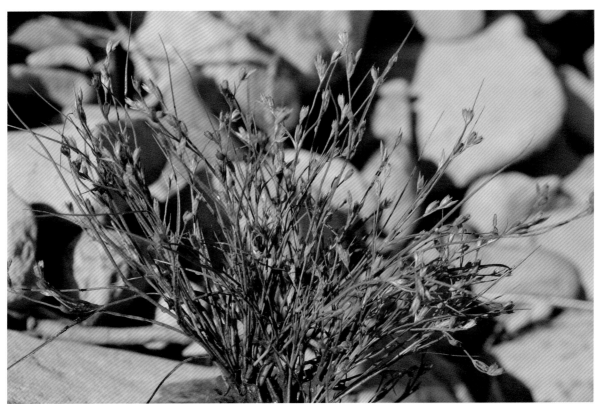

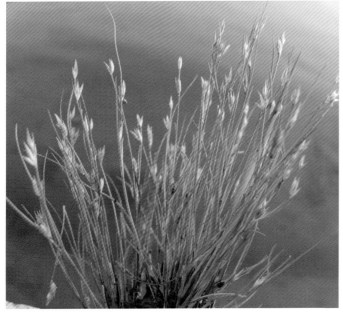

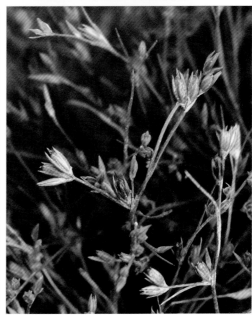

【形态特征】一年生草本，簇生。须根。茎直立或斜升，基部常红褐色，高 5~30cm。叶基生和茎生，叶片多少扁压线形状，长 3~9cm，宽约 1mm。花序呈二歧聚伞状，每分枝上常顶生和侧生 2~4 朵花；总苞片叶状，较花序短；花长 4~6mm，淡绿色；先出叶卵形，膜质，花被片 6，披针形，外轮 3 枚顶端短尾尖，边缘膜质，内轮 3 枚短，顶端急尖或稍钝；雄蕊 6，长约为花被片之半，花药长为花丝的 1/3~1/2。蒴果三角状矩圆形，较外轮花被稍短，3 室。种子倒卵形，长约 0.4mm。花期 6~8 月，果期 6~9 月。

【生境分布】在祁连山分布于冷龙岭以东海拔 3000m 以下水边和沼泽地。长江以北各省区，以及四川、云南有分布。

■ 中药　野灯草

【入药部位】全草。

【采收加工】夏季采收，洗净，晒干。

【性味归经】味苦，性凉。

【功能主治】清热，通淋，利尿，止血。主治热淋，小便涩痛，水肿，尿血。

【用法用量】内服：3~6g。

百合科

洼瓣花 *Lloydia serotina* (L.) Rchb.

资源量：较常见

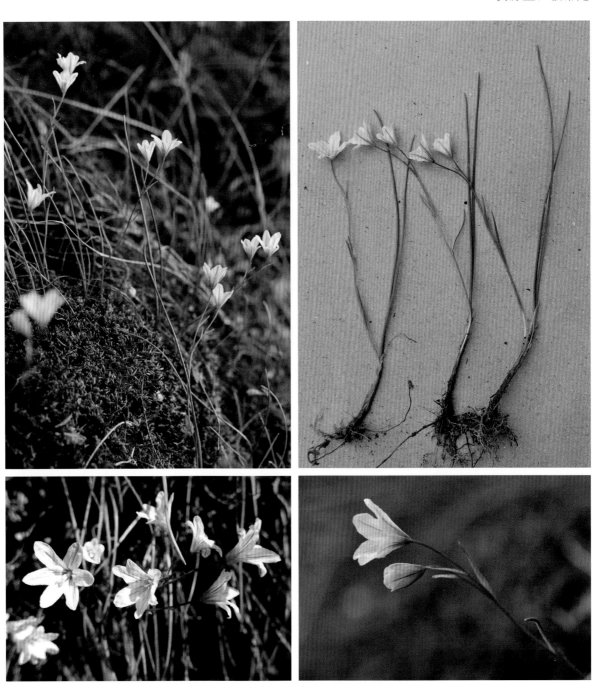

【形态特征】植株高 10~20cm。鳞茎狭卵形，上端延伸，上部开裂。基生叶通常 2 枚，很少仅 1 枚，短于或有时高于花序，宽约 1mm；茎生叶狭披针形或近条形，长 1~3cm，宽 1~3mm。花 1~2 朵；内外花被片近相似，白色而有紫斑，长 1~1.5cm，宽 3.5~5mm，先端钝圆，内面近基部常有一凹穴，较少例外；雄蕊长为花被片的 1/2~3/5，花丝无毛；子房近矩圆形或狭椭圆形，长 3~4mm，宽 1~1.5mm；花柱与子房近等长，柱头 3 裂不明显。蒴果近倒卵形，略有三钝棱，长宽各 6~7mm，顶端有宿存花柱。种子近三角形，扁平。花期 6~8 月，果期 7~9 月。

【生境分布】在祁连山分布于连城林区海拔 2400~3000m 山坡、灌丛、草地。我国西南、西北、华北、东北各省区有分布。

■ 藏药　阿哇

【别　　名】扎阿哇、威其母卡布、围其门。

【入药部位】地上部分。

【采收加工】夏、秋季采收，晒干。

【药　　性】味微甘，性寒。

【功能主治】主治跌打损伤，眼病。

【用法用量】内服：配方或单用。

镰叶韭　*Allium carolinianum DC.*

资源量：常见

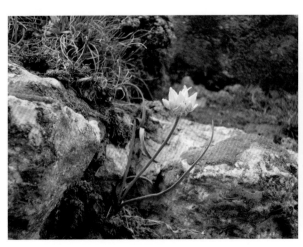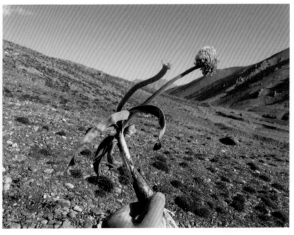

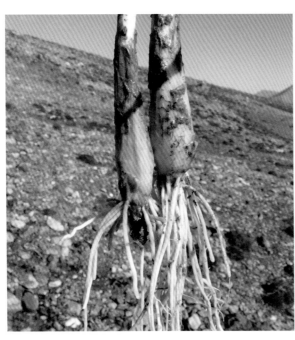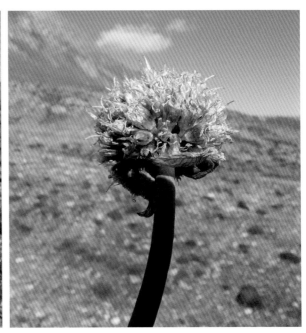

【形态特征】具不明显的短的直生根状茎。鳞茎粗壮，单生或 2~3 枚聚生，狭卵状至卵状圆柱形；鳞茎外皮褐色至黄褐色，革质。叶宽条形，扁平，常呈镰状弯曲，比花葶短。花葶粗壮，下部被叶鞘；总苞常带紫色，2 裂，近与花序等长，宿存；伞形花序球状，具多而密集的花；小花梗近等长；花紫红色、淡紫色、淡红色至白色；花被片狭矩圆形至矩圆形，先端钝，有时微凹缺，内轮的常稍长，或有时内、外轮的近等长；花丝锥形，比花被片长，有时可长达 1 倍，基部合生并与花被片贴生，但内轮花丝的贴生部分高出合生部分约 0.5mm，外轮的则略低于合生部分，合生部分高约 1mm；子房近球状，腹缝线基部具凹陷的蜜穴；花柱伸出花被外。花期 6~8 月，果期 7~9 月。

【生境分布】在祁连山分布于海拔 1800~2000m 山前戈壁、荒漠。甘肃、青海、新疆、西藏等地有分布。

▨ 藏药　日估

【入药部位】全草。

【采收加工】8~9 月采收，洗净，晾干。

【药　　性】味辛。效重。

【功能主治】促食欲，助消化，驱虫，开郁豁闷。主治胃病及培根寒热病。

【用法用量】内服：配方或单用。

野 葱 黄花韭
Allium chrysanthum Regel

资源量：常见

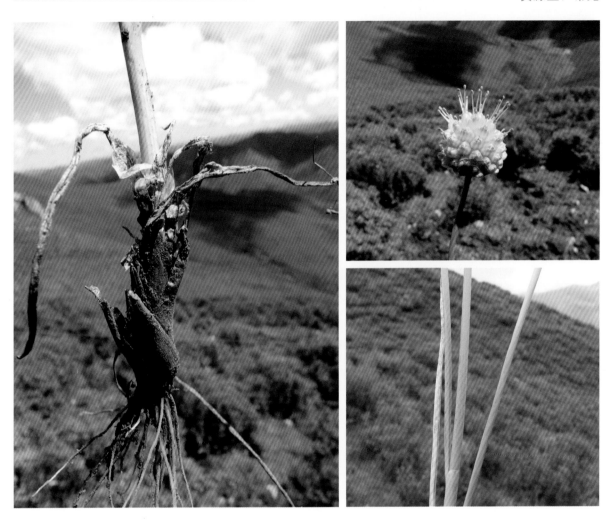

【形态特征】鳞茎圆柱状至狭卵状圆柱形，粗 0.5~1（~1.5）cm；鳞茎外皮红褐色至褐色，薄革质，常条裂。叶圆柱状，中空，比花葶短，粗 1.5~4mm。花葶圆柱状，中空，高 20~50cm，中部粗 1.5~3.5mm，下部被叶鞘；总苞 2 裂，近与伞形花序等长；伞形花序球状，具多而密集的花；小花梗近等长，略短于花被片，或为其长的 1.5 倍，基部无小苞片；花黄色至淡黄色；花被片卵状矩圆形，钝头，长 5~6.5mm，宽 2~3mm，外轮的稍短；花丝比花被片长 1/4 至 1 倍，锥形，无齿，等长，在基部合生并与花被片贴生；子房倒卵球状，腹缝线基部无凹陷的蜜穴 1；花柱伸出花被外。花期 7~9 月，果期 8~9 月。

【生境分布】在祁连山分布于海拔 2800m 上下山坡、草地。青海、甘肃、陕西、四川、湖北、云南、西藏等地有分布。

■ **中药** 野葱

【入药部位】全草。

【采收加工】5~6 月采收，鲜用。

【性味归经】味辛，性温。

【功能主治】发汗，散寒，消肿，健胃。主治伤风感冒，头痛发热，腹部冷痛，消化不良，跌打损伤。

【用法用量】内服：11~18g。外用：加蜂蜜捣烂敷。

■ **藏药** 日估

同"镰叶韭"条。

天蓝韭 野葱、野韭菜、蓝花葱
Allium cyaneum Regel

资源量：常见

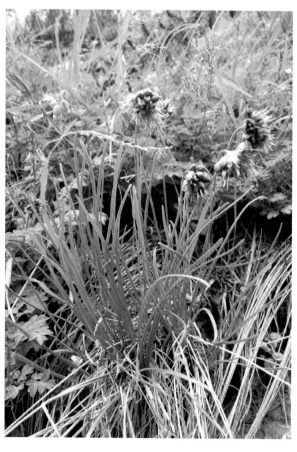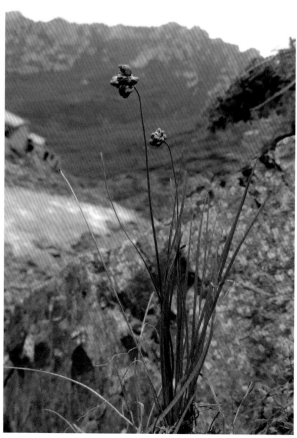

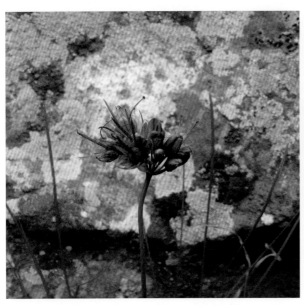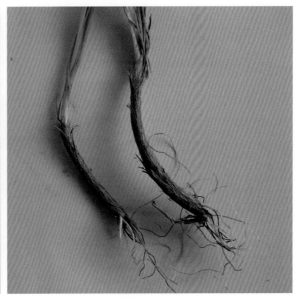

【形态特征】鳞茎数枚聚生，圆柱状，细长，粗 2~6mm；鳞茎外皮暗褐色，老时破裂成纤维状，常呈不明显的网状。叶半圆柱状，上面具沟槽，比花葶短或超过花葶，宽 1.5~2.5（~4）mm。花葶圆柱状，高 10~30（~45）cm，常在下部被叶鞘；总苞单侧开裂或 2 裂，比花序短；伞形花序近扫帚状，有时半球状，少花或多花，常疏散；小花梗与花被片等长或长为其 2 倍，稀更长，基部无小苞片；花天蓝色；花被片卵形，或矩圆状卵形，长 4~6.5mm，宽 2~3mm，稀更长或更宽，内轮的稍长；花丝等长，从比花被片长 1/3 直到比其长 1 倍，常为花被片长度的 1.5 倍，仅基部合生并与花被片贴生，内轮的基部扩大，无齿或每侧各具 1 齿，外轮的锥形；子房近球状，腹缝线基部具有帘的凹陷蜜穴；花柱伸出花被外。花期 7~9 月，果期 8~9 月。

【生境分布】在祁连山分布于海拔 2000~2900m 山坡、草地、林下、林缘。陕西、宁夏、甘肃、青海、西藏、四川、湖北等地有分布。

▧ 中药　蓝花葱

【别　　名】白狼葱、野葱、野韭菜。

【入药部位】全草或鳞茎。

【采收加工】夏季花将开时采收，抖净泥土，晾干。

【性味归经】味辛，性温。

【功能主治】散风寒，通阳气。主治感冒风寒，阴寒腹痛，四肢逆冷，小便不通。

【用法用量】内服：6~15g。外用：适量，捣敷。

▨ 藏药　日估

同"镰叶韭"条。

卵叶韭　鹿耳韭
Allium ovalifolium Hand.-Mzt.

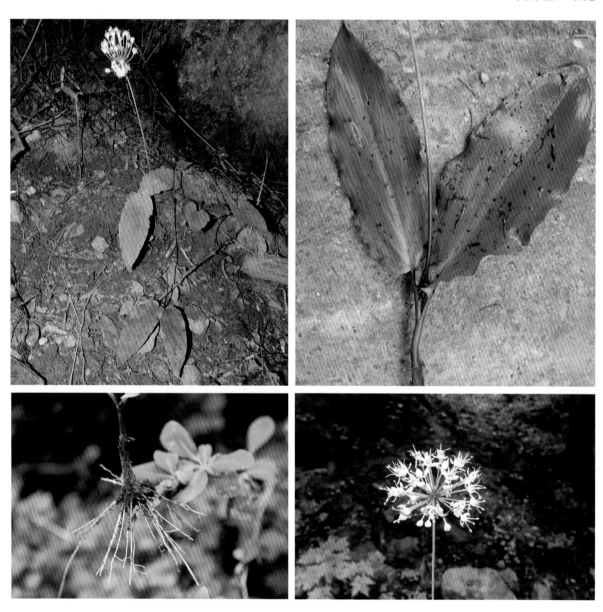

【形态特征】多年生草本。鳞茎单生或聚生，近圆柱状，外皮灰褐色或黑褐色，网状。叶2枚，近对生，极稀3枚；叶柄与叶片近等长；叶披针状椭圆形或卵状长圆形，长（6~）

8~15cm，基部圆形或心形，稀深心形，先端渐尖或短尾尖，全缘或有皱波纹。花葶圆柱状，高 30~60cm，下部被叶鞘；总苞 2 裂；伞形花序球状，花密集。花梗近等长，长为花被片 1.5~4 倍，无小苞片；花白色，稀淡红色；内轮花被片披针状长圆形或窄长圆形，长 3.5~6mm，先端钝圆或凹缺，有时具不规则小齿，外轮窄卵形、卵形或卵状长圆形，长 3.5~5mm，先端钝圆或凹缺，有时具不规则小齿；花丝等长，比花被片长 1/4 至 1/2，基部合生并与花被片贴生，内轮窄三角形，基部宽 0.8~1.1mm，外轮锥形；子房柄长约 0.5mm，每室 1 胚珠。花期 6~9 月，果期 7~10 月。

【生境分布】在祁连山分布于东段海拔 2300~2500m 山坡、草地。云南、贵州、四川、青海、甘肃、陕西、湖北等地有分布。

▨ 中药　卵叶韭

【入药部位】全草。

【采收加工】5~6 月可采收，洗净，鲜用或晒干。

【性味归经】味辛，性温。

【功能主治】活血散瘀，止血止痛。主治跌打损伤，瘀血肿痛，衄血。

【用法用量】内服：10~15g。外用：加蜂蜜捣烂敷。

碱　韭
羊胡子
Allium polyrhizum Turcz. ex Regel.

资源量：常见

【形态特征】鳞茎成丛的紧密簇生，圆柱状；鳞茎外皮黄褐色，破裂成纤维状，呈近网状，紧密或松散。叶半圆柱状，边缘具细糙齿，稀光滑，比花葶短，粗 0.25~1mm。花葶圆柱状，高 7~35cm，下部被叶鞘；总苞 2~3 裂，宿存；伞形花序半球状，具多而密集的花；小花梗近等长，从与花被片等长直到比其长 1 倍，基部具小苞片，稀无小苞片；花紫红色或淡紫红色，稀白色；花被片长 3~8.5mm，宽 1.3~4mm，外轮的狭卵形至卵形，内轮的矩圆形至矩圆状狭卵形，稍长；花丝等长、近等长于或略长于花被片，基部 1/6~1/2 合生成筒状，合生部分的 1/3~1/2 与花被片贴生，内轮分离部分的基部扩大，扩大部分每侧各具 1 锐齿，极少无齿，外轮的锥形；子房卵形，腹缝线基部深绿色，不具凹陷的蜜穴；花柱比子房长。花期 6~8 月，果期 7~9 月。

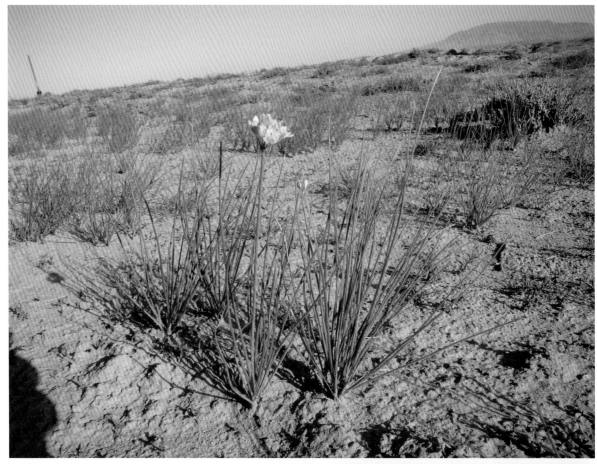

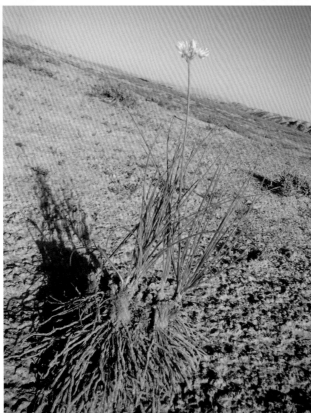

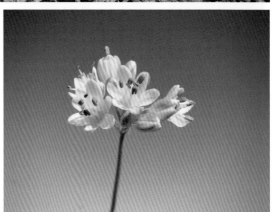

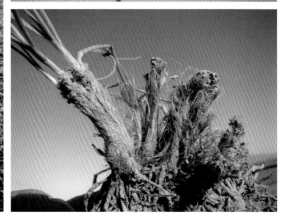

【生境分布】在祁连山分布于海拔 2500m 以下干旱山坡、滩地。新疆、青海、甘肃、内蒙古、宁夏、
山西、河北、辽宁、吉林、黑龙江有分布。

■ 藏药 龙郭给孜

【入药部位】种子。

【采收加工】秋季果熟时采收，将果实摘下，晒干，搓出种子，簸净。

【药　　性】味辛、苦，性温。

【功能主治】消肿，干黄水，健胃。主治积食腹胀，消化不良，风寒湿痹，痈疖疔毒，皮肤炭疽。

【用法用量】内服：配方或单用。外用：配方或单用。

青甘韭　青甘野韭
Allium przewalskianum Regel

资源量：常见

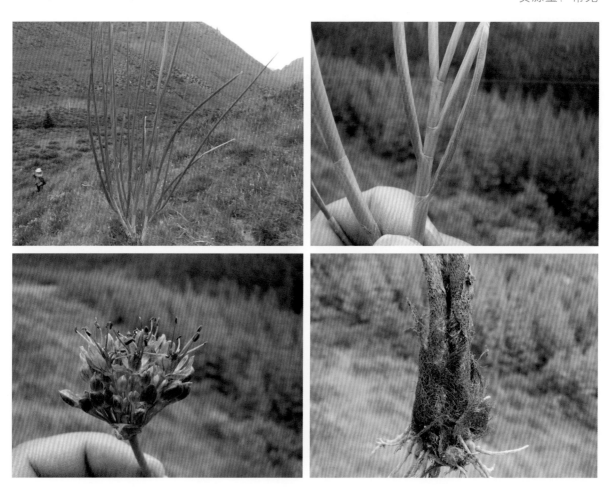

【形态特征】鳞茎数枚聚生，狭卵状圆柱形；鳞茎外皮红色，较少为淡褐色，破裂成纤维状，呈明显的网状。叶半圆柱状至圆柱状，具 4~5 纵棱，短于或略长于花葶。花葶圆柱状，高 10~40cm，下部被叶鞘；总苞与伞形花序近等长或较短，单侧开裂；伞形花序球状或半球状，具多而稍密集的花；花淡红色至深紫红色；花被片先端微钝，内轮的矩圆形至矩圆状披针形，外轮的卵形或狭卵形；花丝等长；子房球状；花柱在花刚开放时被包围在 3 枚内轮花丝扩大部分所组成的三角锥体中，花后期伸出，而近与花丝等长。花、果期 6~9 月。

【生境分布】在祁连山分布于海拔 2000~3200m 山地阳坡草地、沟滩。云南、西藏、四川、陕西、宁夏、甘肃、青海、新疆有分布。

■ 藏药 日估

同"镰叶韭"条。

高山韭 *Allium sikkimense* Baker.

资源量：常见

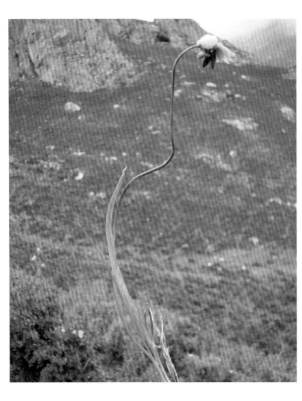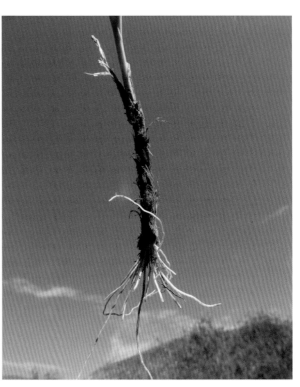

【形态特征】鳞茎数枚聚生，圆柱状，粗0.3~0.5cm；鳞茎外皮暗褐色，破裂成纤维状，下部近网状，稀条状破裂。叶狭条形，扁平，比花葶短，宽2~5mm。花葶圆柱状，高15~40cm，有时矮到5cm，下部被叶鞘；总苞单侧开裂，早落；伞形花序半球状，具多而密集的花；小花梗近等长，比花被片短或与其等长，基部无小苞片；花钟状，天蓝色；花被片卵形或卵状矩圆形，先端钝，长6~10mm，宽3~4.5mm，内轮的边缘常具1至数枚疏离的不规则小齿，且常比外轮的稍长而宽；花丝等长，为花被片长度的1/2~2/3，基部合生并与花被片贴生，合生部分高约1mm，基部扩大，有时每侧各具1齿；子房近球状，腹缝线基部具明显的有窄帘的凹陷蜜穴；花柱比子房短或近等长。花期7~8月，果期8~9月。

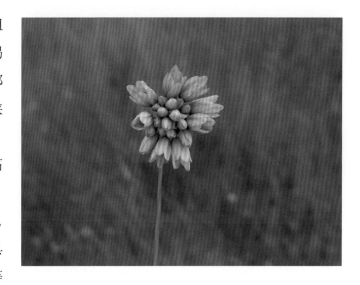

【生境分布】在祁连山分布于海拔3000m上下山地、阳坡、草地。宁夏、陕西、甘肃、青海、四川、西藏、云南有分布。

■ 藏药　龙郭给孜

同"碱韭"条。

戈壁天门冬
鸡麻抓、寄马桩
Asparagus gobicus N. A. Ivanova ex Grubov

资源量：常见

【形态特征】半灌木，坚挺，近直立，高15~45cm。根细长，粗1.5~2mm。茎上部通常回折状，中部具纵向剥离的白色薄膜，分枝常强烈回折状，略具纵凸纹，疏生软骨质齿。叶状枝每3~8枚成簇，通常下倾或平展，和分枝交成钝角，近圆柱形，略有几条不明显的钝棱，长0.5~2.5cm，粗0.8~1mm，较刚硬；鳞片状叶基部具短距，无硬刺。花每1~2朵腋生；花梗长2~4mm，关节位于近中部或上部；雄花花被长5~7mm，花丝中部以下贴生于

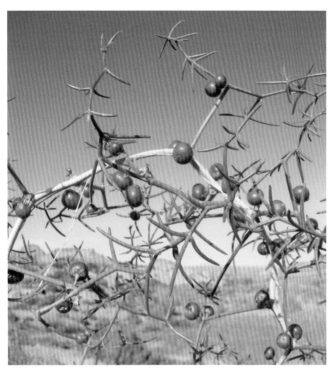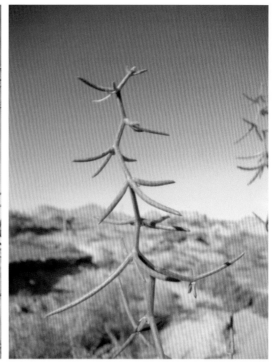

花被片上；雌花略小于雄花。浆果直径 5~7mm，熟时红色，有 3~5 颗种子。花期 5~6
月，果期 6~9 月。

【生境分布】在祁连山分布于海拔 2500m 以下戈壁、荒原上。内蒙古、陕西、宁夏、甘肃、青海
有分布。

■ 中药　寄马桩

【别　　名】鸡麻抓。

【入药部位】全株。

【采收加工】秋季采挖带根全株，洗净，鲜用或晒干。

【性味归经】味辛、微苦，性平。归肝经。

【功能主治】祛风，杀虫，止痒，消痈散结。主治神经性皮炎，牛皮癣，体癣，疮疖痈肿。

【用法用量】外用：适量，煎水洗，或捣敷。

【各家论述】①祛风，杀虫，止痒。治神经性皮炎，牛皮癣。（《宁夏中草药手册》）②寄马桩带
根全草，捣烂外敷，治疮疖痈肿。（《中国沙漠地区药用植物》）

攀援天门冬

寄马椿、海滨天冬

Asparagus brachyphyllus Turcz

资源量：常见

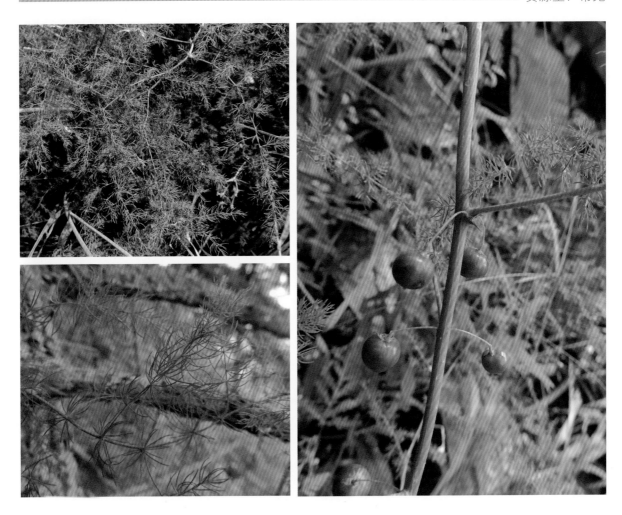

【形态特征】攀缘植物。块根近圆柱状，直径 0.7~1.5cm。茎近平滑，长达 1m，分枝具纵凸纹，常有软骨质齿。叶状枝 4~10 成簇，稍扁圆柱形，微有几条棱，长 0.4~1.2（~2）cm，直径约 0.5mm，有软骨质齿，稀齿不明显；鳞叶基部有长 1~2mm 刺状短距，有时距不明显。花通常 2~4 腋生，淡紫褐色；花梗长 3~6mm，关节生于近中部；雄花花被长 7mm，花丝中部以下贴生花被片；雌花花被长约 3mm。浆果直径 6~7mm，成熟时红色，具 4~5 种子。花期 6~7 月，果期 8 月。

【生境分布】在祁连山分布于山前戈壁、荒漠。我国西北、东北、华北部分省区有分布。

■ **中药** 抓地龙

【别　　名】山文竹、糙叶天冬、毛叶天冬。

【入药部位】块根或鲜块根。

【采收加工】割去蔓茎，挖出块根，去掉泥土，用水煮或蒸至皮裂，捞出入清水中，趁热剥去外皮，烘干。

【性味归经】味苦、微辛，性温。归肺、肾经。

【功能主治】滋补，抗衰老，祛风，除湿。主治风湿性腰背关节炎，局部性浮肿，瘙痒性渗出性皮肤病。

【用法用量】内服：6~15g，或熬膏，或入丸、散。外用：适量，鲜品捣敷，或捣烂绞汁涂。

■ 川贝母 暗紫贝母
Fritillaria cirrhosa D. Don

资源量：偶见

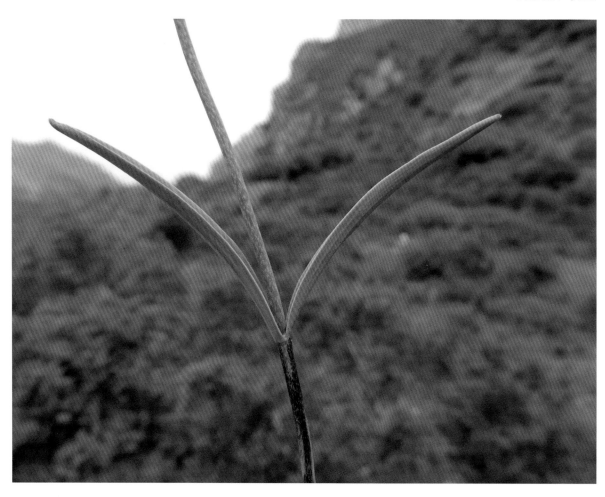

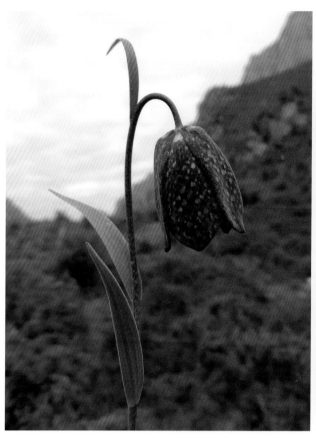
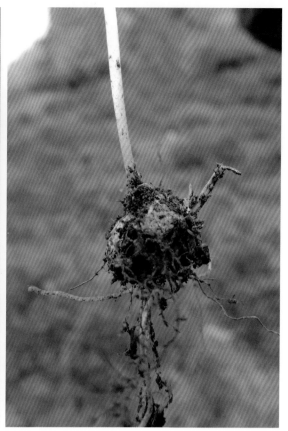

【形态特征】植株高 10~25cm。鳞茎由 2 枚鳞片组成，直径 0.8~1cm。茎直立，光滑，具紫斑。下部叶对生，上部叶互生，条形或条状披针形，长 1.5~4.5cm，棱上具窄翅。宽 2~6mm，先端钝，不卷曲。花单生，深紫色，有黄色小方格；叶状苞片 1 枚，先端不卷曲；花被片长圆形或卵状长圆形，内层较外层宽，长 1.6~2.2cm，宽约 1.1cm；雄蕊长约花被片 半；柱头裂片极短，长不过 1mm。蒴果长约 1.5cm，宽约 1cm。花期 6~8 月，果期 7~9 月。

【生境分布】在祁连山分布于东段海拔 2500m 上下林中、灌丛、草地、河滩。西藏、云南、四川、甘肃、青海、宁夏、陕西、山西等地有分布。

■ 中药　川贝母

【别　　名】贝母、勤贝、药实。

【入药部位】鳞茎。

【采收加工】夏、秋季或积雪融化后采挖，除去须根、粗皮及泥沙，晒干或低温干燥。

【性味归经】味苦、甘，性微寒。归肺、心经。

【功能主治】清热润肺，化痰止咳，散结消痈。主治肺热燥咳，干咳少痰，阴虚劳嗽，痰中带血，瘰疬，乳痈，肺痈。

【用法用量】内服：3~10g，或研粉冲服，一次 1~2g。

【各家论述】①能散心胸郁结之气。贝母，治心中气不快多愁郁者殊有功。王好古：贝母，乃肺经气分药也，仲景治寒实结胸，外无热证者，三物小陷胸汤主之，白散亦可，以其内有贝母也。成无己云：辛散而苦泄，桔梗、贝母之苦辛，用以下气。（《本草别说》）②主伤寒烦热，淋沥邪气，疝瘕，喉痹，乳难，金疮风痉。（《神农本草经》）③消痰，润心肺。末，和砂糖为丸含，止嗽；烧灰油敷人畜恶疮。（《日华子本草》）④疗肿瘤疡，可以托里护心，收敛解毒。（《本草述》）

■ 蒙药　吉吉格—诺格图茹—乌布斯

【别　　名】尼比萨瓦、尼瓦。

【入药部位】鳞茎。

【采收加工】夏、秋季或积雪融化时采挖，栽培者多于种植 3 年后秋季苗枯萎时采挖，采后除去泥土及须根，晒干或微火烘干。

【药　　性】味苦、甘，性平。效软、柔、稀。

【功能主治】清热，止咳，祛痰，开欲。主治肺热，咳嗽，肺刺痛，慢性支气管炎，气喘，喉感冒，鼻感冒，食欲不振。

【用法用量】内服：煮散剂，3~5g，或入丸、散。

【各家论述】治瘟热，陈热，讧热，肺痈，咳脓血痰等新旧肺病。（《蒙医金匮》）

甘肃贝母　岷贝、西北贝母
Fritillaria przewalskii Maxim.

资源量：偶见

【形态特征】植株长 20~40cm。鳞茎由 2 枚鳞片组成，直径 6~13mm。叶通常最下面的 2 枚对生，上面的 2~3 枚散生，条形，长 3~7cm，宽 3~4mm，先端通常不卷曲。花通常单朵，少有 2 朵的，浅黄色，有黑紫色斑点；叶状苞片 1 枚，先端稍卷曲或不卷曲；花被片长 2~3cm，宽 7~11mm，蜜腺窝不很明显；雄蕊长约为花被片的一半；花药近基着，花丝具小乳突；柱头裂片通常很短，长不及 1mm，极个别的长达 2mm。蒴果长约 1.3cm，

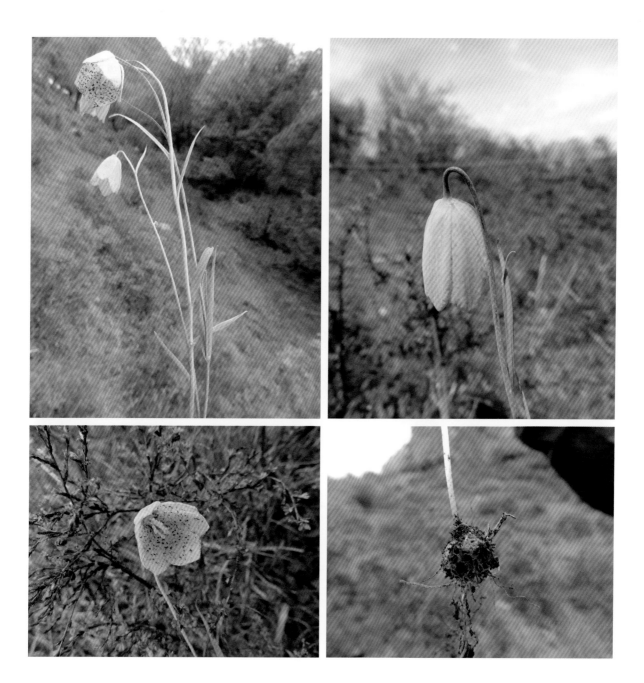

宽 1~1.2cm，棱上的翅很狭，宽约 1mm。花期 6~7 月，果期 8~9 月。

【生境分布】在祁连山分布于东段连城林区海拔 2400m 上下灌丛、草地。甘肃、青海、四川有分布。

■ **中药** 川贝母

同"川贝母"条。

■ 藏药　阿皮卡

【入药部位】鳞茎、花、种子。

【采收加工】8~9 月苗枯萎时采挖，将带泥的鲜贝母，摊在烈日下暴晒（阴雨天用微火烘干），随时用竹、木器制的工具翻动，当晒至贝母表皮现粉白色时，将泥土筛去，把贝母装入麻袋，轻轻撞去附土的老皮，过筛后再继续晒干。

【药　　性】味甘、苦，性微寒。

【功能主治】清热解毒，止咳化痰。鳞茎：主治中毒症，肺热咳嗽。花：主治黄水病。种子：主治头病，虚热症。

【用法用量】内服：常配方用，每次 6~9g。

■ 蒙药　吉吉格—诺格图茹—乌布斯

同"川贝母"条。

细叶百合
山丹花、焉支花
Lilium pumilum DC.

资源量：常见

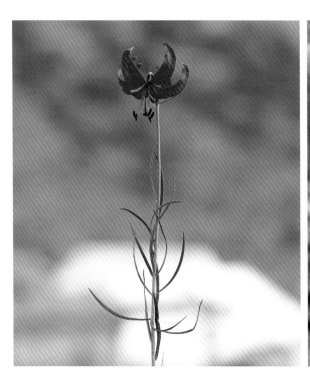
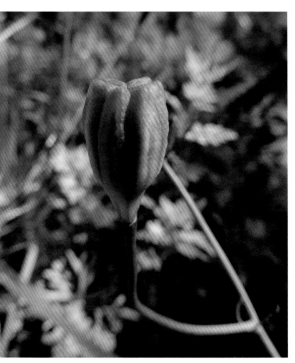

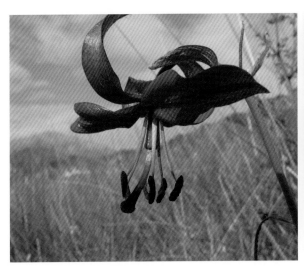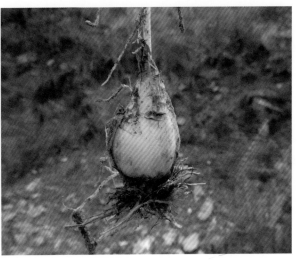

【形态特征】多年生草本。鳞茎卵形或圆锥形，高 2~3cm，直径 1~2cm；鳞片矩圆形或长卵形，长 2~3.5cm，宽 1~1.5cm，白色。茎高 15~40cm，有小乳头状突起。叶散生于茎中部，条形，长 3.5~9cm，宽 1.5~3mm，中脉下面突出，边缘有乳头状突起。花单生或数朵排成总状花序，鲜红色，通常无斑点，有时有少数斑点，下垂；花被片反卷，长 4~4.5cm，宽 0.8~1.1cm，蜜腺两边有乳头状突起；花丝长 1.2~2.5cm，无毛，花药长椭圆形，长约 1cm，黄色，花粉近红色；子房圆柱形，长 0.8~1cm；花柱稍长于子房或长 1 倍多，长 1.2~1.6cm，柱头膨大，直径 5mm，3 裂。蒴果矩圆形，长 2cm，宽 1.2~1.8cm。花期 7~8 月，果期 9~10 月。

【生境分布】在祁连山分布于海拔 2200~2800m 山坡草地、林缘。河北、河南、山西、陕西、宁夏、山东、青海、甘肃、内蒙古、黑龙江、辽宁、吉林等地有分布。

■ 中药 百合花

【入药部位】花。

【采收加工】6~7 月采摘，阴干或晒干。

【性味归经】味甘、苦，性微寒。归肺、心经。

【功能主治】清热润肺，宁心安神。主治咳嗽痰少或黏，眩晕，夜寐不安，天疱湿疮。

【用法用量】内服：6~12g。外用：研末调敷。

【各家论述】①止咳嗽，利小便，安神宁心定志。（《滇南本草》）②润肺清火。（《要药分剂》）

■ 中药　百合

【别　　名】重迈、中庭、重箱。

【入药部位】肉质鳞茎。

【采收加工】秋季采挖，洗净，剥取鳞叶，置沸水中略烫，干燥。

【性味归经】味甘，性寒。归心、肺经。

【功能主治】养阴润肺，清心安神。主治阴虚燥咳，劳嗽咳血，虚烦惊悸，失眠多梦，精神恍惚。

【用法用量】内服：6~12g。

【各家论述】①主邪气腹胀、心痛。利大小便，补中益气。（《神农本草经》）②除浮肿胪胀，痞满，寒热，通身疼痛，及乳难，喉痹，止涕泪。（《名医别录》）③除心下急、满、痛，治脚气，热咳逆。（《药性论》）④主心急黄。（《食疗本草》）⑤安心，定胆，益志，养五脏。治癫邪啼泣、狂叫，惊悸，杀蛊毒气，燨乳痈、发背及诸疮肿，并治产后血狂运。（《日华子本草》）

■ 中药　百合子

【入药部位】种子。

【采收加工】夏、秋季采收，晒干备用。

【性味归经】味甘、微苦，性凉。归大肠经。

【功能主治】清热凉血。主治肠风下血。

【用法用量】内服：研末，3~9g。

【各家论述】①治肠风下血，百合子酒炒微赤，研末，汤服。（《本草纲目》）②孙思邈以百合子酒炒，研末，治肠风下血，亦取其甘苦下降，能息风阳而清血热；且子尤重坠，固能直达大肠者也。（《本草正义》）

■ 蒙药　萨日娜

【别　　名】阿必哈。

【入药部位】鳞茎。

【采收加工】秋季采挖，除去地上部分，洗净泥土，剥取鳞片，用沸水捞过或微蒸后，烘干或晒干。

【药　　性】味甘、微苦，性凉。效轻、钝、燥、糙。

【功能主治】清热，解毒，接骨，愈伤，止血，燥协日乌素，止咳。主治毒热，创伤，筋骨损伤，肺热咳嗽，肺包如，月经过多，虚热。

【用法用量】内服：煮散剂，3~5g，或入丸、散。

舞鹤草 *Maianthemum bifolium* (L.) F. W. Schmidt

资源量：常见

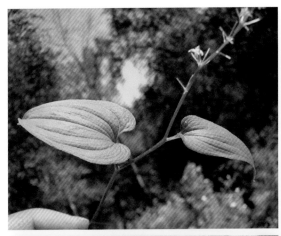
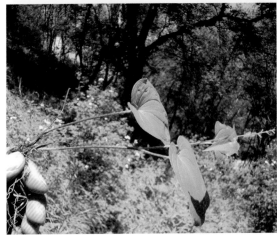
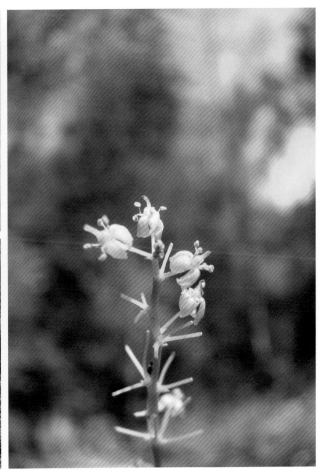

【形态特征】多年生草本。根状茎细长匍匐。茎直立，高 8~25cm，不分枝。基生叶 1 枚，早落，茎生叶 2，互生于茎的上部，叶柄长 1~2cm，有柔毛；叶片厚纸质，三角状卵形，长 3~10cm，宽 2~5（~9）cm，下面脉上有柔毛或微毛，边缘生柔毛或有锯齿状乳头突起，基部心形，湾缺张开，顶端尖至渐尖。总状花序顶生，长 3~5cm，有 20 朵花左右；总花轴有柔毛或乳突状毛；花白色，直径 3~4mm；花梗细，长约 5mm，基部有宿存苞片，顶端有关节；花被片 4，矩圆形，长约 2mm，有 1 脉，广展或下弯；雄蕊 4，花药长 0.5mm。

浆果球形，红色到紫黑色，直径 3~6mm，有 1~3 枚卵形有皱纹的种子。花期 5~7 月，果期 8~9 月。

【生境分布】在祁连山分布于连城林区海拔 2900m 上下阴坡林下。黑龙江、吉林、辽宁、内蒙古、河北、山西、青海、甘肃、陕西、四川西北部有分布。

■ 中药 舞鹤草

【别　　名】二叶舞鹤草。

【入药部位】全草。

【采收加工】7~8 月采收洗净，晒干或鲜用。

【性味归经】味酸，性微寒。归肝经。

【功能主治】凉血止血，清热解毒。主治吐血，尿血，月经过多，外伤出血，疮痈肿痛。

【用法用量】内服：15~30g。外用：研末撒，或捣敷。

【各家论述】凉血，止血。治外伤出血，吐血，尿血，月经过多等。（《甘肃中草药手册》）

卷叶黄精 老虎姜、白药子、盘龙七
Polygonatum cirrhifolium (Wall.) Royle

资源量：常见

【形态特征】根状茎肥厚，圆柱状，直径 1~1.5cm，或根状茎连珠状，结节直径 1~2cm。茎高 30~90cm。叶通常每 3~6 枚轮生，很少下部有少数散生的，细条形至条状披针形，少有矩圆状披针形，长 4~9（~12）cm，宽 2~8（~15）mm，先端拳卷或弯曲成钩状，边常外卷。花序轮生，通常具 2 花，总花梗长 3~10mm，花梗长 3~8mm，俯垂；苞片透明膜质，无脉，长 1~2mm，位于花梗上或基部，或苞片不存在；花被淡紫色，全长 8~11mm，花被筒中部稍缢狭，裂片长约 2mm；花

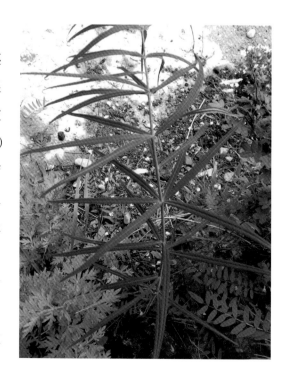

丝长约 0.8mm，花药长 2~2.5mm；子房长约 2.5mm，花柱长约 2mm。浆果红色或紫红色，直径 8~9mm，具 4~9 颗种子。花期 5~8 月，果期 9~10 月。

【生境分布】在祁连山分布于冷龙岭以东海拔 3000m 上下林下、山坡、草地。西藏、云南、四川、甘肃、青海、宁夏、陕西有分布。

■ 中药　老虎姜

【别　　名】算盘七、鸡头参、山姜。

【入药部位】根茎。

【采收加工】春、秋季挖取根茎，除去茎叶及须根，洗净，切片，晒干。

【性味归经】味甘、辛，性平。

【功能主治】润肺养阴，健脾益气，祛痰止血，消肿解毒。主治虚痨咳嗽，头昏，食少，遗精，盗汗，崩漏带下，产后体亏，吐血，衄血，外伤出血，咽喉肿痛，疮肿，瘰疬。

【用法用量】内服：10~15g，或研末，或浸酒。外用：捣敷，或水磨汁涂。

【各家论述】①补脾润肺，滋阴补肾，行气活血，收敛止血，拔毒杀菌。治脾虚少食，肺虚咳嗽，头昏体痛，遗精盗汗，崩漏白带，疮疖初起，瘰疬。（《陕西中草药》）②祛痰止血，消肿解毒。治咳嗽吐血，鼻出血，外伤出血，咽喉肿痛，疮疡肿毒。（《宁夏中草药手册》）③补益脾胃，润肺生津。治诸虚不足，虚痨咳嗽，筋骨痿软。（《西藏常用中草药》）④补肾益肺，益气滋阴。治产后气血虚弱。（《常用中草药手册》）

■ 藏药　拉干尼

【入药部位】根茎。

【采收加工】9~10 月采其根茎，洗去泥污，除去残茎及须根，用纸遮盖，晒 1~2 天，至表面稍干，内部尚软时，用特制光滑筐笼轻轻撞去外层薄层，并使柔软，再边晒边用水轻揉，如此反复多次，至绵软而无硬心，光亮柔润即可。

【药　　性】味甘、苦、涩，性凉。效温。

【功能主治】补益体力，干脓。主治黄水病，培根与赤巴合并症。

【用法用量】内服：配方用，6~9g。

大苞黄精 ^{黄精}
Polygonatum megaphyllum P. Y. Li

资源量：稀少

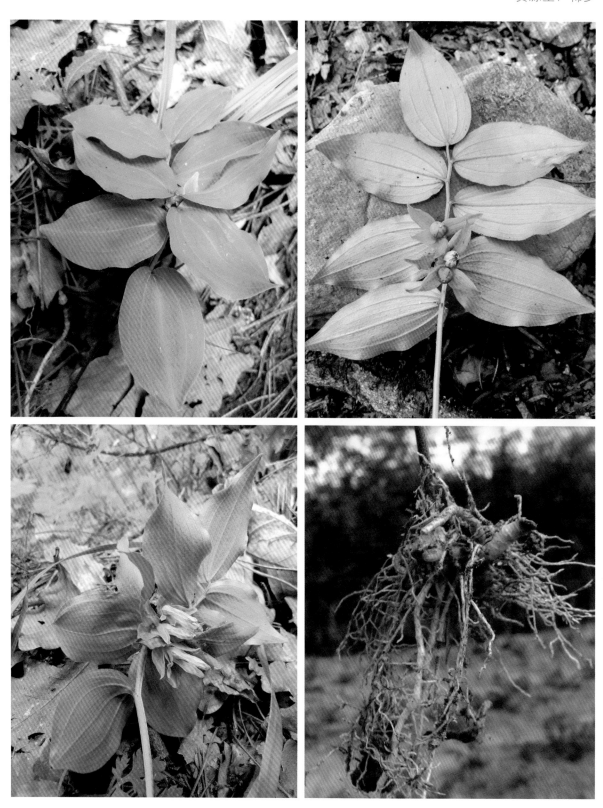

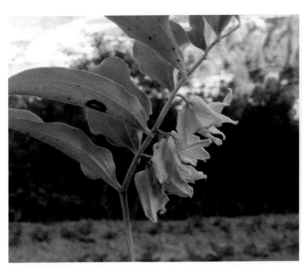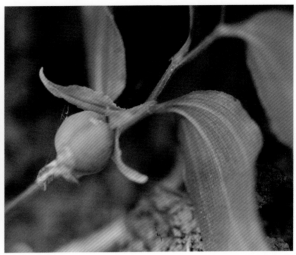

【形态特征】多年生草本。根状茎通常具瘤状结节而呈不规则的连珠状或为圆柱形，直径 3~6mm。茎高 15~30cm，除花和茎的下部外，其他部分疏生短柔毛。叶互生，狭卵形、卵形或卵状椭圆形，长 3.5~8cm。花序通常具 2 花，总花梗长 4~6mm，顶端有 3~4 枚叶状苞片；花梗极短，长 1~2mm；苞片卵形或狭卵形，长 1~3cm；花被淡绿色，全长 11~19mm，裂片长约 3mm；花丝长约 4mm，稍两侧扁，近平滑，花药约与花丝等长；子房长 3~4mm，花柱长 6~11mm。花期 5~8 月，果期 7~9 月。

【生境分布】在祁连山分布于大通河流域高山阴坡林下。甘肃、陕西、山西、河北有分布。

■ 中药　黄精

【别　　名】白及、兔竹、鸡格。

【入药部位】根茎。

【采收加工】9~10 月挖起根茎，去掉茎秆，洗净泥沙，除去须根和烂疤，蒸到透心后，晒干或烘干。

【性味归经】味甘，性平。归脾、肺、肾经。

【功能主治】养阴润肺，补脾益气，滋肾填精。主治阴虚劳嗽，肺燥咳嗽，脾虚乏力，食少口干，消渴，肾亏腰膝酸软，阳痿遗精，耳鸣目暗，须发早白，体虚羸瘦，风癞癣疾。

【用法用量】内服：10~15g，鲜品 30~60g，或入丸、散，或熬膏。外用：适量，煎汤洗，或熬膏涂，或浸酒。

玉 竹
葳蕤、地节、葳参
Polygonatum odoratum (Mill.) Druce

资源量：常见

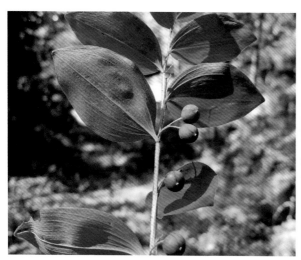
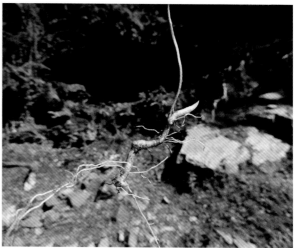

【形态特征】根状茎圆柱形，直径 5~14mm。茎高 20~50cm。叶互生，椭圆形至卵状矩圆形，长 5~12cm，宽 3~16cm，先端尖，下面带灰白色，下面脉上平滑至呈乳头状粗糙。花序具 1~4 花（在栽培情况下，可多至 8 朵），总花梗（单花时为花梗）长 1~1.5cm，无苞片或有条状披针形苞片；花被黄绿色至白色，全长 13~20mm，花被筒较直，裂片长 3~4mm；花丝丝状，近平滑至具乳头状突起，花药长约 4mm；子房长 3~4mm，花柱长 10~14mm。浆果蓝黑色，直径 7~10mm，具 7~9 颗种子。花期 5~6 月，果期 7~9 月。

【生境分布】在祁连山分布于冷龙岭海拔 2500m 上下林下或山野阴坡。我国多数省区有分布。

■ 中药 玉竹

【别　　名】竹七根、竹节黄、山姜。

【入药部位】根茎。

【采收加工】秋季采挖，除去须根，洗净，晒至柔软后，反复揉搓、晾晒至无硬心，晒干；或蒸透后，揉至半透明，晒干。

【性味归经】味甘，性微寒。归肺、胃经。

【功能主治】养阴润燥，生津止渴。主治肺胃阴伤，燥热咳嗽，咽干口渴，内热消渴。

【用法用量】内服：6~12g。

【各家论述】①主中风暴热，不能动摇，跌筋结肉，诸不足。久服去面黑黚，好颜色，润泽，轻身不老。（《神农本草经》）②主心腹结气，虚热，湿毒腰痛，茎中寒，及目痛眦烂，泪出。（《名医别录》）③主时疾寒热，内补不足，去虚劳客热，头痛不安。（《药性论》）④主聪明，调血气，令人强壮。（《本草拾遗》）

■ 藏药　鲁尼

【入药部位】根茎。

【采收加工】9~10月采挖根茎，除净残茎及须根，分多次晒干至无硬心，再轻撞一遍至光亮柔润后备用。

【药　　性】味甘、苦、涩，性凉。效温。

【功能主治】补益体力，干脓。主治黄水病，培根与赤巴合并症。

【用法用量】内服：常配方用，6~9g。

■ 蒙药　毛好尔—查干

【入药部位】根茎。

【采收加工】春、秋季都可采挖，除去茎叶、须根和泥土，晾晒至外表有黏液渗出，轻撞去毛，分开大小个，继续晾晒至微黄色，进行揉搓、晾晒，如此反复数次，至柔润光亮、无硬心，再晒至足干。或将鲜玉竹蒸透后，边晒边搓，至柔软而透明时再晒干。

【药　　性】味甘，性温。效轻、柔。

【功能主治】滋补，强壮，祛肾寒，健胃，燥协日乌素。主治体虚，肾寒，腰腿痛，浮肿，气郁宫中，寒性协日乌素病，胃巴达干病，阳痿，遗精。

【用法用量】内服：煮散剂，3~5g，或入丸、散。

黄　精
鸡头黄精、老虎姜、鸡爪参
Polygonatum sibiricum Delar. ex Redoute

资源量：常见

【形态特征】根状茎圆柱状，由于结节膨大，因此"节间"一头粗、一头细，在粗的一头有短分枝（《中国药典》称这种根状茎类型所制成的药材为鸡头黄精），直径1~2cm。茎高

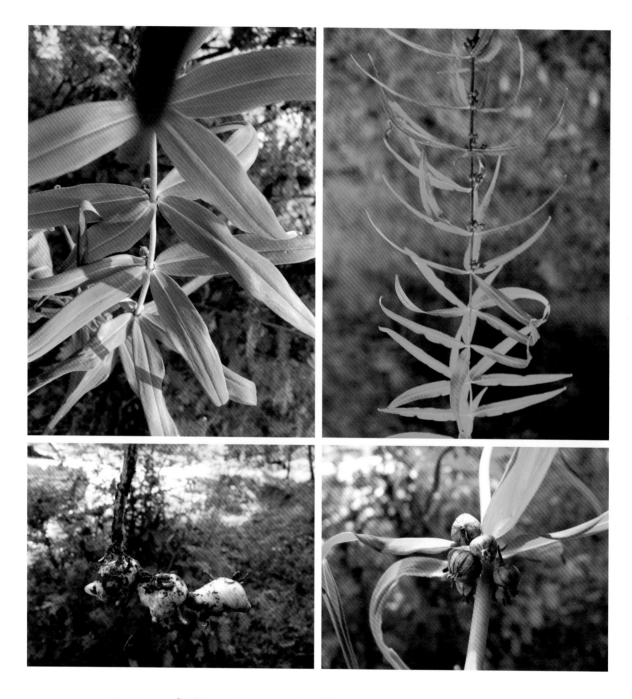

50~90cm，或可达1m以上，有时呈攀缘状。叶轮生，每轮4~6枚，条状披针形，长8~15cm，宽（4~）6~16mm，先端拳卷或弯曲成钩。花序通常具2~4朵花，似成伞形状，总花梗长1~2cm，花梗长（2.5~）4~10mm，俯垂；苞片位于花梗基部，膜质，钻形或条状披针形，长3~5mm，具1脉；花被乳白色至淡黄色，全长9~12mm，花被筒中部稍缢缩，裂片长约4mm；花丝长0.5~1mm，花药长2~3mm；子房长约3mm，花柱长5~7mm。浆果直径7~10mm，黑色，具4~7颗种子。花期6~8月，果期8~9月。

【生境分布】在祁连山分布于海拔2700m上下灌丛、山坡阴处。我国多数省区有分布。

■ 中药　黄精

同"大苞黄精"条。

■ 藏药　拉干尼

同"卷叶黄精"条。

■ 蒙药　查干—呼日

【别　　名】日阿尼、日阿毛沙格、查干—达吉德。

【入药部位】根茎。

【采收加工】春、秋季采收，以秋季采者质佳，挖取根茎，除去地上部分及须根，洗去泥土，置蒸笼内蒸至呈现油润时，取出晒干或烘干。或置水中煮沸后，捞出晒干或烘干。

【药　　性】味甘、涩、苦，性温。效轻、燥、柔。

【功能主治】温中，开胃，排脓，燥协日乌素，强身，生津，祛巴达干。主治身体虚弱，胃寒，腰腿痛，消化不良，巴达干病，滑精，阳痿，协日乌素病。

【用法用量】内服：煮散剂，3~5g，或入丸、散。

轮叶黄精 红果黄精、甘肃黄精
Polygonatum verticillatum (L.) All.

资源量：常见

【形态特征】根状茎的"节间"长 2~3cm，一头粗，一头较细，粗的一头有短分枝，直径 7~15mm，少有根状茎为连珠状。茎高 40~80cm。叶通常为 3 叶轮生，或间有少数对生或互生的，少有全株为对生的，矩圆状披针形（长 6~10cm，宽 2~3cm）至条状披针形或条形（长达 10cm，宽仅 5mm），先端尖至渐尖。花单朵或 2~4 朵成花序，总花梗长 1~2cm，花梗长 3~10mm，俯垂；苞片一不存在，或微小而生于花梗上；花被淡黄色或淡紫色，全长 8~12mm，裂片长 2~3mm；花丝长 0.5~1（~2）mm，花药长约 2.5mm；子房长约 3mm，具约与之等长或稍短的花柱。浆果红色，直径 6~9mm，具 6~12 颗种子。花期 6~8 月，果期 7~10 月。

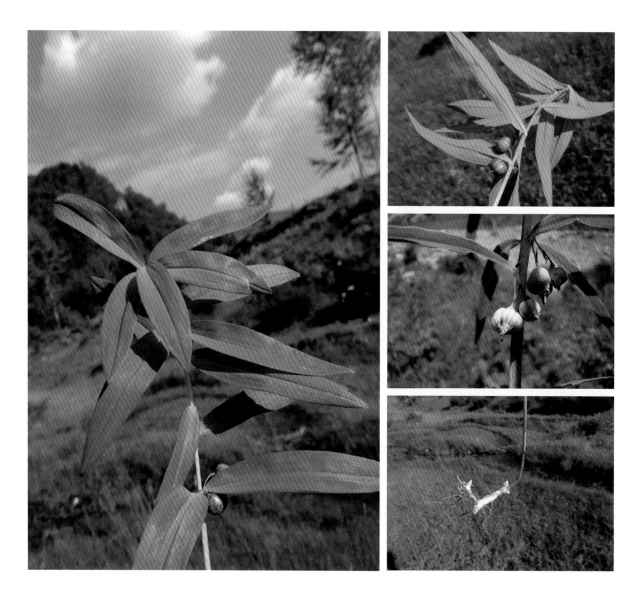

【生境分布】在祁连山分布于连城林区海拔 2400m 上下高山阴坡林下。西藏、云南、四川、青海、
　　　　　　甘肃、陕西、山西等地有分布。

■ 中药　羊角参

【别　　　名】臭儿参、地吊。

【入药部位】根茎。

【采收加工】夏、秋季采挖，除去茎叶及须根，洗净，蒸后晒干。

【性味归经】味甘、微苦，性凉。

【功能主治】补脾润肺，养肝，解毒消痈。主治脾胃虚弱，阴虚肺燥，咳嗽咽干，肝阳上亢，头晕
　　　　　　目眩，疮痈肿痛。

【**用法用量**】内服：6~9g，或研末，或浸酒。外用：适量，捣敷。

【**各家论述**】①平肝熄风，养阴明目，清热凉血。治头痛目疾，咽喉痛，高血压症，癫痫，疔痈。（《陕西中草药》）②补脾润肺，生津。治肺结核，病后虚弱，口渴，神经衰弱，肝阳头痛，食欲不振，腰腿酸软，糖尿病。（《陕甘宁青中草药选》）

■ 藏药　拉干尼

同"卷叶黄精"条。

薯蓣科

穿龙薯蓣 穿山龙、穿地龙、野山药
Dioscorea nipponica Makino

资源量：稀少

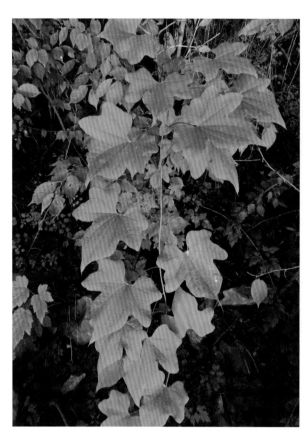
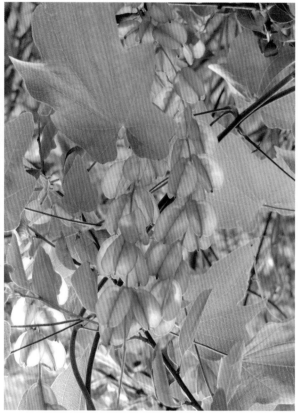

【形态特征】缠绕草质藤本。根状茎横生，圆柱形，多分枝，栓皮层显著剥离。茎左旋，近无毛，长达 5m。单叶互生，叶柄长 10~20cm；叶片掌状心形，变化较大，茎基部叶长 10~15cm，宽 9~13cm，边缘作不等大的三角状浅裂、中裂或深裂，顶端叶片小，近于全缘。花雌雄异株。雄花序为腋生的穗状花序，花序基部常由 2~4 朵集成小伞状，至花序顶端常为单花；苞片披针形，顶端渐尖，短于花被；花被片 6，裂片顶端钝圆；雄蕊 6 枚，着生于花被裂片的中央，药内向；雌花序穗状，单生；雌花具有退化雄蕊，有时雄蕊退化仅留有花丝；雌蕊柱头 3 裂，裂片再 2 裂。蒴果成熟后枯黄色，三棱形，顶端凹入，基部近圆形，每棱翅状，大小不一，一般长约 2cm，宽约 1.5cm。种子每室 2 枚，有时仅 1 枚发育，着生于中轴基部，四周有不等的薄膜状翅，上方呈长方形，长约比宽大 2 倍。花期 6~8 月，果期 7~9 月。

【**生境分布**】在祁连山分布于连城林区海拔 2000m 上下林缘、灌丛。我国东北、华北、西北（除新疆），以及河南、湖北、山东、江苏、安徽、浙江、江西、四川等地有分布。

▨ **中药** *穿山龙*

【**别　　名**】地龙骨、金刚骨、过山龙。

【**入药部位**】根茎。

【**采收加工**】根茎繁殖的第 3 年春进行采挖，去掉外皮及须根，切段，晒干或烘干。

【**性味归经**】味苦，性平。归肝、肺经。

【**功能主治**】祛风除湿，活血通络，止咳。主治风湿痹痛，肢体麻木，胸痹心痛，慢性支气管炎，跌打损伤，疟疾，痈肿。

【**用法用量**】内服：干品 6~9g，鲜品 30~45g，或浸酒。外用：适量，鲜品捣敷。

【**各家论述**】①舒筋活血，治腰腿疼痛，筋骨麻木。（《东北药用植物志》）②治风寒湿痹。（《山东中药》）③治咳嗽，风湿性关节炎，大骨节病关节痛，消化不良，疟疾，跌打损伤，痈肿恶疮。（《陕西中草药》）

鸢尾科

马 蔺

蠡实、兰花草、马莲
Iris lactea Pall.

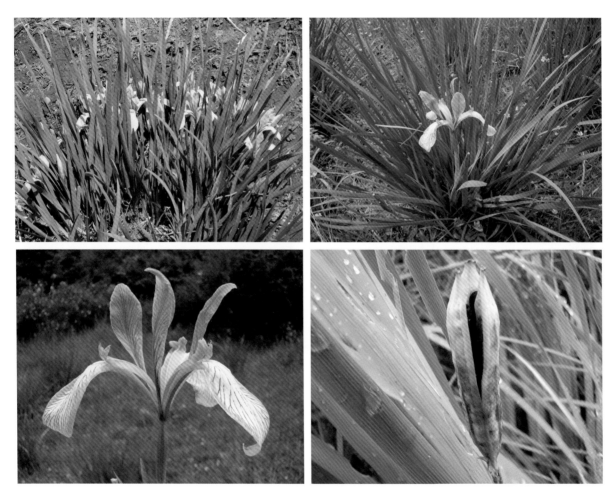

【形态特征】多年生密丛草本。根状茎粗壮；须根粗而长，黄白色，少分枝。叶基生，坚韧，灰绿色，条形或狭剑形，基部鞘状，带红紫色。花茎光滑，高 3~10cm；苞片 3~5 枚，草质，绿色，边缘白色，披针形，顶端渐尖或长渐尖，内包含有 2~4 朵花；花浅蓝色、蓝色或蓝紫色，直径 5~6cm；花梗长 4~7cm；花被管甚短，外花被裂片倒披针形，顶端钝或急尖，爪部楔形，内花被裂片狭倒披针形，长 4.2~4.5cm，宽 5~7mm，爪部狭楔形；雄蕊长 2.5~3.2cm，花药黄色，花丝白色；子房纺锤形，长 3~4.5cm，花被上有较深色的条纹。蒴果长椭圆状柱形，长 4~6cm，直径 1~1.4cm，有 6 条明显的肋，顶端有短喙。种子为不规则的多面体，棕褐色，略有光泽。花期 5~7 月，果期 6~9 月。

【生境分布】在祁连山分布于海拔 2900m 以下荒地、路旁、山坡草地。我国大部分省区有分布。

▨ 中药　马蔺

【别　　名】马帚、旱蒲、剧草。

【入药部位】全草。

【采收加工】夏、秋季采收，扎把晒干或鲜用。

【性味归经】味苦，微甘，性微寒。归肾、膀胱、肝经。

【功能主治】清热解毒，利尿通淋，活血消肿。主治喉痹，淋浊，关节痛，痈疽恶疮，金疮。

【用法用量】内服：3~9g，或绞汁。外用：适量，煎汤熏洗。

【各家论述】①马蔺，亦可蔬菜食，茎、叶同用。（《日华子本草》）②主痈疽恶疮。（《本草纲目》）③治大便不通及小便砂石淋浊诸证。（《本草汇言》）

▨ 中药　马蔺花

【别　　名】剧荔花、马楝花、潦叶花。

【入药部位】花。

【采收加工】5~7 月花盛开时采收，晒干。

【性味归经】味微苦、辛、微甘，性寒。归胃、脾、肺、肝经。

【功能主治】清热解毒，凉血止血，利尿通淋。主治喉痹，吐血，衄血，崩漏，便血，淋证，疝气，痔疮，痈疽，烫伤。

【用法用量】内服：3~6g，或入丸、散，或绞汁。

【各家论述】①去白浊。（《神农本草经》）②疗喉痹。（《名医别录》）③主痈疽恶疮。（《本草纲目》）④治吐血，衄血，金疮。又为利尿解热药，消痈肿及疝痛。（《江苏省植物药材志》）

▨ 中药　马蔺子

【别　　名】荔实、马楝子、马莲子。

【入药部位】种子。

【采收加工】8~9月果熟时采收，将果实割下晒干，打下种子，除去杂质，再晒干。

【性味归经】味甘，性平。归肝、胃、脾、肺经。

【功能主治】清热利湿，解毒杀虫，止血定痛。主治黄疸，淋浊，小便不利，肠痈，虫积，疟疾，风湿痛，喉痹，牙痛，吐血，衄血，便血，崩漏，疮肿，瘰疬，疝气，痔疮，烫伤，蛇伤。

【用法用量】内服：3~9g，或入丸、散。外用：适量，研末调敷，或捣敷。

【各家论述】①马蔺子，《本经》言其平，而《别录》言其温。以其能治寒疝也，故苏颂且有大温之目。然又主喉痹肿痛，及沙石热淋等证，必非大温之品，所以韩保昇又谓之寒。实则此物能泄降结气，疏通经络，纯以下泄通达为主，不系乎寒温二气之作用。（《本草正义》）②主皮肤寒热，胃中热气，风寒湿痹，坚筋骨，令人嗜食。（《神农本草经》）③止心烦满，利大小便，长肌肤肥大。（《名医别录》）④疗金疮血内流、痈肿等病有效。（《新修本草》）⑤治妇人血气烦闷，产后血运并经脉不止，崩中带下，消一切疮疖肿毒，止鼻洪吐血，通小肠，消酒毒，治黄病，敷蛇虫咬，杀蕈毒。（《日华子本草》）

▨ 中药 马蔺根

【入药部位】根。

【采收加工】夏、秋季采挖，除去根茎，洗净，晒干或鲜用。

【性味归经】味甘，性平。归脾、大肠、肝经。

【功能主治】清热解毒，活血利尿。主治喉痹，痈疽，病毒性肝炎，风湿痹痛，淋浊。

【用法用量】内服：3~9g，或绞汁。外用：适量，煎汤熏洗。

【各家论述】主痈疽恶疮。（《本草纲目》）

▨ 藏药 斋玛

【别　　名】母智、智归。

【入药部位】种子。

【采收加工】秋季末采集果实，晒干，打取种子，除净杂质。

【药　　性】味辛，性平。

【功能主治】解痉止痛，驱虫，生肌敛疮。主治胃痉挛，肠绞痛，虫病引起的胃腹剧痛，湿疹，疮疡，烧伤。

【用法用量】内服：常配方用，每次 2~4g。外用：单药研细，适量，撒于疮疡溃面及烧伤，烫伤溃面。

■ 蒙药 查黑勒德格音—乌日

【别　　名】热玛、热美布如、高塔。

【入药部位】种子。

【采收加工】8~9月果实成熟时割取果穗，晒干，打取种子，除去杂质，再晒干。

【药　　性】味辛、甘，性平。效重、固、糙、燥。

【功能主治】杀虫，解毒，解痉，助消化，退黄，愈伤，燥协日乌素。主治各种虫疾，中毒，胃痧，
　　　　　　消化不良，黄疸，刀伤，协日乌素病，烧伤，皮肤瘙痒，协日乌素疮。

【用法用量】内服：煮散剂，3~5g，或入丸、散。

卷鞘鸢尾
高原鸢尾、波氏鸢尾、甘青鸢尾
Iris potaninii Maxim.

资源量：常见

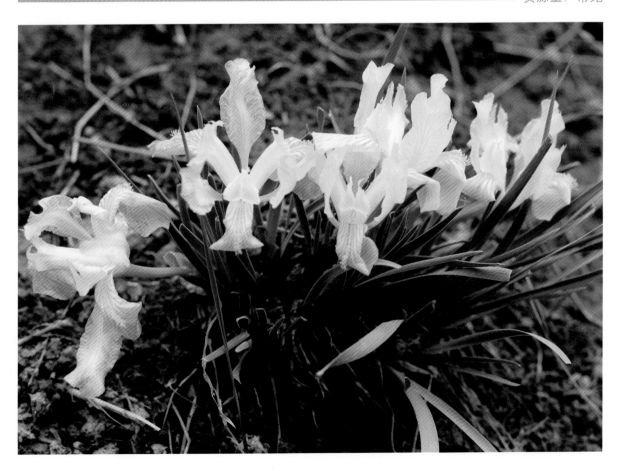

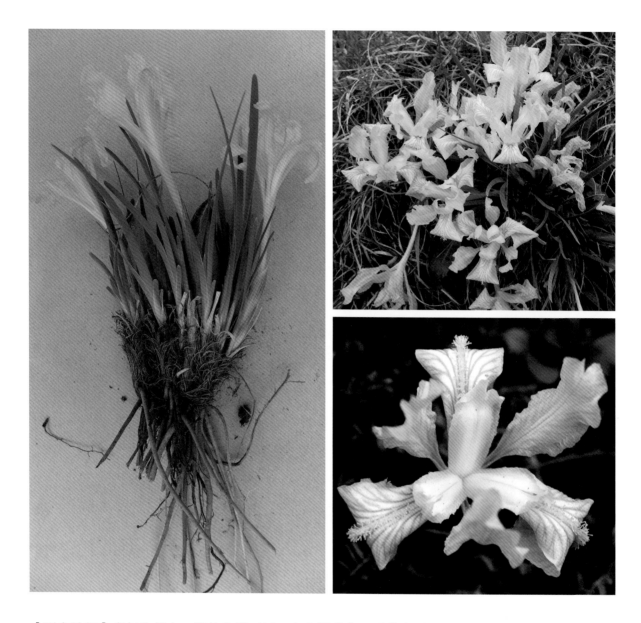

【形态特征】多年生草本。根状茎粗而短，密生褐黄色、稍带肉质的须根；植株基部有浅黄褐色、卷曲、纤维状枯死叶鞘。基生叶条形，淡绿色，长 5~15cm，宽约 2mm，具多条不明显的平行脉。花葶与叶等长或稍短，具 2~3 片退化叶，常有花 1 朵；苞片椭圆状披针形，膜质，淡绿白色，长达 4.5cm；花黄色或淡蓝紫色，花被管细长，长 1.5~3cm，向上渐扩大；花被裂片长 2~3.5cm，外轮 3 片倒卵形，开展，基部渐窄成爪，中部有橘红色髯毛，内轮 3 片较小，狭倒卵状长圆形，直立或开展，顶端微缺；花柱分枝 3，花瓣状，顶端 2 裂并有齿。蒴果椭圆形。花期 5~6 月，果期 7~9 月。

【生境分布】在祁连山分布于海拔 2500~3000m 石质山坡、干坡草地。甘肃、青海、西藏有分布。

■ 中药　高原鸢尾子

【入药部位】种子。

【采收加工】7~8月果实成熟时采收，晒干，打去果壳及杂质，留取种子，再晒干。

【性味归经】味微苦、甘，性凉。归大肠经。

【功能主治】清热解毒，驱虫。主治肠痈，蛔虫病，蛲虫病。

【用法用量】内服：3~9g，或研末。

细叶鸢尾
细茎鸢尾、细叶马蔺、丝叶马蔺
Iris tenuifolia Pall.

资源量：常见

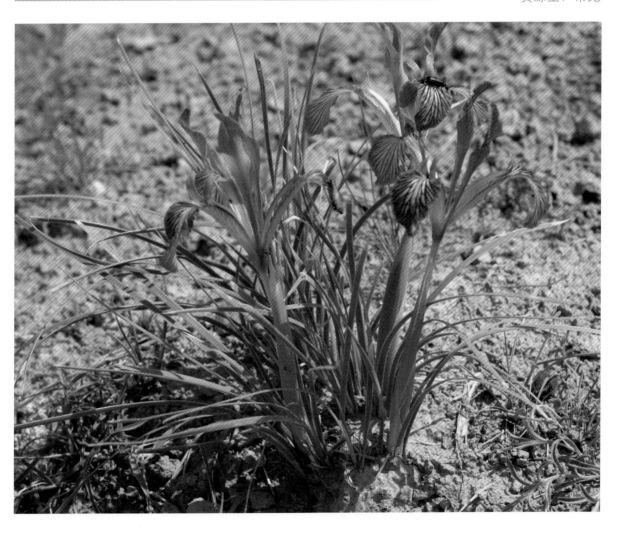

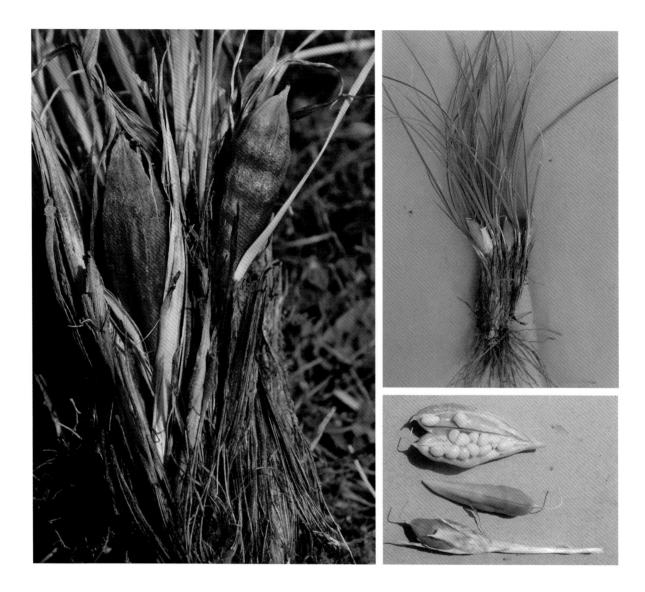

【**形态特征**】多年生草本。根状茎细而坚硬；须根多数，细长，坚挺，棕褐色，铺散向下；植株基部有长 6~14cm、坚挺、棕褐色的纤维状枯死叶鞘。基生叶狭条形或丝状，坚韧，长 30~40cm，宽 1~1.5mm，平行脉明显。花葶长 10~20cm，有鞘状退化叶；苞片稍膨大呈窄纺锤形，长 7~10cm，膜质，有花 1~2 朵；花蓝紫色，花被管细长，花被裂片长 4.5~5.5cm，外轮 3 片倒卵状披针形，斜展，内轮 3 片近等长，倒披针形，直立；花柱分枝 3，窄长，花瓣状，顶端 2 裂。蒴果卵圆形或近球形，长约 2.5cm。种子近立方形，深棕褐色。花期 6~8 月，果期 8~9 月。

【**生境分布**】在祁连山分布于海拔 2000~3000m 山坡草地、沙质地上。黑龙江、吉林、辽宁、内蒙古、河北、山西、陕西、甘肃、宁夏、青海、新疆、西藏有分布。

中药 老牛揣

【别　　名】安胎灵。

【入药部位】根或种子。

【采收加工】夏、秋季采收，洗净，切段晒干。

【性味归经】味甘、微苦，性凉。

【功能主治】养血安胎，止血。主治胎动不安，胎漏。

【用法用量】内服：3~10g，或入丸、散。

兰　科

凹舌兰
台湾裂唇兰、绿花凹舌兰、四舌掌裂兰
Coeloglossum viride (L.) Hartm.

资源量：偶见

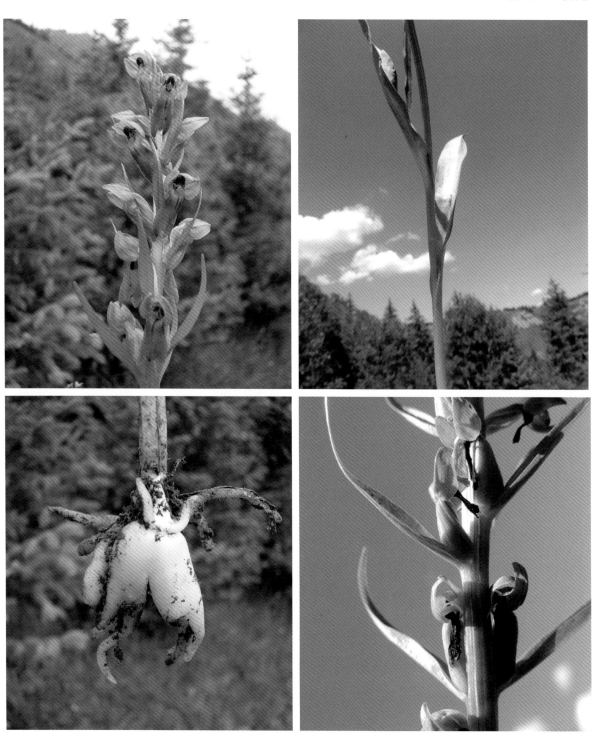

【形态特征】植株高 14~45cm。块茎肉质，前部呈掌状分裂。茎直立，基部具 2~3 枚筒状鞘，鞘之上具叶，叶之上常具 1 至数枚苞片状小叶。叶常 3~4（~5）枚，叶片狭倒卵状长圆形、椭圆形或椭圆状披针形，直立伸展，长 5~12cm，宽 1.5~5cm，先端钝或急尖，基部收狭成抱茎的鞘。总状花序具多数花，长 3~15cm；花苞片线形或狭披针形，直立伸展，常明显较花长；子房纺锤形，扭转，连花梗长约 1cm；花绿黄色或绿棕色，直立伸展；萼片基部常稍合生，几等长，中萼片直立，凹陷呈舟状，卵状椭圆形，长（4.2~）6~8（~10）mm，先端钝，具 3 脉；侧萼片偏斜，卵状椭圆形，较中萼片稍长，先端钝，具 4~5 脉；花瓣直立，线状披针形，较中萼片稍短，宽约 1mm，具 1 脉，与中萼片靠合呈兜状；唇瓣下垂，肉质，倒披针形，较萼片长，基部具囊状距，上面在近部的中央有 1 条短的纵褶片，前部 3 裂，侧裂片较中裂片长，长 1.5~2mm，中裂片小，长不及 1mm；距卵球形，长 2~4mm。蒴果直立，椭圆形，无毛。花期 6~8 月，果期 7~9 月。

【生境分布】在祁连山分布于海拔 2000~3000m 灌丛、山谷林缘湿地。我国东北、西北，以及内蒙古、河北、山西、台湾、河南、湖北、四川、云南西部、西藏有分布。

■ 中药 手参

【别　　名】手掌参、掌参、阴阳参。

【入药部位】块根。

【采收加工】秋季采挖，去茎叶及须根，洗净，放入开水锅内煮至无心白为度，捞出晒干。

【性味归经】味甘、微苦，性凉。

【功能主治】补肾益精，理气止痛。主治病后体弱，神经衰弱，咳嗽，阳痿，久泻，白带异常，跌打损伤，瘀血肿痛。

【用法用量】内服：5~15g，也可作散剂，或泡酒内服。

火烧兰 小花火烧兰、膀胱七、叶竹兰
Epipactis helleborine (L.) Crantz

资源量：偶见

【形态特征】陆生植物，高 20~50cm。根茎短，具细而长的根。茎直立，上部具短柔毛，下部有 3~4 枚鞘。叶 2~5 枚，互生；叶片卵形至卵状披针形。总状花序具 3~40 朵花，花序轴被短柔毛；花苞片叶状，卵形至披针形，通常下部的比花长，上部较短；花绿色至淡

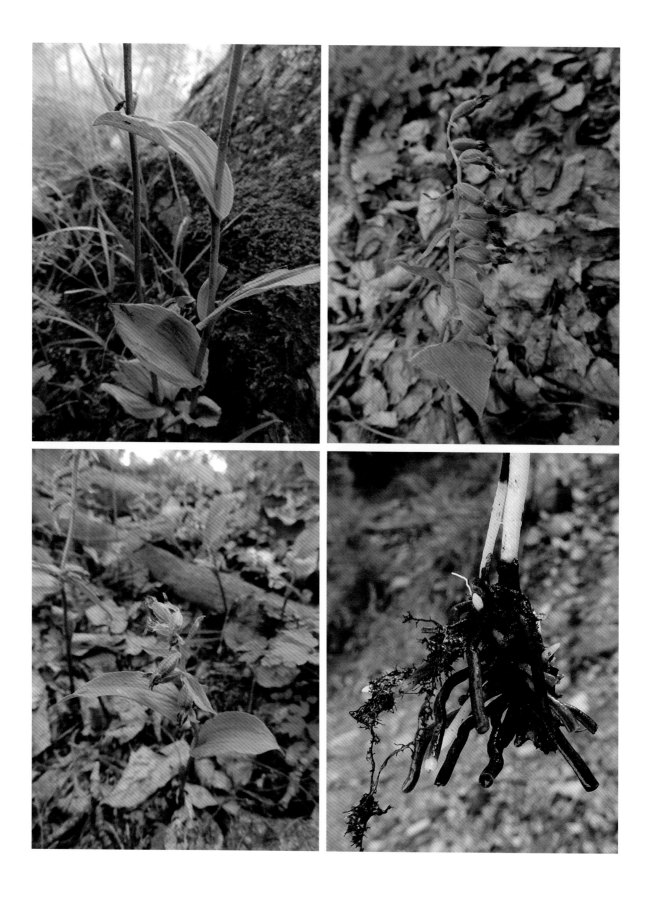

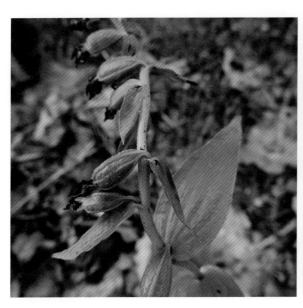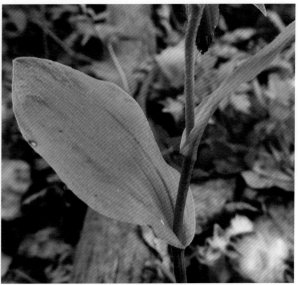

紫色，下垂，稍开放；中萼片卵状披针形、舟状，长 8~10mm，先端渐尖；侧萼片和中萼片相似，但稍斜歪；花瓣较小，卵状披针形；唇瓣长 6~8mm，后部杯状，半球形；前部三角形、卵形至心形，长 3~4mm，先端钝、急尖至渐尖，常在近基部处有 2 枚平滑或稍皱缩的突起；合蕊柱连花药长 3~4mm；子房倒卵形，长 1~1.5mm，无毛。花期 6~8 月，果期 8~9 月。

【生境分布】在祁连山分布于海拔 2500~3600m 山坡林下、草丛、沟边。我国东北、西北、西南等省区有分布。

中药 野竹兰

【别　　名】膀胱七。

【入药部位】根。

【采收加工】秋季采挖，除去茎叶，洗净，晒干。

【性味归经】味苦，性寒。归肺经。

【功能主治】清肺止咳，活血，解毒。主治肺热咳嗽，咽喉肿痛，牙痛，目赤肿痛，胸胁满闷，腹泻，腰痛，跌打损伤，毒蛇咬伤。

【用法用量】内服：9~15g。

小斑叶兰
南投斑叶兰、匍枝斑叶兰、袖珍斑叶兰

Goodyera repens (L.) R. Br.

资源量：常见

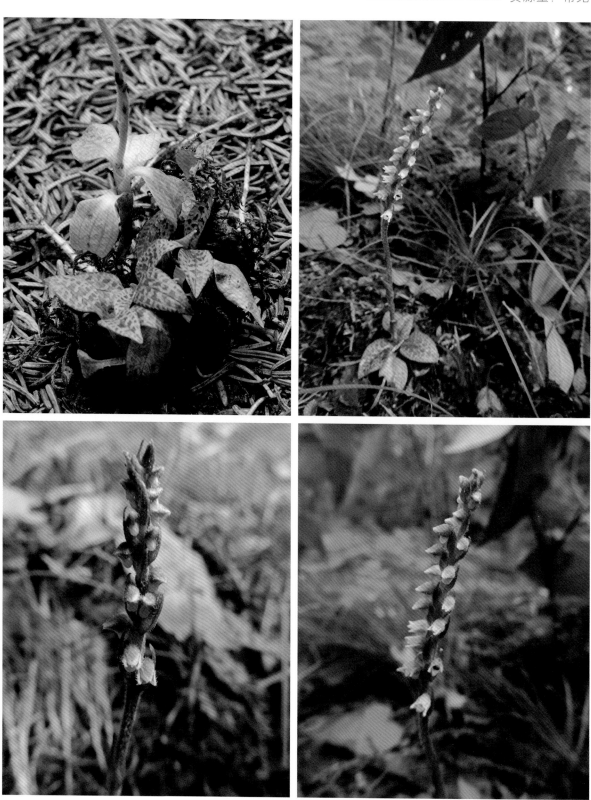

【形态特征】植株高达 25cm。根状茎长，匍匐。茎直立，具 5~6 叶。叶卵形或卵状椭圆形，先端尖，基部钝或宽楔形，长 1~2cm，具白色斑纹，下面淡绿色；叶柄长 0.5~1cm。花茎被白色腺状柔毛，具 3~5 鞘状苞片；花序密生几朵至 10 余朵多少偏向一侧的花，长 4~15cm；苞片披针形，长 5mm；子房圆柱状纺锤形，扭转，被疏腺状柔毛，连花梗长 4mm；花白色，带绿或带粉红色，萼片背面有腺状柔毛，中萼片卵形或卵状长圆形，长 3~4mm，与花瓣粘贴呈兜状，侧萼片斜卵形或卵状椭圆形，长 3~4mm；花瓣斜匙形，无毛，长 3~4mm；唇瓣卵形，长 3~3.5mm，基部凹入呈囊状，宽 2~2.5mm，内面无毛，前端短舌状，略外弯。花期 7~8 月，果期 8~9 月。

【生境分布】在祁连山分布于海拔 2300m 上下山坡、林下。全国各省区多有分布。

中药 斑叶兰

【别　　名】银线盆、九层盖、野洋参。

【入药部位】全草。

【采收加工】夏、秋季采收，洗净，鲜用或晒干。

【性味归经】味甘、辛，性平。归肺、肾经。

【功能主治】润肺止咳，补肾益气，行气活血，消肿解毒。主治肺痨咳嗽，支气管炎，头晕乏力，神经衰弱，阳痿，跌打损伤，骨节疼痛，咽喉肿痛，乳痈，疮疖，瘰疬，毒蛇咬伤。

【用法用量】内服：9~15g，或捣汁，或浸酒。外用：适量，捣敷。

【各家论述】①清热解毒，消炎退肿。治毒蛇咬伤，痈肿疮疖，肺病咳嗽，气管炎。（《浙江民间常用草药》）②软坚散结，消瘰疬。治淋巴结核。（《西藏常用中草药》）

角盘兰 开口箭、人参果
Herminium monorchis (L.) R. Br.

资源量：常见

【形态特征】陆生兰，高 5.5~35cm。块茎球形，直径约 8mm。茎直立，无毛，下部生 2~3 枚叶。叶狭椭圆状披针形或狭椭圆形，长 4~10cm，宽 1~2.5cm，近急尖，基部渐狭略抱茎。总状花序圆柱状，长达 15cm，具多数花；花苞片条状披针形，长 2.5mm，宽 1mm；花瓣近于菱形，向顶端渐狭，或在中部多少 3 裂，中裂片条形，顶端钝，上部稍肉质增厚，较萼片稍长；唇瓣肉质增厚，与花瓣等长，基部凹陷，近中部 3 裂，中裂片条形，

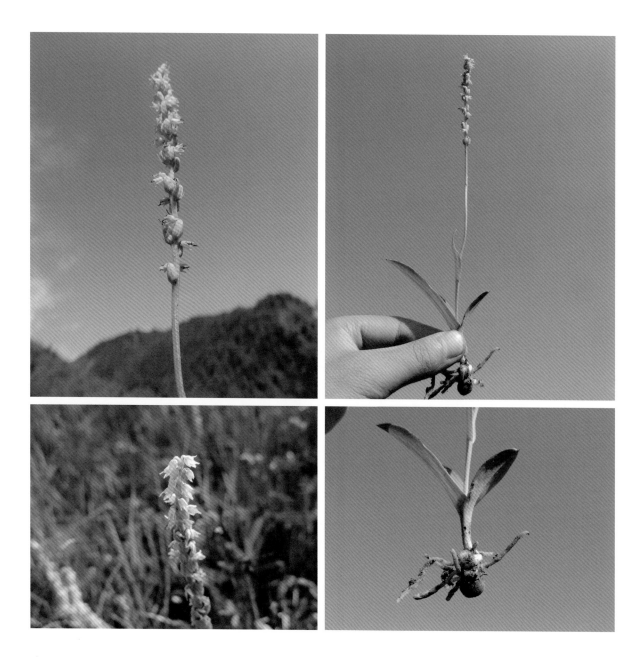

长 1.5mm，侧裂片三角形，较中裂片短得多；退化雄蕊 2 枚，显著；柱头 2 裂，叉开；子房无毛。花期 6~8 月，果期 7~8 月。

【生境分布】在祁连山分布于连城林区海拔 2000~4000m 山坡草地。我国长江流域及其以北各省区有分布。

■ 中药 人头七

【别　　名】开口箭、人参果、牛党参。

【入药部位】带根茎全草。

【采收加工】秋季采收，洗净，晒干。

【性味归经】味甘，性温。

【功能主治】补肾健脾，调经活血，解毒。主治头昏失眠，烦躁口渴，不思饮食，月经不调，毒蛇咬伤。

【用法用量】内服：9~12g，或浸酒。外用：适量，鲜品捣敷。

二叶兜被兰 兜被兰
Neottianthe cucullata (L.) Schltr.

资源量：常见

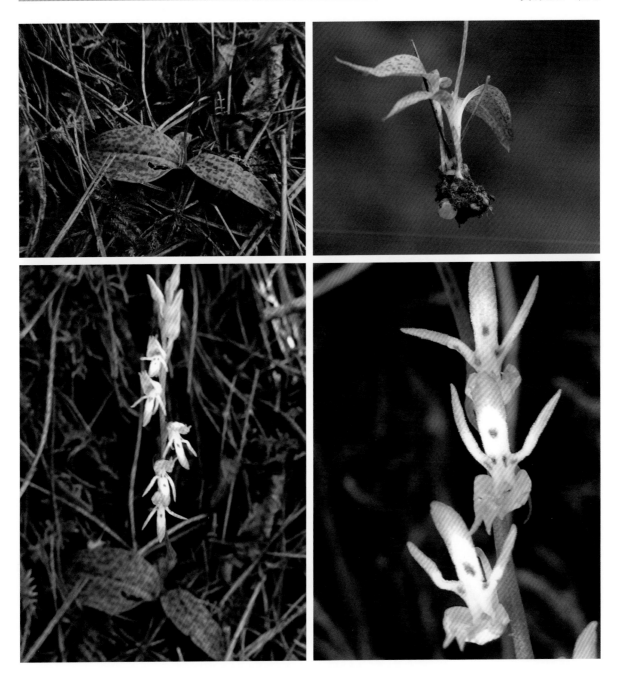

【**形态特征**】陆生兰，高9~21cm。块茎近球形或阔椭圆形，长约1cm。茎纤细，直立，基部具2枚叶。叶卵形、披针形或狭椭圆形，急尖或渐尖。总状花序具几朵至20朵花，花常偏向一侧，紫红色；花苞片披针形，最下面的长于子房，向上依次变短；萼片和花瓣靠合成长6~7mm，宽3~4mm的兜，萼片披针形，长7mm，宽1.5mm，急尖；花瓣长6mm，宽0.5mm，条形，顶端钝，萼片、花瓣均具1脉；唇瓣基部全缘，前部3裂，上面及边缘具乳突，裂片条形，中裂片长5mm，宽0.7mm，侧裂片较宽而长；距较细长，长4~6mm，向前弯曲；子房纺锤形，无毛。花期7~8月，果期8~9月。

【**生境分布**】在祁连山分布于海拔2000~3500m林下、林缘。我国华北、西北、西南，以及安徽、河南、陕西、新疆有分布。

■ 中药　百步还阳丹

【**入药部位**】带根全草。

【**采收加工**】夏、秋季采收，晒干。

【**性味归经**】味甘，性平。归心、肝经。

【**功能主治**】活血散瘀，接骨生肌。主治跌打损伤，骨折。

【**用法用量**】内服：研末，1.5~3g。外用：适量，研末调敷，或捣敷。

广布小红门兰　库莎红门兰
Ponerorchis chusua (D. Don) Soó

资源量：常见

【**形态特征**】陆生兰，高7~35cm。块茎矩圆形，肉质。叶1~4枚，多为2~3枚，矩圆披针形、披针形或条状披针形，顶端急尖或渐尖，基部渐狭。花葶直立，无毛，花序具1~10余朵花，多偏向一侧；花苞片披针形，最下部苞片长于或短于花；花较大，紫色，萼片近等长，长6.5~9mm，宽3~4mm，中萼片矩圆形，顶端钝，侧萼片卵状披针形，反折，急尖；花瓣狭卵形，较萼片小，顶端钝；唇瓣较萼片长，3裂，中裂片矩圆形或四方形，顶端具短尖或微凹，侧裂片扩展，边缘近全缘；距和子房几并行，多长于子房；子房强烈扭曲；合蕊柱短。花期6~7月，果期7~8月。

【**生境分布**】在祁连山分布于海拔2700m以下山坡、草地。吉林、黑龙江、陕西、甘肃、湖北、四川、云南、西藏、台湾有分布。

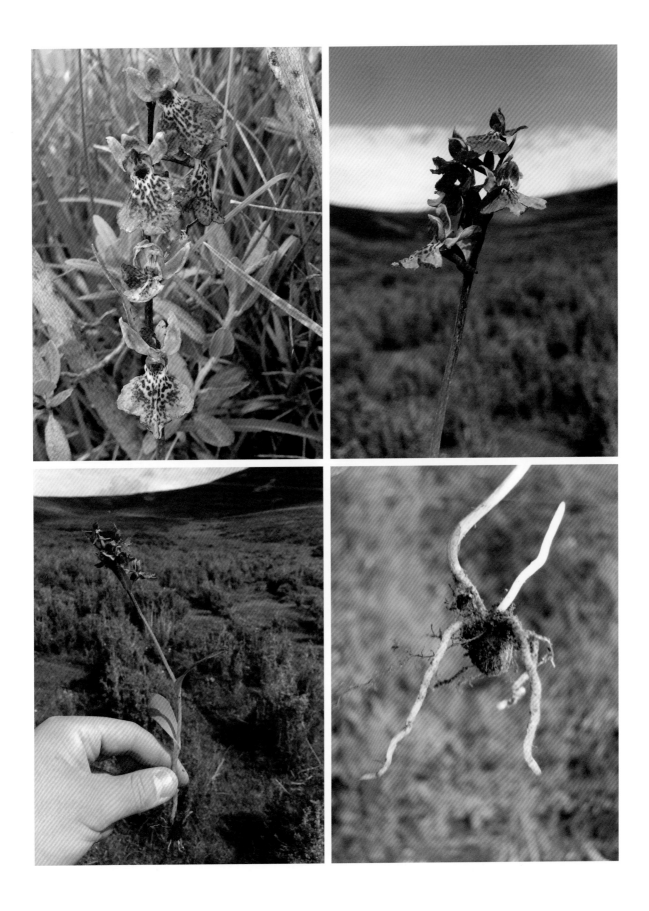

■ **中药** 红门兰

【别　　名】欧白及。

【入药部位】块茎。

【采收加工】夏、秋季采集块茎，阴干。

【性味归经】味甘、涩，性温。

【功能主治】生精，壮阳。主治遗精，精亏，肾虚，久病体弱。

【用法用量】内服：3~5g。外用：适量，可入散剂、蜜膏、果浆、油剂等制剂。

■ **藏药** 西介拉巴

【入药部位】块茎。

【采收加工】夏、秋季采集块茎，阴干。

【药　　性】味甘、涩，性温。

【功能主治】滋阴凉血，益气生津。主治阳痿。

【用法用量】内服：配方或单用。

■ **蒙药** 好格—查合日麻

【入药部位】块茎。

【采收加工】夏、秋季采集块茎，阴干。

【药　　性】味甘、涩，性温。

【功能主治】主治遗精，精亏，阳痿，肾寒，腰腿痛，青腿病，痛风，游痛病，久病体弱。

【用法用量】内服：配方或单用。

二叶舌唇兰 欧白及、蛇儿参、土白芨
Platanthera chlorantha Cust. ex Rchb.

资源量：偶见

【形态特征】陆生兰，高 30~50cm。块茎 1~2 枚，卵状。茎直立，无毛，基生 2 枚叶。叶椭圆形或倒披针状椭圆形，顶端钝或急尖，基部收狭成鞘状柄，长 10~20cm，宽 4~8cm。总状

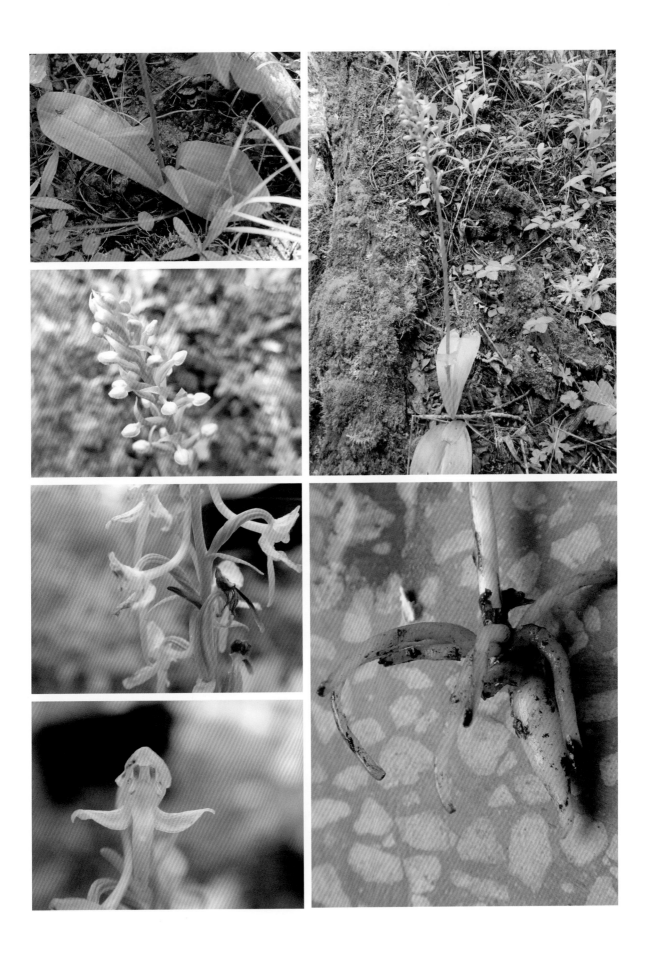

花序具 10 余朵花；花苞片披针形，和子房近等长；花白色，较大，中萼片宽卵状三角形，长 4~5mm，宽 5~7mm，顶端钝或截平；侧萼片椭圆形，较中萼片狭，长约 8mm，急尖；花瓣偏斜，条状披针形，基部较宽；唇瓣条形，舌状，肉质，不裂，长 0.8~1.3cm，钝；距弧曲，前部膨大，圆筒状，顶端钝，长 1~1.5cm，明显较子房长；子房细圆柱状，弧曲，上端下弯，无毛。花期 6~7 月，果期 7~8 月。

【生境分布】在祁连山分布于连城林区海拔 2400~3300m 山坡林下、草丛。我国东北、华北，以及陕西、甘肃、青海、四川、云南、西藏等地有分布。

■ 中药 土白芨

【别　　名】欧白及、蛇儿参。

【入药部位】块茎。

【采收加工】8~10 月采收，鲜用或切片晒干。

【性味归经】味苦，性平。归肺、脾经。

【功能主治】补肺生肌，化瘀止血。主治肺痨咳血，吐血，衄血，创伤，烫火伤，痈肿。

【用法用量】内服：3~9g。外用：适量，捣敷。

【各家论述】补肺生肌，化瘀止血。治肺痨咳血，吐血，衄血。外敷主治创伤，痈肿，烫火伤。（《西藏常用中草药》）

绶 草 盘龙参、红龙盘柱
Spiranthes sinensis (Pers.) Ames

资源量：较常见

【形态特征】植株高 13~30cm。根数条，指状，肉质。茎较短，近基部生 2~5 枚叶。叶片宽线形或宽线状披针形，少为狭长圆形，直立伸展，长 3~10cm，宽 5~10mm，先端急尖或渐尖，基部收狭成具柄状抱茎的鞘。花茎直立，长 10~25cm，上部被腺状柔毛至无毛；总状花序具多数密生的花，长 4~10cm，呈螺旋状扭转；花苞片卵状披针形，先端长渐尖，下部的长于子房；子房纺锤形，扭转，被腺状柔毛，连花梗长 4~5mm；花紫红色、粉红色或白色，在花序轴上呈螺旋状排生；萼片的下部靠合，中萼片狭长圆形，舟状，长 4mm，宽 1.5mm，先端稍尖，与花瓣靠合呈兜状；侧萼片偏斜，披针形，长 5mm，宽约 2mm，先端稍尖；花瓣斜菱状长圆形，先端钝，与中萼片等长；唇瓣宽长圆形，

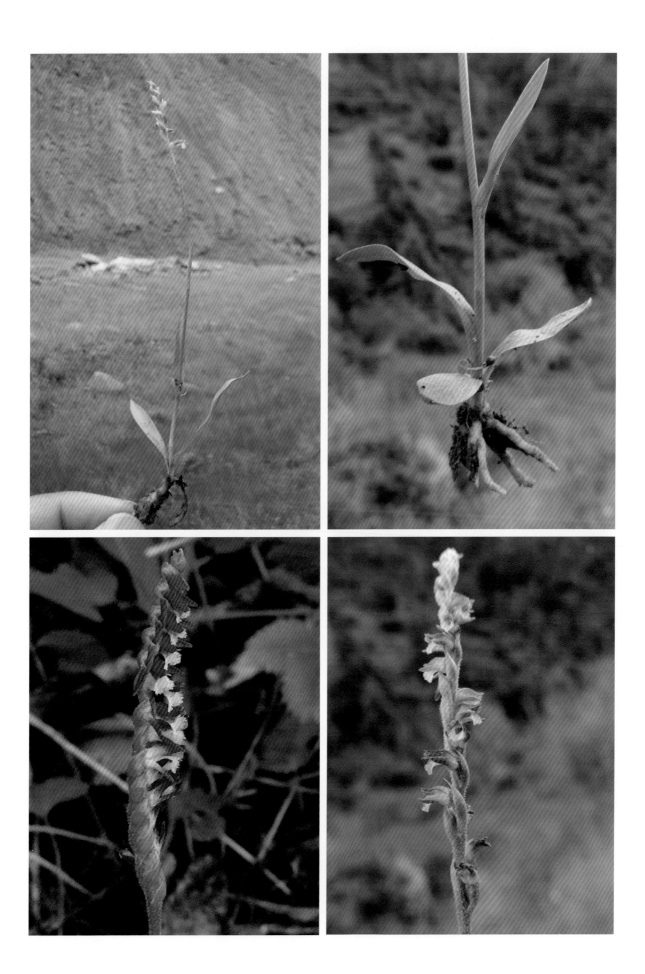

凹陷，长 4mm，宽 2.5mm，先端极钝，前半部上面具长硬毛且边缘具强烈皱波状啮齿，唇瓣基部凹陷呈浅囊状，囊内具 2 枚胼胝体。花期 7~8 月，果期 8~9 月。

【生境分布】在祁连山分布于海拔 3200m 上下山坡林下、灌丛下、草地、河滩沼泽草甸。全国各省区有分布。

■ **中药** *盘龙参*

【别　　名】一线香、海珠草、猪牙参。

【入药部位】根和全草。

【采收加工】夏、秋季采收，鲜用或晒干。

【性味归经】味甘、苦，性平。归心、肺经。

【功能主治】益气养阴，清热解毒。主治病后虚弱，阴虚内热，咳嗽吐血，头晕，腰痛酸软，糖尿病，遗精，淋浊带下，咽喉肿痛，毒蛇咬伤，烫火伤，疮疡痈肿。

【用法用量】内服：9~15g，鲜全草 15~30g。外用：适量，鲜品捣敷。

【各家论述】①治蛇伤，脚气。（《分类草药性》）②添精壮阳。治头晕、腰疼酸软。（《天宝本草》）

■ **藏药** *西介拉巴*

同"广布小红门兰"条。

■ **蒙药** *敖朗黑布*

【入药部位】根或全草。

【采收加工】夏、秋季采收，鲜用或晒干。

【药　　性】味甘、苦，性平。

【功能主治】主治病后体虚，神经衰弱，头晕，腰酸，遗精，肺结核咯血，咽喉肿痛，消渴病，白带异常。外用主治毒蛇咬伤。

【用法用量】内服：配方或单用。

参考文献

[1] 陈桂琛, 彭敏, 黄荣福, 等. 祁连山地区植被特征及其分布规律 [J]. 植物学报, 1994, 36 (1): 63-72.

[2] 国家中医药管理局《中华本草》编委会. 中华本草 [M]. 上海: 上海科学技术出版社, 1999.

[3] 国家药典委员会. 中华人民共和国药典: 一部 [M]. 2020 年版. 北京: 中国医药科技出版社, 2020.

[4] 刘建泉. 祁连山保护区种子植物属的区系研究 [J]. 干旱区资源与环境, 2005, 19 (7): 221-227.

[5] 刘贤德, 杨全生. 祁连山生物多样性研究 [M]. 北京: 中国科学技术出版社, 2006.

[6] 刘贤德, 姚春云, 邸多隆, 等. 祁连山药用植物志 [M]. 兰州: 兰州大学出版社, 2001.

[7] 罗光宏, 陈叶, 薛国庆. 祁连山区野生药用植物资源及利用 [J]. 中草药, 2007, 38 (12): 1894-1896.

[8] 孟好军, 刘贤德, 李秉新. 祁连山自然保护区野生花卉资源与可持续开发利用 [J]. 河西学院学报, 2003 (2): 41-43.

[9] 南京中医药大学. 中药大辞典 [M]. 上海: 上海科学技术出版社, 2006.

[10] 潘晓玲, 党荣理, 伍光和. 西北干旱荒漠区植物区系地理与资源利用 [M]. 北京: 科学技术出版社, 2001.

[11]《全国中草药汇编》编写组. 全国中草药汇编 [M]. 北京: 人民卫生出版社, 1976.

[12] 赵汝能. 甘肃中草药资源志 [M]. 兰州: 甘肃科学技术出版社, 2004.

[13] 王冬梅, 王彦雕, 张勇, 等. 祁连山蓼科药用植物研究 [J]. 中兽医医药杂志, 2012 (2): 22-24.

[14] 王国宏, 车克钧, 王金叶. 祁连山北坡植物区系研究 [J]. 甘肃农业大学学报, 1995, 30 (3): 249-255.

[15] 吴征镒. 中国植被 [M]. 北京: 科学出版社, 1986.

[16] 吴征镒. 中国种子植物属的分布区类型 [J]. 云南植物研究, 1991 (增刊 4): 1-190.

[17] 吴征镒.《世界种子植物科的分布区类型系统》的修订 [J]. 云南植物研究, 2003, 25 (5): 235-238.

[18] 吴征镒, 周浙昆, 李德铢, 等. 世界种子植物科的分布区类型系统 [J]. 云南植物研究, 2003, 25 (3): 245-257.

[19] 张小波, 郭兰萍, 张燕, 等. 关于全国中药资源普查重点调查中药材名录的探讨 [J]. 中国

中药杂志，2014，39（8）：1346-1359.

［20］张小波，王慧，景志贤，等．基于全国中药资源普查（试点）阶段成果的中药资源种类丰富
度空间差异性分布特征研究［J］.中国中药杂志，2017，42（22）：4314-4318.

［21］张勇，刘贤德，李鹏，等.甘肃河西地区维管植物检索表［M］.兰州：兰州大学出版社，2001.

［22］张勇，冯起，高海宁，等.祁连山维管植物彩色图谱［M］.北京：科学出版社，2013.

［23］中国科学院中国植物志编辑委员会.中国植物志［M］.北京：科学出版社，1993.

［24］北京部队后勤部卫生部，沈阳部队后勤部卫生部，兰州部队后勤部卫生部，等.北方常用中
草药手册［M］.北京：人民卫生出版社，1970.

［25］仓都古仁.实用蒙药学［M］.呼和浩特：内蒙古人民出版社，1987.

［26］蔡光先.湖南药物志［M］.长沙：湖南科学技术出版社，2004.

［27］陈藏器.《本草拾遗》辑释［M］.尚志钧，辑释.合肥：安徽科学技术出版社，2002.

［28］重庆市卫生局.重庆草药［M］.重庆：重庆人民出版社，1960.

［29］帝玛尔·丹增彭措.晶珠本草［M］.上海：上海科学技术出版社，2012.

［30］甘肃省革命委员会卫生局.甘肃中草药手册［M］.兰州：甘肃人民出版社，1970.

［31］嘎玛群培.甘露本草明镜［M］.拉萨：西藏人民出版社，1993.

［32］顾健.中国藏药［M］.北京：民族出版社，2016.

［33］黄宫绣.本草求真［M］.王淑民，校注.北京：中国中医药出版社，2008.

［34］黄璐琦.中草药与民族药药材图谱［M］.北京：北京医科大学出版社，2005.

［35］黄元御.玉楸药解［M］.北京：中国医药科技出版社，2017.

［36］贾所学.药品化义［M］.张瑞贤，李梦漪，梁飞，等校注.北京：学苑出版社，2011.

［37］寇宗奭.本草衍义［M］.颜正华，常章富，黄幼群，点校.北京：人民卫生出版社，1990.

［38］李建秀，周凤琴，张照荣.山东药用植物志［M］.西安：西安交通大学出版社，2013.

［39］李经纬，区永欣，余瀛鳌，等.四声本草［M］.北京：中国中医药出版社，2001.

［40］李经纬，余瀛鳌，蔡景峰.本草经疏［M］.天津：天津科学技术出版社，1996.

［41］李志庸，张国骏.本草衍义补遗［M］.济南：山东科学技术出版社，2007.

［42］李志庸，张国骏.蜀本草［M］.济南：山东科学技术出版社，2007.

［43］李中立.本草原始［M］.郑金生，汪惟刚，杨梅香，整理.北京：人民卫生出版社，2007.

［44］李中梓.本草通玄［M］.付先军，周扬，范磊，等校注.北京：中国中医药出版社，2015.

［45］兰茂.滇南本草［M］.于乃义，于兰馥，整理.昆明：云南科技出版社，2004.

［46］琅琊默菴.履巉岩本草［M］.北京：国家图书馆出版社，2014.

［47］罗达尚.中华藏本草［M］.北京：民族出版社，1971.

［48］毛继祖，卡洛，毛韶玲.蓝琉璃［M］.上海：上海科学技术出版社，2012.

［49］毛继祖，马世林．月王药诊［M］．上海：上海科学技术出版社，2012.

［50］孟诜．食疗本草［M］．北京：人民卫生出版社，1984.

［51］赵国平，戴慎，陈仁寿．中药大辞典附篇［M］．2版．上海：上海科学技术出版社，2009.

［52］内蒙古医学院中医系．蒙医药选编［M］．呼和浩特：内蒙古人民出版社，1974.

［53］朱亚民．内蒙古植物药志［M］．呼和浩特：内蒙古人民出版社，1989.

［54］倪朱谟．本草汇言［M］．戴慎，陈仁寿，虞舜，点校．上海：上海科学技术出版社，2005.

［55］《宁夏中草药手册》编写组．宁夏中草药手册［M］．宁夏：宁夏人民出版社，1971.

［56］前宇妥·云丹衮波．藏药古本经典图鉴四种：宇妥本草：藏汉对照［M］．西宁：青海人民出版社，2016.

［57］青海省生物研究所，同仁县隆务诊疗所．青藏高原药物图鉴［M］．西宁：青海人民出版社，1972.

［58］陕西省革命委员会卫生局，陕西省革命委员会商业局．陕西中草药［M］．北京：科学出版社，1971.

［59］山西省卫生厅．山西中药志［M］．太原：山西省卫生厅，1959.

［60］《上海常用中草药》编写组．上海常用中草药［M］．上海：上海出版革命组，1970.

［61］沈阳部队后勤部卫生部．东北常用中草药手册［M］．沈阳：辽宁省新华书店，1970.

［62］兰州军区后勤卫生部．陕西宁青中草药选［M］．兰州：兰州军区后勤部卫生部，1971.

［63］苏颂．本草图经［M］．尚志钧，辑校．合肥：安徽科学技术出版社，1994.

［64］孙思邈．千金方［M］．呼和浩特：内蒙古人民出版社，2008.

［65］陶弘景．本草经集注：辑校本［M］．尚志钧，尚元胜，辑校．北京：人民卫生出版社，1994.

［66］陶弘景．名医别录：辑校本［M］．尚志钧，辑校．北京：人民卫生出版社，1986.

［67］土旦次仁．中国医学百科全书：藏医学［M］．上海：上海科学技术出版社，1999.

［68］卫生部药品生物制品检定所，云南省药品检验所．中国民族药志：第一卷［M］．北京：人民卫生出版社，1984.

［69］中国药品生物制品检定所，云南省药品检验所．中国民族药志：第二卷［M］．北京：人民卫生出版社，1990.

［70］邬家林，谢宗万．分类草药性［M］．北京：中医古籍出版社，2007.

［71］吴普．吴普本草［M］．尚志钧，尤荣辑，郝学君，等辑校．北京：人民卫生出版社，1987.

［72］吴其濬．植物名实图考［M］．上海：商务印书馆，1957.

［73］吴仪洛．本草从新［M］．北京：人民卫生出版社，1990.

［74］徐世健，潘建斌，安黎哲．河西走廊常见植物图谱［M］．北京：科学出版社，2019.

［75］迪庆藏族自治州民族事务委员会．迪庆藏药［M］．昆明：云南民族出版社，1987.

[76] 叶天士. 本草再新 [M]. 北京：全国图书馆文献缩微中心，2017.

[77] 宇妥·云丹贡布. 四部医典：论说 [M]. 北京：民族出版社，2007.

[78] 宇妥·元丹贡布. 四部医典 [M]. 李永年，译. 北京：人民卫生出版社，1983.

[79] 张璐. 本经逢原 [M]. 北京：中国中医药出版社，2007.

[80] 王致谱. 民国名医著作精华：本草正义 [M]. 福州：福建科学技术出版社，2006.

[81] 张勇，刘贤德，李鹏，等. 河西地区维管植物检索表 [M]. 兰州：兰州大学出版社，2001.

[82] 张勇，冯起，高海宁，等. 祁连山维管植物彩色图谱 [M]. 北京：科学出版社，2013.

[83] 张元素，李东垣. 珍珠囊 [M]. 伍悦，点校. 北京：学苑出版社，2011.

[84] 张元素. 医学启源 [M]. 郑洪新，校注. 北京：中国中医药出版社，2007.

[85] 张志聪. 本草崇原 [M]. 北京：学苑出版社，2011.

[86] 赵其光. 本草求原 [M]. 广州：广东科技出版社，2009.

[87] 赵学敏. 本草纲目拾遗 [M]. 闫志安，肖培新，校注. 北京：中国中医药出版社，2007.

[88] 哲里木盟蒙医研究所. 医药月帝 [M]. 赤峰：内蒙古科学技术出版社，2014.

[89] 甄权. 药性论 [M]. 尚志钧，辑释. 合肥：安徽科学技术出版社，2006.

[90] 中华人民共和国卫生部药政管理局，中国药品生物制品检定所. 中药材手册 [M]. 北京：人民卫生出版社，1990.

[91] 中国科学院甘肃省冰川冻土沙漠研究所沙漠研究室. 中国沙漠地区药用植物 [M]. 兰州：甘肃人民出版社，1973.

[92] 中国科学院林业土垠研究所. 东北药用植物志 [M]. 北京：科学出版社，1959.

[93] 中国药材公司. 中国中药资源志要 [M]. 北京：中国药材公司，1994.

[94] 周太炎，丁志遵. 南京民间药草 [M]. 北京：科学出版社，1956.

[95] 朱橚. 普济方 [M]. 北京：全国图书馆文献缩微复制中心，1995.

[96] 朱橚. 救荒本草 [M]. 北京：全国图书馆文献缩微复制中心，1993.

[97] 庄树藩. 唐本草 [M]. 长春：吉林文史出版社，1990.

中文名笔画索引

拉丁学名索引

D

S

Salicornia europaea L./159

Salix matsudana Koidz./88

Salsola collina Pall./160

Salsola tragus Linnaeus/161

Salvia flava Forrest ex Diels/691

Salvia przewalskii Maxim./693

Sambucus adnata Wall. ex DC./773

Sanguisorba officinalis L./413

Sanicula chinensis Bunge/588

Saposhnikovia divaricata (Trucz.) Schischk. /590

Saussurea epilobioides Maxim./860

Saussurea hieracioides Hook. f. /861

Saussurea medusa Maxim./862

Saussurea obvallata (DC.) Edgew./864

Saussurea stella Maxim./865

Saussurea tangutica Maxim./866

Saussurea ussuriensis Maxim./868

Saxifraga atrata Engl./352

Saxifraga melanocentra Franch./358

Saxifraga przewalskii Engl./362

Saxifraga sinomontana J. T. Pan & Gornall/354

Saxifraga tangutica Engl./356

Saxifraga unguiculata Engl./360

Scorzonera austriaca Willd./869

Scorzonera divaricata Turcz./870

Scrophularia incisa Weinm./736

Scutellaria rehderiana Diels/695

Scutellaria scordifolia Fisch. ex Schrank./696

Senecio argunensis Turcz./871

Setaria pumila (Poiret) Roemer & Schultes/920

Setaria viridis (L.) Beauv./922

Sibiraea angustata (Rehd.) Hand. -Mazz./414

Silene aprica Turcz. ex Fisch. et Mey. /179

Silene baccifera (Linnaeus) Roth/173

Silene conoidea L./181

Silene repens Patr. /183

Sinacalia tangutica (Maxim.) B. Nord./873

Sinopodophyllum hexandrum (Royle) Ying/278

Sisymbrium heteromallum C. A. Mey./324

Solanum nigrum L./715

Solanum septemlobum Bge./718

Sonchus oleraceus L./876

Sonchus wightianus DC./875

Sophora alopecuroides L./468

Sorbus tianschanica Rupr./416

Soroseris hookeriana (C. B. Clarke) Stebbins/878

Sphaerophysa salsula (Pall.) DC./470

Sphallerocarpus gracilis (Bess.) K. -Pol./591

Spiraea alpina Pall. /417

Spirawea mongolica Maxim./419

Spiranthes sinensis (Pers.) Ames /982

Stachys sieboldii Miq./698

Stellaria media (L.) Villars/184

Stellera chamaejasme L./547

Stuckenia pectinata (Linnaeus) Borner/895

Swertia franchetiana H. Smith/638

Swertia tetraptera Maxim. /640

Syringa reticulata subsp. *amurensis* (Ruprecht) P.
S. Green & M. C. Chang/617